U0294751

图说眼科疾病系列丛书
总主编　文　峰

Illustrated Essentials of Pediatric Vitreoretinal Diseases

图说小儿眼底病

主　编　王雨生

副主编　陈长征　张国明　张自峰　李曼红

人民卫生出版社

编写委员会成员：（按姓氏笔画排列）

王雨生　王海燕　卢　海　李曼红　杨培增　张自峰

张国明　陆　方　陈长征　赵培泉　梁建宏　睢瑞芳

编者及单位：（按姓氏笔画排列）

马　燕　首都医科大学附属北京同仁医院

王雨生　空军军医大学西京医院、全军眼科研究所

王海燕　空军军医大学西京医院、全军眼科研究所

卢　海　首都医科大学附属北京同仁医院

卢毅娜　空军军医大学西京医院、全军眼科研究所

田汝银　深圳市眼科医院

朱燕妮　空军军医大学西京医院、全军眼科研究所

刘　玮　陆军军医大学大坪医院

孙董洁　空军军医大学西京医院、全军眼科研究所

苏　钰　武汉大学人民医院

苏康进　深圳市眼科医院

杜利平　重庆医科大学附属第一医院

李　蕙　北京协和医院

李建军　北京市眼科研究所

李曼红　空军军医大学西京医院、全军眼科研究所

李慧林　深圳市眼科医院

杨培增　重庆医科大学附属第一医院

宋艳萍　中国人民解放军武汉总医院

宋晓瑾　空军军医大学西京医院、全军眼科研究所

张　琦　上海交通大学医学院附属新华医院
张　鹏　空军军医大学西京医院、全军眼科研究所
张自峰　空军军医大学西京医院、全军眼科研究所
张国明　深圳市眼科医院
陆　方　四川大学华西医院
陈长征　武汉大学人民医院
陈妙虹　深圳市眼科医院
易佐慧子　武汉大学人民医院
周海英　首都医科大学附属北京同仁医院
赵培泉　上海交通大学医学院附属新华医院
侯　旭　空军军医大学西京医院、全军眼科研究所
侯慧媛　空军军医大学西京医院、全军眼科研究所
徐文芹　空军军医大学西京医院、全军眼科研究所
高　翔　空军军医大学西京医院、全军眼科研究所
戚　沆　武汉大学人民医院
梁建宏　北京大学人民医院
董　潇　中国人民解放军第二六四医院
惠　玲　西安市第一医院
曾爱能　深圳市眼科医院
睢瑞芳　北京协和医院
窦国睿　空军军医大学西京医院、全军眼科研究所
黎晓新　北京大学人民医院
魏文斌　首都医科大学附属北京同仁医院

主编简介

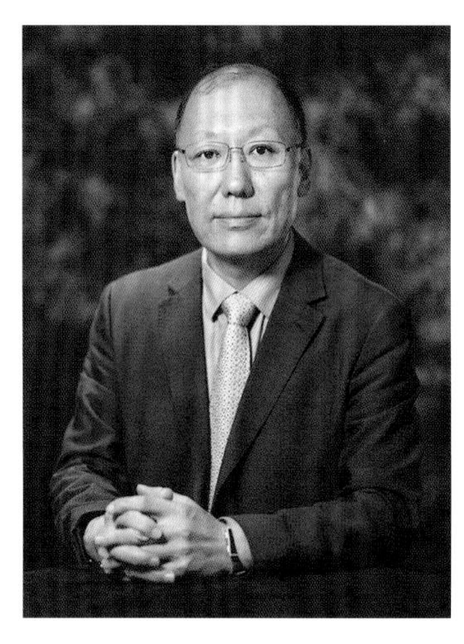

王雨生，教授、主任医师，博士研究生导师，空军军医大学西京医院眼科主任、全军眼科研究所所长，国家临床重点学科带头人。从事眼科学临床、教学和科研工作三十余年，在脉络膜新生血管疾病诊治、早产儿视网膜病变筛查和治疗、复杂眼外伤救治方面积累了一定的经验。以第一完成人获省部级科技进步一等奖1项，二等奖3项；主持1项国家973课题、8项国家自然科学基金资助课题、10余项国际合作以及省部级和军队课题；在国内外学术期刊发表论文480余篇；主编专著7部，已出版的《脉络膜新生血管性疾病》是国内外该领域首部专著，主译的《小儿视网膜》为国内第一部儿童眼底病专著，参与多本国家级研究生、本科生和规范化培训《眼科学》教材的编写工作。2010年被中国医师协会评为首届“中国眼科医师奖”，2013年起享受陕西省政府“三秦人才”特殊津贴。目前担任中国微循环学会眼微循环专业委员会副主任委员和眼影像学组副组长、中华医学会眼科学分会常务委员及专家会员、中华医学会眼科学分会眼底病学组副组长、中国医师协会眼科学分会常务委员、中国医师协会眼科学分会眼底病专业委员会副主任委员、中华医学会儿科学分会眼科学组副组长、陕西省眼科学会名誉主任委员和全军眼科专业委员会副主任委员等职务，为中央军委保健委员会会诊专家。担任《中华眼底病杂志》《国际眼科杂志》《眼科新进展》和《国际眼科纵览》等杂志副主编，《中华眼科杂志》《中华眼视光学和视觉科学杂志》《中华实验眼科杂志》《中华眼外伤与职业眼病杂志》《眼科》《临床眼科杂志》和《中华神经外科疾病研究杂志》等10余种专业杂志的编委。

副主编简介

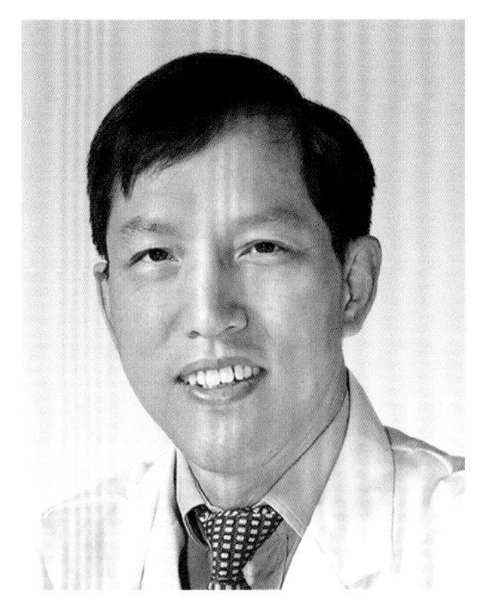

陈长征，副教授，主任医师，现就职于武汉大学人民医院。在中山大学眼科中心获博士学位，先后在日本名古屋大学医学部和美国犹他大学 Moran 眼科中心做访问学者，为德国明斯特大学眼科中心高级访问学者。长期从事眼底病工作，主持国家自然科学基金课题 3 项，发表论文 100 余篇，主编专著 4 部，获湖北省科技进步二等奖和其他省市级科技奖励多项。目前为中华医学会眼科学分会青年委员，中华医学会眼科学分会神经眼科学组委员，湖北省高级专家协会委员，《中华眼底病杂志》编辑委员会委员。

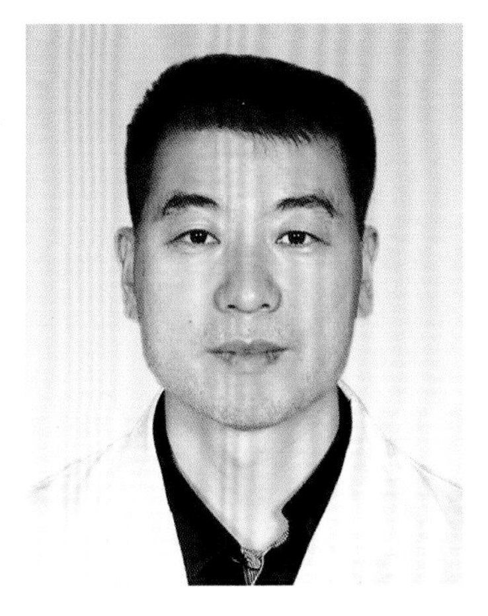

张国明，主任医师，硕士研究生导师，深圳市眼科医院眼底外科主任，儿童眼底外科首席专家。毕业于山东医科大学临床医学系，在中山医科大学中山眼科中心获硕士和博士学位，先后在英国 Moorfields 眼科医院、香港中文大学、美国西南医学中心、南加州大学及德国卡尔斯鲁厄圣文森医院眼科做访问学者。长期从事眼底病专业临床工作，擅长儿童眼底病的诊断和手术治疗。在 SCI 及国家核心期刊发表学术论文 50 余篇，主编及副主编眼科专著 3 部，参编专著 5 部，主持市级以上科研课题 10 余项，其中“深圳地区早产儿视网膜病变筛查模式与防治研究”获 2009 年度深圳市科技创新奖。现担任中国妇幼保健协会儿童眼保健委员会常务委员，广东省医学会新生儿学分会早产儿视网膜病学组副组长，广东省眼健康协会儿童青少年眼保健专业委员会副主任委员，广东省优生优育协会儿童眼保健专业委员会委员，广东省视光学学会低视力康复专业委员会委员，深圳市医学会眼科分会和新生儿分会委员，深圳市医师协会理事。担任《中华眼底病杂志》和《眼科新进展》杂志编辑委员会委员。

副主编简介

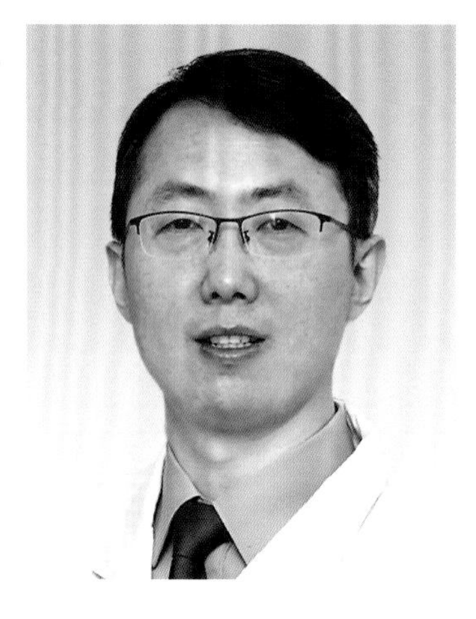

张自峰，副主任医师、副教授，硕士研究生导师，医学博士，美国 Nebraska 大学医学中心博士后，现就职于空军军医大学西京医院眼科、全军眼科研究所。目前担任中华医学会眼科学分会青年委员，中华医学会眼科学分会视觉生理学组委员，国际临床视觉电生理学会（ISCEV）会员，中华医学会儿科学分会眼科学组青年委员，陕西省医学会眼科学分会青年委员会副主任委员，陕西省医学会新生儿分会早产儿学组委员，海峡两岸医药卫生交流协会眼科学专业委员会玻璃体视网膜学组委员。致力于眼底病、眼外伤和小儿眼底病等临床、科研与教学工作。主持国家自然科学基金课题和陕西省社会发展科技攻关项目等课题 7 项，发表学术论文 60 余篇，副主编和参编专著 7 部。

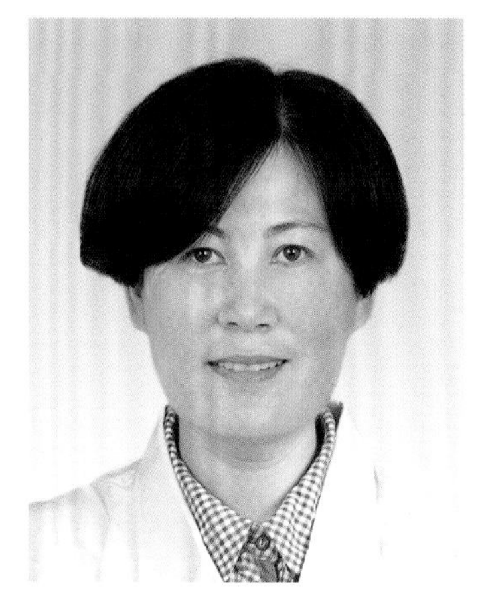

李曼红，副主任医师，现就职于空军军医大学西京医院眼科，毕业于西安交通大学医学院。目前担任海峡两岸医药卫生交流协会眼科学专业委员会小儿视网膜学组委员。长期从事眼底病诊断和治疗、眼外伤救治、眼科激光以及小儿眼病筛查与治疗工作，是西北地区最早开展早产儿视网膜病变（ROP）筛查和治疗工作的人员之一，目前已独立筛查婴幼儿 10 000 余例，筛出各种小儿眼病 4000 余例，完成各类小儿眼底病治疗 2600 余人次，是西京医院眼科 ROP 筛查与治疗中心的骨干成员。先后参与国家自然科学基金资助课题 5 项，主持陕西省重点研发项目 1 项，参与全国多中心药物临床试验项目 10 余项。在国内外学术期刊发表论文 20 余篇，参编专著 3 部。

“图说眼科疾病系列丛书”

总 序

近十年来，随着科学技术的飞速发展，新的眼科影像检查设备和检查技术层出不穷，眼科影像的诊断与创新已成为眼科发展的前沿领域之一，是眼科临床循证的重要来源，备受眼科医生及相关人员的关注与重视。为此，我们在眼科开创眼影像学科，专注于眼科影像学的研究、创新与应用。眼影像学与微循环密切相关，在中国眼微循环专业委员会的支持下，我们成立了全国性的眼影像学组，旨在推动中国眼影像学的创新与发展。并于 2017 年 12 月 2 日在广州成功举办了以“协同众基层医生，引领眼影像学术”为主题的第一届全国眼影像学术大会，来自全国 31 个省、市、自治区及澳门地区的 600 余位眼科专家出席，此次会议意义深远。

创立和发展眼影像学科是我从事眼科事业三十余年的目标与追求，自己一直在该领域勤勉钻研。在国人息肉状脉络膜血管病变、点状内层脉络膜病变、急性黄斑神经视网膜病变和 Vogt－小柳－原田综合征的脉络膜细皱褶等眼科疾病的影像学研究上有所创新，但眼影像学在临床眼病诊断与指导治疗方面的应用与意义仍值得竭力推广与实践。对于广大的眼科工作者，尤其是基层眼科医生，更需要眼影像学术会议和眼影像专著去引领及指导。

为此，由中国眼微循环专业委员会眼影像学组牵头，组织学组委员及相关专家，撰写了一套有关眼影像学诊断与指导治疗的系列丛书，即“图说眼科疾病系列丛书”。该丛书是各主编及编者多年来临床影像诊断和指导治疗经验的结晶，可以为广大的眼科临床医师和影像技术人员提供有益参考，对眼影像学的发展产生巨大影响。

祝愿眼影像学这门新兴的学科，随着“图说眼科疾病系列丛书”的面世，必将引起更多眼科医务工作者及视觉科学研究者的重视，有效提升我国相关从业人员对眼影像学的认识水平，并结出丰硕的果实！

文 峰

“图说眼科疾病系列丛书”总主编

中国微循环学会眼影像学组主任委员

中山大学中山眼科中心教授、博士生导师

2018 年 2 月 8 日

前 言

两年前，当“图说眼科疾病系列丛书”总主编文峰教授委托我牵头编写《图说小儿眼底病》一书时，我深感忐忑。尽管自己从事眼底病专业多年，近十多年来我和我的团队一直从事以早产儿视网膜病变为代表的小儿眼底病的防治工作，并积累了一定的临床病例和经验；也曾于2013年翻译出版了国内第一部《小儿视网膜》专著，在理论上有一些储备。但考虑到丛书写作指导思想和范畴，要承担这样一本以临床病例为基础、以“图说”为写作特点的专著，顿感肩上担子的沉重。尽管如此，我还是欣然接受了这份沉甸甸的盛情邀请。

本丛书设计小儿眼底病这一分册是十分用心的，这一领域也是我个人工作的兴趣所在。全球约有1900万盲和低视力儿童，儿童盲约占所有盲人的4%。尽管绝对人数不多，但儿童盲所导致的盲目年数（blind years）与白内障相当，居致盲眼病的前列，给患者、家庭和社会带来巨大的负担，因而儿童盲的防治工作十分重要。在流行病学调查和盲校的盲因分析中显示，儿童盲和低视力的主要原因为累及视网膜、脉络膜和视神经等的眼底疾病，因此，小儿眼底病就是儿童盲防治工作的重中之重。国内除我们前期翻译的《小儿视网膜》一书外，本领域尚无中文专著可参考。尤其眼底病的专业特点是影像学资料丰富，以图说的形式编写小儿眼底病专著恰如其分。

目前我国小儿眼底病医师十分匮乏，多数由有经验的眼底病医师兼任，我个人认为关注这一领域十分必要。小儿眼病绝非成人眼病的缩小版，小儿眼部结构特殊，发生的眼底疾病更具疾病谱广、易混淆、病因和发病机制复杂等特殊性。患儿因表述和沟通能力所限，常常病史不详，就诊不及时，难以配合检查和治疗。尽管眼科影像学和功能检测技术飞速发展，但适合婴幼儿和儿童的专用医疗设备有限。针对小儿眼底病的临床治疗手段很少有随机多中心临床试验等高级别循证医学证据的支持，治疗经验往往来自或借鉴成人病例。由于特殊时期视觉发育的特点，决定了婴幼儿患者从诊断明确后就应开始重视视觉康复问题，以防治弱视。著名小儿眼底病专家Reynolds JD博士曾说，“基于疾病发生率，没有哪位临床医师在其职业生涯中可以遇见和处置所有的小儿眼底病，但若将众多关注儿童的眼底病医师偶尔碰到的特殊病例汇聚到一起，这就是一个难得的有价值的综合性资源。”我非常赞同这一观点，而编写此专著正是为建立中国小儿眼病资源库做努力，以达分享经验和共享资源之目的。

启动编写工作后，更加深刻体会到小儿病例积累的困难。小儿眼底病相对少见，设备条件受限制，新生儿和婴幼儿眼底检查手段尤为单一，且患儿对检查和治疗的配合度有限，具有完整资料的典型病例十分难得。由于主观和客观因素造成了认识的局限性，临床诊断和治疗的准确性也不容乐观。因此，该亚专业对临床医生具有极强的挑战性。欣慰的是，本书的编写得到了国内许多眼科中心和关注小儿眼底病专家的大力支持，他们不吝贡献了自己的典型病例，分享了临床经验，使本书得以完成，内容更加充实。

关于病例纳入年龄段的考虑。小儿发育可分为新生儿期、婴幼儿期和儿童期三个阶段，前两个阶段时间截点相对明确，但儿童期标准尚不统一，不同国家和地区、不同专业领域或不同的应用场合，这一时期的上界在12～18岁不等。本书书名选用了“小儿”一词，没有刻意划定儿童年龄的上限，而是将疾病特点作为纳入的主要考量。

本书在疾病纳入和病例选择上兼顾深度和广度。努力紧扣小儿眼底病的主题，主要选择了常见于这个年龄段的先天发育性、遗传变性或营养不良性、代谢性眼病和小儿肿瘤等。对严重致盲的早产儿视网膜病变和视网膜母细胞瘤等疾病，选用的病例数较多，以体现本专著内容的深度；同时也列入了一些可发生在任何年龄段的眼底病，如葡萄膜炎和外伤，以拓展本书内容的广度，但写作时强调发生在小儿时的特殊性。书中的病例绝大多数是小儿患者，新生儿和婴幼儿病例占多数，但也有少数成人病例，这是基于以下考虑：疾病罕见，不易收集到典型的小儿病例资料；或疾病隐匿，不易在儿童发现，随年龄增加才显现；或有些属婴幼儿发病，持续终身，为了更好地展示疾病的多样性或不同病程的表现，用成人病例典型特征弥补小儿病例不足之处。

由于本书作者分布面广，写作风格不尽相同，尽管启动写作时有样章作为模板，收稿后也努力进行了集中的改写和修订，但在内容和形式上还是难求统一。但由于每一章节都具有相对的独立性，这些差别对于理解疾病特点不会造成太大影响。

本套丛书以“图说”冠名，表明写作思路不同于传统的专著、图谱或病例集锦等其他类别的书籍，力求取各种类别书籍特长于一身，有专著的框架和提纲，体现系统性和全面性；以临床病例为基础，体现真实性和实用性；以图及图点评为重点，强调直观性和可读性。这种写作方式是一种新的尝试，希望能得到读者的喜欢和认同。

科学技术在不断进步，新技术、新材料、新方法日新月异，诸如分子遗传学、基因疗法和干细胞技术等的应用，使深入了解、早期诊断、及早治疗一些小儿眼底病成为可能。由于编写者学识、水平和经验等所限，书中定有不足或错误之处，还望读者指正，以便再版时修订。小儿眼底病病种繁多，有些疾病因罕见而未收集到典型病例，有些病例难以明确诊断也未纳入当前版本中，对此还需在今后的临床工作中进一步观察和研究。希望本书能起到抛砖引玉之功效，为小儿眼病资源库建设做铺垫，尽微薄之力。

衷心感谢各位编写者的辛勤付出和友好合作，感谢空军军医大学西京医院眼科、全军眼科研究所全体同仁，特别是小儿眼底病团队和眼科影像学部门医护人员为提供完整的病例资料而做出的默默奉献，感谢韩新锋和倪娜秘书的协助，感谢侯慧媛博士在翻译英文书名时提供的帮助，以及孙嘉星博士、陶梦璋硕士和王亮硕士在书稿校对过程中的付出，感谢我的妻子、儿子和所有家人对我工作的理解和支持。如果本书的出版能给小儿眼底病患者带来一缕光明，那都是大家共同努力的结果！

王雨生

2018 年 1 月 2 日于西安

目 录

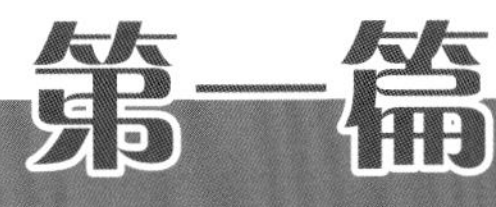

小儿眼底病临床基础

Clinical Basis for Pediatric Vitreoretinal Diseases

第 1 章

玻璃体和视网膜的生长发育

Development of the Vitreous and the Retina

● 原始脑泡的发育

受精卵着床后不断进行有丝分裂形成胚泡，大约在 3～4 天后，胚泡从输卵管进入子宫腔，增生分化形成囊胚，进而分化形成内、中和外三个胚层结构，发育成人体的组织和器官。在胚胎发育至两周时，在脊索的诱导下，脊索背侧的外胚层增厚形成神经板（neural plate），随后神经板中央内陷，形成神经嵴（neural crest）及神经沟（neural groove）。在胚胎第 27 天左右，神经沟闭合形成神经管（neural tube）。神经管是中枢神经的原基，其头部逐渐扩大形成三个连续的膨大，即前、中和后原始脑泡（primary brain vesicle），最终发育成脑。

● 胚眼的发育

胚眼的发育起始于胚胎第 3 周，在神经管前端未闭合前，其前端两侧神经褶凹陷形成视沟（optic groove），并进一步发育成由单层神经上皮组成的视窝（optic pit）。胚胎发育至第 27 天，在神经管前端闭合形成前脑时，其两侧向外侧膨出形成左、右对称的囊状突起，即视泡（optic vesicle）。视泡腔与脑室相通，视泡近脑段逐渐变细，称为视柄（optic stalk），其进一步发育为视神经（图 1-1-1）。

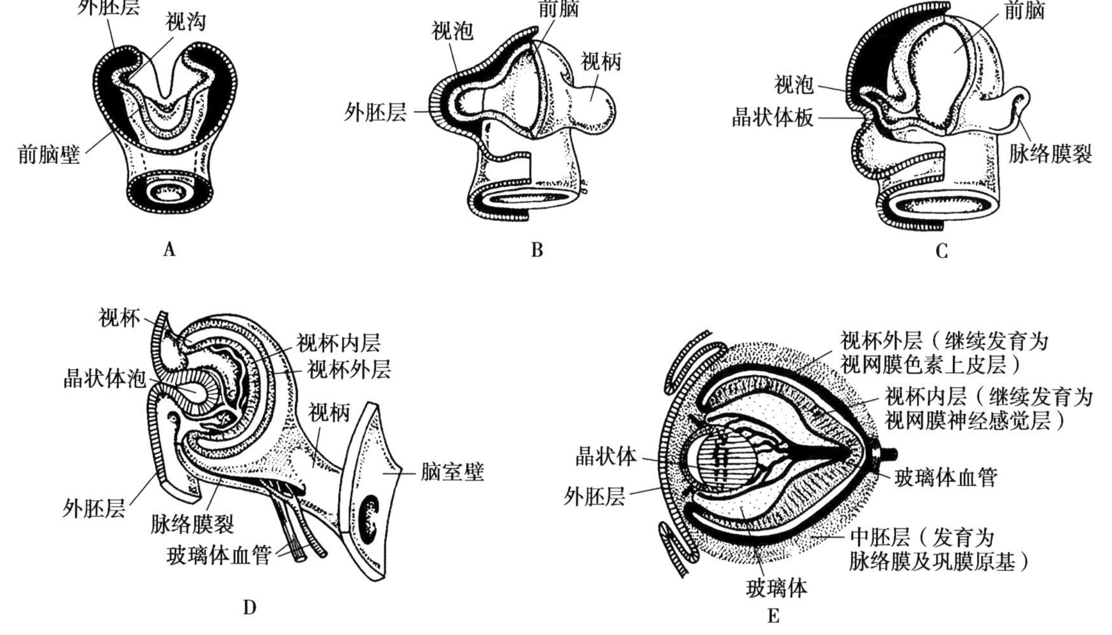

图 1-1-1　胚眼发育过程示意图

A. 胚胎发育至第 3 周，神经管前端向两侧凹陷形成视沟　B. 胚胎发育至第 27 天，神经管前端两侧向外膨出形成与前脑室相通的视泡，其近脑段变细形成视柄，其前端与增厚的表皮外胚层贴近　C. 胚胎发育至 29 天，视泡前端向内凹陷，晶状体板内陷，此时脉络膜裂正在形成　D. 胚胎发育至第 33 天，具有双层细胞结构的视杯形成，晶状体板凸入视杯形成晶状体泡，玻璃体血管经脉络膜裂进入视杯内　E. 胚胎发育至第 7 周，脉络膜裂完全闭合，眼球各组织雏形发育完成图点评：胚眼发育是一个极为复杂的过程，系胚胎在基因及基因外多种因素的调控下，细胞和组织按照一定的时间及空间顺序进行生长分化而成。胚眼生长发育过程中的任何环节受到干扰或出现异常，均会导致先天性眼病的发生：如视泡不发生则出现无眼畸形；若两个视泡合并为一个则出现独眼畸形；若脉络膜裂闭合不全，则形成先天性葡萄膜缺损；若晶状体板未形成或晶状体泡发育异常，则导致先天性无晶状体或晶状体缺损等病变；若晶状体泡与表皮外胚层分离延迟，则会发生先天性角膜混浊、后部锥形角膜或晶状体前部圆锥畸形等。

● 玻璃体的发育

玻璃体的发育分为原始玻璃体（primary vitreous）、次级玻璃体（secondary vitreous）（亦称二级玻璃体）和三级玻璃体（tertiary vitreous）三个时期。原始玻璃体在胚胎3～9周的时候形成；胚胎12周时，原始玻璃体血管全部萎缩退化，次级玻璃体在晶状体后形成前玻璃体；胚胎发育到3个月至4个月末时，形成三级玻璃体，逐渐发育成晶状体悬韧带（图1-1-2）。

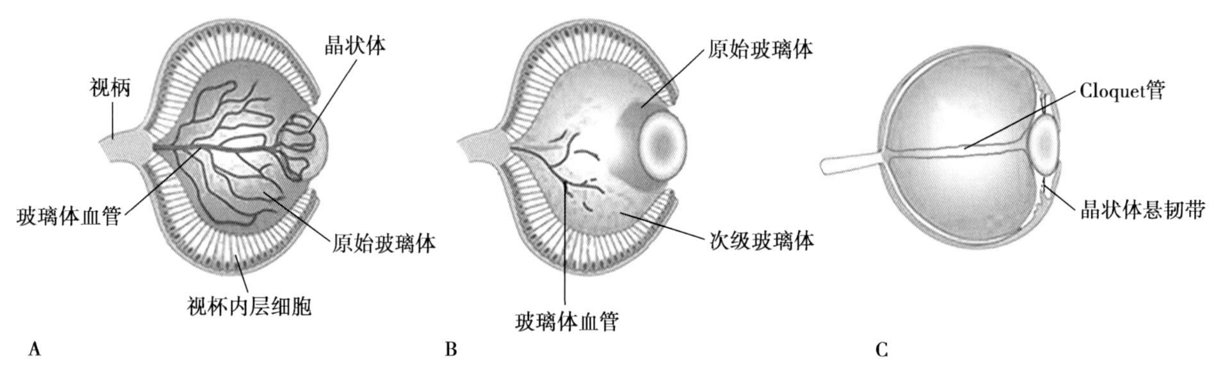

图1-1-2 玻璃体发育过程示意图

A. 胚胎第8周，原始玻璃体内发育完善的玻璃体血管为视杯内层、晶状体泡及玻璃体等组织的发育提供营养 B. 胚胎第12周，玻璃体血管逐渐萎缩，不断生成的次级玻璃体，将原始玻璃体推挤到眼球中央和晶状体的后面 C. 妊娠晚期，Cloquet管内的玻璃体血管已完全退化，晶状体悬韧带形成

图点评：虽然在生理状态下玻璃体为透明的组织结构，但在胚胎期原始玻璃体发育阶段则有丰富的血管在玻璃体内生长并包绕晶状体，这些血管为视杯内层、晶状体泡、玻璃体等眼内组织的生长发育提供营养。在胚胎发育到第8个月时，原始玻璃体内的血管应当完全消失。如果这些血管组织不退化或退化不完全，则可引起多种先天性眼病，如小眼球、小角膜、浅前房、小晶状体、青光眼、白内障、瞳孔残膜、Bergmeister视盘和视网膜皱襞等，这些与原始玻璃体内的胚胎血管相关的疾病统称为永存原始玻璃体增生症（persistent hyperplastic primary vitreous，PHPV）或永存胎儿血管（persistent fetal vasculature，PFV）。

● 视网膜的发育

视网膜由神经外胚层发育而成，其原始细胞在胚胎发育至3周时便存在于视窝。在胚胎发育至27天时视泡形成，此时神经外胚层开始加速分化。日后，视泡的中央部分发育为视杯内层，其边缘的一层无核层与晶状体板相对应，视杯内层进一步发育成为视网膜神经感觉层（图1-1-3）；视泡的周边部发育为视杯外层，进一步发育成视网膜色素上皮层（retinal pigment epithelium，RPE）。

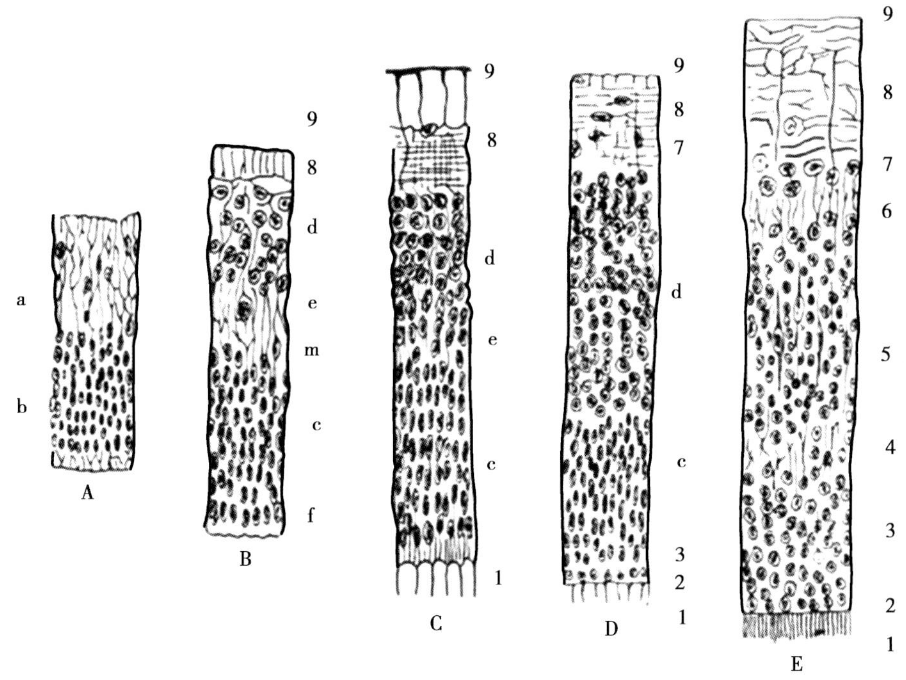

图 1-1-3　胚胎不同时期视网膜神经感觉层组织学变化示意图

A. 胚胎发育至 6 周时（胚长约 7mm）　B. 胚胎发育至 8 周末（胚长约 17mm）　C. 胚胎发育至 9 周时（胚长约 21mm）　D. 胚胎发育至 11 周时（胚长约 48mm）　E. 胚胎发育至 8 个月时（胚长约 43cm）。（图示说明：1. 视锥及视杆细胞层　2. 外界膜　3. 外核层　4. 外丛状层　5. 内核层　6. 内丛状层　7. 神经节细胞层　8. 神经纤维层　9. 内界膜　a. 边缘层　b. 原始神经上皮　c. 外成神经细胞层　d. 内成神经细胞层　e. Chievitz 过渡性纤维层　f. 基底膜　m. Müller 纤维）

图点评：视网膜是由视杯内、外层共同分化而成，视杯外层分化为 RPE 层，视杯内层分化为神经感觉层。当胚胎发育至第 5 周末时，视杯内层即原始视网膜神经感觉层的深层核排列已达 10～12 层，细胞分裂增多，神经感觉层的面积和厚度不断增加。胚胎发育至第 7 周末时，视网膜形成内、外成神经细胞层（inner/outer neuroblastic layer）和中间的无核层（nucleus-free layer）共 3 层。其中，无核层即 Chievitz 过渡性纤维层，在胚胎发育至第 7 周时出现，在胚胎发育至 10～12 周时消失。内、外成神经细胞层在胚胎发育至 3～7 个月时不断分化，形成视网膜各层神经细胞。其中，内成神经细胞层分化形成 Müller 细胞、神经节细胞和无长突细胞。而外成神经细胞层分化形成光感受器细胞、双极细胞和水平细胞。在整个细胞分化过程中，神经节细胞最早出现，而视杆细胞和视锥细胞出现最晚。在胚胎发育至第 5 周时，视杯外层出现活跃有丝分裂的假复层柱状细胞，其胞质透明，无色素颗粒。胚胎发育至 6 周后，假复层柱状细胞分化为单层柱状细胞，其顶端指向光感受器的外层，细胞内已充满色素颗粒。视杯内外两层之间的视泡腔逐渐变窄直至相互贴附，即视网膜神经感觉层与 RPE 相贴。至胚胎第 8 个月时，除黄斑区外，视网膜的 10 层组织结构，即内界膜、神经纤维层、神经节细胞层、内丛状层、内核层、外丛状层、外核层、外界膜、视杆和视锥细胞层及 RPE 层已经基本发育形成。视杯内外层虽在发育过程中逐渐相互贴附，但二者间的粘连并不紧密，仍有潜在间隙，这是临床上视网膜脱离发生的解剖学基础。此外，视网膜结构复杂，其各个组织层次在基因的调控下依照严格的时间与空间顺序进行发育。在视网膜的发育过程中，任何细胞的分化异常及组织发育障碍都会导致先天性视网膜或视神经疾病的发生。如成神经细胞在分化形成神经节细胞时出现异常可导致视神经发育不良，Müller 细胞发育异常与先天性视网膜劈裂的发生有关。

● 黄斑的发育

在眼组织中，黄斑区视网膜的发育成熟较为迟缓（图 1-1-4）。

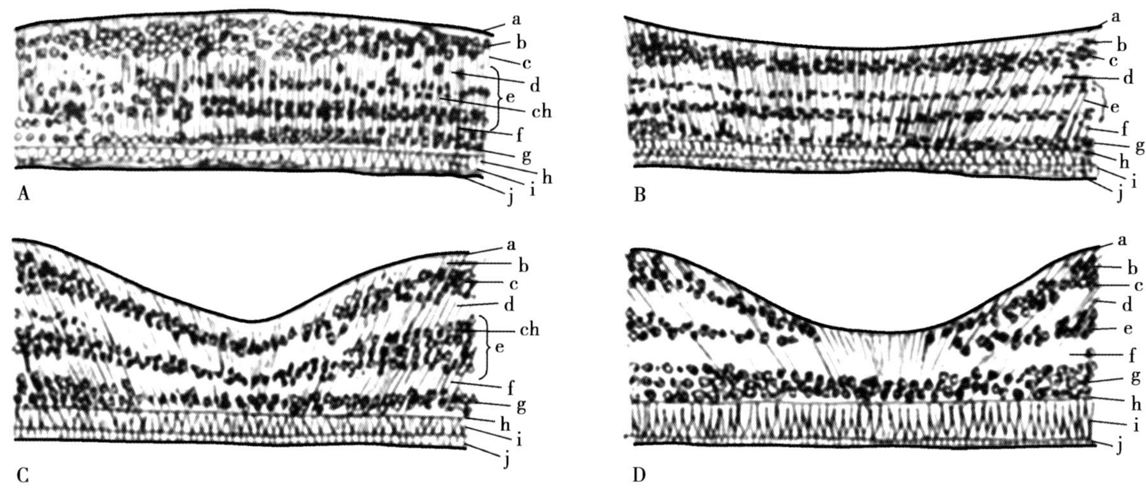

图 1-1-4　不同时期的黄斑组织学变化示意图

A. 胚胎第 6 个月　B. 胚胎第 8 个月　C. 出生时　D. 成人　(图示说明：a. 内界膜　b. 神经纤维层　c. 神经节细胞层　d. 内丛状层　e. 内核层　f. 外丛状层　g. 外核层　h. 外界膜　i. 视锥及视杆细胞层　j. 视网膜色素上皮层　ch. Chievitz 纤维)

图点评：相对于视网膜其他部位，黄斑区的发育较为迟缓。在胚胎发育至 3 个月时，黄斑区视网膜神经感觉层开始出现，当胚胎发育至 6 个月时，黄斑区视网膜的中心部位尚有 8～9 层神经细胞核，核分散变薄的现象不明显，Chievitz 纤维层仍存在，所以此时该区域的厚度反而较视网膜其他部位略增加。当胚胎发育至 7 个月时，黄斑中央部视网膜神经节细胞变薄为 4 层，这标志着中心凹（fovea centralis）逐渐形成。当胚胎发育至 8 个月时，中心凹视网膜神经节细胞变薄为两层，到出生时则减少到一层，但外核层也仅有尚未发育完全的单层视锥细胞，且这些视锥细胞被尚未退化的其他核层遮盖，因此婴儿在出生时尚不能固视。出生后，黄斑区视网膜仍继续发育，表现为外核层视锥细胞增多、变长，内核层和神经节细胞在中心凹继续变薄，神经节细胞移向周边部，其轴索及神经纤维平行排列，称为 Henle 纤维，中心凹凹陷继续加深。直到出生后 4 个月，除视锥细胞核外，其他核层均移行出黄斑中心，Chievitz 纤维完全消失，此时黄斑部的组织结构才基本发育完全。因此，婴儿的中心视力在出生后会随着黄斑区视网膜的发育成熟而迅速提高，如果在这个时期有任何因素，如上睑下垂、白内障等导致黄斑区不能得到正常的视觉刺激，均可导致弱视的发生。

(张　鹏　董　潇　王雨生)

主要参考文献

1. 葛坚，王宁利. 眼科学. 第 3 版. 北京：人民卫生出版社，2015：18-20.
2. 黎晓新，王景昭. 玻璃体视网膜手术学. 第 2 版. 北京：人民卫生出版社，2014：22-33.
3. 沙洛，张蕴达. 胚眼“囊泡”性发育和其生物学价值. 国际眼科杂志，2007，7(1)：139-146.
4. Graw J. Eye development. Curr Top Dev Biol，2010，90：343-386.
5. Barishak YR. Embryology of the eye and its adnexae. Dev Ophthalmol，1992，24：1-142.

第 2 章

小儿眼底照相技术

Pediatric Fundus Photography

● 概述

小儿疾病若不能及时发现、及时治疗，将严重影响患儿的生活质量，给家庭及社会带来沉重负担。眼底检查是眼底病诊断、治疗与随访必需使用的手段之一。既往开展婴幼儿眼底检查采用的是间接或直接检眼镜，学习曲线长，且无法存留影像学资料。广角数码小儿视网膜成像系统的问世，使得小儿眼底筛查更便捷，结果更直观，同时也减少了婴幼儿在筛查过程中的不适。广角数码小儿视网膜成像系统的优点是一次成像范围广，达 120° 以上；受检者可以在仰卧位状态下接受检查，适合于不能坐立者；可以录像或截屏成像，便于资料存贮。

● 小儿眼底照相设备

目前在中国大陆经国家食品和药品监督管理局（CFDA）注册的代表性产品有美国 Clarity 公司生产的 RetCamⅡ、Ⅲ、Shuttle 和 Portable 系列，广州正誉医疗科技有限公司开发的鹦鹉螺 - 新生儿眼底成像系统，苏州威盛纳斯医疗系统有限公司开发的 PanoCam 小儿眼科广域成像系统等（图 1-2-1）。这三款设备均通过角膜接触式检查，对于瞳孔药物散大后婴儿眼底一次成像 120° 以上，特别适合婴幼儿眼底严重病变的筛查工作。但其周边成像模糊、难以辨认细节、色彩失真、中央区光晕等问题还有待进一步改善。另外，鹦鹉螺 Beiko 系统和 PanoCam LT 有实时捕捉图像无线传输功能，可以通过云空间存储图像，实现远程医疗。Optomap 超广角成像系统（英国欧堡 Optos 公司）是一种非接触、快速成像设备，主要适用于能配合检查的儿童视网膜疾病患者。Spectralis 超广角成像系统（德国海德堡公司）也是非接触型照相设备，可以一次成像高对比度的 102° 视网膜图像，该系统适合于反抗力较小的婴儿及麻醉后的儿童，镜头可旋转 90°，对仰卧患儿进行检查，同时该设备还可提供进行光学相干断层扫描和血管造影的模块。临床上还有一些改良的与间接检眼镜相连的眼底成像设备。本节介绍临床应用较广泛的接触式广角数码小儿视网膜成像系统的使用。（声明：作者与本书中所涉及的任何产品无商业利益关系。）

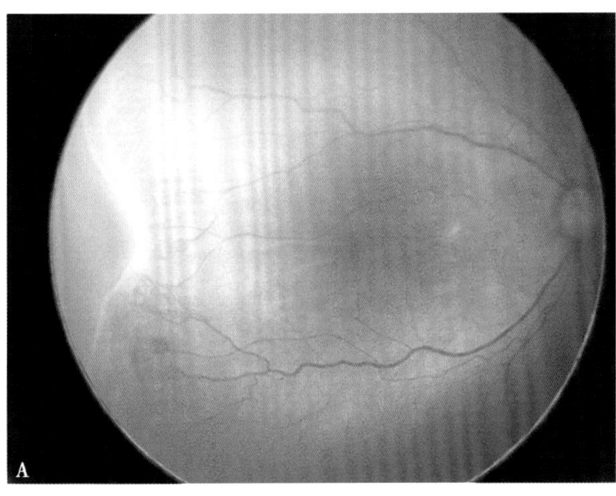

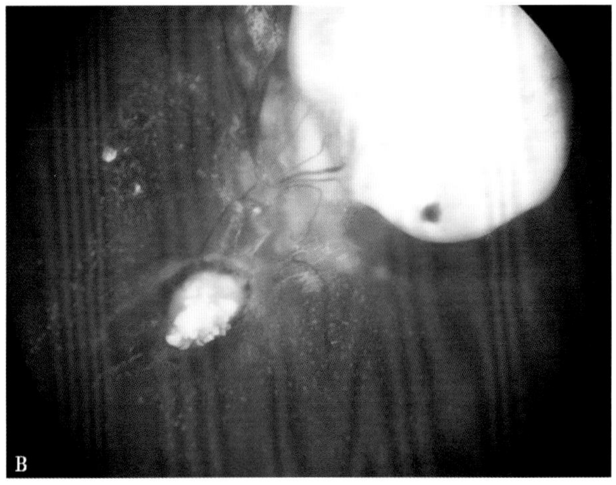

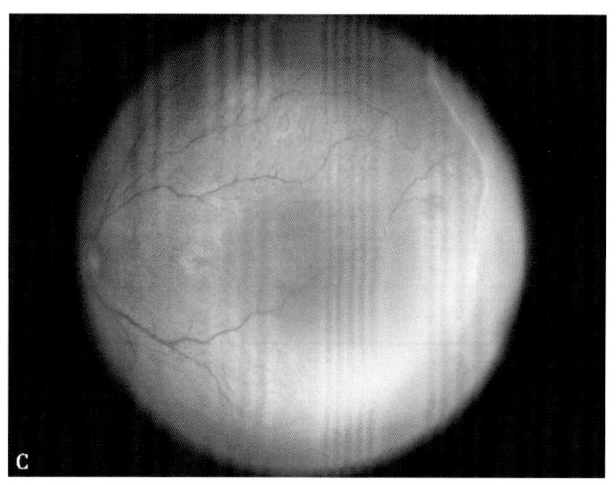

图 1-2-1 三款广角数码小儿视网膜成像系统设备获得的眼底像

A. RetCamⅢ眼底像 B. PanoCam 眼底像 C. 鹦鹉螺－新生儿眼底成像系统眼底像

图点评：广角数码小儿视网膜成像系统，可以一次成像 120° 以上，方便、广角、快捷，在临床上对筛查严重小儿视网膜疾病和随访观察非常有用，同时对教学和医患沟通也有很大帮助，但其成像缺乏立体感，详细了解周边微小病变比较困难。因此，广角数码小儿视网膜成像系统并不能取代传统的双目间接检眼镜检查，合理配合使用对于发现病变并明确诊断非常重要。（声明：作者与任何产品无商业利益关系。）

检查方法

- 检查前准备：检查当天，提前 1～2 个小时开始双眼点复方托吡卡胺滴眼液充分散大瞳孔，每 10 分钟 1 次，共点 4 次以上。提前 30 分钟～1 小时禁食、禁水，必要时需按医嘱使用适量镇静药物，如水合氯醛溶液（口服或灌肠）。检查前 3～5 分钟点表面麻醉滴眼液，同时准备好消毒的婴幼儿专用开睑器和作触媒用的眼用透明凝胶液，消毒好手柄镜头备用。
- 标准操作流程：开睑器撑开眼睑，涂眼用透明凝胶液，手持设备手柄将镜头接触角膜，对眼底视网膜进行全方位的详细检查。通常检查者可按照后极部视盘（图 1-2-2）、黄斑、颞侧（图 1-2-3）、上方（图 1-2-4）、鼻侧（图 1-2-5）和下方（图 1-2-6）的顺序依次拍摄并保存眼底像，必要时可增加颞上、颞下、鼻上和鼻下方位的观察和拍摄，以防遗漏细微病变。对查出的病变部位还应进行重点拍摄，以清晰显示。检查时通常先查右眼，后左眼。

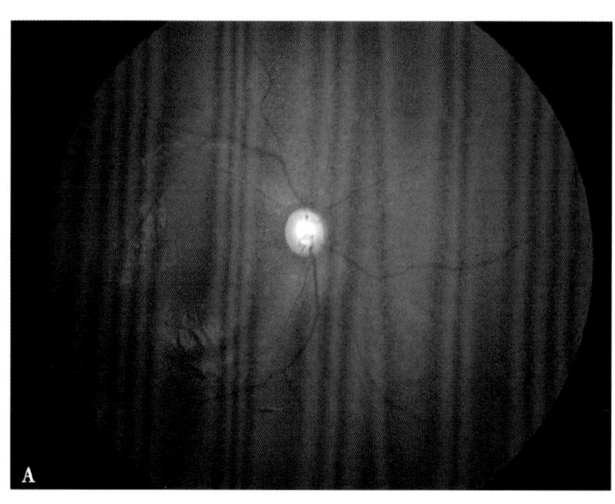

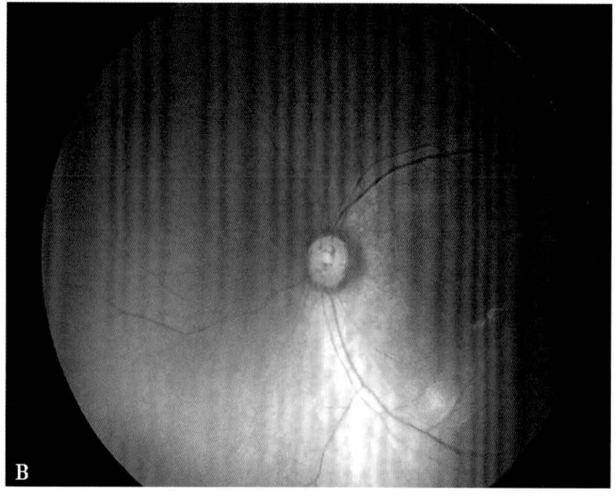

图 1-2-2 广角数码视网膜成像系统拍摄的小儿眼底像

A. 以视盘为中心的右眼眼底像，视盘颜色略淡，中央明显 B. 以视盘为中心的左眼眼底像，视盘色泽正常

图点评：广角数码小儿视网膜成像系统检查时需要镜头接触角膜，拍摄时应注意观察视盘颜色和动脉搏动情况。如视盘颜色变白、动脉搏动不明显，或者视盘动脉有搏动，说明手柄对眼球挤压力度太大，需要减轻手柄对眼球的压迫力度，直到动脉搏动消失而又能够控制眼球活动为宜。

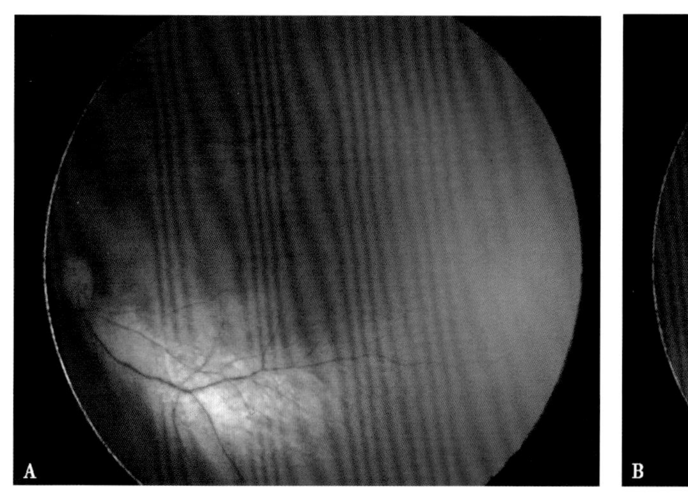

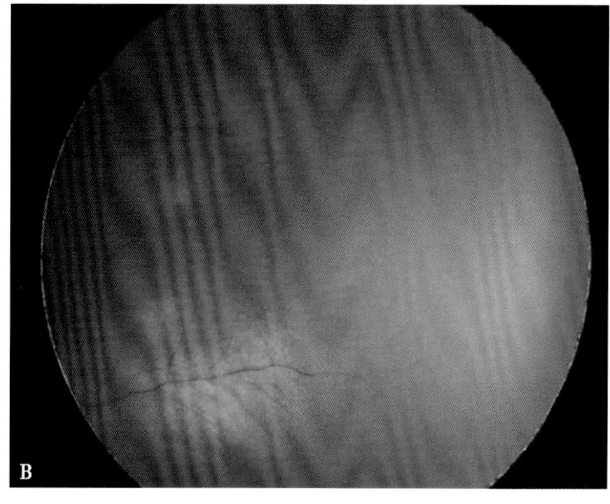

图 1-2-3　**小儿黄斑区和颞侧眼底拍摄示意**

A. 以黄斑为中心的左眼眼底像　B. 左眼颞侧周边部眼底像

图点评：建立标准的小儿眼底拍摄操作流程有利于患者随访观察。以黄斑为中心的眼底像要求以黄斑中心凹最清晰、视盘位于视野边缘为宜，血管弓位于水平位。拍摄颞侧周边部眼底像时手柄尽量偏向鼻侧，视盘应不在视野内，颞侧以照到锯齿缘为宜，存在病变的患者以照清楚病变为宜。

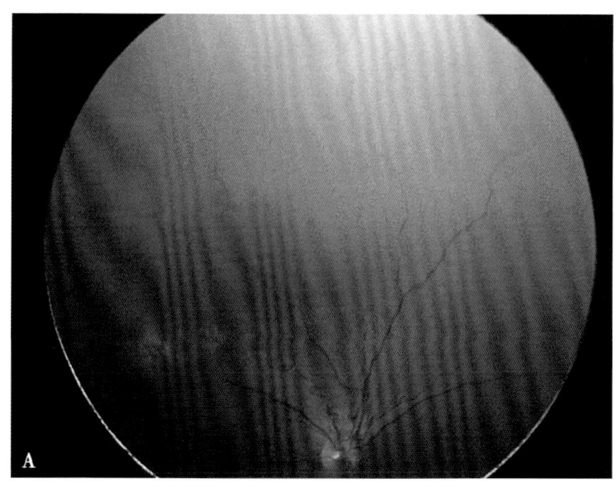

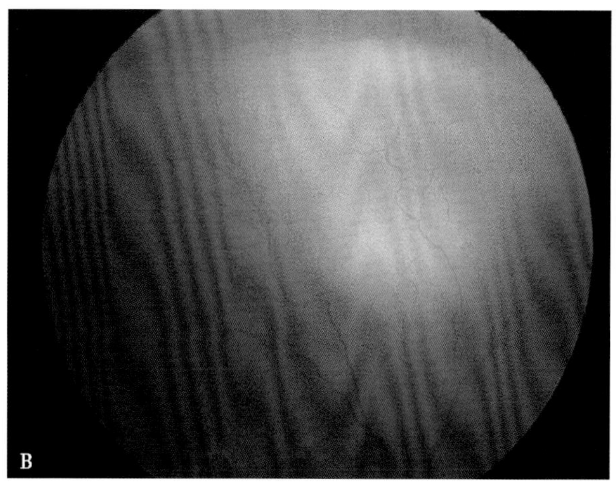

图 1-2-4　**小儿上方眼底拍摄示意**

A. 右眼上方中周部眼底像　B. 右眼上方周边部眼底像

图点评：拍摄上方中周部眼底像时手柄尽量偏向下方，视盘位于视野边缘为宜。拍摄上方周边部视网膜时以照到锯齿缘为宜，视盘应不在视野内，存在病变的患者以照清楚病变为宜。

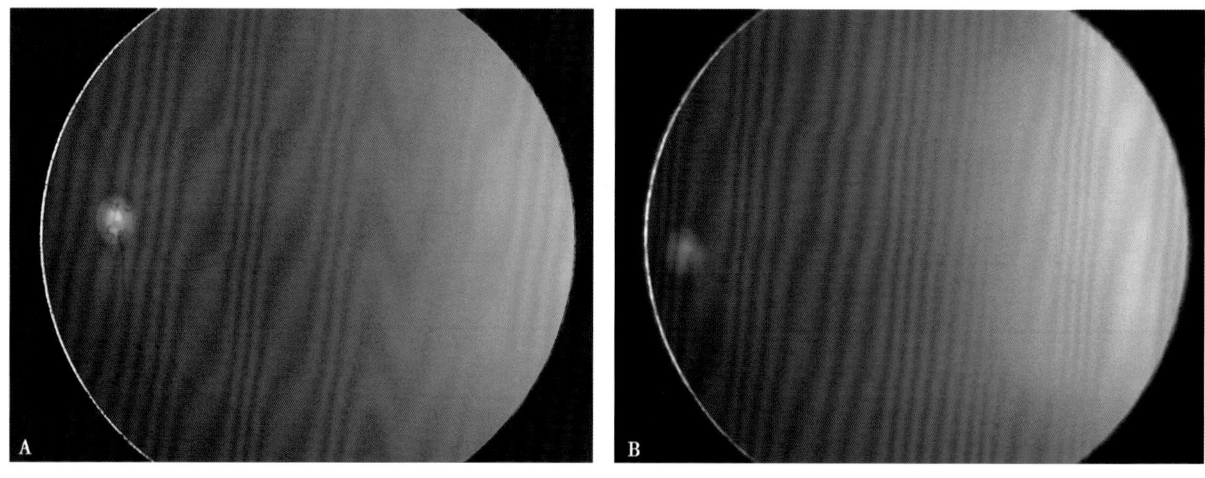

图 1-2-5 **小儿鼻侧眼底拍摄示意**
A. 右眼鼻侧中周部眼底像 B. 右眼鼻侧周边部眼底像

图点评：拍摄鼻侧中周部眼底像时手柄尽量偏向颞侧，拍摄鼻侧周边部眼底像时以照到锯齿缘为宜，存在病变的患者以照清楚病变为宜。拍摄鼻侧眼底像时不容易做到视盘不在视野内，如怀疑有病变，可以侧头位或使用顶压辅助拍摄。

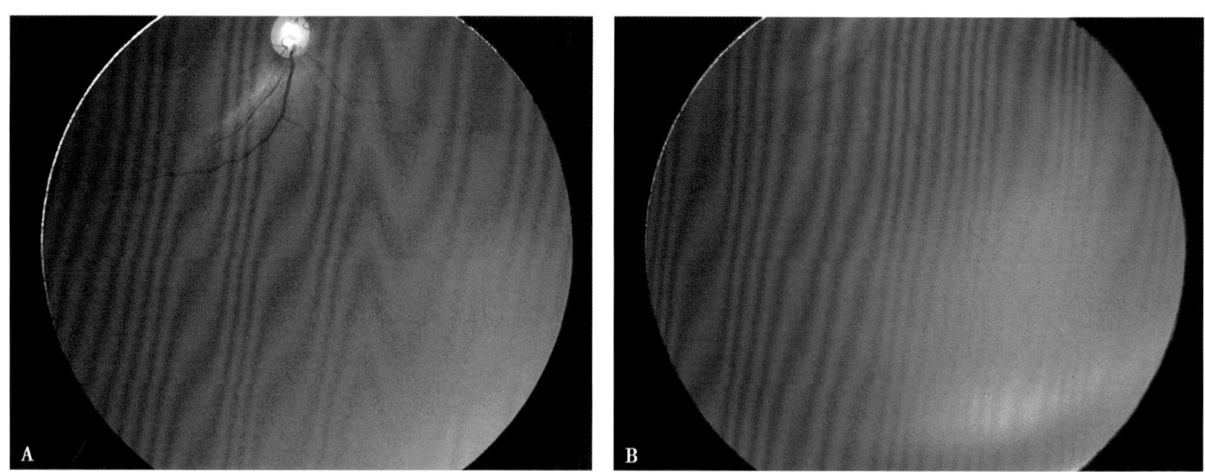

图 1-2-6 **小儿下方眼底拍摄示意**
A. 右眼下方中周部眼底像 B. 右眼下方周边部眼底像

图点评：拍摄下方中周部眼底像时手柄尽量偏向上方，以视盘位于视野边缘为宜。拍摄下方周边部眼底像时以照到锯齿缘而视盘应不在视野内为宜，存在病变的患者以照清楚病变为宜。

● 操作注意事项

眼底照相过程应是连续的，其间操作者应尽量保持手柄镜头不离开被检查者眼睛，按照顺时针或者逆时针的顺序快速而全面地观察眼底，并进行拍照。防止遗漏病变和重点观察已发现的病变同样重要。如被检查者配合欠佳难以控制眼球活动，或难以观察到锯齿缘时，可以侧头位或使用巩膜顶压器进行顶压，以辅助进行眼底照相。

● 风险告知

尽管广角数码小儿视网膜成像系统眼底照相相对安全，但检查的对象多是发育尚未完善、抵抗力低下的婴幼儿，检查过程中存在呛咳、窒息、甚至呼吸心跳骤停的风险。由于检查属于接触性操作，检查后受检者可能会出现一过性眼睑压痕、结膜下出血甚至眼底出血，个别会出现结膜炎或角膜上皮损伤等，多可自行恢复或经治疗后消退。检查结束后，家长应遵照医嘱按时用药，按时复查。早产儿、新生儿眼底筛查过程中建议有条件时由新生儿科医生护士在场监护，同时对患儿检查后容易出现的结膜下出血、眼睑暂时红肿等问题需书面告知。

（张国明　苏康进　李曼红　张自峰　王雨生）

主要参考文献

1. 黄丽娜，张国明，吴本清. 早产儿视网膜病变. 广州：广东科技出版社，2007：42-47.
2. 单海冬，赵培泉. Retcam 数字视网膜照相机在早产儿视网膜病变筛查中的应用. 中华眼底病杂志，2005，21（5）：323-325.
3. 刘梅. RetcamⅢ数字视网膜照相机在早产儿视网膜病变筛查中的应用. 眼科新进展，2014，34（5）：483-485.
4. 李蓉，王雨生. 数字广角小儿眼底成像系统在早产儿视网膜病变筛查中的应用. 国际眼科纵览，2012，36（1）：17-20.
5. Wu C，Petersen RA，VanderVeen DK. Retcam imaging for retinopathy of prematurity screening. JAAPOS，2006，10（2）：107-111.
6. Adams GG，Clark BJ，Fang S，et al. Retinal haemorrhages in an infant following RetCam screening for retinalpathy of prematurity. Eye，2004，18（6）：652-653.
7. Roth DB，Morales D，Feuer WJ，et al. Screening for retinopathy of prematurity employing the retcam 120：sensitivity and specificity. Arch Ophthalmol，2001，119（2）：268-272.
8. Gupta MP，Chan RV，Anzures R，et al. Practice patterns in retinopathy of prematurity treatment for disease milder than recommended by guidelines. Am J Ophthalmol，2016，163（3）：1-10.
9. Mackenzie PJ，Russell M，Ma PE，et al. Sensitivity and specificity of the optos optomap for detecting peripheral retinal lesions. Retina，2007，27（8）：1119-1124.
10. Fung TH，Yusuf IH，Xue K，et al. Heidelberg spectralis ultra-widefield fundus fluorescein angiography in infants. Am J Ophthalmol，2015，159（1）：78-84.e1-2.

第 3 章

婴幼儿荧光素眼底血管造影术

Pediatric Fundus Fluorescein Angiography

● 概述

荧光素眼底血管造影（fundus fluorescein angiography，FFA）对婴幼儿眼底疾病认识具有重要价值，可提高诊断率，指导治疗，评价治疗效果，已逐渐成为小儿视网膜疾病重要的诊疗手段之一。

● 检查方法

- 检查前准备及麻醉方法：采用广角数码小儿视网膜成像系统（RetCamⅢ）宽视野下进行 FFA 检查。要求婴幼儿安静、固定，因此尽量在全身麻醉方式下进行；部分婴幼儿全身一般情况稳定，可在有效固定联合表面麻醉下进行。检查前需详细了解婴幼儿全身情况，确认其心电图、肺功能、血常规、肝肾功能等相关检查结果无明显异常，可耐受全身麻醉及 FFA 检查，并向婴幼儿监护人解释检查的必要性及可能发生的麻醉、过敏等意外，并取得其知情同意。检查前 6 小时禁食、禁水；检查前 1 小时采用复方托吡卡胺滴眼液滴眼充分散大瞳孔，间隔 10～15 分钟滴 1 次，共 4 次以上；瞳孔不能散大者，可增加滴眼次数，或提前 2～3 天涂阿托品眼膏。全身麻醉后，检查全程要有麻醉医师或新生儿科医生参与，并使用心电监护仪监护生命体征，直到苏醒后送返病房；如表面麻醉下进行，需全程有新生儿科医师参与。若同时进行检查和治疗，因持续时间长，建议使用非气管插管或气管插管麻醉方式以保证婴幼儿安全。
- 过敏试验：在表面麻醉方式下行 FFA 检查时，静脉过敏试验是在 FFA 检查前 5 分钟经静脉注射荧光素钠稀释液 0.1ml，常用造影剂有 10% 荧光素钠注射液 5ml∶0.5g 或 20% 荧光素钠注射液 3ml∶0.6g，注射后观察婴幼儿心率、呼吸和血压变化，以及全身是否出现皮疹。若无明显异常，可进行检查。在全身麻醉方式下行 FFA 检查时，因婴幼儿生命体征处于全身麻醉监护仪监护下，可不进行过敏试验。
- 操作步骤：全身麻醉及确认过敏试验阴性后，使用小儿专用开睑器开睑。先拍摄宽视野眼底彩照及无赤光眼底照片，之后切入 FFA 模式，手柄装入滤光片。从静脉通道（手背、头皮及足背静脉等）按 0.1ml/kg 体重快速推注荧光素钠注射液，同时开始计时。使用 RetCamⅢ自带造影系统拍摄视网膜后极部及周边各象限的图像，包括造影的视网膜动脉前期（开始计时到视网膜中央动脉充盈之前的阶段）、动脉期（视网膜动脉开始充盈到静脉充盈之前的阶段）、动静脉期（动脉充盈到静脉层流的阶段）、静脉期（静脉层流到静脉充盈）及静脉后期（也称晚期，荧光从视网膜消退之后残余荧光阶段）（图 1-3-1），拍摄顺序按照眼底照相顺序及注意事项进行，拍摄 5～6 分钟后结束。

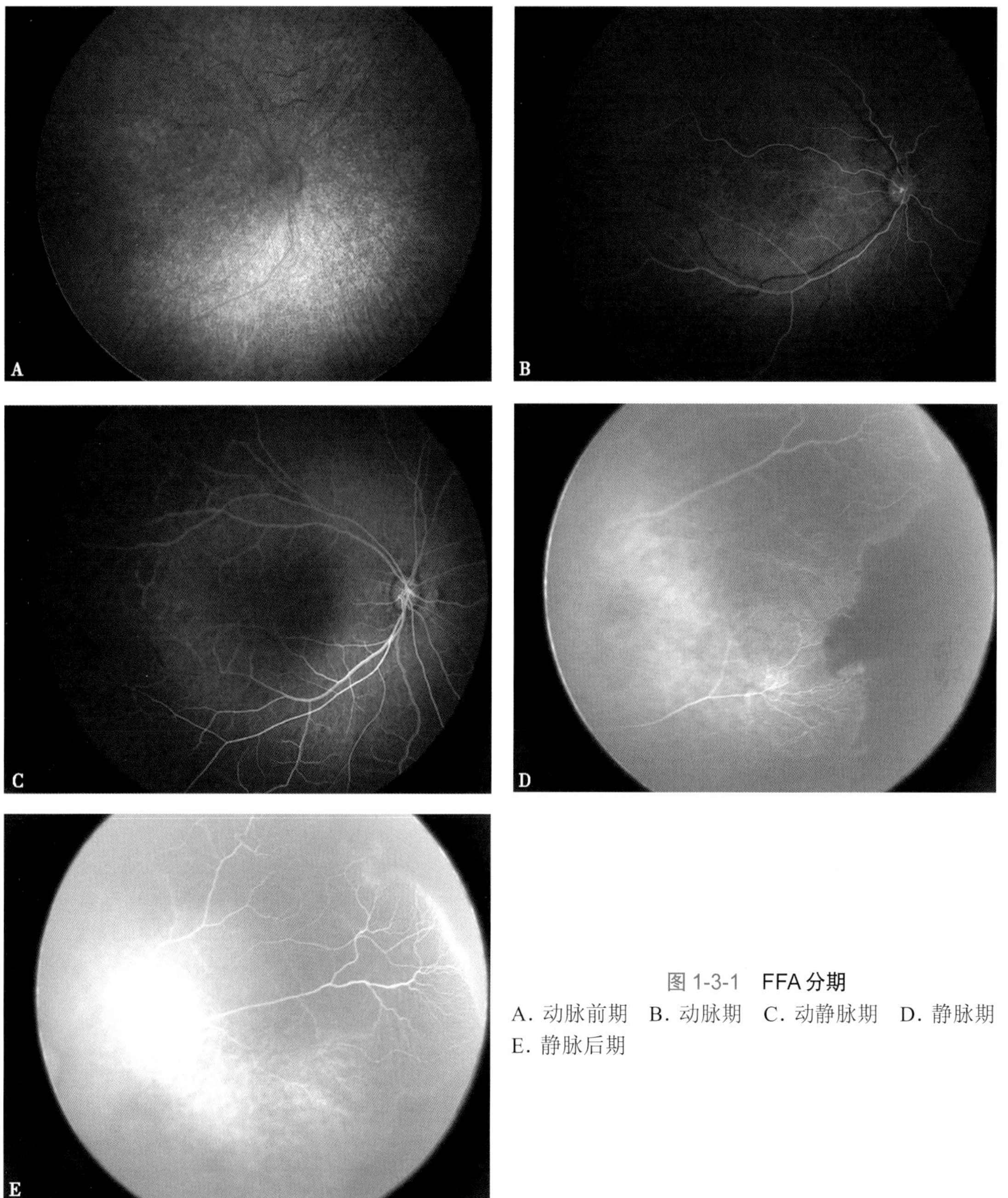

图 1-3-1　FFA 分期

A. 动脉前期　B. 动脉期　C. 动静脉期　D. 静脉期　E. 静脉后期

图点评：尽管本图仍采用成人的分期表述，但小儿 FFA 的表现应该与成人有很大不同，由于小儿循环系统的差异、视网膜血管组织结构尚不成熟等，小儿 FFA 不能完全套用成人的表现和释义，许多特殊表现和差异性还有待进一步研究。

适应证及禁忌证

- 适应证：经间接检眼镜、广角数码小儿视网膜成像系统和 B 型超声波等检查怀疑眼底病，特别是眼底血管疾病的婴幼儿，需要行 FFA 检查。目前常用于早产儿视网膜病变（retinopathy of prematurity，ROP）、家族性渗出性玻璃体视网膜病变（familial exudative vitreoretinopathy，FEVR）、Coats 病、视网膜劈裂和牵牛花综合征等。
- 禁忌证：有药物过敏史、严重哮喘、严重心血管疾病等不能耐受全身麻醉的婴幼儿；过敏试验提示有荧光素钠过敏的婴幼儿；检查前血常规、肝肾功能、心电图及胸部 X 线检查结果提示有明显异常及患有全身活动性疾病的婴幼儿。

荧光素眼底血管造影的表现

- 正常荧光：①黄斑暗区：黄斑区无血管，故背景荧光淡弱；②视盘荧光：在动脉前期出现深层朦胧荧光和浅层葡萄状荧光，在动脉期出现表层放射状荧光，晚期沿视盘边缘呈环形晕状着色；③脉络膜背景荧光：在动脉前期脉络膜毛细血管很快充盈并融合，形成弥漫性荧光。
- 异常荧光：①强荧光：a. 窗样缺损，又称透见荧光；b. 荧光素渗漏，晚期可表现为组织着染或染料积存；c. 异常血管结构；d. 视盘及背景荧光增强。②弱荧光：a. 荧光遮蔽；b. 视网膜或脉络膜无灌注区；c. 背景荧光减弱。③循环动态异常：血管狭窄或阻塞，血流缓慢或中断，表现为充盈迟缓、充盈缺损、充盈倒置和逆行充盈等。

临床应用

目前用于小儿 FFA 的设备主要有 RetCam 广角 FFA 和非接触超视野广角 FFA，前者主要适用于 1 岁以内的婴儿视网膜疾病，后者适用于 1 岁后的小儿视网膜疾病。FFA 在 ROP 的应用主要包括：①丰富对 ROP 疾病的认识，提出了无灌注区、动静脉吻合支、视网膜血管末端“环状血管”、末梢血管分支增加、嵴上新生血管渗漏等概念（图 1-3-2），从血液循环角度增加了对 ROP 的认识；②提高诊断水平，如 FFA 能增加对 ROP 分区、分期的准确性，预测阈值期 ROP 发生，有利于早诊断、及时治疗；③疗效评价：评价抗 VEGF、激光及巩膜冷冻扣带术后新生血管的消退、增殖性病变的退行情况，更加精准地了解 ROP 活动性病变是否得到良好控制。FFA 在其他小儿视网膜疾病的应用，涉及 FEVR、Coats 病、牵牛花综合征等的诊断与鉴别诊断。

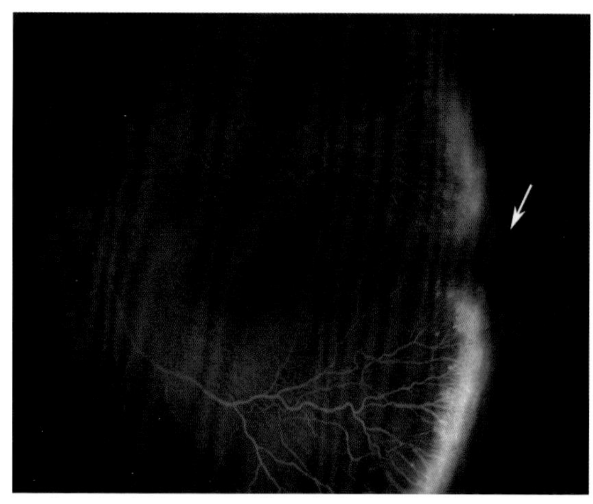

图 1-3-2　ROP 3 期荧光素眼底血管造影异常表现

黄色箭示视网膜无血管区，红色箭为荧光素渗漏、异常血管结构及循环动态异常

图点评：ROP 的 FFA 表现有很多不同于其他视网膜疾病的方面，如急进型后极部 ROP（aggressive posterior ROP，AP-ROP）血管渗漏特别快，通常在不到 1 分钟内，玻璃体已充满荧光素，显影模糊。再如 ROP 比较常见的血管末梢分支增多、血管末端动静脉吻合、形成环形血管等。

注意事项

不同于成人 FFA 检查，婴幼儿宽视野 FFA 检查为角膜接触式检查，应注意镜头的消毒以及检查前后对婴幼儿滴抗生素滴眼液预防性治疗。建议将镜头存放在镜头专用存放盒内，检查前后使用 75% 酒精对其进行擦拭消毒，检查前 1 天及检查后 3 天对婴幼儿行抗生素滴眼液滴眼，预防感染的发生。由于宽视野 FFA 检查在小儿检查中尚无国际标准，麻醉方法、过敏试验、使用造影剂剂量及检查时间尚无统一标准，因此，在实际操作中应结合患者情况及设备条件做出合适的选择。

问题与展望

ROP、Coats 病、PHPV、FEVR 及先天性视网膜劈裂等眼底疾病是导致小儿低视力甚至失明的重要原因，眼底检查对早期诊断和预后极为重要，是减少儿童致盲、提高生活质量的重要途径之一。FFA是一种主要反映婴幼儿眼底视网膜血管及灌注状况的重要诊断技术，它将检眼镜下静态形态学观察转变为动态循环动力学观察，可检查出静态检眼镜所不能发现的病变。这一技术不仅可以客观记录荧光素在婴幼儿眼底血循环中的动态情况、了解眼底的微循环结构、判断眼底病变的特征及活动性以指导治疗等，而且具有操作简单、观察范围广、检查结果客观、可永久保存图像资料等优势，并借此可通过互联网进行远程会诊，给婴幼儿眼底诊治带来了极大的方便。但该技术仍有许多关键性问题亟待解决，如何优化个体化造影剂剂量、如何进行荧光素钠过敏试验并判断其不良反应、如何防范围手术期并发症等。此外，尚需关注标准化操作流程的建立，逐步形成适用于小儿FFA临床表现和图像释义的共识等。

（张国明　苏康进）

主要参考文献

1. 葛坚. 眼科学. 北京：人民卫生出版社，2005：115-116.
2. 蔡璇，张琦，赵培泉. 宽视野下的小儿荧光素眼底血管造影. 中华眼底病杂志，2013，29（5）：544-546.
3. 谢雪璐，唐飞，周晓舟，等. 早产儿视网膜病变的荧光素眼底血管造影特征. 中华眼底病杂志，2014，30（1）：17-20.
4. 佘洁婷，张国明，苏康进，等. 早产儿视网膜病变注射雷珠单抗后荧光素眼底血管造影表现. 眼科新进展，2015，35（12）：1145-1148.
5. Tahija SG，Hersetyati R，Lam GC，et al. Fluorescein angiographic observations of peripheral retinal vessel growth in infants after intravitreal injection of bevacizumab as sole therapy for zone Ⅰ and posterior zone Ⅱ retinopathy of prematurity. Br J Ophthalmol，2014，98（4）：507-512.
6. Blair MP，Shapiro MJ，Hartnett ME. Fluorescein angiography to estimate normal peripheral retinal nonperfusion in children. J AAPOS，2012，16（3）：234-237.
7. Park SW，Jung HH，Heo H. Fluorescein angiography of aggressive posterior retinopathy of prematurity treated with intravitreal anti-VEGF in large preterm babies. Acta Ophthalmol，2014，92（8）：810-813.
8. Wagner RS. Fundus fluorescein angiography in retinopathy of prematurity. J Pediatr Ophthalmol Strabismus，2006，43（2）：78.
9. Ng EY，Lanigan B，O'Keefe M. Fundus fluorescein angiography in the screening for and management of retinopathy of prematurity. J Pediatr Ophthalmol Strabismus，2006，43（2）：85-90.
10. Purcaro V，Baldascino A，Papacci P，et al. Fluorescein angiography and retinal vascular development in premature infants. J Matern Fetal Neonatal Med，2012，25（Suppl 3）：53-56.
11. Klufas MA，Patel SN，Ryan MC，et al. Influence of fluorescein angiography on the diagnosis and management of retinopathy of prematurity. Ophthalmology，2015，122（8）：1601-1608.
12. Yokoi T，Hiraoka M，Miyamoto M，et al. Vascular abnormalities in aggressive posterior retinopathy of prematurity detected by fluorescein angiography. Ophthalmology，2009，116（7）：1377-1382.
13. Yokoi T，Yokoi T，Kobayashi Y，et al. Evaluation of scleral buckling for stage 4A retinopathy of prematurity by fluorescein angiography. Am J Ophthalmol，2009，148（4）：544-550.e1.
14. Zepeda-Romero LC，Oregon-Miranda AA，Lizarraga-Barron DS，et al. Early retinopathy of prematurity findings identified with fluorescein angiography. Graefes Arch Clin Exp Ophthalmol，2013，251（9）：2093-2097.
15. Lepore D，Quinn GE，Molle F，et al. Intravitreal bevacizumab versus laser treatment in type 1 retinopathy of prematurity：report on fluorescein angiographic findings. Ophthalmology，2014，121（11）：2212-2219.
16. Nishina S，Yokoi T，Yokoi T，et al. Effect of early vitreous surgery for aggressive posterior retinopathy of prematurity detected by fundus fluorescein angiography. Ophthalmology，2009，116（12）：2442-2447.
17. Patel SN，Klufas MA，Ryan MC，et al. Color fundus photography versus fluorescein angiography in identification of the macular center and zone in retinopathy of prematurity. Am J Ophthalmol，2015，159（5）：950-957.e2.

第 4 章

小儿光学相干断层扫描检查

Pediatric Optical Coherence Tomography

● 概述

光学相干断层扫描术（optical coherence tomography，OCT）是一项新兴的光学成像技术，1991 年由 David Huang 等首先报道，它利用弱相干光干涉仪的基本原理，检测生物组织不同深度层面对入射弱相干光的背向反射或几次散射信号，通过扫描，得到生物组织二维或三维结构图像，可对活体眼组织显微结构进行非接触式、非侵入性断层成像。其分辨率高，可达 10μm 以上，且穿透深度几乎不受眼透明屈光介质的限制，在眼内疾病尤其是视网膜疾病的诊断和疗效观察等方面具有重要作用，已成为眼科临床工作中不可或缺的辅助手段之一。

近年 OCT 技术已从时域 OCT 发展到频域 OCT，其分辨率、扫描速度和组织穿透深度等方面都得到了极大的提高。OCT 血管成像技术的应用，可在同一解剖层面对视网膜和脉络膜各层的血管形态和异常血管进行无创性的观察。未来进一步将形态和功能相结合的 OCT 技术，必将为眼底病的诊治带来新突破。

OCT 技术在黄斑疾病诊治中应用最为广泛，包括玻璃体黄斑界面疾病和黄斑部视网膜脉络膜疾病等，对于黄斑发育及其相关疾病的了解也有重要价值，因此这一技术对于小儿眼底病临床工作也十分重要。

目前的 OCT 设备主要针对成人设计，需要被检查者坐位配合，而对于婴幼儿及儿童难以实现。便携手持式 OCT 的问世，部分解决了这一问题，可在麻醉或非麻醉下，对仰卧位的患儿进行检查，给小儿眼底成像技术带来了前所未有的便利。

新生儿时期眼轴增长迅速，随年龄增加逐渐减慢。屈光度在新生儿期为轻度近视，在幼儿时期为轻度远视。行小儿 OCT 检查时，首先需要收集患儿矫正胎龄（postmenstrual age，PMA）信息，据此估算患儿屈光度及眼轴长度，然后个性化调整参考臂位置、焦距及相关扫描参数（如扫描长度、A 扫数量和 B 扫数量等），这样可缩短检查时间，提高图像质量。

● 小儿视网膜 OCT 表现的特征

新生儿，尤其是早产儿，其中心凹结构与成人不同，表现出一些不成熟的征象，如中心凹凹陷浅、中心凹内层视网膜（神经节细胞层、内丛状层及内核层）持续存在、感光细胞层薄且结构不完整、缺乏内外节等（图 1-4-1）。与成人相比，新生儿黄斑区视网膜各层的频域 OCT（spectral domain optical coherence tomography，SD-OCT）反射带有所不同（图 1-4-2）。

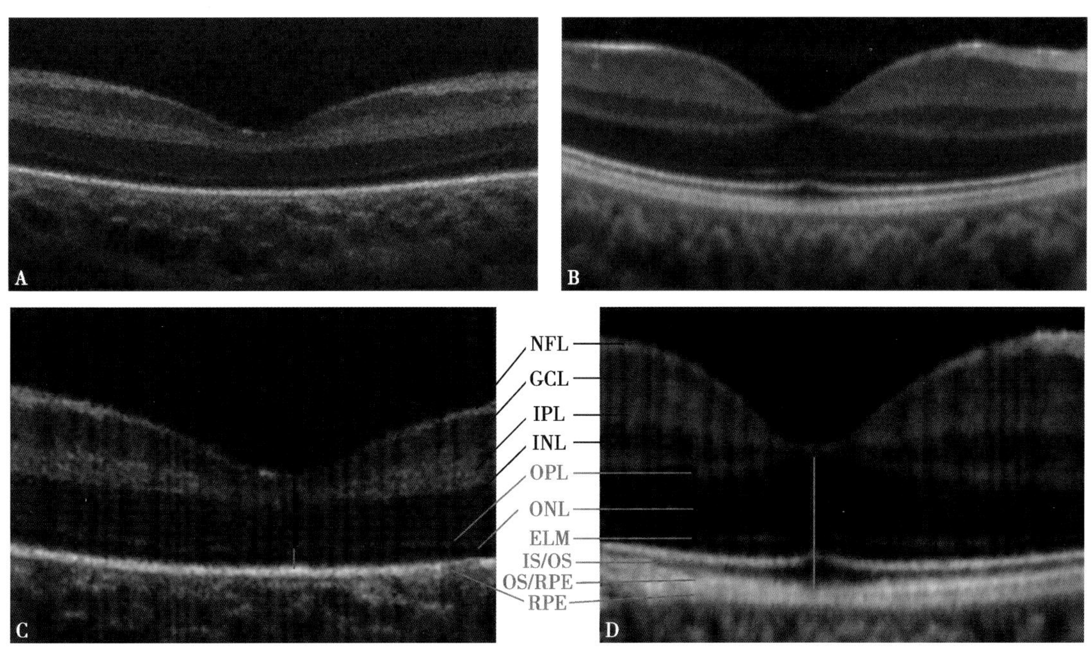

图 1-4-1　早产儿与成人黄斑 OCT 表现比较

A. 矫正胎龄 31 周 ROP 患儿黄斑 OCT，出生孕周 27 周，出生体重 1205g，Ⅱ区 2 期 ROP　B. 足月出生的 23 岁成人黄斑 OCT　C、D. 分别为 A 和 B 的放大图，更清晰显示细节。从内层（上）至外层（下）依次为：神经纤维层（nerve fiber layer，NFL）、神经节细胞层（ganglion cell layer，GCL）、内丛状层（inner plexiform layer，IPL）、内核层（inner nuclear layer，INL）、外丛状层（outer plexiform layer，OPL）、外核层（outer nuclear layer，ONL）、外界膜（outer limiting membrane，ELM）、内节 / 外节层（inner segment/outer segment layer，IS/OS 层，现称椭圆体区［ellipsoid zone，EZ］）、外节 / 视网膜色素上皮层（outer segment/retinal pigment epithelium layer，OS/RPE 层）及 RPE 层。图示早产儿中心凹内层视网膜厚，对应成人中心凹内层视网膜极薄，而早产儿中心凹外层视网膜薄，对应成人中心凹外层视网膜增厚。与成人中心凹 OCT 相比，矫正胎龄 31 周 ROP 患儿中心凹缺乏 ELM、IS/OS 层即椭圆体区（EZ）、感光细胞外节至 RPE（OS/RPE 层）即交叉区（interdigitation zone，IZ）反射信号。图 C 和 D 中蓝色垂直线代表内层视网膜，橙色垂直线代表外层视网膜（图片引自 Ramiro S. Maldonado，et al. Ophthalmology，2011）

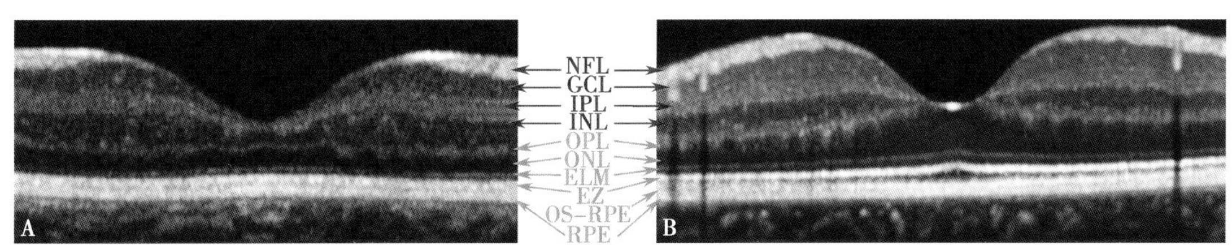

图 1-4-2　矫正胎龄 38 周婴儿与成人黄斑 OCT 表现比较

A. 矫正胎龄 38 周婴儿黄斑 OCT，中心凹处仍可见内丛状层（IPL）、内颗粒层（INL）和外丛状层（OPL）反射信号，外颗粒层（ONL）相对成人薄，外界膜（ELM）及椭圆体区（EZ）反射信号可见，感光细胞外节至 RPE（OS-RPE）层反射信号不可见　B. 38 岁成人黄斑 OCT，中心凹处内层视网膜极薄，仅为一高反射线，余下神经上皮层均为外层视网膜，感光细胞层发育成熟、结构完整，EZ 及 OS-RPE 层信号均可见（图片引自 Anand Vinekar，et al. Biomed Res Int，2015）

图点评：采用 OCT 观察早产儿和婴幼儿中心凹的发育，发现其成熟过程主要表现为两个方面。一是内层视网膜层的发育，随着早产儿和婴幼儿眼的成熟，内层视网膜远离中心凹迁移，从而使中心凹凹陷加深，旁中心凹高度逐渐增加，此过程一般发生于矫正胎龄 31～42 周；另一方面是感光细胞层的发育，从新生儿期到成年期感光细胞层的高度逐渐增加，这一过程快速发生于矫正胎龄 38 周后的所有区域，尤其视锥细胞密集的中心凹。感光细胞亚细胞结构在 SD-OCT 上清晰可见，包括 ELM、EZ、OS-RPE 即 IZ。早产儿感光细胞层不成熟，其亚细胞结构随生长发育逐渐在 OCT 上显现，并呈向心性生长，延伸至中心凹。早在矫正胎龄 33 周，EZ 仅表现为中心凹外 RPE 上方一低反射带，随生长发育，持续增厚，并向中心凹移动。Vajzovic 的研究表明，47% 足月儿及 14% 早产儿在矫正胎龄 37～42 周的中心凹处可观察到 EZ，而在 40～42 周新生儿 OCT 才可见 ELM。OS-RPE（即 IZ）是位于 EZ 与 RPE 复合体之间的细微高反射层，在 OCT 上显现更晚。

● 临床应用

OCT 检查可以发现常规眼底检查所忽视或不易发现的 ROP 亚临床黄斑异常改变，如视网膜前组织、视网膜前膜、黄斑囊样水肿、视网膜劈裂等，并能准确定位视网膜脱离位置。这些表现在 AP-ROP 或任何分期的 ROP 中均可见。其中，OCT 上发现的视网膜前组织可能代表纤维血管增殖性改变，可用于监测疾病的进展。此外，OCT 观察到早产儿黄斑水肿较为常见，囊性低反射暗区位于内颗粒层，这种早产儿的黄斑水肿后期可自行吸收，其与日后视功能的关系暂无定论。

OCT 还可用于婴幼儿、儿童眼底观察及疾病诊断，如摇晃婴儿综合征患儿黄斑病变、白化病患儿视网膜发育特征、儿童眼内肿瘤、视网膜劈裂症（图 1-4-3）、黄斑发育不良性疾病、弱视及眼球震颤儿童中心凹形态特征等。此外，通过 OCT 检查测量视神经相关参数，建立小儿正常视神经参数数据库，可用于新生儿及婴幼儿视神经发育的评估。

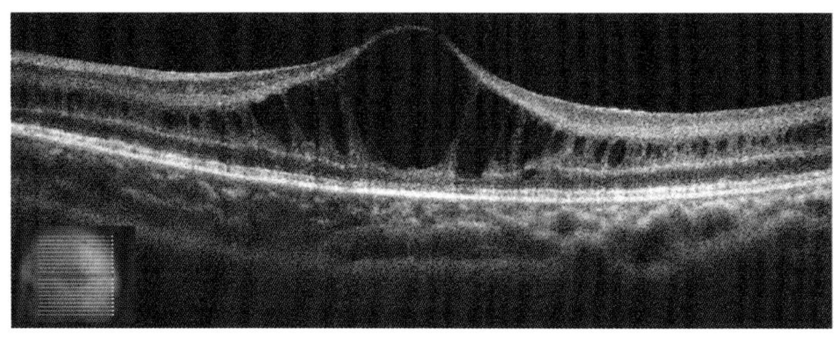

图 1-4-3　**先天性视网膜劈裂患儿黄斑 OCT**

患儿男，6 岁，临床诊断双眼先天性视网膜劈裂。OCT 示左眼黄斑区视网膜增厚，内颗粒层层间多个液性暗区，其间可见桥样连接

图点评：OCT 对于黄斑部视网膜劈裂的诊断敏感性和特异性极高，可清晰显示黄斑区神经上皮层间囊样改变的位置、范围以及伴随的间隔均匀的桥样组织连接。

● 展望

未来还可将新的 OCT 检测技术，如血管成像 OCT、术中 OCT 示踪等用于小儿眼底疾病诊断及治疗监测，为更好认知婴幼儿眼底发育及疾病诊治提供有价值的信息。

（易佐慧子　陈长征）

主要参考文献

1. Vinekar A，Mangalesh S，Jayadev C，et al. Retinal imaging of infants on spectral domain optical coherence tomography. Biomed Res Int，2015，2015：782420.
2. Maldonado RS，Izatt JA，Sarin N，et al. Optimizing hand-held spectral domain optical coherence tomography imaging for neonates，infants，and children. Invest Ophthalmol Vis Sci，2010，51（5）：2678-2685.
3. Maldonado RS，Toth CA. Optical coherence tomography in retinopathy of prematurity：looking beyond the vessels. Clin Perinatol，2013，40（2）：271-296.
4. Dubis AM，Subramaniam CD，Godara P，et al. Subclinical macular findings in infants screened for retinopathy of prematurity with spectral-domain optical coherence tomography. Ophthalmology，2013，120（8）：1665-1671.
5. Maldonado RS，O'Connell RV，Sarin N，et al. Dynamics of human foveal development after premature birth. Ophthalmology，2011，118（12）：2315-2325.
6. Tong AY，El-Dairi M，Maldonado RS，et al. Evaluation of optic nerve development in preterm and term Infants using handheld spectral domain optical coherence tomography. Ophthalmology，2014，121（9）：1818-1826.
7. Vajzovic L，Rothman AL，Tran-Viet D，et al. Delay in retinal photoreceptor development in very preterm compared to term infants. Invest Ophthalmol Vis Sci，2015，56（2）：908-913.

第 5 章

小儿眼部 A/B 型超声检查

Pediatric A/B Scan Ultrasonography

● A 型超声检查

A 型超声在婴幼儿及儿童中往往用于一些生物学参数测量，最常见为眼轴长度。文献报道，经 A 超测得正常足月新生儿平均眼轴长度为 16.5mm 左右，随胎龄及出生体重增加而增长，与性别无关。此外，眼轴长度随年龄增长而增长。1 个月时眼轴长度约为 17.4mm，2 个月时约为 18.6mm，6 个月时约为 18.9mm，1 岁时约为 19.2mm，1 岁半时约为 20.1mm，2 岁时约为 21.3mm，3 岁约为 21.8mm，10 岁时约为 24mm，已基本达到成人水平。

● B 型超声检查

B 型超声检查常用于小儿白瞳症、眼外伤和先天性青光眼等，尤其适用于屈光间质混浊和白瞳症患者。对于先天性白内障患儿，B 超主要用于排除晶状体后结构异常；对于小儿白瞳症，B 超可初步鉴别导致白瞳症的几种常见疾病，包括视网膜母细胞瘤（retinoblastoma，RB）、PHPV、晚期 ROP 及 Coats 病等（图 1-5-1）。RB 的眼轴较正常眼轴稍增长，呈视网膜局部增厚隆起或凸向玻璃体的不规则形的肿块，大小不等，甚至充满玻璃体腔，肿物内回声多样，钙化是其特征性改变，常伴有视网膜脱离。PHPV 的眼轴较正常眼轴短，分前部型和后部型。前部型 B 超不易发现，有时仅表现为晶状体后方膜状或斑块状回声；后部型 B 超表现为玻璃体条索状回声，粗细不等，后端与视盘相连，前端与晶状体后囊或周边球壁相连，常伴发视网膜皱襞和增殖，可发生牵拉性视网膜脱离。早期 ROP（1～3 期）超声仅表现病变部位球壁粗糙或膜状回声，晚期 ROP（4～5 期）表现为玻璃体增殖膜及视网膜脱离。Coats 病表现为病变部位视网膜不规则增厚，视网膜表面高低不平，常伴有渗出性视网膜脱离，视网膜下可见疏密不一的细小光点。先天性青光眼表现为眼球扩张，前房加深，视盘可见坑样凹陷。

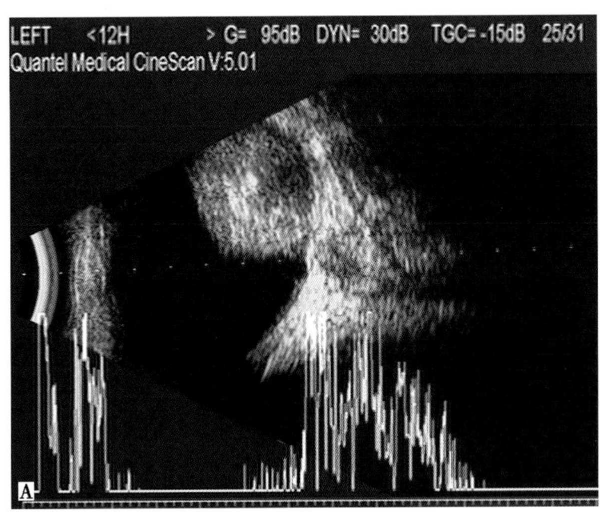

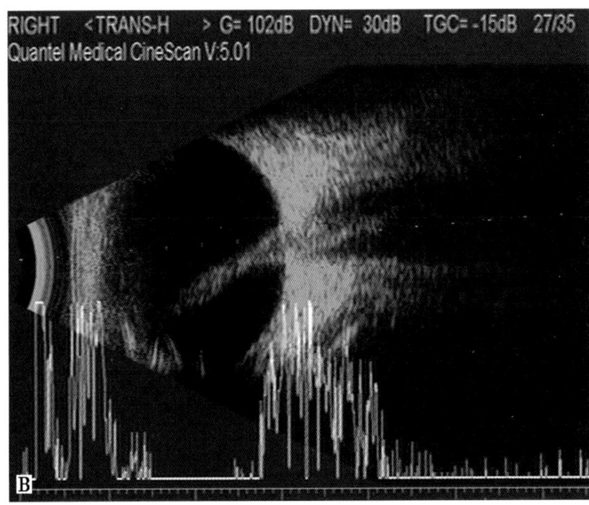

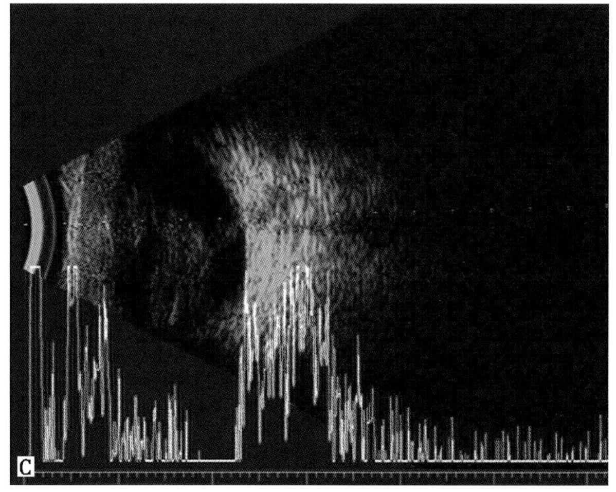

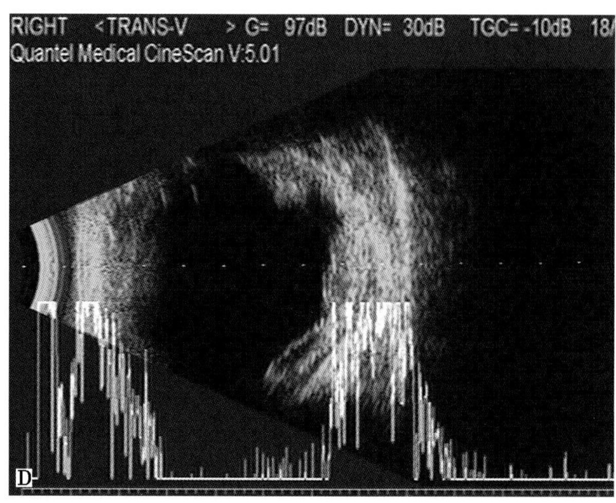

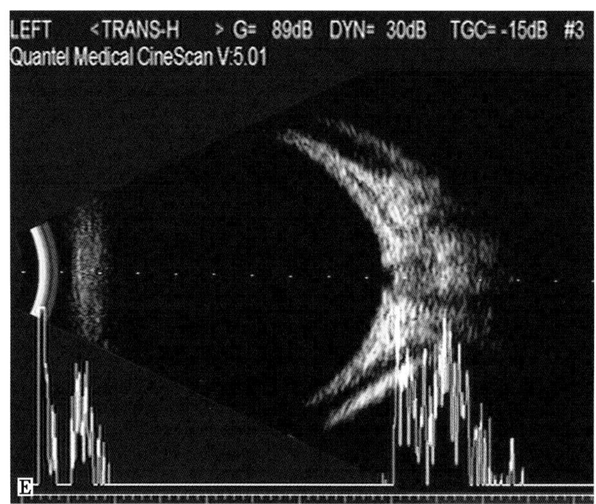

图 1-5-1　**几种小儿眼内病变的 B 型超声图像**

A. 左眼 RB，示自眼球后壁凸向玻璃体腔内的团块状实质性回声，可见斑片状钙化　B. 右眼 PHPV，玻璃体条索状中等回声，后端与视盘相连　C. 右眼 5 期 ROP，示玻璃体腔内团块状中等回声，后方见一细带状回声与视盘相连（闭合漏斗型视网膜脱离）　D. 右眼 Coats 病，球壁数个中低回声隆起，与玻璃体内的中低回声带相连（视网膜脱离）　E. 左眼先天性青光眼，示视盘向后凹陷，凹陷底部呈现细条形强回声，为筛板区所在（本组病例由空军军医大学西京医院卢毅娜、朱燕妮和王雨生医师提供）

图点评：典型 RB 的 B 超表现为自球壁向玻璃体腔内隆起的单个或多个大小不等的肿块，肿块回声强弱不等，边界不清。4 期 ROP 患儿 B 超可显示部分视网膜脱离。5 期 ROP 患者可显示视网膜全脱离及玻璃体腔内广泛增殖膜。B 超还可用于鉴别先天性青光眼及牵牛花综合征。先天性青光眼典型超声表现为眼球增大，视盘呈坑样凹陷，凹陷底部呈现细条形强回声。而牵牛花综合征典型 B 超表现为视盘及其周围组织向后膨突，可呈上口小下口大的烧瓶状凹陷，凹陷底部呈现宽而强的回声。

● 小儿眼部超声检查的优势

A/B 超检查相对简单、快速、无创，能获得各种方位的切面图像，可反复多次动态随访，尤其在检查设备欠完善的基层医院，眼部 A/B 超检查可充当婴幼儿眼病筛查的一线工具，为临床诊治提供客观证据。

（易佐慧子　陈长征　卢毅娜　朱燕妮　王雨生）

主要参考文献

1. 李立新. 眼部超声诊断图谱. 北京：人民卫生出版社，2003：56-73，144-147.
2. 毛剑波，李丽红，洪明胜，等. 足月新生儿眼轴长度测量及分析. 中华眼视光学与视觉科学杂志，2015，17(9)：558-560.
3. 吴凯林，马丽华，韦美荣. RetCamⅢ眼底照相联合超声检查在婴幼儿眼病诊断中的应用. 临床眼科杂志，2015，23(5)：401-403.
4. Maldonado RS，Izatt JA，Sarin N，et al. Optimizing hand-held spectral domain optical coherence tomography imaging for neonates，infants，and children. Invest Ophthalmol Vis Sci，2010，51(5)：2678-2685.
5. Long G，Stringer DA，Nadel HR，et al. B mode ultrasonography—spectrum of paediatric ocular disease. Eur J Radiol，1998，26(2)：132-147.

第 6 章

小儿视觉电生理检查

Pediatric Visual Electrophysiology

● 概述

婴儿出生后视觉系统逐渐发育成熟，神经传导速度加快，其发育过程在视觉电生理上的主要标志是：视觉诱发电位（visual evoked potential，VEP）主波潜伏期逐渐缩短，视网膜电图（electroretinogram，ERG）振幅逐渐增大，且两种波形趋于完善。

● 视觉诱发电位

■ 闪光 VEP（flash VEP，FVEP）：正常足月新生儿 FVEP 波形与成人类似，主要由一小负向波 N1、一主要正向波 P1 及一大负向波 N2 组成，其中 P1 波潜伏期最稳定可靠，其他波潜伏期个体差异较大。因此，新生儿 P1 波极度失真或异常缺失，常提示视功能或脑皮质功能可能出现异常。

出生后前 6 个月是 VEP 发育的最快阶段，各波潜伏期迅速缩短，波形趋于稳定，因而临床将 P1 波潜伏期用于新生儿及婴幼儿视功能判定时，需参考不同年龄阶段值。目前，我国学者报告的新生儿 FVEP 主波 P1 的平均潜伏期在 200ms 左右。各实验室应根据不同年龄段建立各自的主波 P1 潜伏期的正常参考范围。

FVEP 无需固视，对于不合作婴幼儿，可在药物镇静或睡眠状态下进行，大致了解儿童视觉系统功能状态，但不可用于视力测定。在小儿弱视中，将 FVEP 用于患儿的诊治及随访意义不大，因为通常弱视眼 FVEP 波形与正常眼相比无明显异常。而弱视眼图形 VEP（pattern VEP，PVEP）振幅降低较为明显，与患儿视力有关。因而，可将 PVEP 用于小儿弱视的治疗随访中，较单纯观察视力更有效。

■ 图形 VEP：对于可配合检查的患儿，应尽可能选择 PVEP。对儿童进行 PVEP 检查时需注意以下几点：①尽量使小儿安静，以减少肌电干扰；②注意检查眼是否偏离固视点或闭眼，对于无法固视的幼儿不应选择 PVEP；③图形刺激的刺激野尽可能大，以减少不良注视造成的误差。

■ 扫描图形 VEP（sweep pattern VEP，SPVEP）：是一种客观评估视觉发育期儿童视功能的检测技术，虽然其所推断的客观视力与主观视力之间存在一定程度差异，但其可为早期发现视功能发育障碍提供可能，并可用于疗效评估。

● 视网膜电图

ERG 检查具有客观、可靠的优势，在评价小儿视网膜功能及鉴别小儿视网膜疾病或非视网膜疾病方面具有十分重要的作用。

■ 新生儿及婴儿 ERG 特征：与成人 ERG 的反应波形很相似，但各波振幅较成人小得多，潜伏期亦延长，随年龄增长，婴幼儿 ERG 反应不断成熟。2 个月大婴儿明视 ERG 可达到成人值，但暗视 ERG b 波在出生后一年内仍小于成人。此外，ERG 最大反应 b/a 波振幅比值可能反映内层、外层视网膜不同成熟率，在婴幼儿时期，该比值大约为 1.5～2.9，成人后降低到约 1.3。此变化规律与内层视网膜发育较早相一致。

■ 临床意义：ERG 可以反映视网膜功能（图 1-6-1）。一些小儿先天性或遗传性疾病行 ERG 检查有特异性改变，有助于疾病诊断。如先天性视网膜劈裂，ERG 呈现负波型改变，表现为明视和暗视 b 波振幅降低，a 波正常或降低，b 波振幅较 a 波振幅下降更为明显。Leber 先天性黑矇，ERG 呈熄灭型，大多数患儿在出生时就记录不到明视和暗视的 ERG 反应。

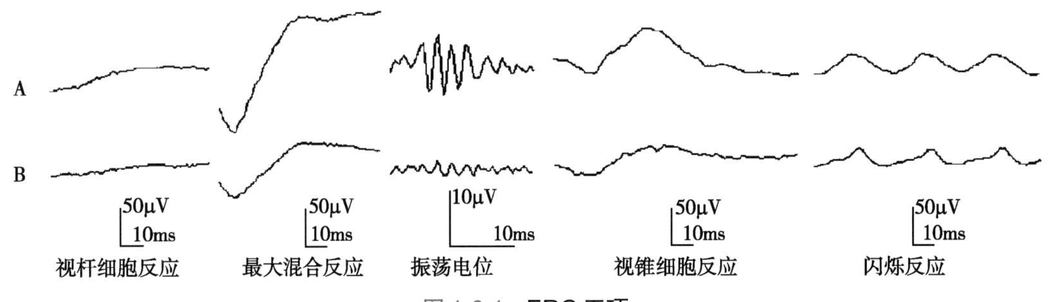

图 1-6-1　ERG 五项

该组图为出生 3～7 天的足月儿及早产儿在苯巴比妥麻醉下测得的全视野 ERG 反应。A. 足月儿 ERG，波形相对明显　B. 早产儿五项反应，振幅均较足月儿低（该图片由复旦大学附属儿科医院周晓红医师及上海交通大学医学院附属新华医院赵培泉医师提供）

图点评：ERG 还可以评价早产儿视网膜功能，无论是健康早产儿还是 ROP 患儿，其 ERG 反应均不及健康足月儿。ROP 主要影响视杆细胞的功能，对视锥细胞影响较小，因而 ROP 患儿主要表现为视杆细胞的敏感度及反应的最大振幅随 ROP 病变加重而减小。

● 结果分析注意事项

婴幼儿及儿童视觉电生理测试及结果分析比成人复杂，应在和善的氛围下检查，并尽可能安抚、鼓励患儿。对结果应小心解释，一方面需考虑患儿合作程度、使用药物情况（有学者认为使用镇静剂可能会对波形产生影响），另一方面要考虑到婴幼儿正常值与成人不同，结果分析需与同年龄正常值比较。

（易佐慧子　陈长征）

主要参考文献

1. 吴乐正，吴德正. 临床视觉电生理学. 北京：科学出版社，1999：47，120，122，368-375，391-397，410.
2. Reynolds JD，Olitsky SE. 小儿视网膜. 王雨生，主译. 西安：第四军医大学出版社，2013：71-81.
3. 李璐，陈长征，苏钰，等. 扫描图形视觉诱发电位在视觉发育期儿童中的应用. 中华实验眼科杂志，2012，30（1）：54-58.
4. 张微，戚以胜，李平余，等. 新生儿和婴幼儿闪光视诱发电位. 中华医学杂志，2004，84（2）：111-114.
5. 关天芹，盛艳娟，黄时洲，等. 早产儿和足月产婴儿视网膜电图比较. 中华眼底病杂志，2005，21（5）：285-287.
6. 陈红玲，吴德正，张国明，等. 早产儿视网膜功能的全视野闪光视网膜电图检查. 中华眼底病杂志，2008，24（1）：23-25.
7. Fulton AB，Hansen RM，Petersen RA，et al. The rod photoreceptors in retinopathy of prematurity：an electroretinographic study. Arch Ophthalmol，2001，119（4）：499-505.
8. Parness-Yossifon R，Mets MB. The electroretinogram in children. Curr Opin Ophthalmol，2008，19（5）：398-402.

第二篇

小儿眼底病各论

Pediatric Vitreoretinal Diseases

第 1 章

先天性视网膜血管发育异常

Congenital Retinal Vascular Anomalies

● 分类

先天性视网膜血管发育异常是视网膜血管系统的先天性发育异常，临床表现多样，根据眼底表现可分为以下几类：①视网膜血管分支异常，即在视盘平面血管分支数目异常，表现为出视盘后走行一段距离才分支，也可表现为在视盘上方或下方平面即出现 3 支以上的动脉或静脉分支；②视网膜血管行径异常，即视盘及视网膜上血管未按供应方向走行；③异常黄斑血管，异常的血管分支走行于黄斑无血管区域，累及或不累及中心凹（图 2-1-1）；④先天性视盘前血管袢，视盘上或视盘旁动脉或静脉形成的螺旋状小血管袢；⑤视网膜血管迂曲扩张，局部或整体视网膜血管走行迂曲，呈螺旋状或类似“城墙状”；⑥无视网膜血管，此类疾病极其罕见，表现为视网膜完全或部分象限无血管分布，患眼多为盲眼或弱视眼；⑦先天性视网膜动静脉畸形，以往称视网膜蔓状血管瘤（另有专节论述），视网膜分支动静脉明显迂曲扩张，呈典型蔓状，动静脉末端直接吻合。

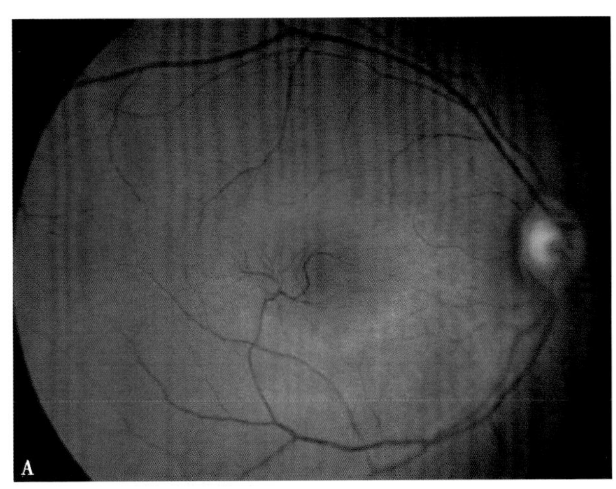

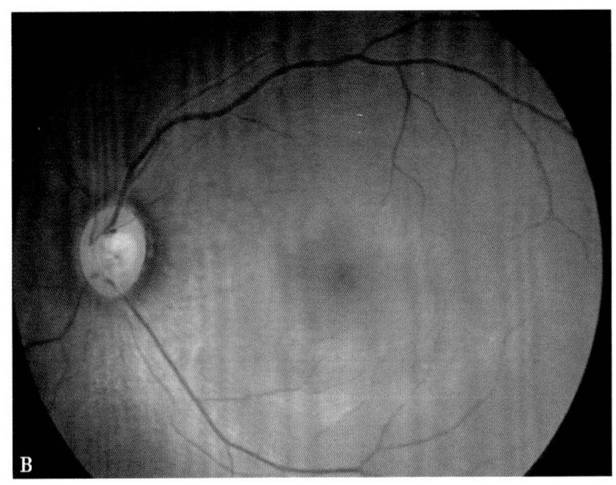

图 2-1-1　右眼异常黄斑血管

患儿男，3 月龄，双胞胎小，孕 37 周，剖宫产出生，出生体重 2000g，出生有脑缺氧病史。A. 右眼眼底像，可见视盘色泽和大小正常，黄斑区可见一支异常血管由颞下静脉分支延伸进入黄斑区，中心凹光反射不清，其余血管走行正常，视网膜平伏　B. 左眼眼底像，未见异常

图点评：正常情况下，颞上和颞下的动静脉分支在黄斑的上、下方呈对称弧形走行，在中心凹外形成一拱环结构，其内为黄斑无血管区，营养来自脉络膜血管网。本例患儿右眼黄斑区有一来自颞下静脉的异常血管分布于中心凹的颞侧，呈环绕状，管径稍粗，颜色正常，似乎未伸入拱环中央，未见出血和渗出。

● 临床特征

先天性视网膜血管异常通常不影响视力，合并并发症时，可引起视力损害。相关的并发症包括视网膜出血、微动脉瘤的形成及视网膜内渗出、视网膜动静脉阻塞、新生血管性青光眼、玻璃体积血和黄斑裂孔等。眼底照相、FFA 和吲哚青绿脉络膜血管造影术（indocyanine green angiography，ICGA）结合检查有助于疾病的鉴别和诊断（图 2-1-2，图 2-1-3）。

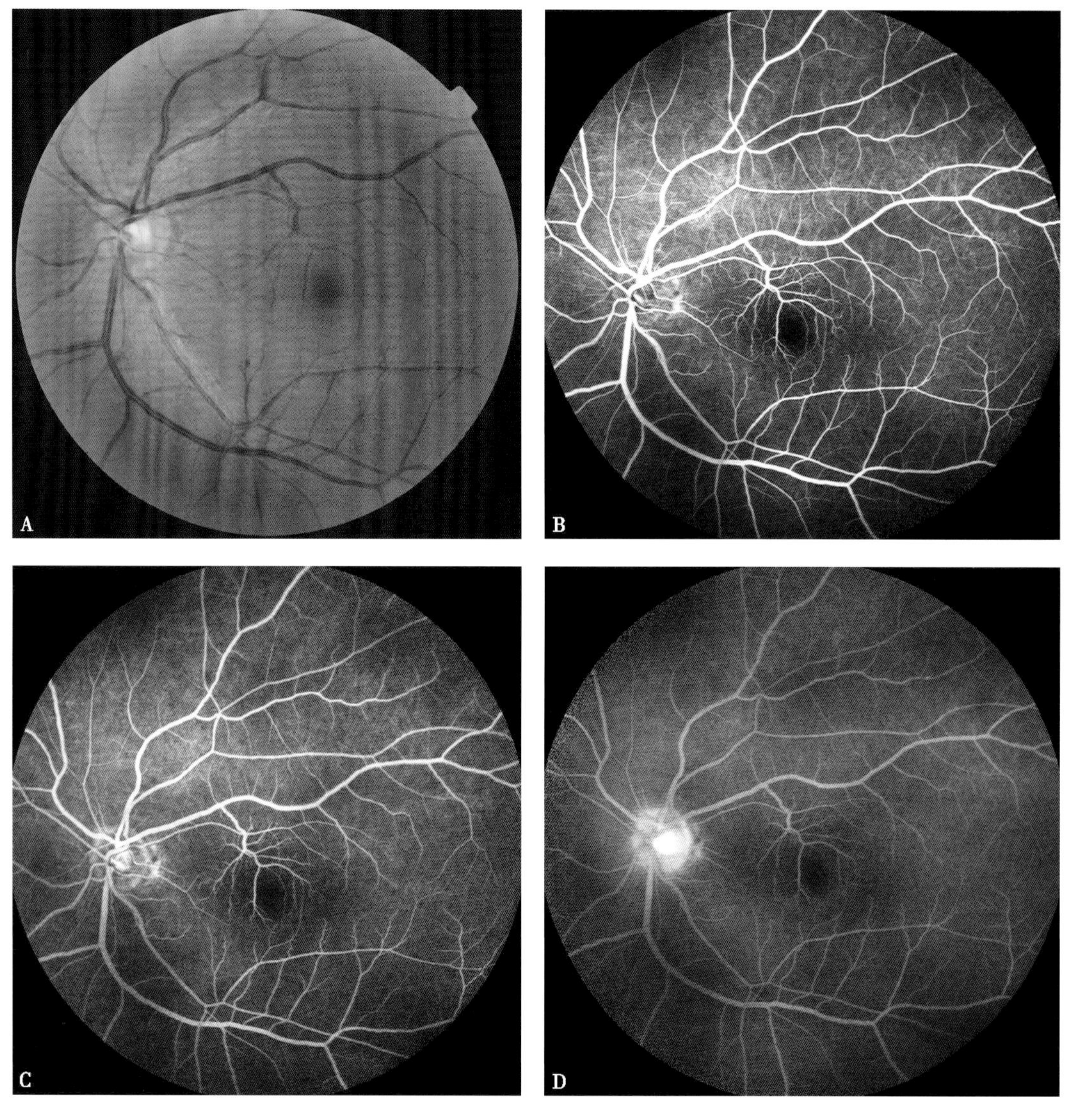

图 2-1-2 左眼视网膜血管分支和行径异常合并异常黄斑血管

患者男，51 岁，因右眼视力下降 10 天就诊，以“右眼玻璃体积血、视网膜分支静脉阻塞”收入院手术，术前检查发现左眼异常血管。视力：右眼手动 / 眼前，左眼 0.8，双眼眼压正常。A. 左眼眼底像，颞上静脉有一属支分布于黄斑区，其末梢呈叉样包绕黄斑中心凹。从视盘发出的视网膜中央静脉有 3 支位于视盘上方，而下方只有一支，主干走向颞下方，在距离视盘 1PD 处才见其属支分布于鼻下方，与视网膜动脉未严格伴行 B～D. 左眼 FFA 检查，造影过程中上述异常走行的视网膜静脉以及黄斑区异常血管无荧光素渗漏（B、C 和 D 分别为早、中和晚期）

图点评：本病例因右眼患病术前检查时偶然发现左眼底血管异常，左眼无任何不适，视力正常。特殊之处是视网膜中央静脉分支异常、行径异常同时合并异常黄斑血管。异常的黄斑血管呈静脉性质，为颞上静脉的属支，较粗大，环绕中心凹，并穿过水平缝进入下半区。此血管异常较典型，因暂未收集到类似的小儿病例，且考虑此发育异常终身变化不大，故以此成人病例资料展示。

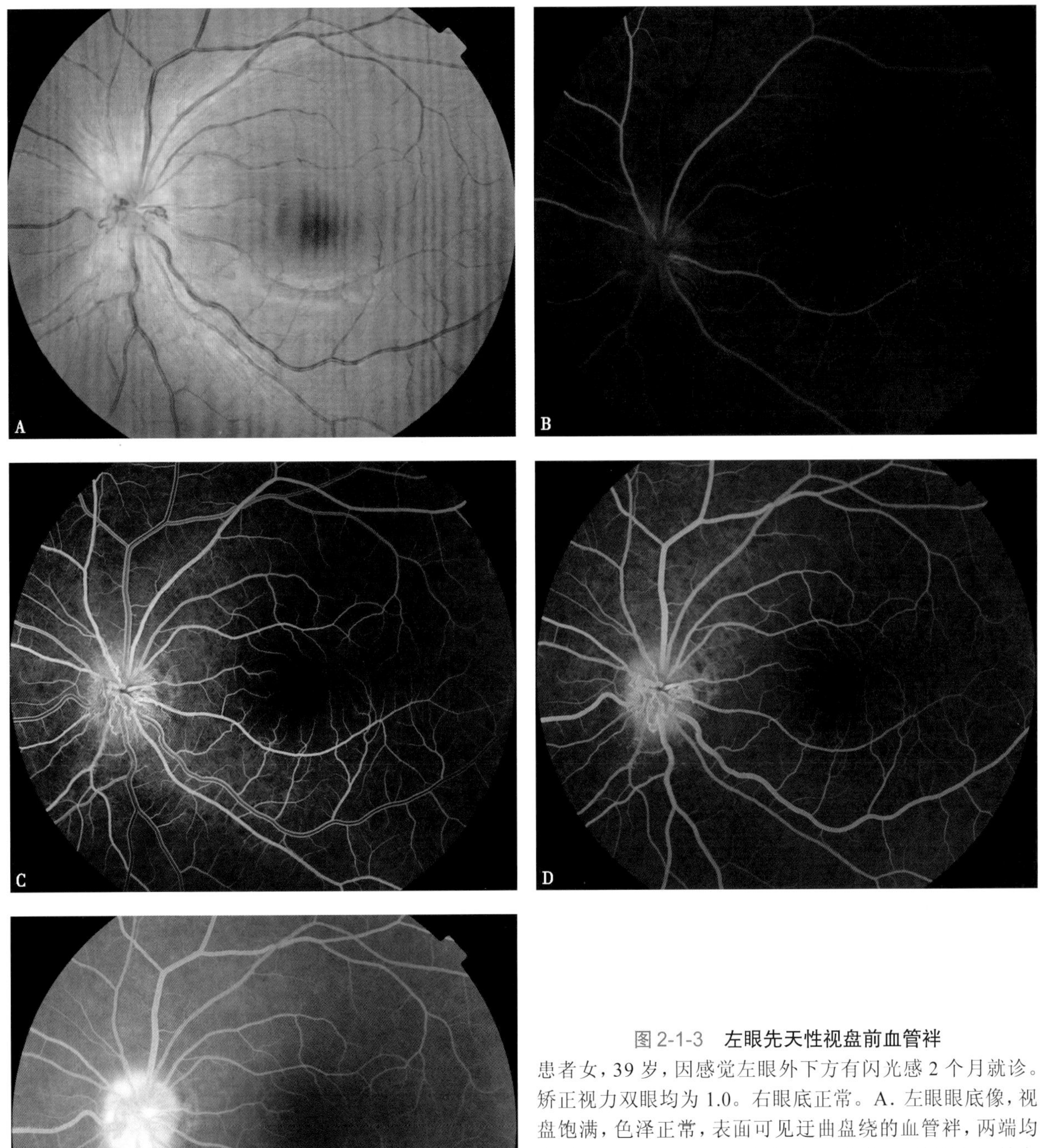

图 2-1-3　**左眼先天性视盘前血管袢**

患者女，39 岁，因感觉左眼外下方有闪光感 2 个月就诊。矫正视力双眼均为 1.0。右眼底正常。A. 左眼眼底像，视盘饱满，色泽正常，表面可见迂曲盘绕的血管袢，两端均位于视盘表面　B～E. 左眼 FFA 检查，动脉期即开始充盈(B)，证实该血管袢为动脉袢，造影过程中未见明显渗漏(C、D 和 E 分别为造影静脉期、中期和晚期)

图点评：先天性视盘血管袢通常无明显临床症状。部分因血管袢不同程度出血造成眼前黑影飘动而就诊，通常视力不受出血影响，若出血遮挡黄斑可造成视力下降，出血吸收后预后良好。本例患者未见视盘出血，最佳矫正视力未受影响，推测血管异常与本次就诊症状无明显相关。

● 治疗建议

先天性视网膜血管异常发病率极低，但表型多样，大部分先天性视网膜血管异常并不导致视力障碍，但如果异常血管经过黄斑中心凹时，通常表现为自幼低视力。当异常血管引起出血等并发症时，可能导致视力下降，但视力预后均较为良好。目前无特殊治疗方法，随访观察。

（李曼红　徐文芹　孙董洁　宋晓瑾　张自峰　王雨生）

主要参考文献

1. 李秋明，郑广瑛．眼科应用解剖学．第2版．郑州：郑州大学出版社，2000：345.
2. 张承芬．眼底病学．北京：人民卫生出版社，1998：152.
3. 李海涛，文峰，吴德正，等．先天性视网膜血管变异的临床特征分析．中华眼底病杂志，2003，19（5）：292-295.
4. Chiller KG，Ffieden U，Arbiser JL. Molecular pathogenesis of vascular anomalies：Classification into three categories based upon clinical and biochemical characteristics. Lymphat Res Biol，2003，1（4）：267-281.
5. Edwards AO. Clinical features of the congenital vitreoretinopathies. Eye（Land），2008，22（10）：1233-1242.
6. de Crecchio G，Alfieri MC，Cennamo G，et al. Congenital macular macrovessels. Graefes Arch Clin Exp Ophthalmol，2006，244（9）：1183-1187.
7. Zekraoui Y，Nafizy I，Hajji Z，et al. Double prepapillary arterial loop and arterial occlusion. J Fr Ophtalmol，2010，33（10）：715-717.

第 2 章

永存原始玻璃体增生症

Persistent Hyperplastic Primary Vitreous

● 概述

永存原始玻璃体增生症（persistent hyperplastic primary vitreous，PHPV）是眼部最常见的一种先天畸形综合征，多为散发，是继晶状体后部圆锥外，出生后一年内引起白内障的第二种常见原因。一般认为，PHPV 是由原始玻璃体和玻璃体血管系统退化障碍所引起，由 Reese AB 和 Payne F 于 1946 年首先报道。1997 年，Goldberg MF 建议用永存胎儿血管（persistent fetal vasculature，PFV）替代 PHPV 这一术语，认为 PFV 较 PHPV 更全面、更准确、更适用临床实际，可以提供有用的诊断思路，有助于后续治疗。目前，临床上存在两个术语混用的现象。

虽然大多数 PHPV 是散发，但目前认为本病也可以常染色体显性或隐性方式遗传。

经典的 PHPV 病理学特征以玻璃体及晶状体血管膜系统残存为特点，可伴有晶状体后纤维血管组织增生及不同程度的后极部和（或）周边部视网膜发育不良。PFV 涵盖的内容更广泛，包括从前部虹膜和瞳孔到后部视网膜视神经的多种与胚胎血管残存相关的疾病，或可理解为 PFV 是广义的 PHPV。

● 临床特征

本病临床表现多样，严重程度从轻度孤立的 Mittendorf 斑，到晶状体后膜、视网膜发育不良或视网膜脱离等重度改变（图 2-2-1～图 2-2-4）。PHPV 多数为单眼发病，可单独出现，或伴发其他眼部异常，还可伴有全身其他组织畸形及系统性异常。临床上一般将 PHPV 分为前部型、后部型和混合型，其中混合型最常见（图 2-2-5～图 2-2-7）。患者视力较差的原因多为白内障、继发性青光眼、牵拉性视网膜脱离、视盘和黄斑异常以及玻璃体积血等。患者最常见的就诊原因依次是小眼畸形或小角膜、浅前房和白瞳症，其他还包括斜视和角膜白斑等。

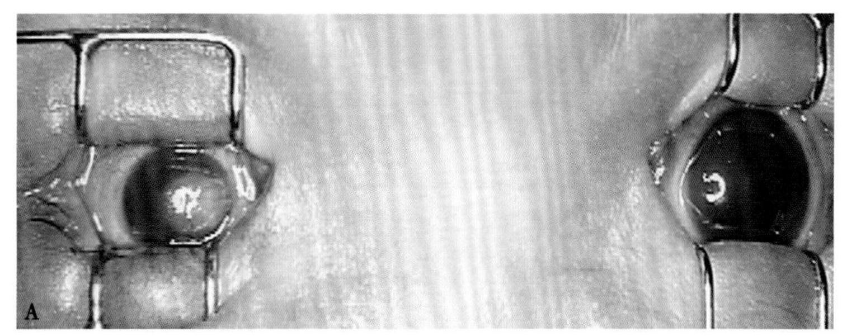

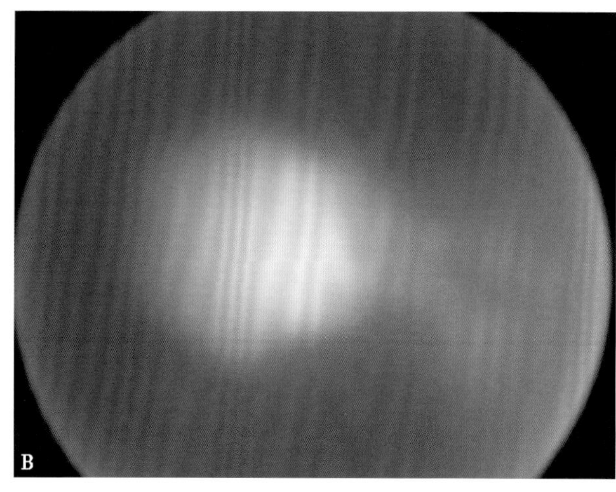
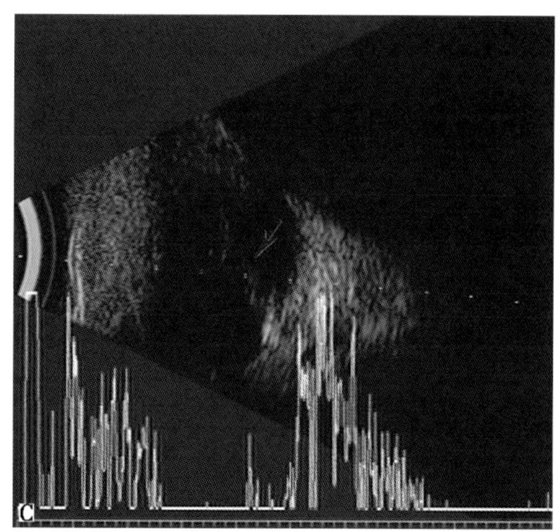

图 2-2-1 右眼永存原始玻璃体增生症伴白内障和小眼球

患儿女，20 天龄，出生孕周 37 周，出生体重 2260g。因家长发现患儿右眼白瞳、眼球小而就诊，左眼正常。A. 外眼像，可见右眼明显小于左眼，瞳孔区呈灰白色 B. 右眼眼底像，由于晶状体混浊，隐约见晶状体后灰色膜，与之相连的一淡红色条索向后延伸，眼底细节欠清 C. 右眼 A/B 超像，眼轴长 12.6mm（左眼 15.8mm），玻璃体可见条索状中低回声（红箭），前端与晶状体相连，后端与球壁相连

图点评：典型的 PHPV 常发生于健康足月产婴幼儿，出生时即多表现为白瞳和小眼畸形，从而引起家长注意。小眼畸形见于 66%～84% 的患眼，是 PHPV 患儿最常见的就诊原因之一。小眼畸形严重程度从正常眼球仅合并小角膜，到极小的眼球（角膜直径≤7mm），多数情况下略小于正常，常同时伴白瞳症。如晚期已继发青光眼或伴发近视，则可有眼球增大表现，甚至表现为“牛眼”。

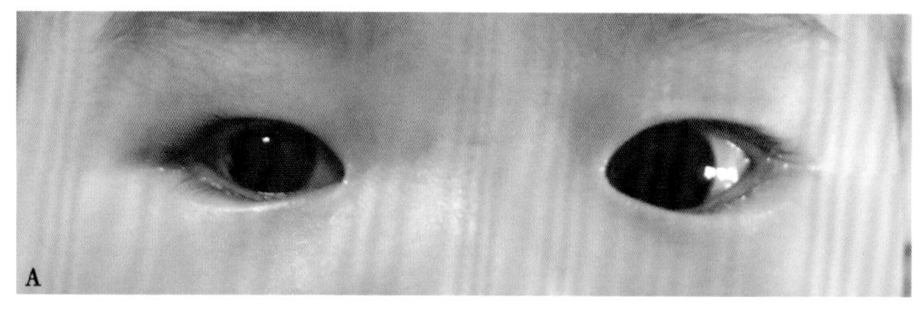

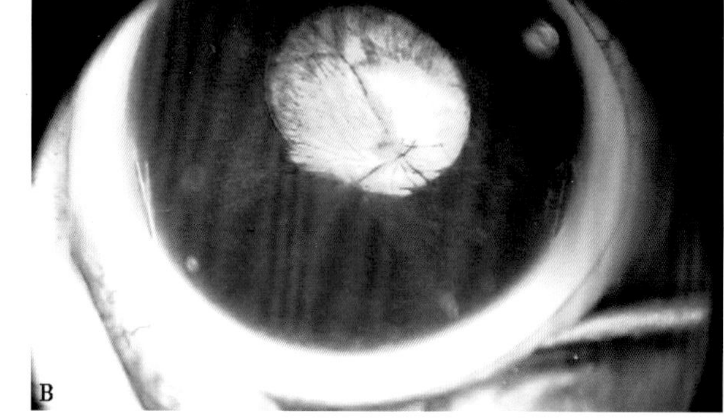
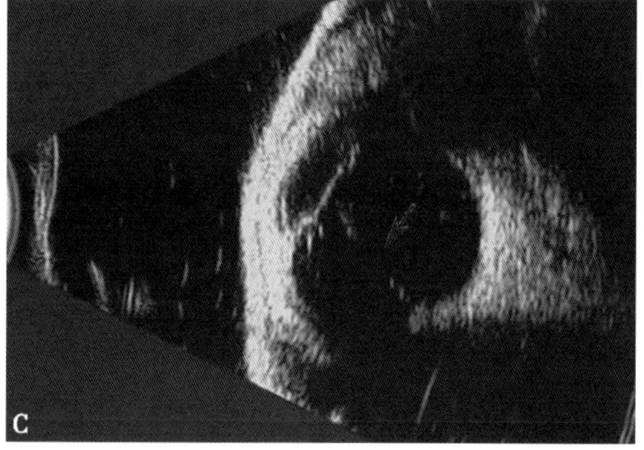

图 2-2-2 右眼永存原始玻璃体增生症（白内障术后）

患儿女，6 月龄，出生孕周 40^{+3} 周，出生体重 3750g。因右眼白瞳症在外院接受白内障手术后仍未改善白瞳外观来诊，左眼正常。A. 外眼像，可见右眼较左眼小。角膜直径：右眼 9.5mm，左眼 10.5mm B. 右眼前节像，示浅前房，颞侧瞳孔欠圆，晶状体缺如，瞳孔区晶状体囊膜后可见异常的纤维膜伴网状血管 C. 右眼 B 超像，眼轴长 17.5mm（左眼 18.5mm），晶状体缺如，玻璃体可见条索状中低回声（红箭），前端与晶状体后囊相连，后端与视盘相连，球壁光滑

图点评：PHPV 患眼常合并白内障，可能是由于晶状体后膜形成，纤维血管膜可从后方侵入晶状体导致白内障，或晶状体溶解吸收后发生的膜性白内障。本例患者来我院就诊时已在当地以“白内障”进行手术治疗，术前并未发现 PHPV，因此强调不能忽视合并白内障的其他眼部异常，应注意婴幼儿白瞳症的鉴别诊断，包括先天性白内障、PHPV、ROP、视网膜母细胞瘤、视网膜脱离、眼弓蛔虫病和 Coats 病

等。此外，在部分PHPV患儿可见瞳孔区残留不规则的血管环、瞳孔异位和先天性虹膜色素外翻，支持PFV这一术语更全面、更准确的观点。

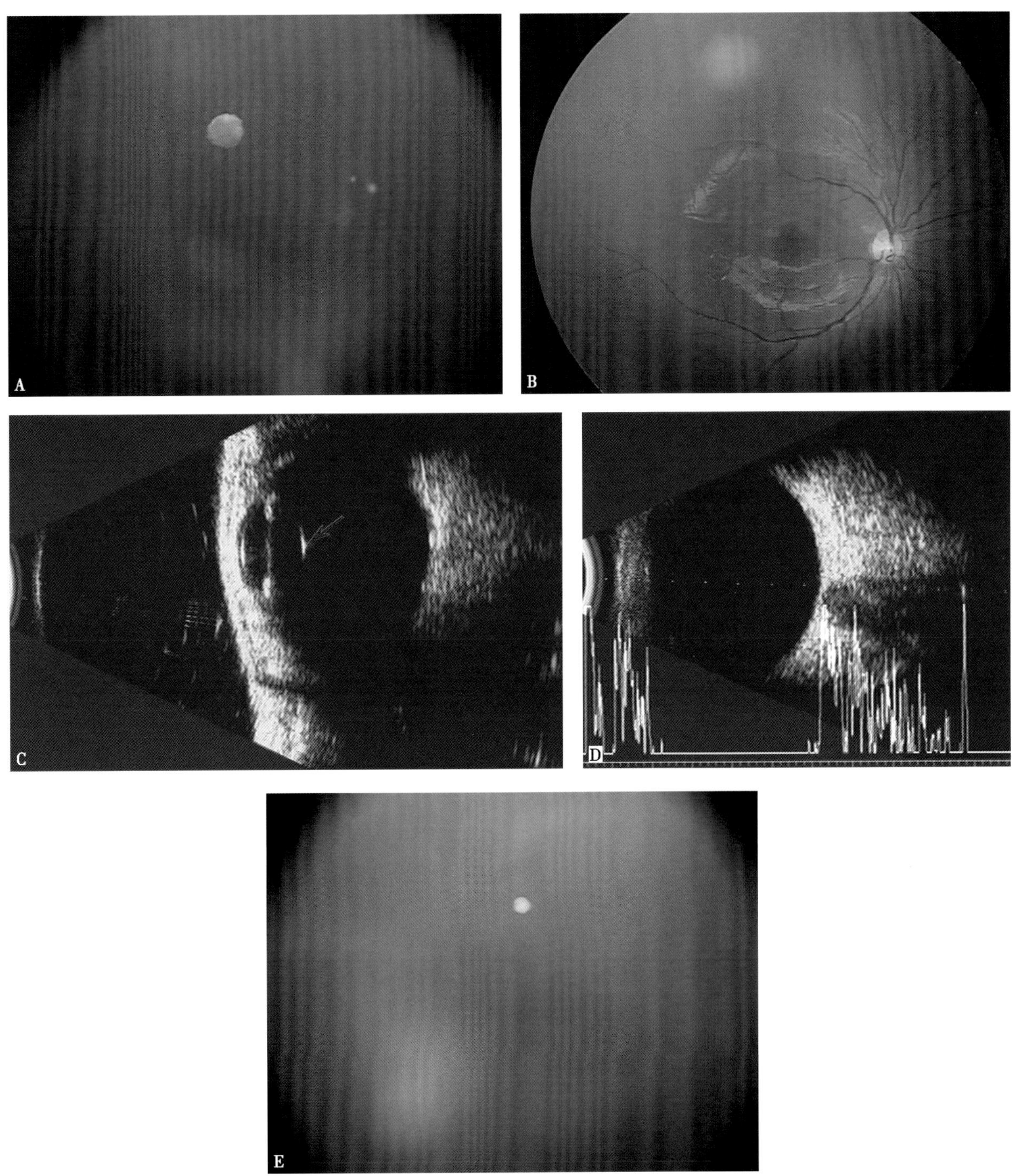

图2-2-3 双眼Mittendorf斑

患儿男，45天龄，出生孕周35^{+1}周，出生体重2300g。A、B. 右眼眼底像，示右眼晶状体后表面鼻下方局限性灰白色混浊斑点，即Mittendorf斑（A：拍照焦点在晶状体后），眼底正常（B：拍照焦点在视网膜） C、D. 右眼部A/B超图像，示晶状体后囊后方见小片状强回声（红箭，C：加水囊），玻璃体呈无回声，球后壁光滑（D） E. 左眼前节像，晶状体后也有一圆形灰白色斑块，与右眼斑块位置对称，略小（拍照焦点在晶状体后平面，眼底正常）

图点评：Mittendorf斑是位于晶状体后的灰色或白色的不透明点，系玻璃体动脉在晶状体附着处的残遗，多数位于晶状体鼻下方，在0.7%～2%的正常人可见，对视力无影响。孤立的Mittendorf斑属轻型的PHPV。本例患儿已随访2年，双眼晶状体透明，斑点无变化。

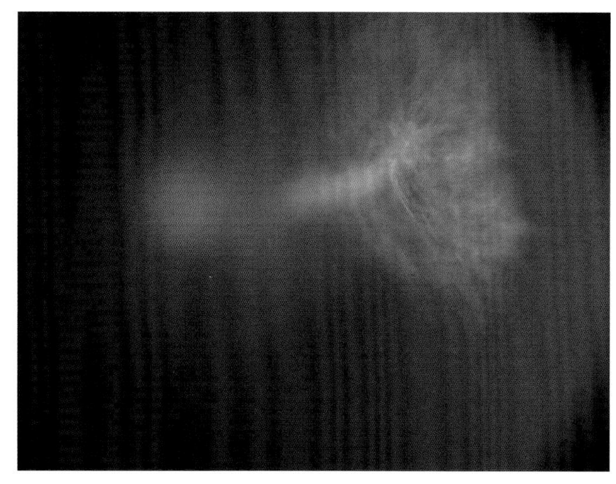

图 2-2-4 **左眼晶状体后膜**

患儿女，18 月龄，出生孕周 40 周，出生体重 3000g，单胎顺产，因家长发现左眼外斜就诊。眼底像示左眼轴心部较厚的晶状体后灰白膜状组织，内有放射状血管组织残留，无血流

图点评：晶状体后膜是后部晶状体血管膜和玻璃体动脉残留伴周围中胚层组织增生所致，亦可发生于玻璃体动脉完全退行者。白色血管化组织覆盖部分或全部晶状体后表面，大小为 1～6mm，可与睫状突或周边视网膜融合，或纤维组织长入晶状体内。典型表现为轴心部较厚的晶状体后灰白膜状组织。如膜组织内有玻璃体动脉残留，并有血流，血管呈放射状，其形态与海洋棘皮类动物海蛇尾相似，又被称为海蛇尾征（brittle star sign）。

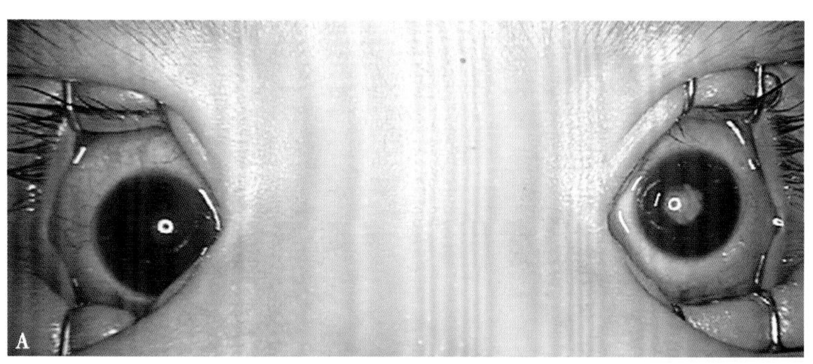

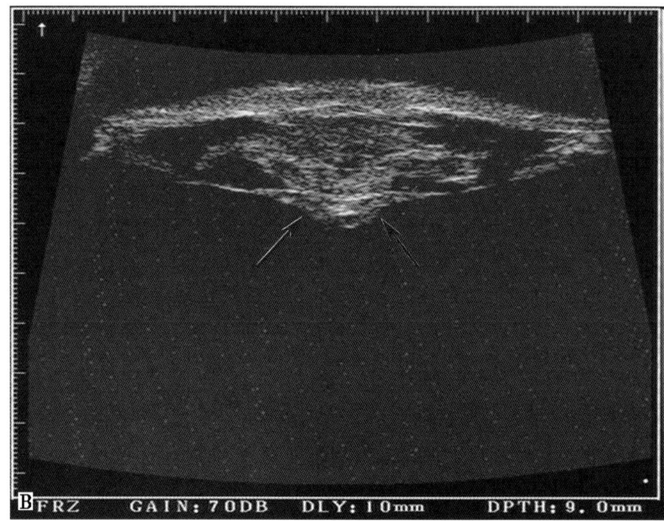

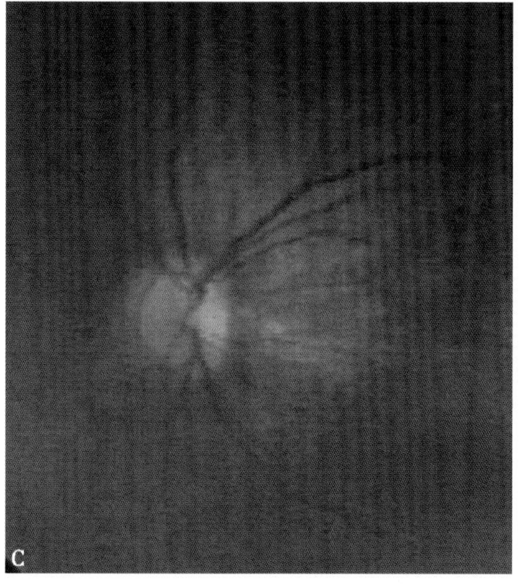

图 2-2-5 **左眼前部型永存原始玻璃体增生症**

患儿女，1 岁 2 月龄，出生孕周 40 周，出生体重 2700g，单胎顺产。右眼轴长 20.2mm，左眼轴长 19.6mm。A. 外眼像，可见左眼球略小，白瞳 B. 左眼 UBM 像，示左眼晶状体后病灶（红箭）和晶状体混浊。病灶位于晶状体后囊后方，晶状体后囊形态未见明显异常，有别于晶状体后圆锥 C. 左眼行左眼白内障摘除联合前部玻璃体切除术手术后一个月眼底像，视盘未见明显异常

图点评：前部型 PHPV 主要侵犯眼前节，多发生于小眼球，典型的临床表现包括白内障、青光眼和晶状体后膜，眼后节完全正常。临床上常用超声探头频率为 10MHz，如只采用常规的直接探查法进行眼部检查，容易漏诊伴有屈光介质不清的前部型 PHPV，故建议对白瞳症婴幼儿同时行间接探查法（加水囊）检查，可更好地显示前部型 PHPV，以免误诊漏诊。超声生物显微镜检查（UBM）对于明确晶状体后的病变具有重要意义。对伴有屈光介质混浊的 PHPV 病例，UBM 可显示晶状体混浊部位、范围、晶状体后囊形态、玻璃体内条带状回声是否与晶状体相连等。但是 UBM 为接触性检查，小儿难以配合，且需要小儿专用型号的眼杯（一般眼杯内径为 18～24mm），故 UBM 在小儿眼部检查的应用受限。

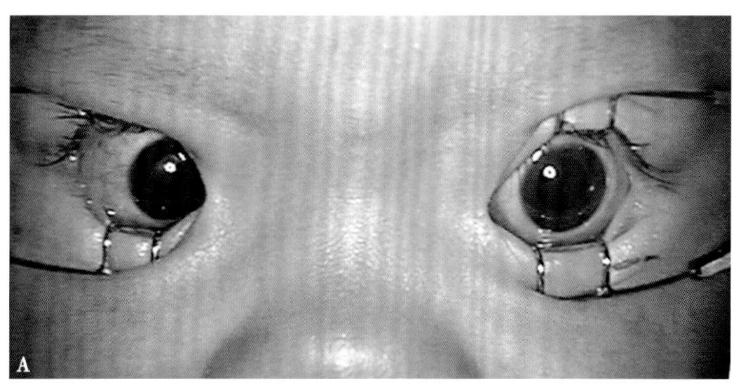

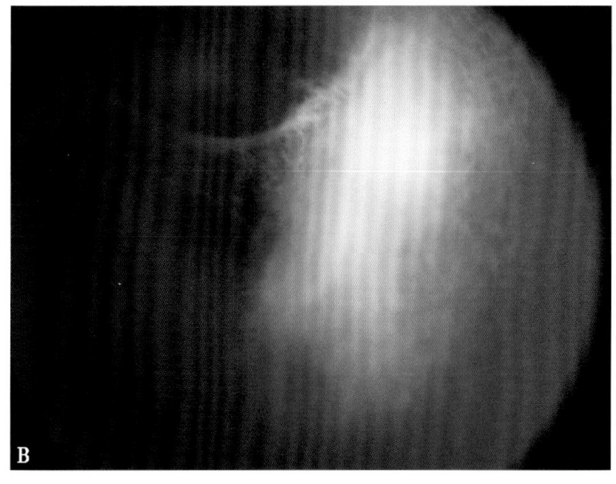

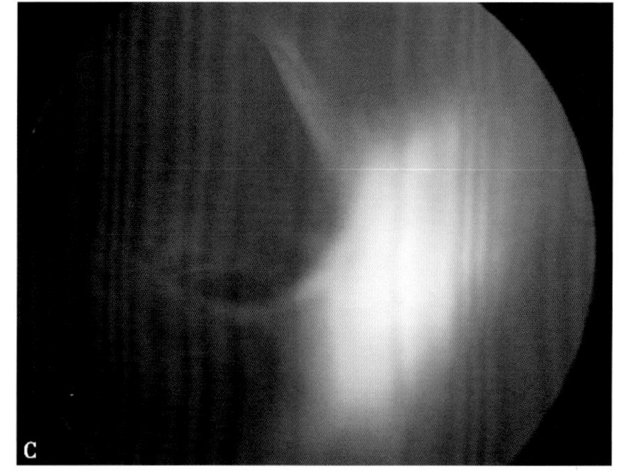

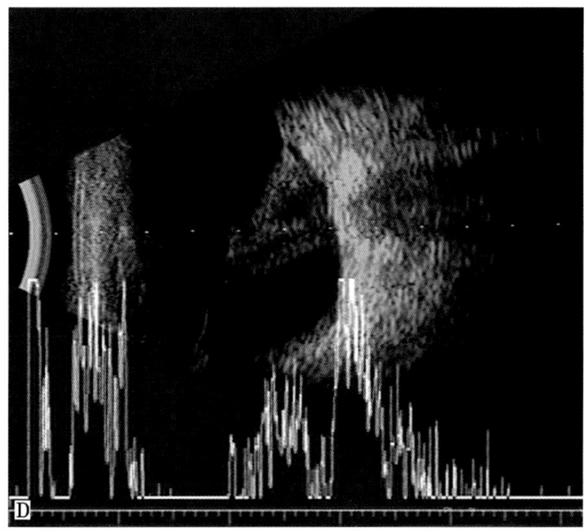

图 2-2-6　右眼混合型永存原始玻璃体增生症
患儿男，11 月龄，出生孕周 36^{+3} 周，出生体重 2500g；左眼正常。A. 外眼像，示右眼内斜视　B、C. 右眼眼底像，见晶状体后轴心部较厚的灰白膜状组织（B：拍照焦点在晶状体后），与玻璃体内残留动脉及玻璃体内增殖膜相连（C：拍照焦点在玻璃体中央）　D. 右眼眼部 A/B 超像，眼轴长 16.1mm（左眼 19.4mm），示中央玻璃体内条索状中低回声与晶状体、视盘相连，活动度中等，呈“Y”形，后部玻璃体可见增殖膜，牵拉颞侧视网膜

图点评：PHPV 中混合型最为常见，本例患儿眼球小，眼前节表现为晶状体后膜，但并未完全覆盖晶状体，晶状体透明。透过瞳孔透明区可见灰白色条索前与晶状体后膜相连，后与视盘相连，后端部分与球壁相连，牵拉颞侧视网膜，或可导致视网膜皱襞和视网膜脱离。

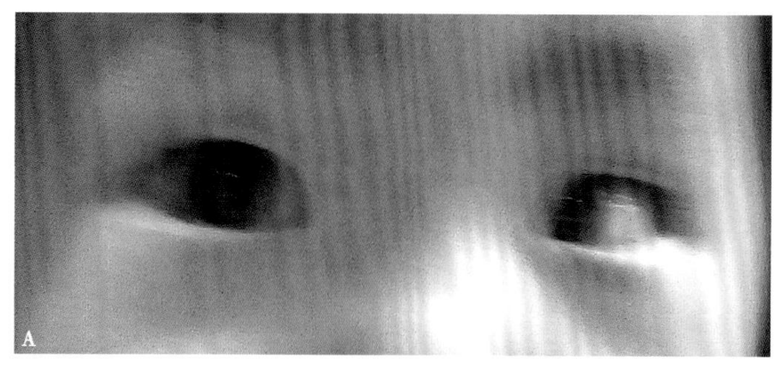

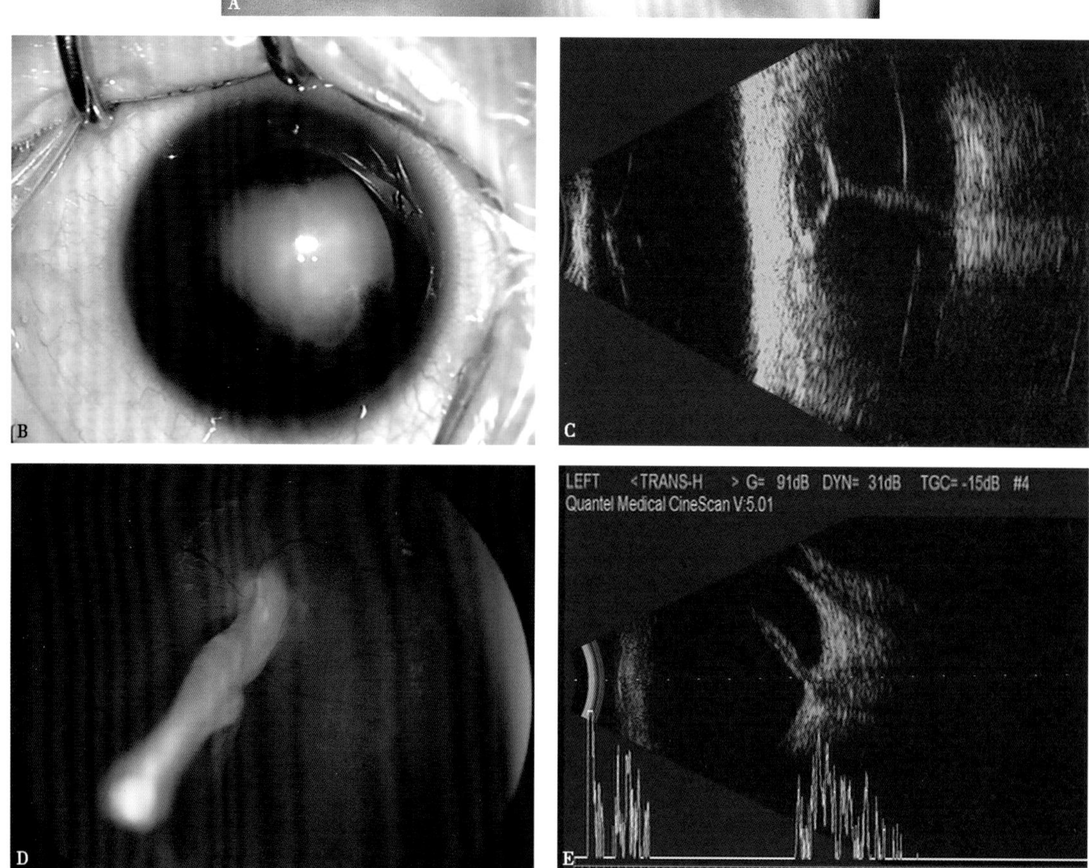

图 2-2-7　左眼混合型永存玻璃体增生症

患儿男，16 月龄，出生孕周 40 周，出生体重 3200g，单胎顺产。2 周前诊断为左眼先天性白内障，PHPV（混合型），行白内障摘除术，术后仍然可见白瞳。右眼正常。A. 外眼像，示左眼球较小，内斜　B. 术前眼前节像，晶状体局限性混浊，混浊位于晶状体中央后部，隐约可见后极部密度高　C. 左眼术前 A/B 超（加水囊）像，示从视盘延伸至晶状体后表面的玻璃体内条索样回声　D. 左眼术后眼底像，见玻璃体内条索状残留动脉伴纤维胶质增殖，由视盘发出向晶状体后方延伸　E. 左眼术后 A/B 超像，可见玻璃体条索状中低回声，与视盘相连

图点评：PHPV 眼后部表现有多种形式，可表现为玻璃体内致密白色条带，由视盘延伸至眼底周边或晶状体，可插入晶状体后极或融入晶状体后膜，有的仅表现为纤细的玻璃体动脉血管。本例条索较粗，同时合并白内障。对于屈光介质混浊者，影像学检查对于明确诊断和评估预后十分重要。A/B 超声波检查可以显示玻璃体条带以及伴发的视网膜脱离等。超声多普勒显示条索内血流状态。UBM 可看到浅前房、向中心拉长的睫状突和膨胀或移位的晶状体等。磁共振成像（MRI）可以反映 PHPV 的特征性改变，包括浅前房或小眼畸形、晶状体后膜、拉长的睫状突、玻璃体血管或 Cloquet 管以及合并视网膜脱离和玻璃体积血等，对于与 RB 等鉴别也有重要意义。有人认为，晶状体摘除有利于预防继发性青光眼。

● 玻璃体血管系统的发育特征

玻璃体血管系统包括玻璃体固有血管（vasa hyaloidea propria，VHP）和晶状体血管膜（tunica vasculosa lentis，TVL）。玻璃体动脉发出分支形成 VHP，向晶状体方向延伸为 TVL，TVL 从晶状体后经晶状体赤道

至晶状体前，将晶状体包绕。依其位置，可将 TVL 进而细分为 3 部分，即位于后部的囊膜血管（capsular vessel）、位于赤道部的囊膜瞳孔膜（capsulopuplillary membrane）或虹膜玻璃体血管（iridohyaloid vessel），以及位于前部的瞳孔膜（pupillary membrane）。胚胎期前 3 个月原始玻璃体发育阶段有丰富的血管，玻璃体血液循环从胚胎 12 周开始由后向前逐渐消退，依次为玻璃体固有血管、囊膜血管、囊膜瞳孔膜和瞳孔膜。胚胎发育到第 8 个月时，原始玻璃体内的血管应完全消失，瞳孔膜约在第 8 个半月完全萎缩。如果这些血管组织不退化或退化不完全，则可引起多种先天性疾病（图 2-2-8～图 2-2-11）。

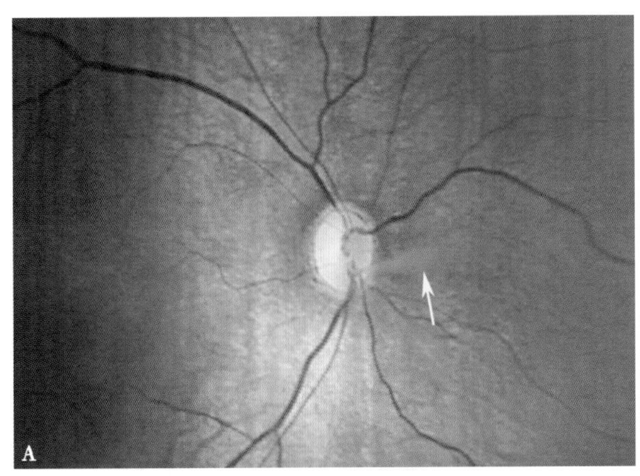

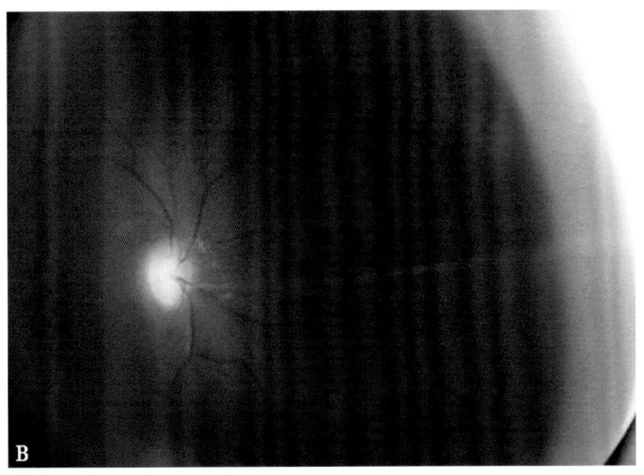

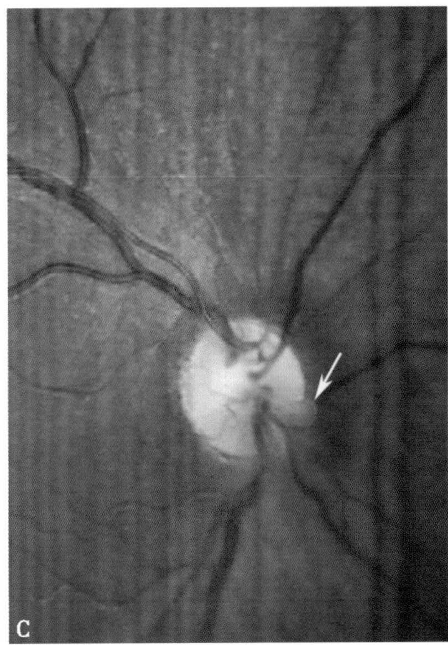

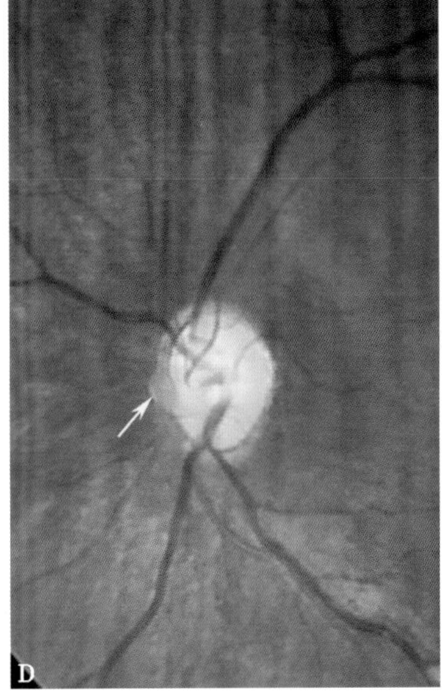

图 2-2-8　**不同表现的玻璃体动脉残留**

A. 患儿男，40 天龄，出生孕周 36^{+2} 周，出生体重 1800g，单胎顺产。可见右眼视盘前有一灰白色条状物（黄箭），一端与视盘相连，另一端游离于玻璃体　B. 患儿男，2 岁，出生孕周 37 周，出生体重 3100g，单胎顺产，发现右眼视力差 10 天，于当地医院行右眼白内障摘除术，术后检查眼底发现玻璃体内有一灰白色线条，细直，前端连接于晶状体后囊膜，后端与视盘相连　C、D. 患儿女，7 月龄，出生孕周 28 周，出生体重 2450g，单胎顺产，临床诊断双眼原始玻璃体动脉残留。眼底检查可见双眼视盘前有与之相连的灰白色半透明条索（黄箭），粗短，长约 1PD，双眼对称

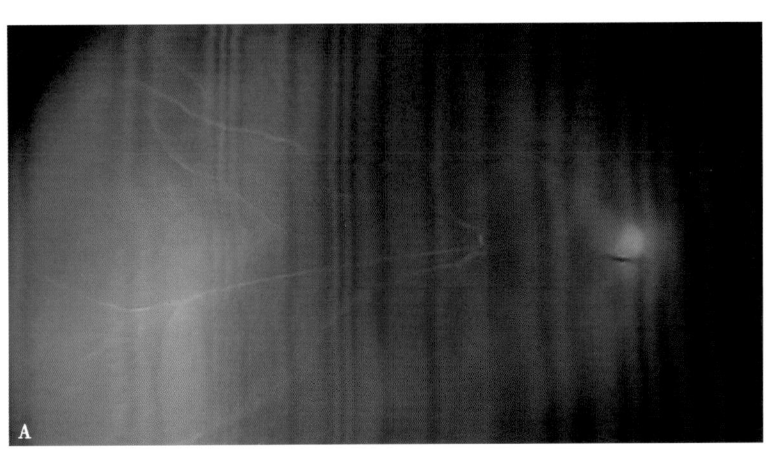

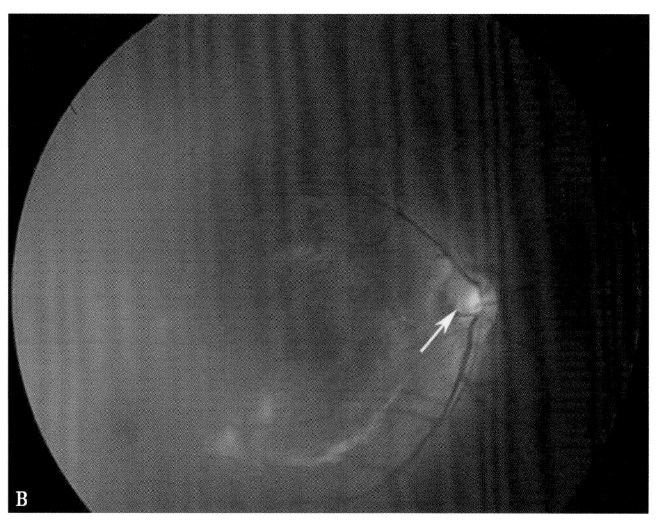

图 2-2-9　**右眼玻璃体动脉残留自行消退**

患儿男，1 月龄，出生孕周 38^{+6} 周，出生体重 2800g，单胎剖宫产。左眼正常。A. 右眼眼底像组合拼图，可见由视盘发出一树枝状条索伸向眼前部，近视盘处呈暗红色，似有血流，伸向玻璃体腔的为影血管，呈灰白色。由于拍照焦点在玻璃体内的残留血管上，故眼底视网膜模糊　B. 一个月后复查右眼眼底像，可见残留动脉血管大部分自行消退，仅可见视盘表面残存一小节血管组织（黄箭），约 1PD 长，与视盘相连

图点评：玻璃体动脉残留为一种轻型 PHPV 或 PFV，有多种表现形式，可以是单一线状，或呈分支状；有的很细，仅有血管支，而伴有纤维组织者较粗；有的完整，从视盘至晶状体后，有的只是一小节段与视盘相连，另一端游离于玻璃体腔。可双眼同时存在，程度可不一。玻璃体动脉残留可与其他眼病相伴随。眼胚胎发育中，原始玻璃体内的血管组织不退化或退化不完全，则可表现玻璃体动脉系统残存。在足月儿中其发生率为 3%，而在早产儿中十分常见，有文献报道达 95%。出生后发育过程中，多数残存的血管会自行完全或部分消退。残存的玻璃体动脉血管中偶有血流，表现为红色或暗红色，但多数呈灰白色的影血管。如果仅表现为玻璃体动脉残留，而无其他眼部异常，对患者视力影响不大。

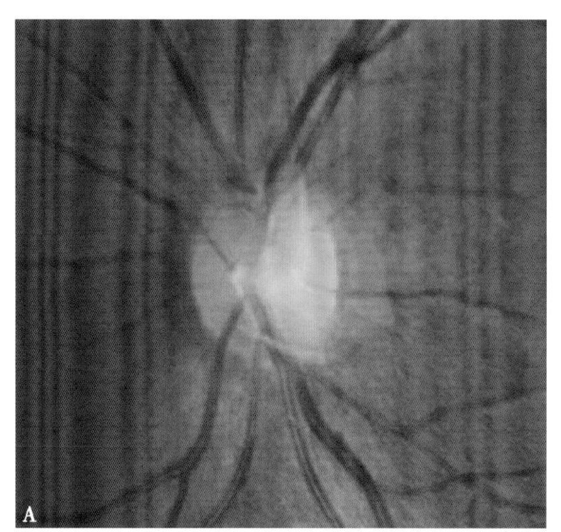

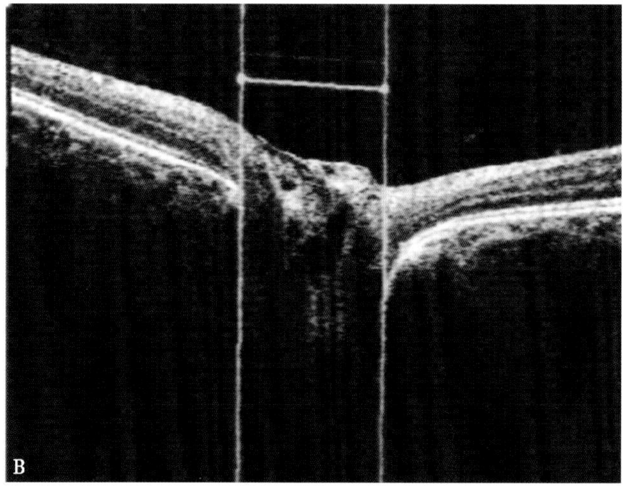

图 2-2-10　**左眼 Bergmeister 视盘**

患者女，34 岁，足月产。双眼无不适，体检时偶然发现左眼视盘异常，右眼正常。A. 左眼眼底像，示视盘表面白色薄膜覆盖　B. 视盘 OCT 扫描像，示视杯内由不均匀的组织填充

图点评：Bergmeister 视盘又称为视盘前膜，为一种轻型 PHPV 或 PFV，属后部型 PHPV 范畴。玻璃体动脉由胶质细胞形成的胶质鞘包绕，如退化不全，在视盘上残留胶质细胞，使视盘表面残留厚薄不一的胶质组织。可独立见于正常人，对视力无影响，往往因体检偶然发现。或可与其他胚胎血管残留表现并存。因在小儿患者难获得典型的 OCT 图像，故以成人病例显示。

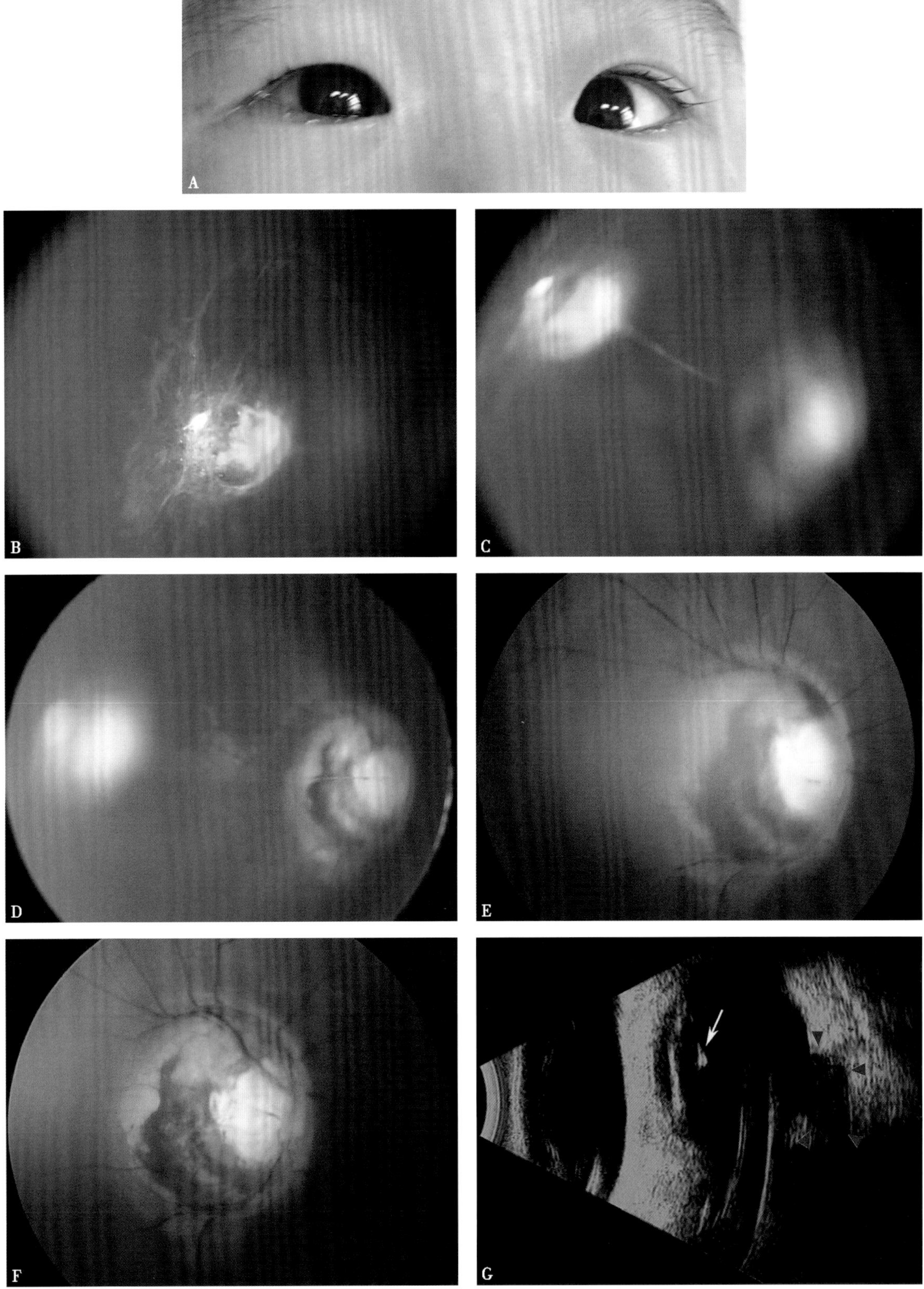

图 2-2-11　**右眼永存原始玻璃体增生症伴牵牛花综合征**

患儿女，1 岁，出生孕周 41 周，出生体重 2500g，单胎顺产，因家长发现“斜视”而就诊。A. 外眼像，可见内斜视，右眼较左眼略小　B～F. 右眼眼底检查像（拍照焦点从晶状体后囊开始，逐渐向后部移动，直至视盘底部），可见晶状体局限性混浊，后囊后表面中央区有一灰白色纤维膜，中央致密（B），与一纤细的灰白色条索相连（C），向后延续连至视盘中央（D）。视盘大，凹陷深，边缘锐利，可见许多拉直的血管从盘沿爬出，呈放射状走向周边（E）。视盘底部可见脉络膜萎缩和大量色素沉着（F），未见正常的黄斑结构　G. 右眼 B 超像，眼轴长从角膜至后极部为 19.1mm，至视盘底部 23.8mm（左眼眼轴长 20.2mm），晶状体后方可见条状中低回声（黄箭），视盘大，凹陷深（红箭头），球壁光滑图点评：PHPV 可单独出现或伴发其他眼部异常，少数情况下，可伴随全身异常，特别是神经系统异常。可伴发的眼局部异常包括牵牛花综合征、视网膜血管发育不全、ROP 和近视等。尽管因 B 超的分辨率无法显示完整的玻璃体动脉残留条索，但从眼底检查和超声波检查所见，可以诊断本例即为 PHPV 与牵牛花综合征共同存在。牵牛花综合征为筛板和后巩膜发育异常，典型表现为视盘凹陷性扩大，中间可为数量不等的胶质组织，大量的视网膜血管从视盘边缘穿出，向视网膜周边延伸，视盘周边可见脉络膜视网膜组织萎缩性改变。文献报道，约有 1/4 牵牛花综合征患眼可伴有 PHPV，推测这两种疾病之间具有相关的基因背景。有人提出或许与 *PAX6* 基因突变有关，但需进一步证实。

- 治疗建议
  - 保守疗法：视轴的屈光介质清晰、解剖异常不进展、前房角正常的轻度 PHPV，保守治疗预后良好。
  - 手术治疗：对于部分患者，为避免病情进展和获得最佳视力预后，早期手术是必要的。一些 PHPV（如合并白内障、视盘和黄斑区牵拉和畸形、玻璃体内残留血管等）需在出生后 3～7 个月手术，包括为预防继发性青光眼发生的晶状体摘除术和去除玻璃体内胚胎残留物、处理视网膜脱离的玻璃体切除手术。无光感、无瞳孔对光反射和（或）VEP 未引出的眼应避免玻璃体视网膜手术。极其严重的 PHPV 所致的难治性青光眼，或者眼内结构紊乱，可能需要行眼球摘除。
  - 增视治疗：弱视是预后不良的主要因素，术后需随访 7～12 年，采取积极的弱视治疗。无晶状体眼采取角膜接触镜或框架眼镜矫正。术后的弱视治疗往往依从性好，视力改善可持续到学龄早期（6～8 岁）。

（侯慧媛 李曼红 卢毅娜 朱燕妮 王雨生）

主要参考文献

1. Reynolds JD，Olitsky SE. 小儿视网膜. 王雨生，主译. 西安：第四军医大学出版社，2013：203-216.
2. Nelson LB，Olitsky SE. Harley 小儿眼科学. 第 5 版. 谢立信，主译. 北京：人民卫生出版社，2009：327-329.
3. 张承芬. 眼底病学. 第 2 版. 北京：人民卫生出版社，2010：456-457.
4. Hartnett ME. Pediatric Retina. 2nd ed. Philadelphia：Lippincott Williams & Wilkins，2014：3-29；626-632.
5. Brooks BP，Traboulsi EI. Duane's ophthalmology on CE-ROM. Chapter 40：congenital malformations of the eye. 2006 edition. Philadelphia：Lippincott Williams& Wilkins，2006.
6. Shastry BS. Persistent hyperplastic primary vitreous：congenital malformation of the eye. Clin Experiment Ophthalmol，2009，37（9）：884-890.
7. Kanigowska K，Grałek M，Chipczyńiska B，et al. Problems in surgical management of persistent hyperplastic primary vitreous in children. Klin Oczna，2006，108（1-3）：51-54.
8. Silbert M，Gurwood AS. Persistent hyperplastic primary vitreous. Clin Eye Vis Care，2000，12（3-4）：131-137.
9. Goldberg MF. Persistent fetal vasculature（PFV）：an integrated interpretation of signs and symptoms associated with persistent hyperplastic primary vitreous（PHPV）. LIV Edward Jackson Memorial Lecture. Am J Ophthalmol，1997，124（5）：587-626.
10. Fei P，Zhang Q，Li J，et al. Clinical characteristics and treatment of 22 eyes of morning glory syndrome associated with persistent hyperplastic primary vitreous. Br J Ophthalmol，2013，97（10）：1262-1267.
11. Muslubas IS，Hocaoglu M，Arf S，et al. A case of morning glory syndrome associated with persistent hyperplastic primary vitreous and Peters' anomaly. GMS Ophthalmol Cases. 2017 Jan 17；7：Doc02.

第 3 章

视网膜有髓神经纤维

Myelinated Retinal Nerve Fibers

● 概述

视网膜有髓神经纤维（myelinated retinal nerve fibers），即视网膜有髓鞘神经纤维，是一种发育性的视网膜异常，表现为沿视网膜神经纤维层走向的条束状白色或灰白色斑块，边缘呈羽毛状（图 2-3-1、图 2-3-2）。该病可见于各个年龄阶段，常单眼发病，发病率约为 1%，男女发病比率约 2∶1。患眼的视力与病灶的位置关系密切（图 2-3-3），多数患者视力无明显影响，因而往往在体检时或因其他眼疾就诊时才被发现（图 2-3-4）。

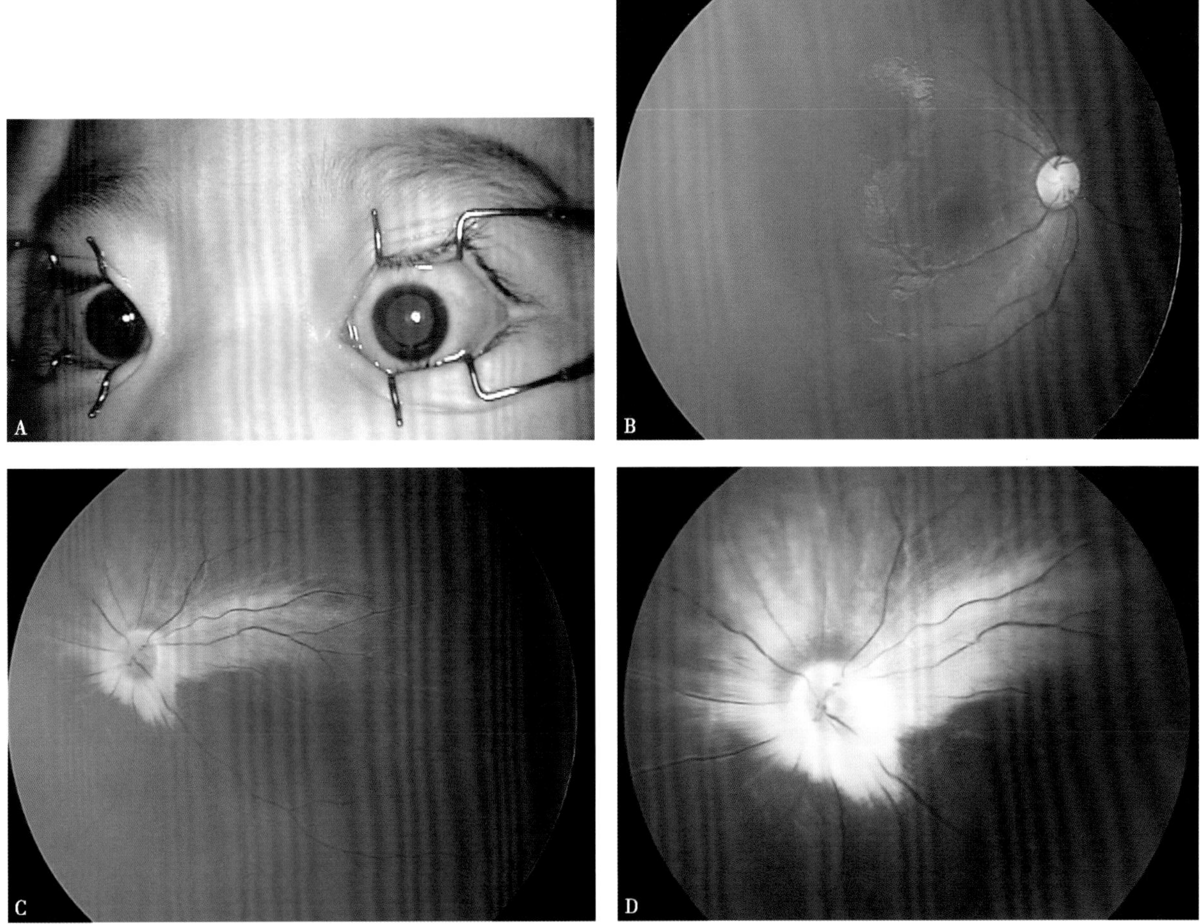

图 2-3-1　**左眼视网膜有髓神经纤维**

患儿男，2 岁 2 个月，孕 34 周出生，出生体重 3300g，因早产行眼部检查。眼部检查双眼前节正常。A. 外观像，见左眼白瞳　B. 右眼眼底像，未见明显异常　C. 左眼眼底像，视网膜平伏，视盘周围见白色有髓神经纤维斑片，呈羽毛状向周围延伸，视盘周围浓密，颞上血管弓方向走行较远　D. 左眼底后极部放大像

图点评：因多数患者无自觉症状，视网膜有髓神经纤维往往在体检时才被发现，患者的病变一般也较为稳定，病灶大小和面积不会出现明显的进展或消退，视功能稳定。眼底表现为神经纤维层的条束状或片状白色或灰白色斑块。在较稀薄处或边缘部位呈一丝丝羽毛状沿神经纤维走行的条纹为本病临床诊断的特征性眼底表现。较严重的病例可表现为白瞳。本例患儿左眼即呈白瞳表现。

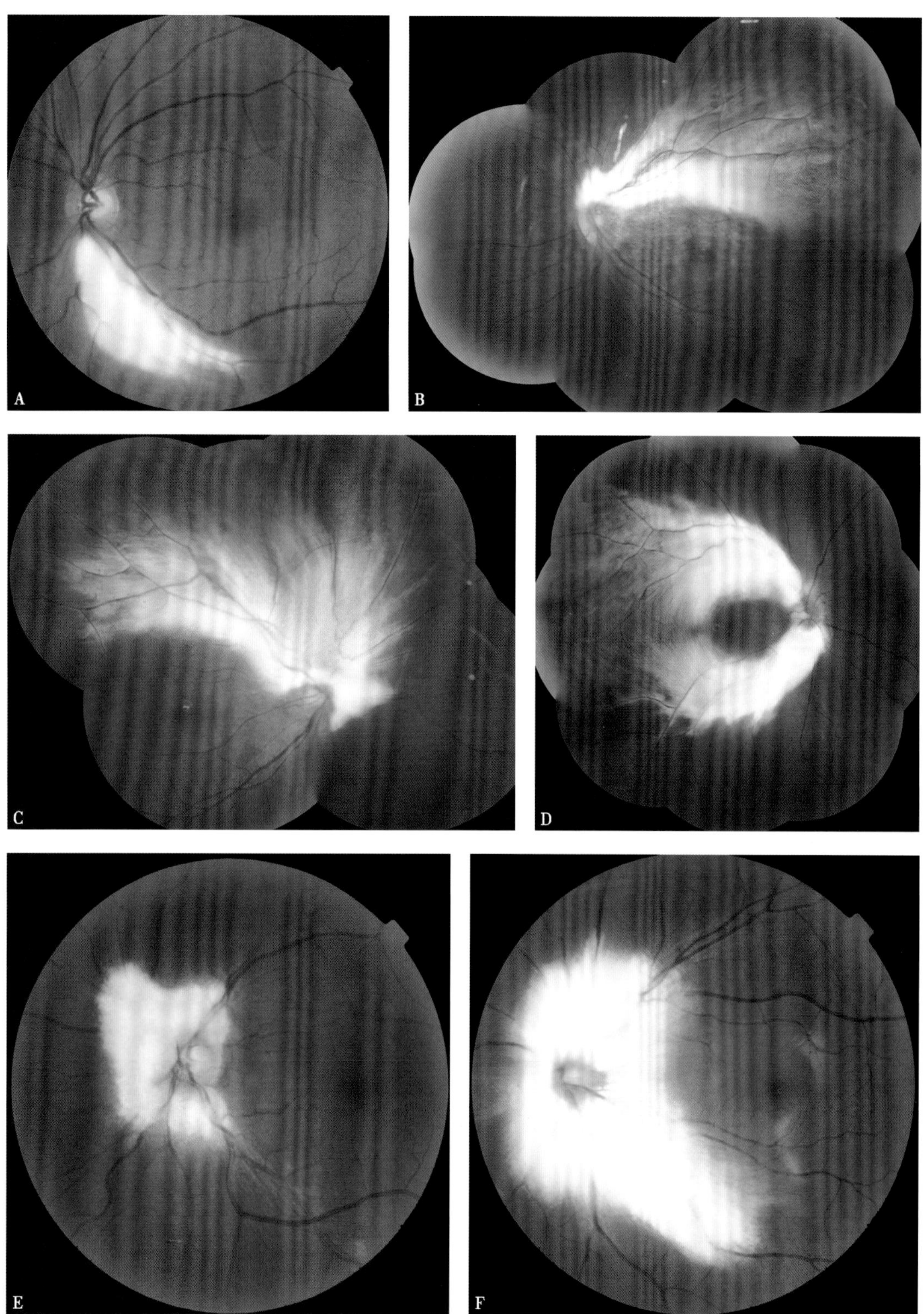

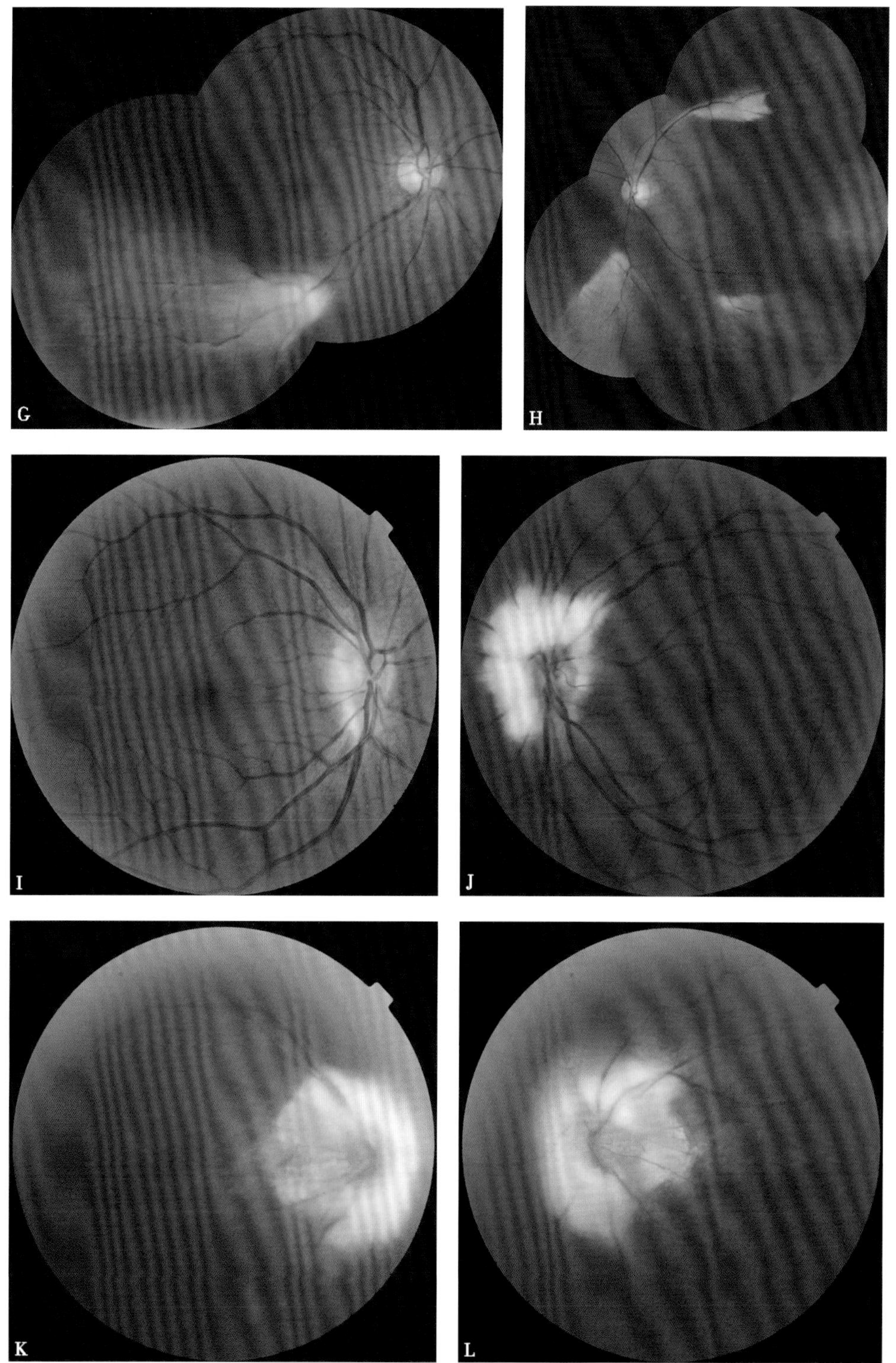

图2-3-2　**不同形态视网膜有髓神经纤维彩色眼底像**

该病见于各个年龄段，为体现多态性，本组所展示的图片部分为成人病例。A. 左眼视盘颞下方条带状浓密的有髓神经纤维，遮蔽部分视网膜血管　B. 左眼视盘颞上方大片有髓神经纤维，自视盘上方延伸至颞上血管弓远端，髓斑近视盘处较浓密，远端边缘较薄呈羽毛状　C. 右眼视盘上方大片有髓神经纤维，覆盖后极部上方视网膜，远端发散呈羽毛状　D. 右眼视网膜有髓神经纤维，自视盘发出，沿颞侧视网膜血管弓走行，呈弓形环绕黄斑区，黄斑区中央至视盘的椭圆形区域暴露　E. 左眼视盘周围有髓神经纤维，髓斑沿视盘上下及鼻侧呈片状分布，遮盖视网膜血管及视盘边沿　F. 左眼视盘周围有髓神经纤维呈浓白色，近视盘处浓密，遮盖部分视盘及走行区域视网膜血管，周边呈羽毛状　G、H. 双眼视网膜有髓神经纤维，小片羽毛状，多发散在分布于视网膜中周部，远离视盘（G为右眼，H为左眼）　I、J. 双眼视盘周围有髓神经纤维，右眼小片状髓斑见于视盘下方（I），左眼浓密的有髓神经纤维斑片环绕视盘分布，并遮盖视盘边沿及视网膜血管（J）　K、L. 双眼视盘周围有髓神经纤维，眼底呈豹纹状，较浓密的有髓神经纤维斑片环绕视盘分布（K为右眼，L为左眼）

图点评：视网膜有髓神经纤维常单眼发病，多见于视盘周围，尤其是上、下方视网膜，在眼底沿视网膜神经纤维走行分布，其部位、大小、形状和疏密度变异较大。常见于视盘周围呈大小不等、疏密不均的斑片，或沿上下血管弓呈弧形分布，甚至包绕黄斑，但一般黄斑很少受累。较少位于视盘上或遮盖整个视盘，也可以远离视盘，如图 G 和图 H，在视网膜上呈现孤立的小片白色羽毛状斑块。有髓神经纤维也可见于双眼，在双眼底呈对称或不对称性分布。

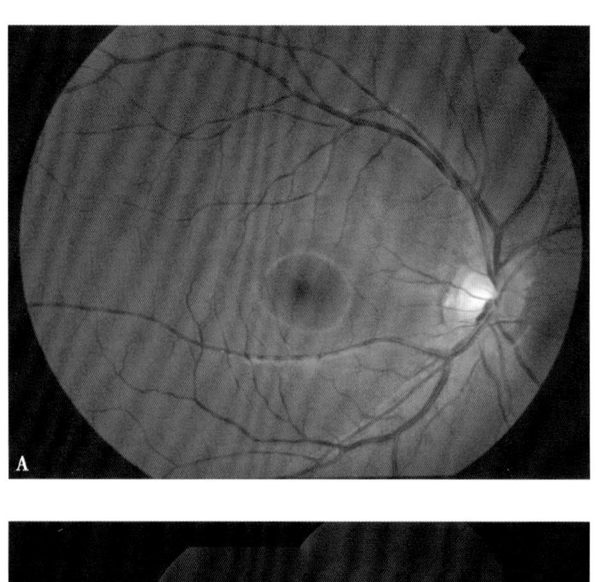

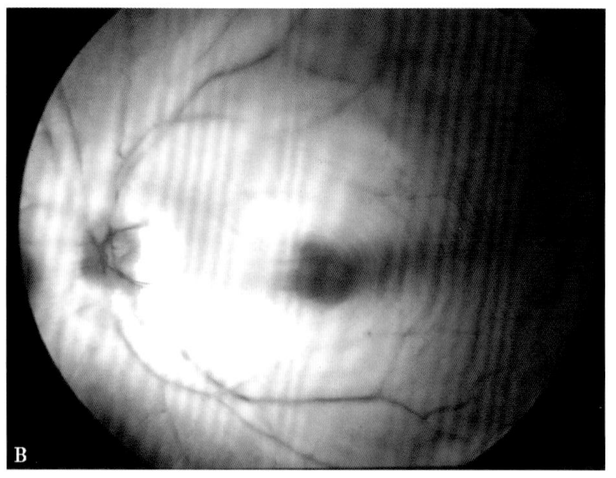

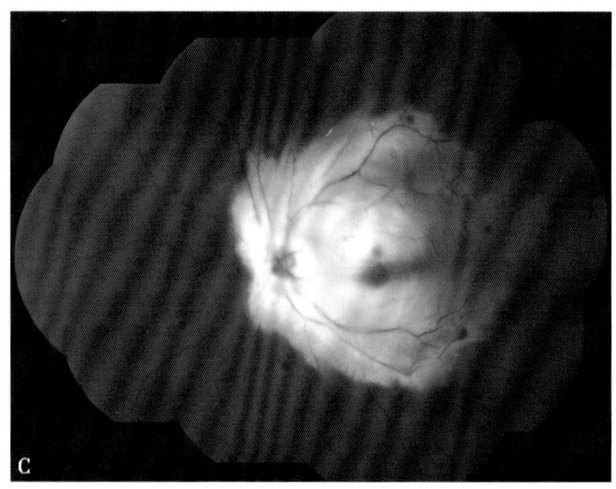

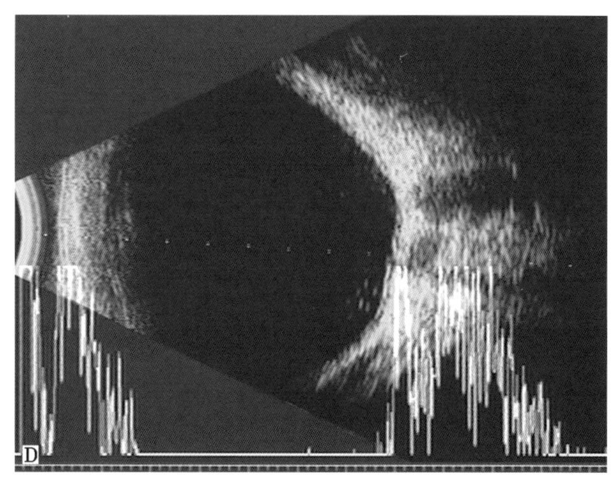

图 2-3-3　左眼视网膜有髓神经纤维

患儿男，11 岁，因左眼自幼视物不清就诊。眼部检查：视力：右眼 0.25（矫正 1.0，−3.50DS/−0.50DC×150），左眼指数 / 眼前 30cm（矫正不提高，−17.00DS/−1.50DC×90）；眼压右眼 13mmHg，左眼 16mmHg。眼轴长右眼 23.6mm，左眼 28.2（凹陷处 29.4）mm。左眼内斜约 20°。双眼前节正常。A. 右眼眼底像，未见明显异常　B、C. 左眼眼底像，眼底呈豹纹状，视网膜平伏，血管走行可，可见白色浓密的有髓神经纤维几乎覆盖全部后极部，神经纤维自视盘发出分别由水平线上下包绕黄斑区，并遮盖部分视网膜血管，颞侧边缘呈羽毛样外观（B 左眼底后极部像，C 左眼底广角拼图像）　D. 左眼部 B 超，示玻璃体混浊，后极部球壁粗糙，未见明显视网膜脱离光带　E. 左眼 OCT，经黄斑中心凹水平扫描见神经纤维层高反射信号

图点评：患者视力与病灶的位置关系密切，多数患者视力未受明显影响，视网膜有髓神经纤维可呈大片状广泛分布，病灶范围广或者累及黄斑时，浓厚的有髓神经纤维斑遮挡光线不能到达光感受器细胞，可引起视力明显下降。患者可出现高度近视、弱视或斜视，也可合并其他眼部异常或全身系统性疾病，如神经纤维瘤病和Gorlin综合征等。本例患者大面积浓密的有髓神经纤维几乎覆盖全后极部，较为罕见，患眼眼轴增长，视功能严重受损，表现为单眼高度近视、废用性斜视和弱视。

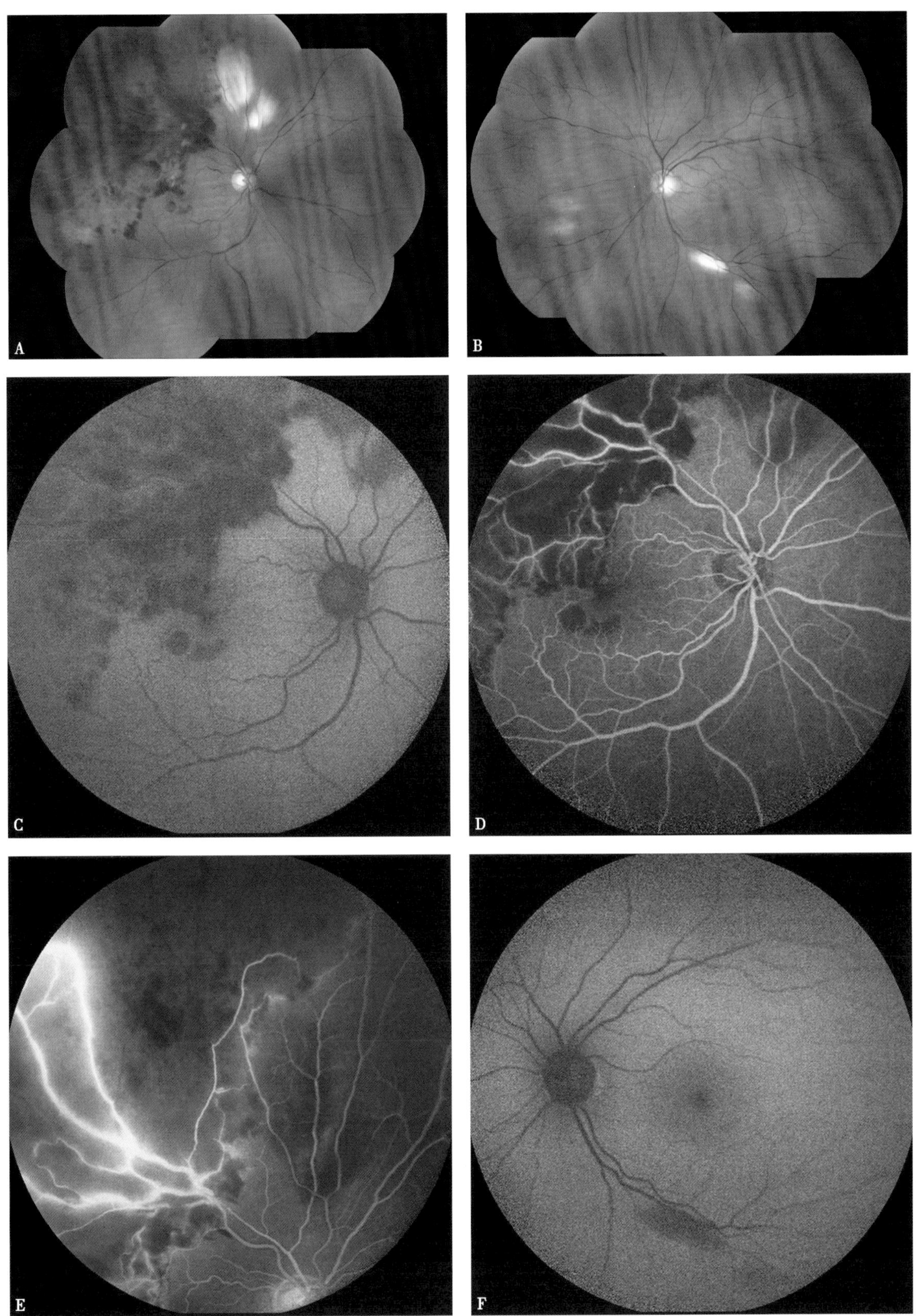

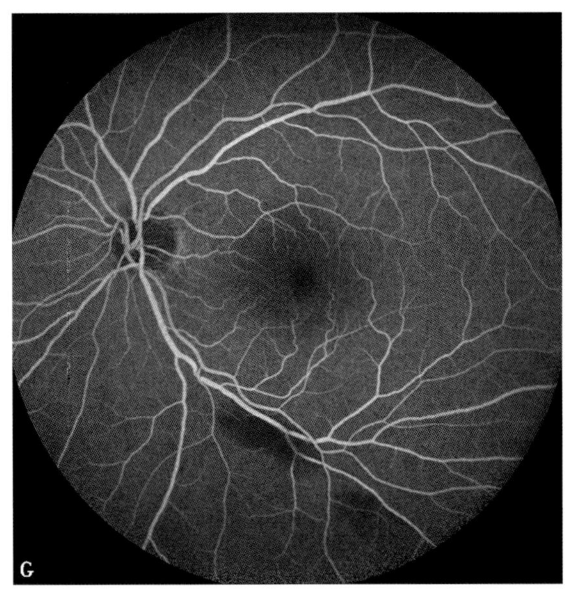

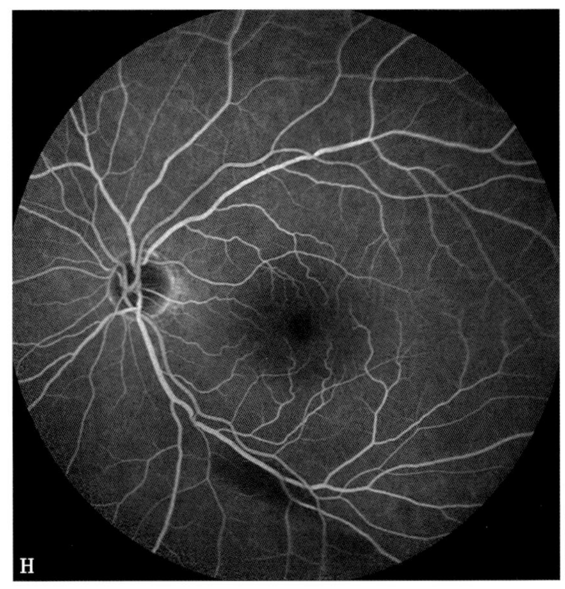

图 2-3-4　**双眼视网膜有髓神经纤维伴右眼视网膜分支静脉阻塞**

患者男，64 岁，因右眼视物不清 1 个月余就诊，诊断为右眼视网膜分支静脉阻塞，双眼视网膜有髓神经纤维。A. 右眼眼底像，视网膜颞上方见片状视网膜出血，部分血管呈白线状，上方远离视盘处见灰白色视网膜有髓神经纤维斑片两片，呈羽毛状　B. 左眼眼底像，视网膜平伏，血管走行未见明显异常，鼻下方及颞下方见数个羽毛状视网膜有髓神经纤维斑片散在分布　C. 右眼底自发荧光像，颞上方视网膜静脉阻塞区域自发荧光亮度降低，上方视网膜有髓神经纤维所在区域自发荧光亮度也相应降低　D、E. 右眼 FFA 像，造影早期颞上视网膜静脉分支迂曲扩张，其引流区域片状出血致荧光遮蔽，视盘上方有髓神经纤维斑片处遮蔽荧光（D），造影晚期颞上象限可见大片视网膜毛细血管无灌注区，其间视网膜静脉扩张，荧光素渗漏，管壁荧光着染。造影过程中视盘上方有髓神经纤维处始终呈片状弱荧光（E）　F. 左眼底自发荧光像，颞下血管弓视网膜有髓神经纤维处自发荧光亮度降低　G、H. 左眼 FFA 像，造影过程中颞下方视网膜有髓神经纤维所在处始终呈片状弱荧光

图点评：视网膜有髓神经纤维多在眼科检查时无意中发现。本例患者因右眼视网膜分支静脉阻塞视力下降行眼底检查时，发现双眼底远离视盘处散在的羽毛状有髓神经纤维斑片。在眼底自发荧光检查时，视网膜色素上皮细胞被激发光照射时，细胞内吞噬光感受器膜盘形成脂褐素中的视黄基醇可产生大于 500nm 波长的自发荧光，而视网膜有髓神经纤维的存在，遮盖了下方的视网膜色素上皮层，导致自发荧光强度降低。在 FFA 检查中，视网膜有髓神经纤维在造影全程中都为弱荧光，表现为遮蔽荧光。很少患儿因有髓神经纤维行 FFA 检查，在此以一成人病例展示其 FFA 表现。

● 发生机制

视网膜有髓神经纤维的发生机制可能与筛板的发育异常或后天获得性改变相关。正常情况下，视神经从外侧膝状体到巩膜筛板有髓鞘纤维包绕，胚胎发育过程中，视神经髓鞘纤维由中枢向周围生长，出生时视神经髓鞘到达并止于视盘筛板后端。若筛板发育异常，出生后髓鞘继续生长超过筛板到达视网膜甚至较远处的眼底，即可形成视网膜有髓神经纤维。也有人认为有髓神经纤维的形成是由于生成神经纤维髓鞘的少突胶质细胞异位于视网膜所致。

● 治疗建议

依据特征性的眼底表现，视网膜有髓神经纤维的诊断并不困难。对于无症状的患者一般无需特殊治疗，可随访观察；对于合并屈光不正、屈光参差和弱视的患者，可行验光配镜，并积极进行弱视治疗。尽管进行了积极的屈光矫正和遮盖治疗，一些由视网膜有髓神经纤维引起的严重屈光不正和弱视患者治疗的效果并不理想。

（李曼红　张自峰　王雨生）

主要参考文献

1. 张承芬．眼底病学．第2版．北京：人民卫生出版社，2014：194-197.
2. 李凤鸣，谢立信．中华眼科学．第3版．北京：人民卫生出版社，2014：2209.
3. 陈茂琼，陈晓霞．新生儿色素失禁症的临床分析．中华妇幼临床医学杂志，2015，11（2）：100-104.
4. Tarabishy AB，Alexandrou TJ，Traboulsi EI. Syndrome of myelinated retinal nerve fibers，myopia，and amblyopia：a review. Surv Ophthalmol，2007，52（6）：588-596.
5. Kee C，Hwang JM. Visual prognosis of amblyopia associated with myelinated retinal nerve fibers. Am J Ophthalmol，2005，139（2）：259-265.
6. Rosen B，Barry C，Constable IJ. Progression of myelinated retinal nerve fibers. Am J Ophthalmol，1999，127（4）：471-473.

第 4 章

先天性视盘小凹

Congenital Optic Pit

● 概述

视盘小凹（optic pit）是一种先天性胚胎缺陷，表现为视神经乳头上小的压陷或凹陷，是孤立的、通常非家族性的单侧性异常，但约有 10%～15% 的患者可为双眼患病。文献报道发病率约为 1/11 000。

● 临床表现

大多患者没有症状，往往因发生黄斑病变而视力受到影响时才引起注意。因此，尽管属先天性发育异常，却通常在成年后才确诊，或体检、筛查时偶被发现（图 2-4-1）。多数小凹表现为灰白色，位于视盘颞侧者居多，也可见于视盘中央或视盘上任何地方。小的视盘小凹很容易被忽视。大约 40% 的小凹伴有黄斑部视网膜病变，常见为视网膜劈裂和浆液性脱离，偶有伴发黄斑裂孔者（图 2-4-2～图 2-4-5）。FFA 中视盘小凹通常表现为早期弱荧光和晚期强荧光。OCT 能清晰显示视网膜层次的分离、外层视网膜隆起、板层或外层视网膜裂孔以及黄斑囊样改变。视野变化包括生理盲点扩大、与视网膜脱离相关的中心暗点、弓形暗点和周边视野的局限性缩窄等。

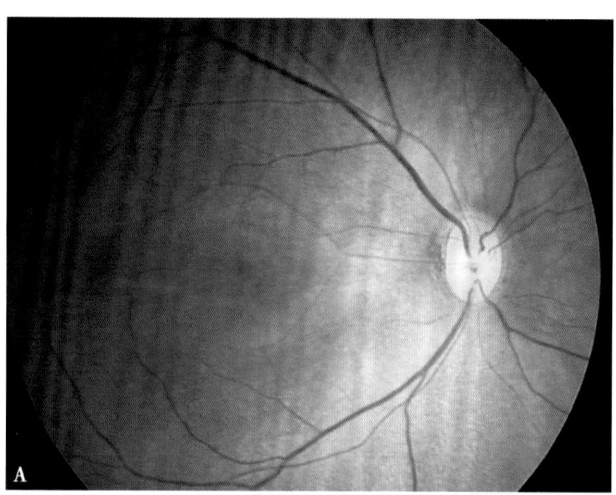

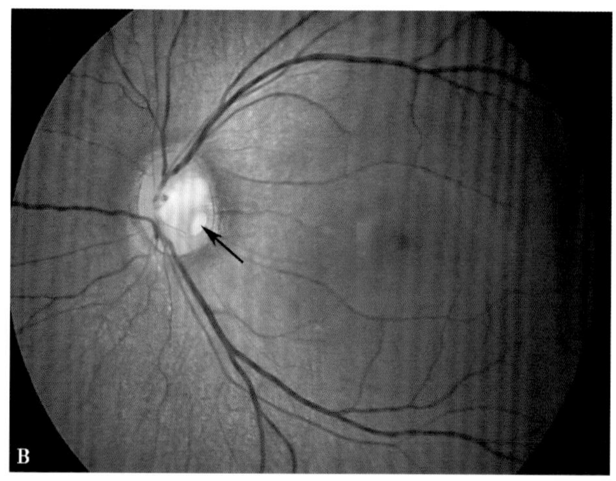

图 2-4-1　左眼视盘小凹

患儿女，1.5 月龄，双胞胎小，孕 34 周出生，剖宫产，出生体重 2300g。母亲曾患妊娠高血压综合征。A. 右眼眼底像，可见视盘边界清，色可，C/D=0.2，黄斑区光反可，血管走行正常，视网膜平伏　B. 左眼眼底像，可见视盘色淡红，边界清，C/D=0.2，颞下近盘沿可见一小的灰白色凹陷（黑箭），约 1/7PD 大小，可见血管爬行，中心凹光反可，血管走行正常，视网膜平伏

图点评：该病例发现较早，是因早产例行眼底筛查时发现。单眼患病，其同胞姐双眼视盘正常。该患儿左眼眼底检查黄斑正常，或许因疾病早期尚未累及黄斑。随访中最好采用 OCT 密切关注。

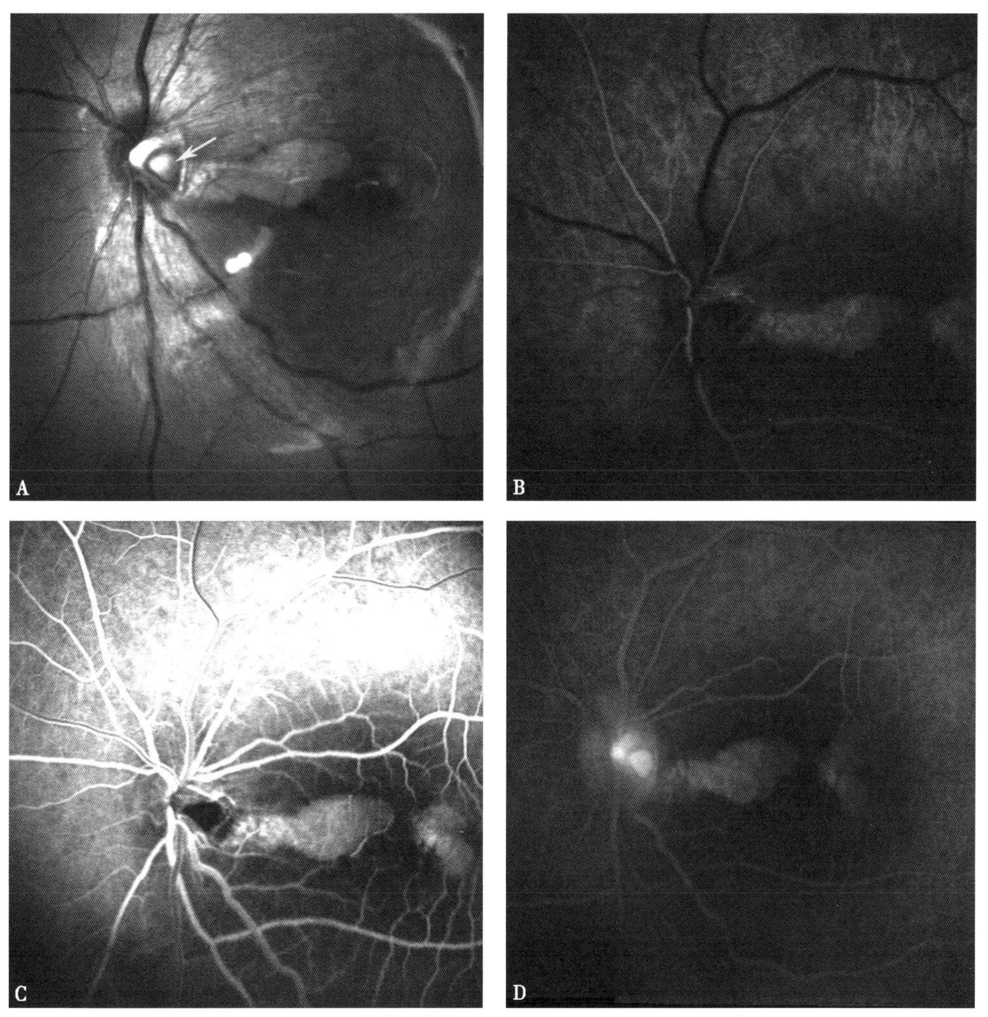

图 2-4-2　**左眼视盘小凹伴盘斑区色素上皮萎缩**

患儿女，14 岁，左眼视力下降 2 周就诊。视力：右眼 0.5，左眼 0.01。右眼底正常。A. 左眼无赤光像，可见视盘颞侧有一圆形凹陷（黄箭），盘斑间有一条带状异常区，色素脱失　B～D. 左眼 FFA 检查，动脉期（B）视盘圆形病灶呈弱荧光，条带状病灶已出现荧光。静脉期（C）视盘凹陷病灶仍呈弱荧光，带状病灶荧光随背景荧光增强而增强。造影晚期（D）鼻侧视盘病灶呈荧光着染，带状病灶荧光随背景荧光消退而减弱，荧光范围未见扩大，即呈透见荧光

图点评：该视盘小凹合并盘斑区带状病灶，从 FFA 表现看，带状病灶区呈透见荧光，推测既往曾有的视网膜劈裂或视网膜脱离已复位，从而导致了色素上皮萎缩。有文献报道，部分浆液性黄斑脱离可自行消退，推测本例即如此。本患者就诊原因可能与萎缩区扩大波及黄斑而影响到中心视力相关。

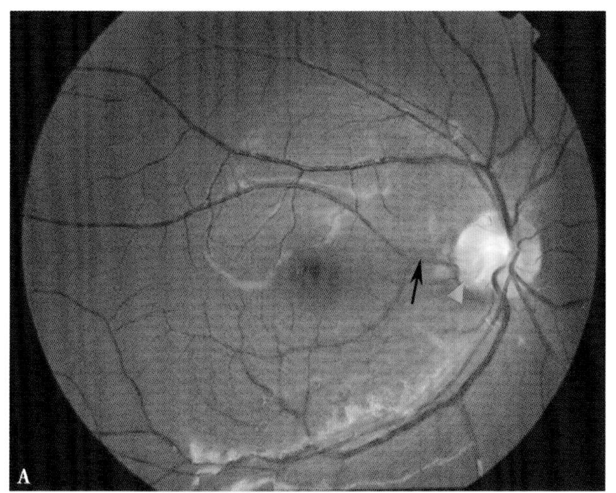

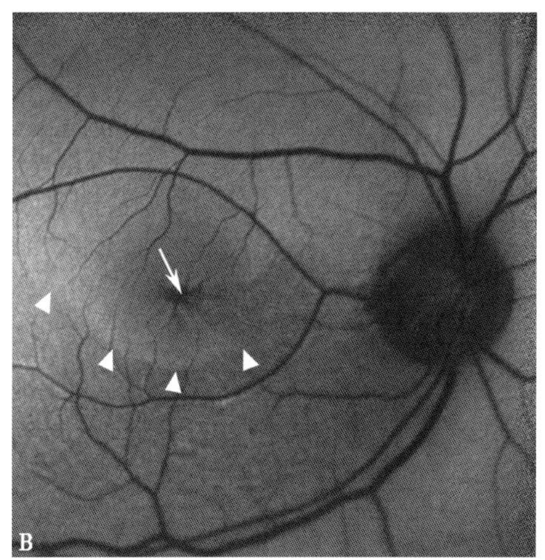

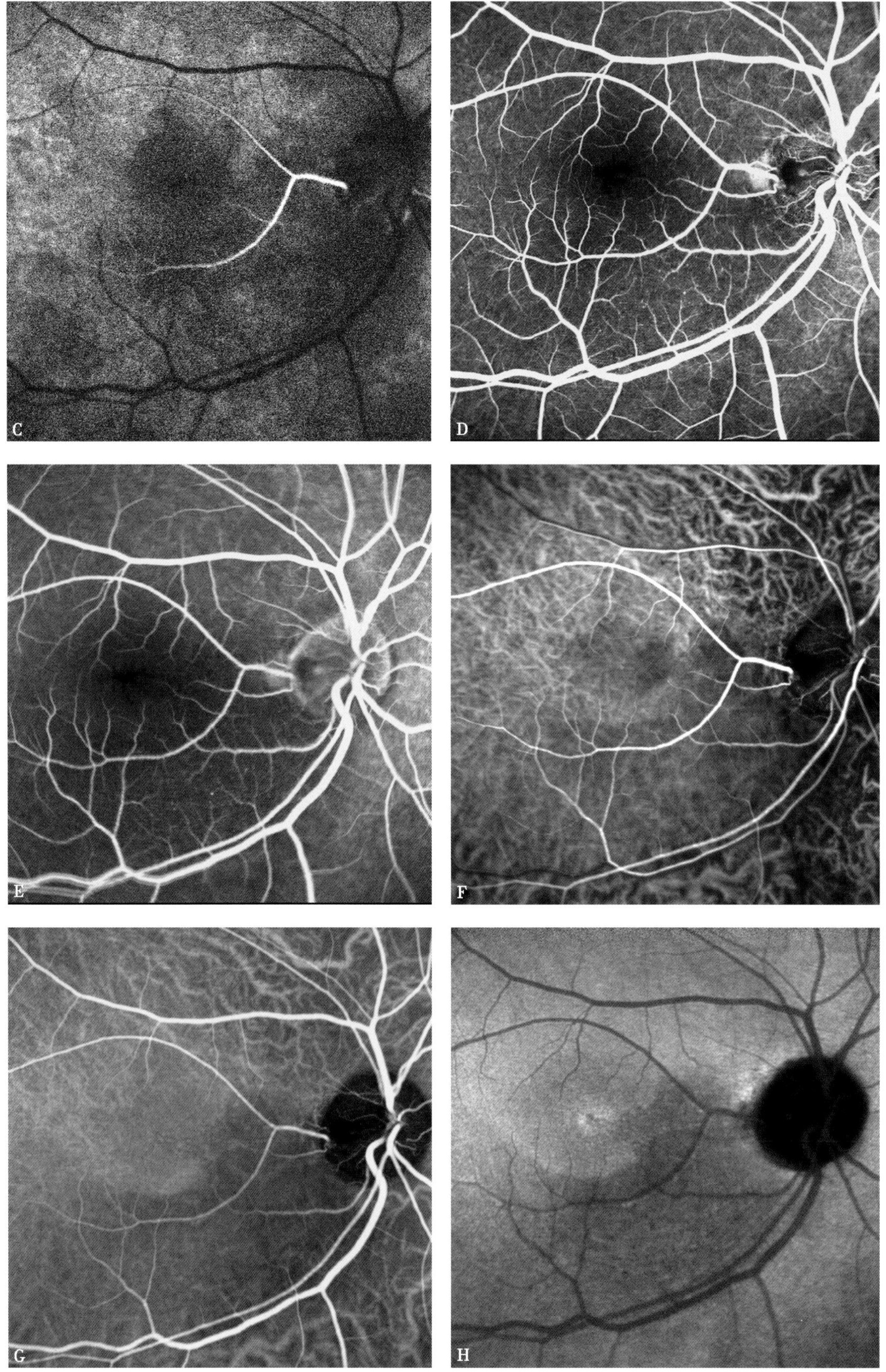
C
D
E
F
G
H

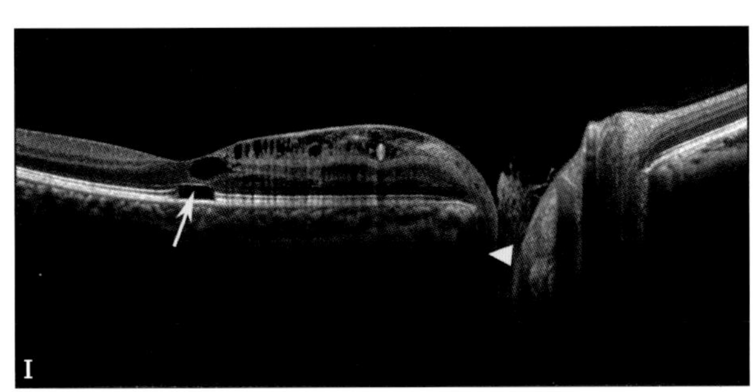

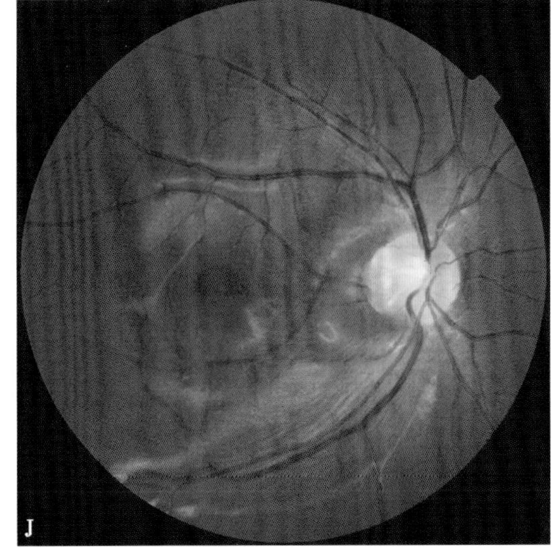

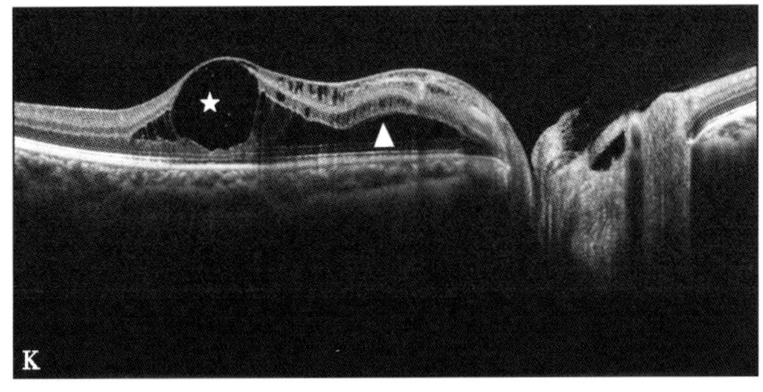

图2-4-3 **右眼视盘小凹伴黄斑病变**

患儿女，15岁，因右眼一过性视物昏花就诊。矫正视力：右眼1.0（−6.00DS），左眼1.0（−6.00DS）。A. 右眼眼底像，视盘颞侧可见一灰黑色凹陷（蓝箭头），有一支较大动脉血管从其颞侧边缘穿出（黑箭），之后分为上下两支，包绕黄斑区。黄斑及其上方可见视网膜隆起，有积液，黄斑中心可见微囊样改变，黄斑下方可见黄白色点状病灶 B. 右眼自发荧光检查，可见视盘小凹呈弱荧光，轻微的强荧光勾勒出黄斑及其上方视网膜下积液区边界（白箭头），黄斑区轮辐状弱荧光（白箭） C～E. 右眼FFA检查，造影早期（C）可见脉络膜背景荧光，从视盘颞侧缘伸向黄斑区的那支较大动脉荧光素充盈先于视网膜中央动脉充盈，为睫状视网膜动脉。视盘小凹内无荧光充盈；静脉期（D）可见视盘毛细血管扩张，小凹内部仍无荧光素充盈，视盘颞侧可见片状强荧光，黄斑中心可见轮辐状弱荧光，黄斑下方散在点状强荧光；造影晚期（E）视盘荧光素着染，小凹边缘荧光增强，中心仍无荧光素充盈呈弱荧光，视盘颞侧透见荧光，黄斑中心可见轮辐状弱荧光，无荧光素渗漏，黄斑下方点状强荧光无明显渗漏 F～H. 右眼ICGA检查，造影早期（F）可见视盘小凹无染料充盈，视盘边缘有数支睫状视网膜动脉穿出，黄斑中心可见花瓣样强荧光；造影中期（G，约5分钟）视盘小凹仍无染料充盈，黄斑中心可见花瓣状强荧光，伴有放射状弱荧光，并可见液体积存于黄斑区，勾勒出荧光积存边界；造影晚期（H）可见视盘小凹始终无染料积存，黄斑中心团状强荧光，及弱荧光条带，黄斑区液体积存区呈强荧光；I. 右眼OCT像（经过小凹扫描），颞侧视盘部分筛板缺损（黄箭头），光带不连续，其间有高反射物质填充，盘斑区间视网膜增厚，内界膜反射增强，神经纤维层和节细胞层增厚，反射不均，可见视网膜劈裂，内丛状层增厚，反射增强，内核层至外核层增厚，反射降低，黄斑中心小凹可见神经感觉层内积液，椭圆体带和交错区断裂呈无反射区（黄箭）。半年后复诊，右眼黄斑病变加重，最佳矫正视力0.2 J. 右眼眼底像，视盘小凹较初诊时无变化，黄斑水肿加重 K. 右眼OCT像（经过小凹扫描），黄斑区水肿范围增大，视网膜内积液增多，外核层劈裂腔形成（白箭头），中心凹区域大的囊腔形成（星形）

图点评：OCT最能清晰展示视网膜层次结构，包括视网膜厚度、层间分离、积液、板层或全层视网膜裂孔以及黄斑囊样改变。本例OCT显示小凹为视盘组织缺损，初诊时黄斑区视网膜内层和外层劈裂，半年后随访发现外层劈裂明显加重，黄斑区出现巨大的囊样改变，说明疾病自然病程中黄斑病变逐渐加重。有人认为视盘小凹并发的黄斑病变首先就是视网膜劈裂，继而发生外层视网膜脱离等并发症，大多数患者最终视力低于0.1。因此对该患者需要密切观察，注意视网膜脱离的发生。该病例另一特殊之处是同时还伴有睫状视网膜动脉供应黄斑区视网膜，有文献报道，约64%的视盘小凹合并睫状视网膜动脉，其中86%的患眼有2支睫状视网膜动脉。

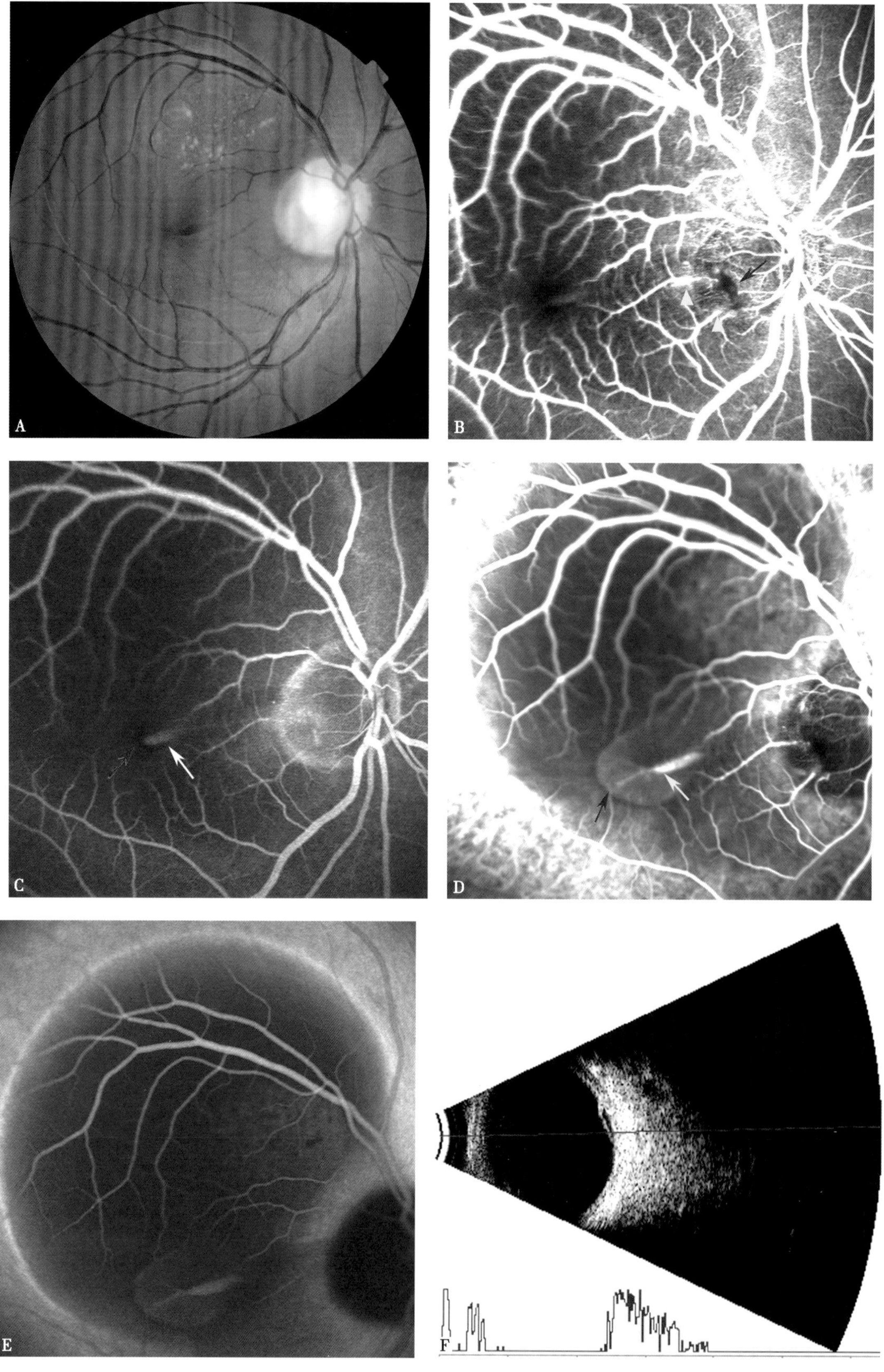
A
B
C
D
E
F

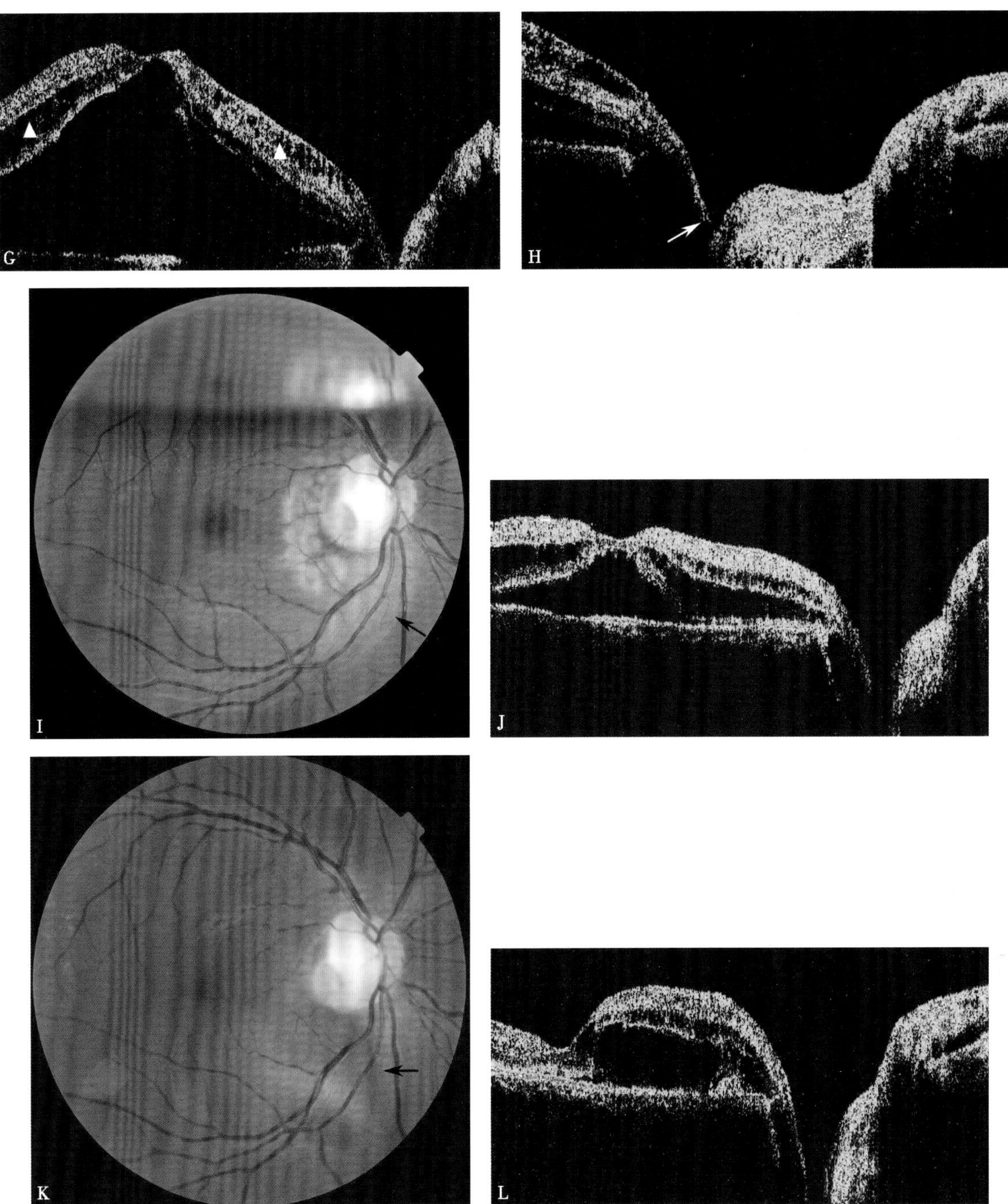

图 2-4-4　**右眼视盘小凹伴视网膜脱离**

患者男，34 岁，因“右眼前黑影逐渐加重 2 周”就诊。就诊前 2 周无意中发现右眼前有点状黑影，之后逐渐扩大为固定黑影。诊断：右眼视网膜脱离、右眼视盘小凹。视力：右眼 0.05，左眼 1.2。A. 右眼眼底像，颞下视盘可见卵圆形小凹，后极部可见视网膜下积液，黄斑上方散在黄白色病灶　B、C. 右眼 FFA 检查，造影早期（B）显示颞下方视盘小凹呈弱荧光（红箭），其颞侧缘有睫状视网膜动脉穿出（黄箭头），视盘表面毛细血管扩张，黄斑区可见片状强荧光；造影晚期（C）视盘毛细血管渗漏，小凹处荧光着染，黄斑区荧光积存（白箭），隐约可见轮辐状弱荧光条带（红箭）　D、E. 右眼 ICGA 检查，造影早期（D）小凹处无染料充盈，后极部视网膜下积液区呈弱荧光，黄斑中心可见横椭圆形强荧光区（红箭），其中心可见条带状强荧光（黄箭）；造影晚期（E）视盘无染料充盈，后极部视网膜下积液呈弱荧光区，勾勒出明确的边界，黄斑中心可见强荧光区　F. A/B 超声波检查，提示右眼后极部浆液性视网膜脱离　G. 黄斑区 OCT，显示黄斑区神经视网膜下积液，同时伴有内层和外层视网膜劈裂（白箭头）　H. 经过视盘小凹 OCT 像，可见小凹底部组织凹陷，部分组织缺损（白箭）。患眼行玻璃体内注气术，2 周后于右眼视盘颞侧行激光光凝术　I. 术后眼底像，玻璃体腔气体约占 1/4，视盘颞侧可见排列整齐的 3 排激光斑，视网膜下液体大部分吸收，视盘下缘附近视网膜色泽略呈灰白色（黑箭）　J. OCT 图像，显示视网膜下积液较前明显减轻　K. 术后 1.5 个月随访右眼眼底像，后极部脱离范围较治疗前缩小，但视盘颞下方仍见约 2PD 脱离区（黑箭），视盘颞侧激光斑出现色素反应　L. 右眼 OCT 图像，黄斑区视网膜下积液吸收，颞下方视网膜下积液伴少许视网膜外层劈裂

图点评：该例患者视盘小凹合并后极部浆液性视网膜脱离，经眼内注气联合激光光凝术后视网膜下液明显吸收，但视盘下缘未能完成有效激光光凝，术后 1.5 个月复查时发现黄斑颞下方视网膜脱离范围扩大。

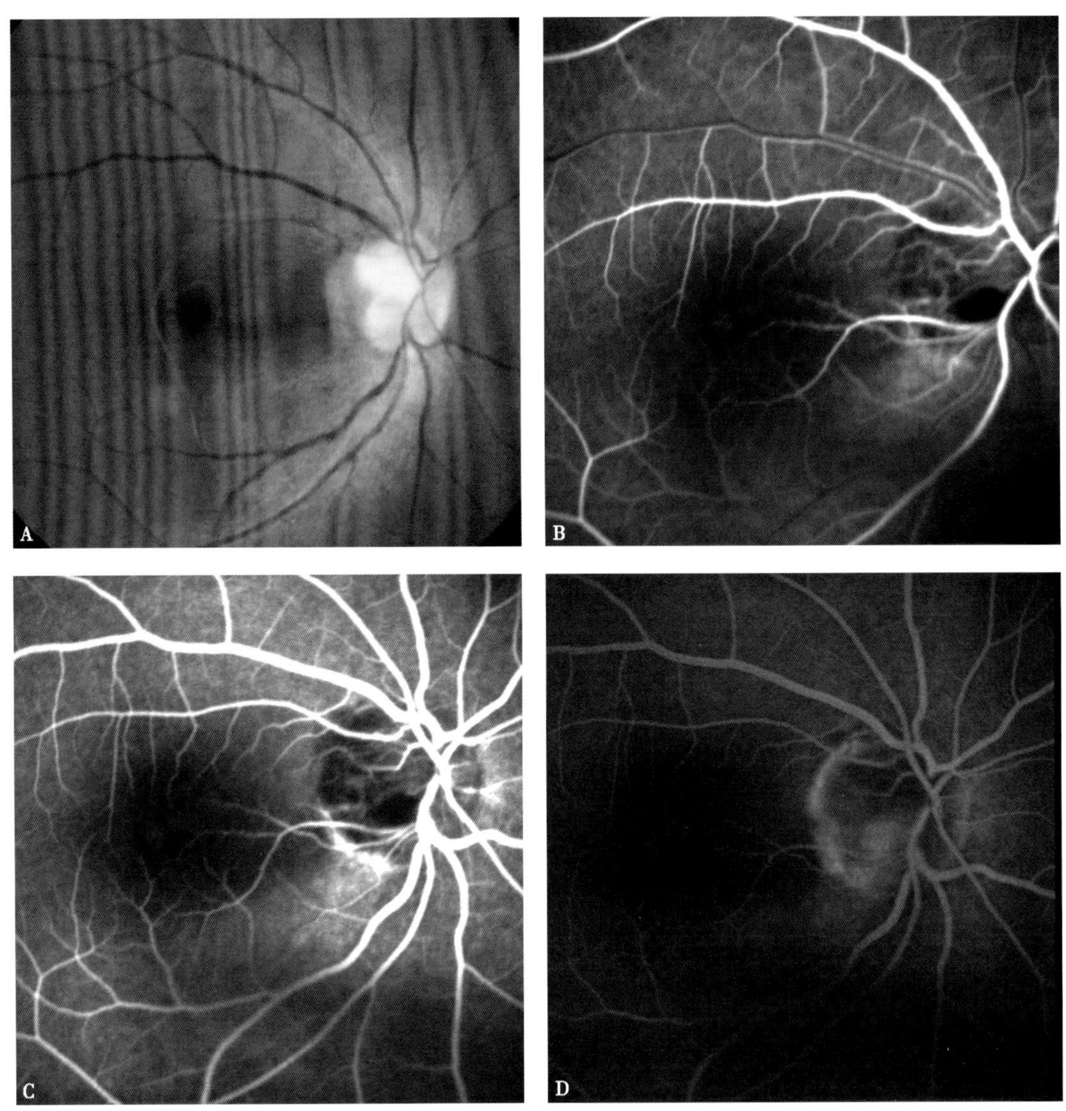

图 2-4-5 **右视盘小凹伴黄斑裂孔**

患者女，26 岁，因右眼视物模糊伴视物变形 1 个月就诊，矫正视力：右眼 0.3，左眼 1.0。A. 右眼眼底像，可见视盘颞下方有一处圆形凹陷，约 1/6PD 大小，黄斑部 1/4PD 全层裂孔，后极部视网膜脱离，脱离范围与视盘颞侧边缘相连　B～D. 右眼 FFA 检查，显示凹陷处早期弱荧光，晚期荧光素着染，黄斑裂孔呈透见荧光（B、C 和 D 分别为早、中和晚期）

图点评：视盘小凹伴黄斑裂孔者少见，该例患者伴发黄斑裂孔，但视功能部分尚存。随后经 532nm 激光行盘斑区间堤坝样光凝，3 个月后复诊仍有视物变形，矫正视力提高至 0.5，眼底视网膜下液未完全吸收，激光斑明显。此处以成人病例展示这一疾病的多样性。

● 发病机制

一般认为本病为发育异常，或为缺损，或是胚裂上端闭合不良。伴发的浆液性改变可表现为视网膜劈裂，或视网膜脱离。有学者认为首先发生视网膜劈裂，液体经过小凹水平，然后发生外层视网膜脱离的并发症。有关视网膜下液的来源说法不一，可能有以下几种：液化的玻璃体、蛛网膜下腔的脑脊液、小凹内血管渗漏、盘周脉络膜视网膜萎缩导致的脉络膜渗漏等。黄斑病变也可能与玻璃体后脱离有关。

● 治疗建议

文献报道有25%的视盘小凹伴发黄斑病变的患者可能自愈并视力提高，但近年来，更多病例经过手术治疗后改善视功能，特别是对于那些液体增多、视力下降的患者，早期介入可能改善预后。为促进浆液性视网膜脱离的恢复，甘露醇和糖皮质激素等药物的效果不佳。视网膜激光光凝术、玻璃体腔注气术联合玻璃体切除术等，对部分患者视网膜复位有一定效果，但长期的效果仍需进一步观察。

（惠 玲 王海燕 孙董洁 李曼红 张自峰 王雨生）

主要参考文献

1. Reynolds JD，Olitsky SE. 小儿视网膜. 王雨生，主译. 西安：第四军医大学出版社，2013：134-136.
2. 王海燕，王雨生，张鹏，等. 先天性视盘小凹伴黄斑裂孔2例. 第四军医大学学报，2003，24(15)：1440.
3. Jeng-Miller KW，Cestari DM，Gaier ED. Congenital anomalies of the optic disc：insights from optical coherence tomography imaging. Curr Opin Ophthalmol，2017，28(6)：579-586.
4. Georgalas I，Ladas I，Georgopoulos G，et al. Optic disc pit：a review. Graefes Arch Clin Exp Ophthalmol，2011，249(8)：1113-1122.
5. Moisseiev E，Moisseiev J，Loewenstein A. Optic disc pit maculopathy：when and how to treat? A review of the pathogenesis and treatment options. Int J Retina Vitreous，2015 Aug 7；1：13.
6. Theodossiadis GP，Kollia AK，Theodossiadis PG. Cilioretinal arteries in conjunction with a pit of the optic disc. Ophthalmologica，1992，204(3)：115-121.
7. Steel DH，Williamson TH，Laidlaw DA，et al. Extent and location of intraretinal and subretinal fluid as prognostic factors for the outcome of patients with optic disk pit maculopathy. Retina，2016，36(1)：110-118.

第 5 章

牵牛花综合征

Morning Glory Syndrome

● 概述

牵牛花综合征（morning glory syndrome）是一种少见的先天性视盘发育异常，因眼底形态似一朵盛开的牵牛花而命名。多单眼发病，男女比例约 1∶2，一般认为无遗传倾向。

发病机制尚不十分清楚，可能与胚胎发育过程中胚裂上端闭合不全及中胚层异常相关。病理特征为视盘在视神经入口处缺损并伴有神经胶质增生。也有人认为该病是由于视盘周围巩膜发育异常、筛板缺损及视神经后移形成的凹陷。

● 临床特征

患儿通常以家长发现斜视、白内障、照片白瞳、小眼球或眼前节异常而就诊，或是在学龄期眼部体检时发现。典型的眼底表现酷似一朵盛开的牵牛花，视盘增大（较正常扩大 2～6 倍），中央呈漏斗状深凹陷，常被绒毛状或不透明白色组织填充；其边界不清，周围似嵴样隆起，多伴色素沉着；嵴外环绕视网膜脉络膜萎缩区；视盘边缘有 20～30 支血管呈放射状分布，爬出嵴环向四周视网膜分布，血管走行平直，很少分支，动静脉难分（图 2-5-1）。约 1/3 的患者伴视网膜脱离，可为孔源性或非孔源性视网膜脱离（图 2-5-2、图 2-5-3）。一些牵牛花综合征患儿可合并神经系统异常（如基底脑膨出、胼胝体发育不全、烟雾病等）、内分泌系统异常（如垂体 - 下丘脑激素水平异常、骨龄低下等）以及泌尿系统异常等。

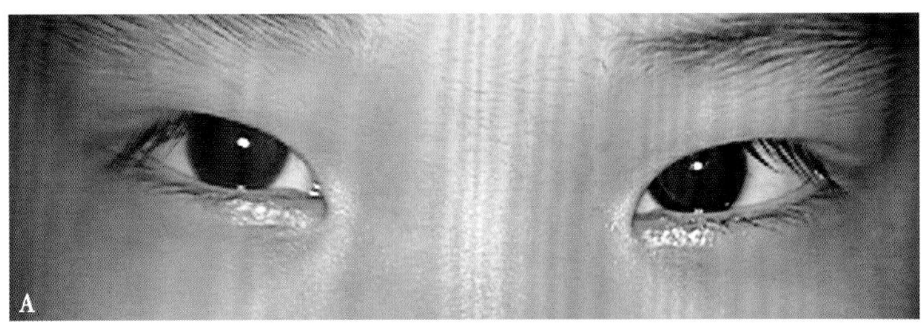

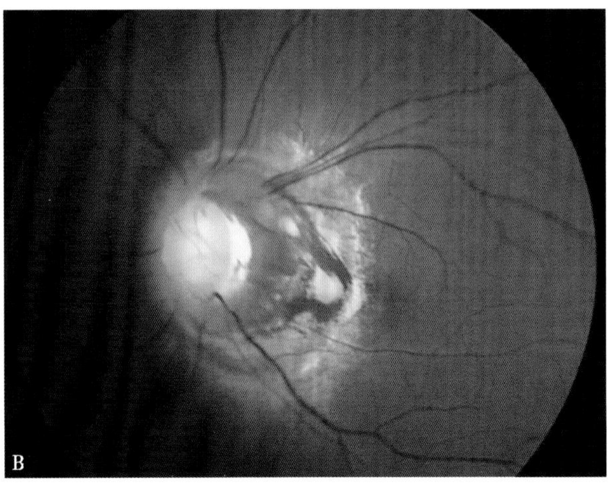

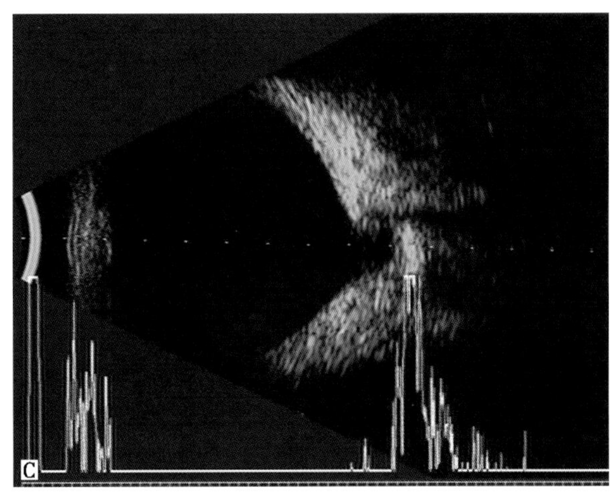

图 2-5-1　**左眼牵牛花综合征**

患儿女，3 岁 9 月龄，因发现左眼视力差来就诊。双胎之小，孕 34 周出生，剖宫产，出生体重 2300g，妊娠期母亲患妊娠高血压综合征。视力：右眼 1.0，左眼 0.05（矫正不提高）。A. 双眼外观像，眼位尚可，左眼瞳孔区见黄白色反光　B. 左眼眼底像，视盘范围扩大，呈漏斗状深凹陷，颞侧壁色素沉着明显，并伴半透明组织附着，凹陷区颞侧累及黄斑，呈暗黄色，并伴脉络膜萎缩，视网膜平伏。20 余支视网膜血管呈放射状由视盘边缘穿出　C. 左眼眼部 A/B 超图，眼轴长 22.5mm，眼球壁光滑，视盘及周围组织向后深陷，呈倒置的瓶颈状，其内为不规则低回声，球后壁未见明显视网膜脱离光带

图点评：本例患儿眼底呈现较为典型的牵牛花样外观，因眼底视盘下陷范围较大，左眼表现出“白瞳”。由于异常视盘累及黄斑区，患儿视力影响较大。牵牛花综合征患儿的视力取决于黄斑区的发育和受累情况，通常患眼视力不佳，最佳矫正视力多低于 0.1。患儿眼部 A/B 超检查也表现出特征性的声像图，即玻璃体腔后部呈倒置的“瓶颈状”回声图像，边界清晰，局限性膨出区内可见不规则低回声光点。婴幼儿眼底筛查及超声检查用于年龄较小、配合较差的患儿可以及早发现异常，为临床提供客观依据，在牵牛花综合征的诊断中有重要的应用价值。

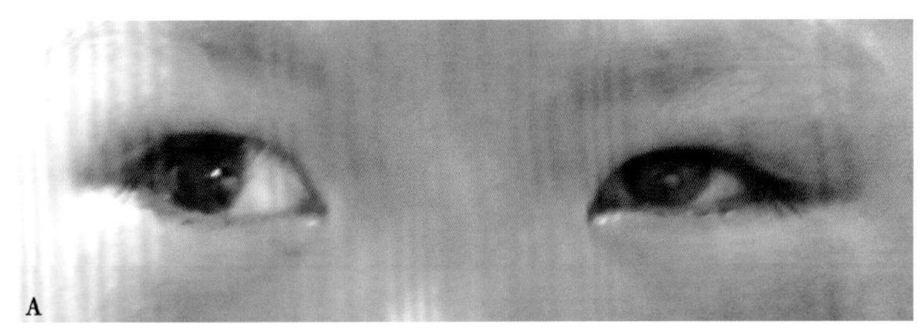

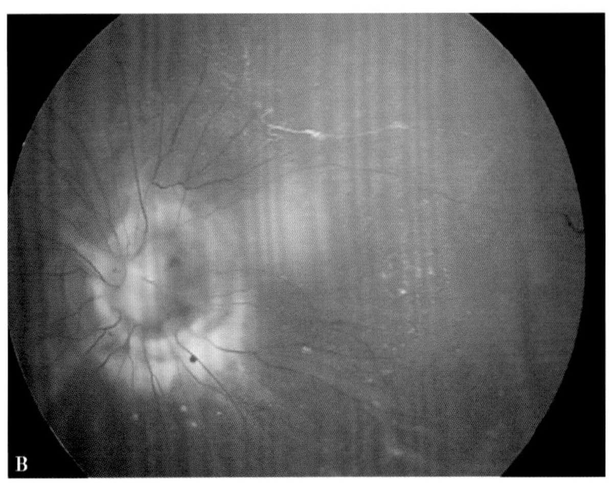

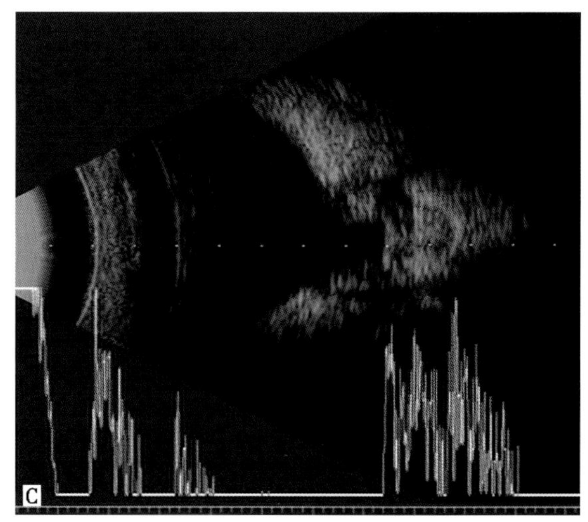

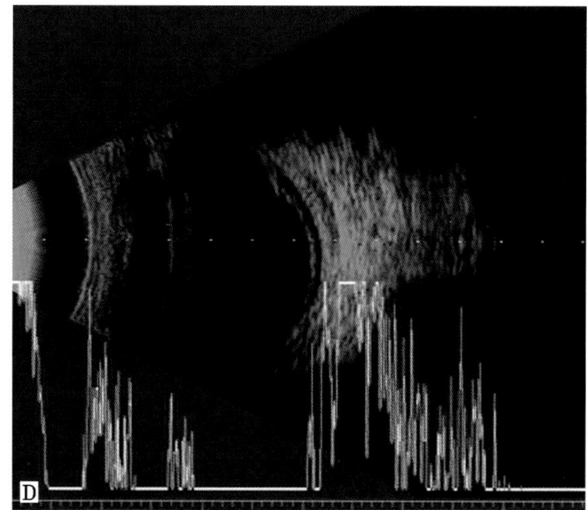

图 2-5-2　左眼牵牛花综合征伴视网膜脱离

患儿女，2 岁，单胎，孕 38 周出生，顺产，出生体重 3000g。因“双眼瞳孔区发白、视力差”就诊。诊断：左眼牵牛花综合征，左眼视网膜脱离，双眼先天性白内障。A. 双眼外观像，双眼瞳孔区见白点状反光，左眼较对侧眼小，外斜视　B. 左眼眼底像，晶状体白色点片状混浊，玻璃体混浊，视盘扩大，凹陷明显，周围隆起伴色素沉着，其外脉络膜萎缩灶环绕，大量视网膜血管由视盘边缘向周边视网膜放射状分布，动静脉分辨不清，视网膜呈青灰色浅脱离，以后极部及下方为主，散在黄白色渗出灶　C、D. 左眼眼部 A/B 超像，眼轴长 18.5mm，视盘回声增宽、凹陷明显（C），下方球后壁可见连续的弧形带状中低回声，后方呈液性暗区（D）

图点评：本例患儿双眼晶状体局限性混浊，左眼牵牛花综合征伴发视网膜脱离，眼球已较对侧眼明显变小。视网膜脱离是牵牛花综合征最常见的并发症，发生率可达 26%～38%，脱离多位于视盘周围或后极部，也可范围更广。本病并发的视网膜脱离可为孔源性或非孔源性，裂孔多位于视盘边缘或凹陷内，多数情况下不易发现视网膜裂孔。关于视网膜下液的来源尚存在争议，可能为液化的玻璃体经异常视盘流入视网膜下腔，或为来自视盘周围视网膜血管的异常渗漏液，或是脑脊液经蛛网膜异常交通进入视网膜下腔。

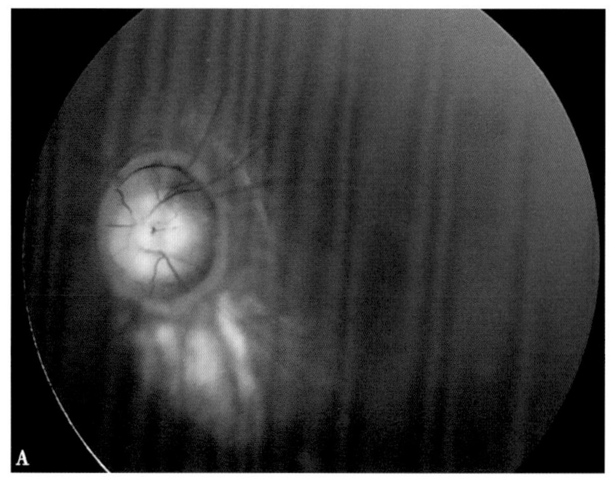

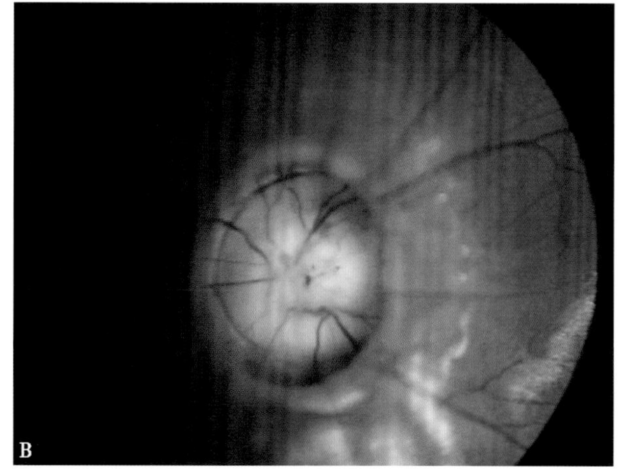

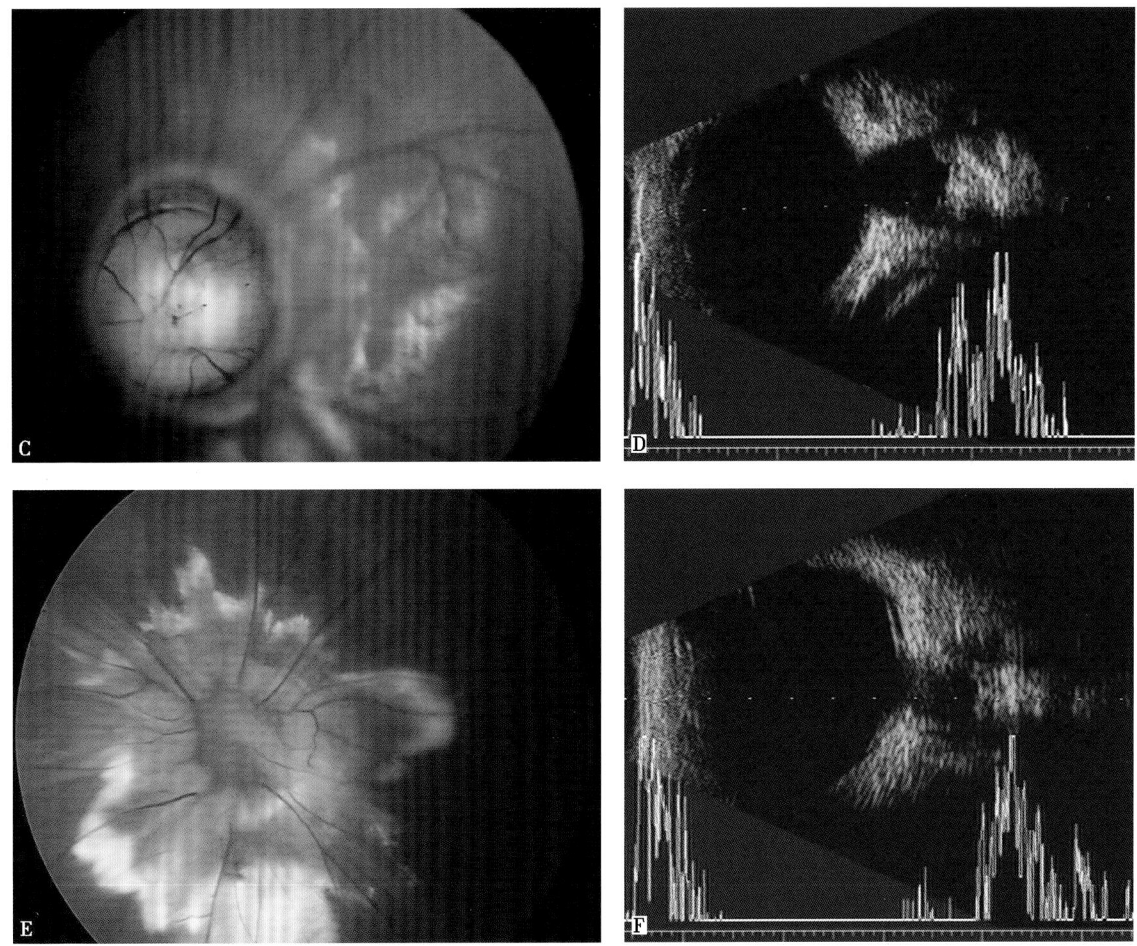

图 2-5-3　**左眼牵牛花综合征随访观察**

患儿男，5 月龄，单胎，孕 39 周出生，剖宫产，出生体重 3100g。因发现追光差来就诊。A～C. 左眼眼底像，视盘明显增大，垂直深陷，中央部见绒毛状白色胶质，大量视网膜血管由视盘底部沿侧壁上行，至出口处呈放射状向周围延伸，视盘边缘处略隆起伴色素沉积，下方脉络膜呈片状萎缩，视网膜平伏，黄斑结构不明显，视盘凹陷颞侧边缘呈淡黄色（A）。检查过程中视盘凹陷随患儿呼吸节律有明显的起伏搏动：视盘凹陷深处随呼吸凸起时，底部血管变弯曲，检查镜头焦点位于凹陷底部时，视盘周围视网膜血管尚可见（B）；凹陷底部回落深陷时，底部血管拉直，检查镜头焦点位于底部时，视盘周围视网膜血管窥不清（C）　D. 左眼眼部 A/B 超像，眼轴长 18.8mm，眼球壁光滑，视盘处扩大、凹陷呈倒置瓶颈状，凹陷处伴不规则低回声，视神经显示不清，球后壁未见视网膜脱离回声。患儿首诊后失访，直到 2 年半后再次就诊，发现左眼视网膜脱离　E. 初诊后 2 年半左眼眼底像，视盘处呈牵牛花样外观，视盘周围视网膜浅脱离，伴大片黄白色渗出，呈放射状分布　F. 初诊后 2 年半左眼眼部 A/B 超像，左眼轴长 19.4mm（右眼轴长 21mm），左眼视盘呈深凹陷，凹陷区见不规则中低回声，球后壁视盘周围可见弧形带状中低回声，后方呈液性暗区

图点评：本例患儿就诊月龄较小，由眼底和眼部 B 超表现可诊断牵牛花综合征。检查过程中见视盘凹陷深处随患儿呼吸节律有明显的起伏搏动，提示视盘凹陷处存在与颅脑交通的可能。患儿长期失访后复诊，发现患眼视盘周围已发生广泛的视网膜脱离，进一步印证了本病自然病程中视网膜脱离的高风险性。同时也提出一个值得思考的问题：当早期发现牵牛花综合征时，是否有必要进行预防性干预，以防视网膜脱离发生？

● 鉴别诊断

牵牛花综合征一般通过眼底表现或眼部 A/B 超等辅助检查，诊断较为容易，但需要与先天性视盘缺损和视盘周围葡萄肿等先天性视盘凹陷性病变相鉴别。先天性视盘缺损可散发或呈常染色体显性遗传，可能是胚胎发育过程中视杯近端异常融合所致，可单眼或双眼发病，典型的眼底表现为视盘内边界清晰的碗状凹陷性缺损，一般多位于视盘下部，下方盘沿消失，上方盘沿存留可见，部分患者可同时伴

有下方的视网膜脉络膜缺损。视盘周围葡萄肿则是一种罕见的先天性眼底发育异常，通常单眼受累，可能与胚胎发育过程中巩膜发育异常相关，眼底检查可见相对正常或颞侧变白的视盘位于局限性后陷的巩膜内，凹陷处视网膜脉络膜呈萎缩样外观。与牵牛花视盘不同的是视盘内无明显胶质成分，视盘边缘无大量拉直的血管穿出。

● 治疗建议

本病是一种先天性视盘发育异常，目前尚无有效的治疗方法。患儿视力损害程度因病变严重程度及有无视网膜脱离而不同，多数患儿会伴有屈光不正。在婴幼儿视觉发育期应尽早明确诊断，针对性地进行验光配镜和弱视训练等积极有效的治疗，可能会改善部分患儿的视功能。由于视网膜脱离的发生率较高，患儿需长期观察随访；伴发视网膜脱离时，可根据具体情况行拦截性视网膜激光光凝术或玻璃体手术治疗。玻璃体切除多联合气液交换和长效气体填充，重水和硅油的使用应谨慎。对存在视网膜脱离高风险患眼，是否需要预防性激光干预，值得观察。

（李曼红　张自峰　戚　沆　陈长征　王雨生）

主要参考文献

1. 张承芬. 眼底病学. 第2版. 北京：人民卫生出版社，2010：179-180.
2. 赵秀琴，陈伟民，林顺潮. 牵牛花综合征二例. 中华眼底病杂志，2005，21(4)：263-264.
3. 胡军，项楠，王军明. 牵牛花综合征的超声诊断. 中华超声影像学杂志，2005，14(6)：445-448.
4. 吴凯琳，马丽华，韦美荣. RetcamⅢ眼底照相联合超声检查在婴幼儿眼病诊断中的应用. 2015，23(5)：401-403.
5. 费萍，张琦，许宇，等. 儿童牵牛花综合征并发视网膜脱离的临床特征及治疗效果观察. 中华眼底病杂志，2014，30(1)：46-49.
6. 胡玉章，李宇，谭经果，等. 牵牛花综合征伴视网膜脱离的手术治疗二例. 中华眼底病杂志，2006，22(1)：63-64.
7. Ryan SJ. Retina. 5th ed. St. Louis：Elsevier，2013：1636-1637.
8. Okada K，Sakata H，Shirane M，et al. Computerized tomography of two patients with morning glory syndrome. Hiroshima J Med Sci，1994，43(3)：111-113.
9. Lit ES，D'Amico DJ. Retinal manifestations of morning glory disc syndrome. Int Ophthalmol Clin，2001，41(1)：131-138.
10. Dutton GN. Congenital disorders of the optic nerve：excavations and hypoplasia. Eye(Lond)，2004，18(11)：1038-1048.

第 6 章

视盘异常

Optic Disk Anomalies

视盘的大小在胎龄 20 周时为成人的 50%，出生时达到成人的 75%，1 岁时可达到成人的 95%。婴幼儿视盘颜色比成人淡，血管较成人弯曲。先天性视盘异常可仅有眼部体征，也可伴有中枢神经系统异常和遗传性疾病。在胚胎发育期，视泡内陷形成视杯，裂隙闭合处位于腹下部。源自中枢神经系统的视神经在间脑发出后向视泡长入。不论从发育学，还是结构学角度，视盘既是视神经的终末端，又是视网膜神经节细胞汇入的起始。视盘形态异常往往提示视神经、视网膜及中枢神经系统的疾患，临床应引起足够的重视。本类疾病并不少见，已成为儿童视力丧失的重要原因，应尽早确定诊断，并进行可能的治疗。本节收录了几种未单独成章节的视盘异常疾病。

一、视神经发育不全

● 概述

由于胚胎时受某种病因影响，使视神经节细胞发育障碍，胚裂已闭合，轴旁中胚叶组织不能进入胚裂，则导致视神经不发育。

病因尚未明了，有少数常染色体显性遗传的报道，妊娠期应用苯妥英钠、奎宁等药物可引起，或与糖尿病和病毒感染有关。发病机制可能为胚胎发育至 13～17mm 时视网膜神经节细胞层分化障碍所致。

● 临床特征

本病是最常见的视神经先天异常。60% 为双眼发病，男性比女性多见，视力可能正常或很差，单侧可致斜视，双侧多合并眼球震颤。

轻度视神经发育不全难以诊断，测量视盘大小有助于诊断。典型病例视盘明显小、苍白色，视盘周围有浓淡不一的黄白色环，此为视网膜色素上皮和视网膜向筛板异常延伸的标志，其外的第二环则为巩膜和筛板的交界（即为“双环征”）（图 2-6-1～图 2-6-3）。眼底血管多正常，也可伴血管迂曲，黄斑中心凹反光正常或消失。本病常合并先天性虹膜和脉络膜等眼组织缺损，全身可有内分泌和中枢神经系统异常。患者可有视野的部分缺损、广泛缩窄或盘斑束暗点以及不对称的双颞侧或鼻侧偏盲等。

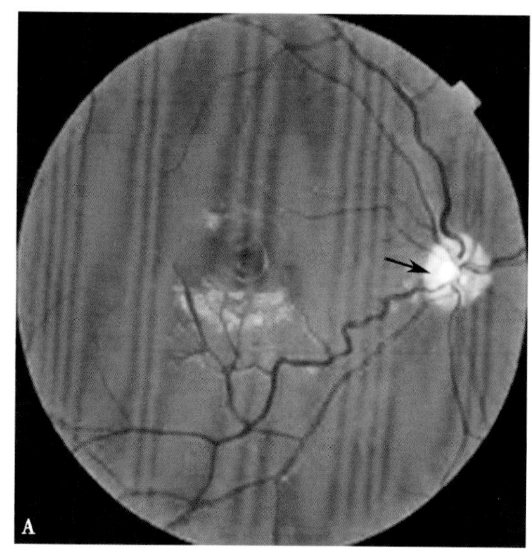
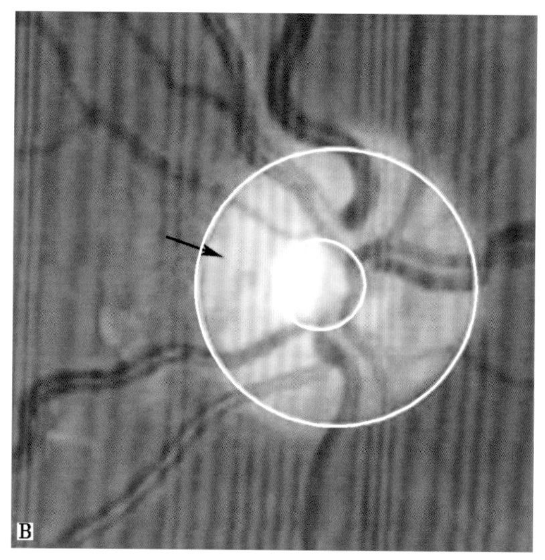

图 2-6-1　右眼视神经发育不全

患儿女，10 岁，无意中发觉右眼无视力。A．右眼眼底像，视盘小，颜色灰白，呈双环征（黑箭示外环），视网膜血管走行僵直，静脉迂曲　B．右眼视盘局部放大像

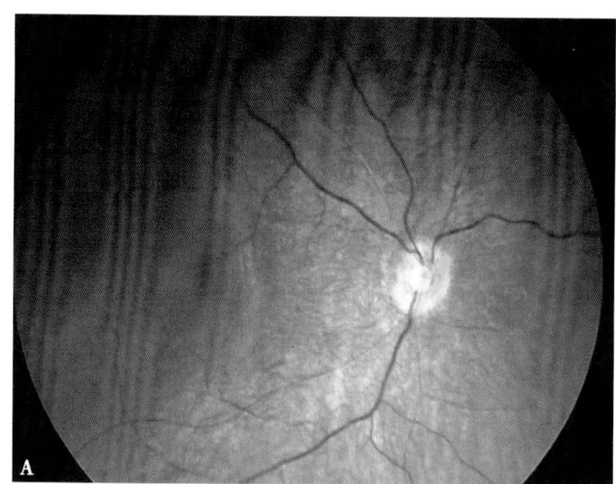
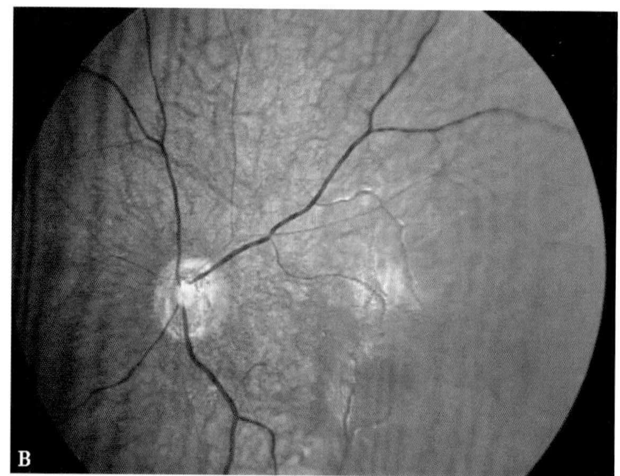

图 2-6-2　双眼视神经发育不全

患儿女，3.5 月龄，单胎顺产，孕 38 周出生，出生体重 3000g，出生有脑积水病史，因发现双眼视力差来就诊。A、B．双眼眼底像，可见视盘小，边界清，色淡，视盘周围可见灰白色环，视网膜血管走行大致正常，视网膜平伏（本病例由空军军医大学西京医院李曼红、张自峰和王雨生医师提供）

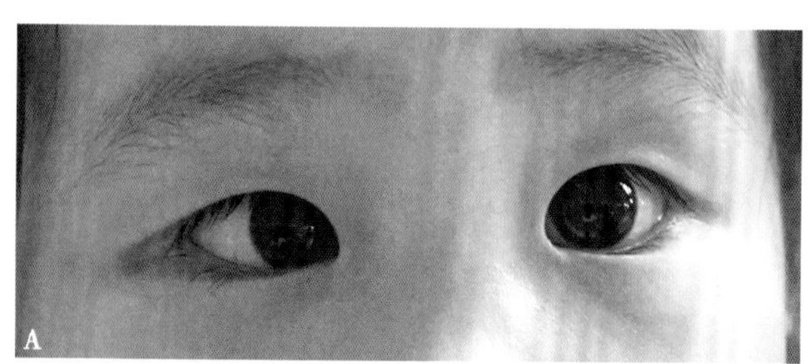
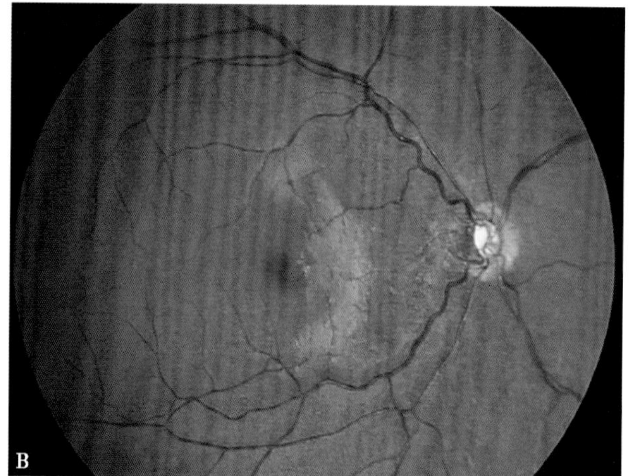

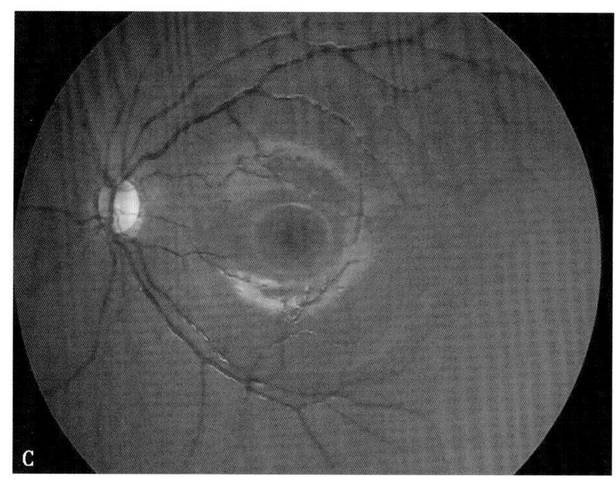

图 2-6-3 右眼视神经发育不全

患儿女，2 岁，因发现内斜视半年就诊。无家族及遗传病史，眼部检查：角膜映光法查眼位约 +15°，交替遮盖试验双眼均由内向外转。右眼中度远视伴散光，视力不能矫正正常，左眼视力正常。A. 外眼像，示内斜视 B. 右眼眼底像，示右眼视盘面积较小，视杯不明显，视盘边界清楚，伴不完整的“双环征”，视网膜血管轻迂曲 C. 左眼眼底像，示视盘边界清，大小正常，色淡红，黄斑区反光可见，视网膜血管走行正常（本病例由空军军医大学西京医院李曼红、张自峰和王雨生医师提供）

图点评：视神经发育不全典型表现为小视盘和双环征，内环为发育不良的视神经，神经纤维减少，色苍白，外环为终止于筛板的巩膜色素缘。可双眼患病，也可为单眼疾病。视力可很差，也可以正常或轻度异常，以斜视就诊时才发现眼底病变。

● 治疗建议

该病常无特殊治疗，只有针对并发症给予相应的治疗。

二、大视盘

● 概述

大视盘指视盘大小超过正常平均值（1.60mm±0.2mm）3 个标准差，过去报道病例多在 2.1～2.5mm 之间，通常发生于单眼。尚未发现明显遗传倾向。

● 临床特征

大视盘受累眼视力多无影响，杯盘比通常较大，易被诊断为正常眼压性青光眼。然而，其视杯多为圆形或横椭圆形，无垂直性切迹（剥蚀现象）（图 2-6-4）。除了可有生理盲点扩大外，视野一般也是正常的。视神经孔大小常在正常范围或稍偏大，视神经管多正常。大视盘少伴有其他全身的先天性异常，偶伴有蝶筛脑膨出、腭裂和下颌面骨发育不全的报道。

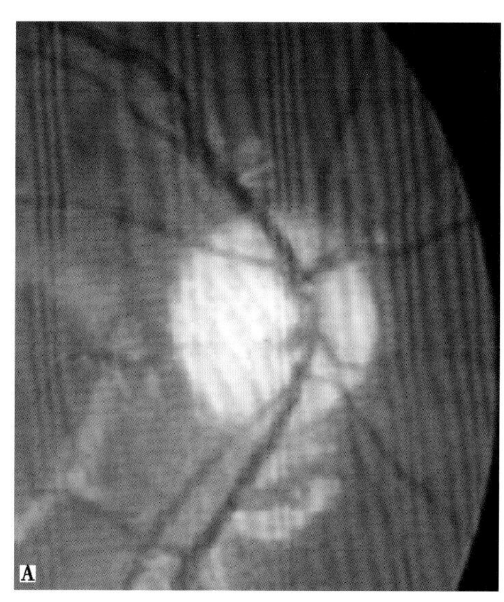

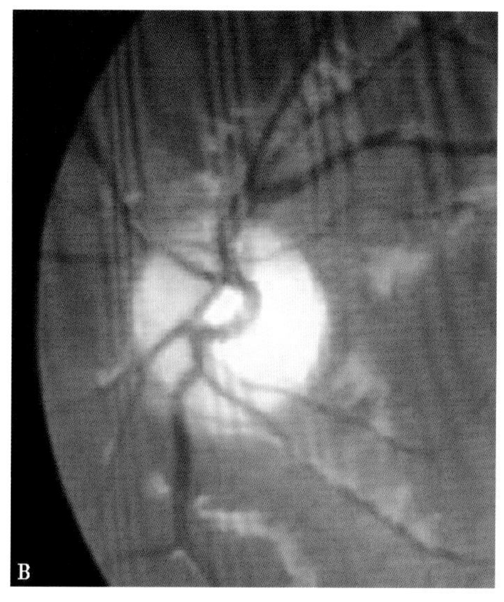

图 2-6-4 双眼大视盘

患儿女，5 岁，因幼儿园体检发现视力差就诊，验光视力可矫正至 1.0，眼压：右眼 13mmHg，左眼 12mmHg，视野正常。A、B. 双眼眼底像，显示双眼视盘较正常大（A 为右眼，B 为左眼）

图点评：大视盘容易误诊为青光眼，充分排除青光眼后方可诊断，并且需要长期随访。本病以单眼多见，本例为双眼患病。

● 治疗建议

大视盘为先天发育异常，定期随访，一般无需特殊治疗。

三、小视盘

● 概述

小视盘指视盘直径小于正常范围（图 2-6-5），可以不影响视力，也可以是视神经发育不全的眼底表现。

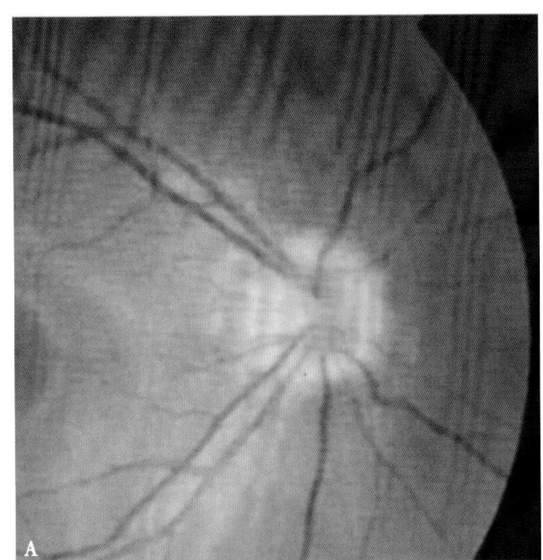

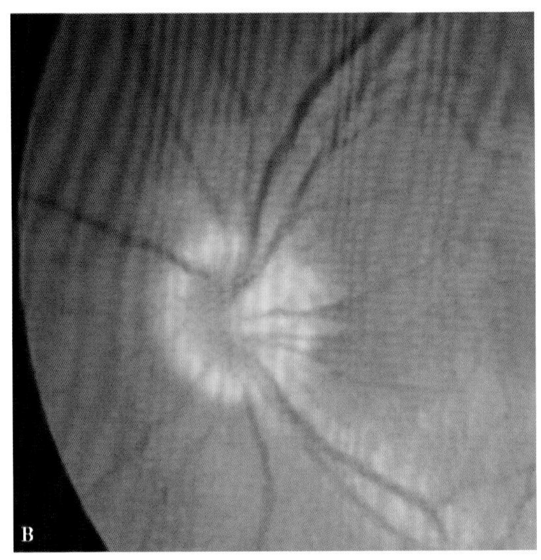

图 2-6-5　**双眼小视盘**

患儿男，12 岁，因视物模糊就诊。验光双眼中度远视伴散光，视野正常。A、B. 双眼眼底像，示双眼视盘面积较小，视杯不明显，外形似视神经炎（A 为右眼，B 为左眼）

图点评：小视盘的诊断一定要排除视盘发育异常、视神经炎等方可确定，亦需要长期随诊。

四、视盘缺损

● 概述

视盘缺损是一种少见的先天异常，由于妊娠第 5 周或第 6 周时胚裂关闭不全引起，多伴有脉络膜缺损，仅视盘缺损者少见。可以单眼或双眼发病，呈散发性，或显性遗传性伴外显不全。

推测发病病因为多种原因引起胚胎时胚裂闭合不全所致。

● 临床特征

视力一般较差，但依视盘缺损程度不同可有较大差异。视野检查生理盲点扩大。眼底表现为视盘异常增大，缺损区为淡青色，边缘清，凹陷大而深，多位于鼻侧，血管仅在缺损边缘处穿出，呈钩状弯曲（图 2-6-6）。根据眼压有无异常、双眼视盘面积不对称、损害呈非进行性等特征易于与青光眼鉴别。

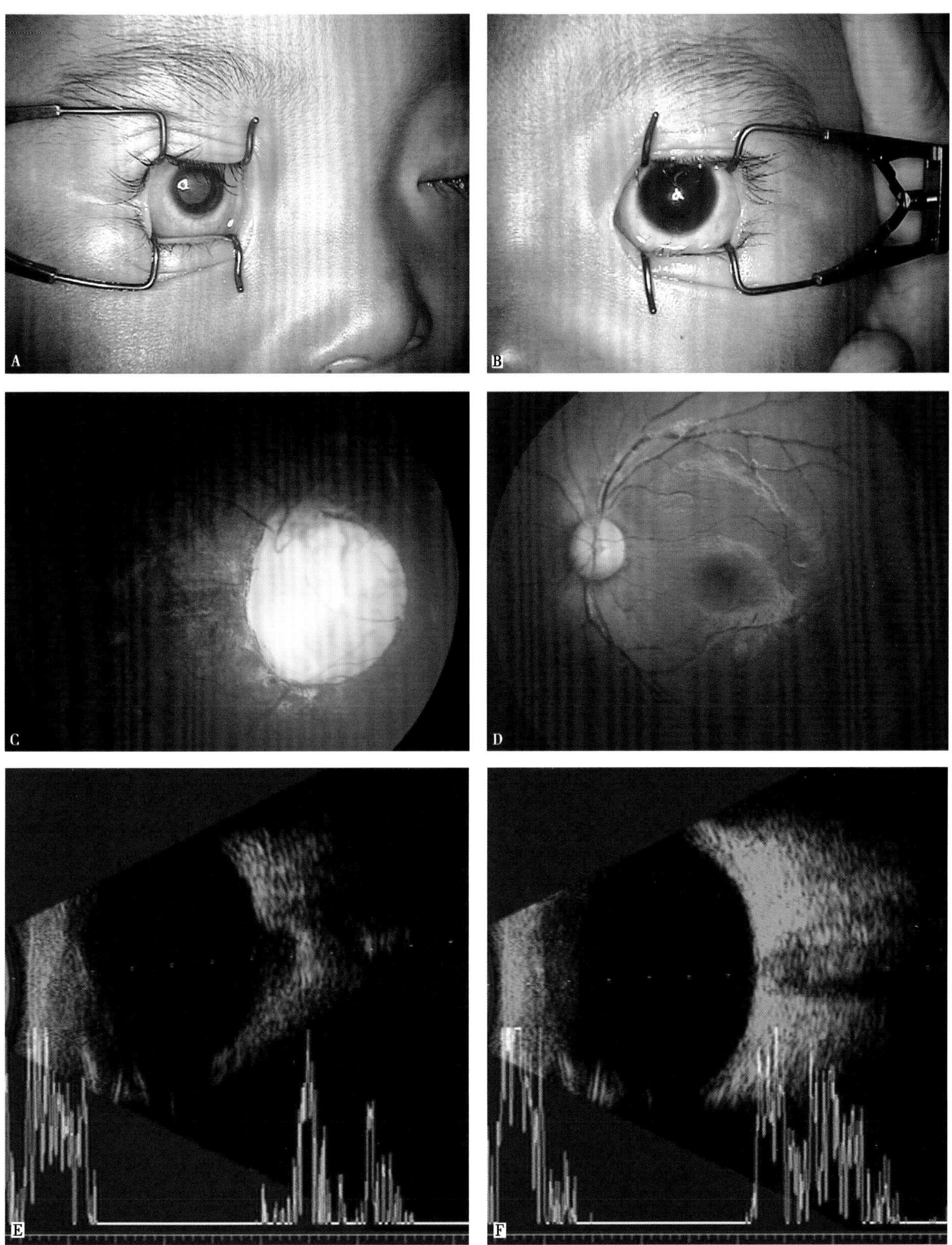

图 2-6-6 **右眼视盘缺损伴脉络膜缺损**

患儿男，3岁，单胎顺产，孕40周出生，出生体重2600g，因发现右眼视力差就诊。A、B. 外眼像，右眼球结膜无充血，角膜透明，横径9mm，垂直径8mm，前房可，瞳孔区发白，晶状体透明，玻璃体透明（A）；左眼角膜透明横径约11mm，垂直径约11mm，前房常深，晶状体和玻璃体透明（B） C. 右眼眼底像，视盘缺损伴局限性脉络膜缺损，边界清，视网膜色暗，视网膜血管走行可 D. 左眼眼底像，未见异常 E. 右眼部A/B超，示右眼轴长18.8mm，前房深度2.0mm，晶状体厚度4.0mm，视盘区域凹陷，伴局灶性脉络膜缺损 F. 左眼部A/B超，眼轴长20.2mm，前房深度2.9mm，晶状体厚度3.7mm，球壁完整光滑，未见明显异常。结合临床诊断：右眼先天性视盘缺损伴脉络膜缺损（本病例由空军军医大学西京医院李曼红、张自峰和王雨生医师提供）

图点评：视盘缺损多数合并脉络膜缺损及其他眼部异常，一般视力较差，家属可因视力差来就诊。本例患眼除缺损外，较对侧眼也小，疑似小眼球。无特殊处理，如双眼受累，低视力患者可进行低视力康复。

● 治疗建议

该病无特殊治疗，如伴有并发症则按相应治疗原则处理。

五、视盘倾斜综合征

● 概述

视盘倾斜综合征（tilted dise syndrome）也称节段性视神经发育不全，是一种累及双侧或单侧的先天性视盘发育异常疾病，眼底表现为视盘倾斜，伴视网膜血管反向，先天性视盘旁弧形斑，视盘下视网膜色素上皮和脉络膜变薄，后巩膜葡萄肿等。无性别及遗传倾向，发病率约为 3.4%，80% 为双眼发病。

该病为视神经非遗传性、发育异常性疾病，具体病因不详。

● 临床特征

患者视力一般不受影响。眼底特征为视盘向下方或鼻下方倾斜，多数伴有视网膜血管反向，先天性视盘旁弧形斑（图 2-6-7），视盘下 RPE 和脉络膜变薄，后巩膜葡萄肿等，少数伴有髓神经纤维、视网膜中央静脉阻塞、视盘周围或黄斑区视网膜下出血等，大部分患者有屈光不正，可伴斜视，视力矫正异常。视盘倾斜，上方隆起，下方或颞下方后移，长轴倾斜，视盘呈卵圆形。血管反向指视网膜中央动静脉自视盘颞侧部分出入，首先向鼻侧，离开鼻侧边缘后再折回颞侧部分。先天性弧形斑又称为 Fuchs 弧，占整个视盘正下或偏鼻下的 1/4～1/2，有的呈瓷白色，提示该处 RPE 层和脉络膜缺失，称为巩膜弧；有的呈灰蓝色，甚至可见脉络膜血管，说明色素上皮层缺失，脉络膜存在，称为脉络弧，除下方外，亦可见于视盘的任何一侧，但少见。

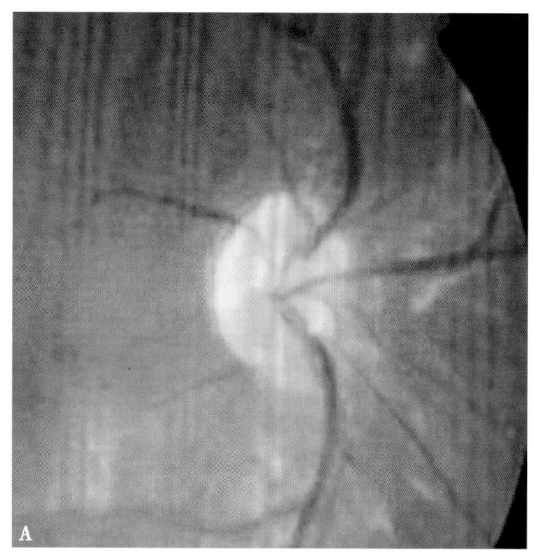

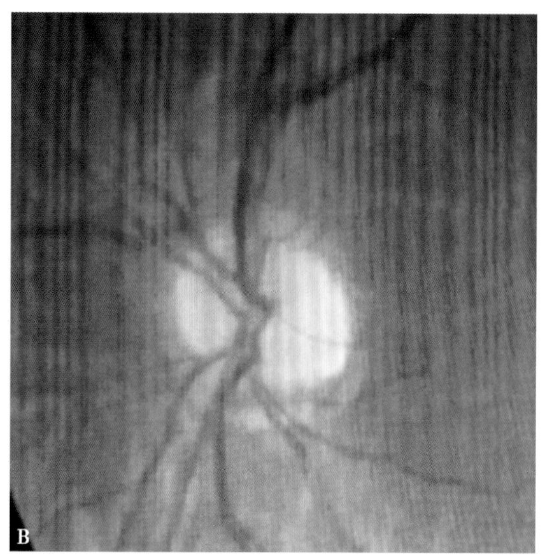

图 2-6-7 **双眼视盘倾斜综合征**

患儿女，8 岁，体检发现双侧视盘异常，双眼视力尚正常。A、B. 双眼眼底像，显示视盘周围可见脉络膜层血管，视盘向鼻下方倾斜，血管反向，视盘鼻下方见弧形斑（A 为右眼，B 为左眼）

图点评：由于视神经发育异常，导致视盘颞上部抬高而鼻下部视盘移位，故眼底表现视盘呈椭圆形，长轴倾斜，视网膜血管反向走行，鼻下方色素上皮层及脉络膜层缺失而表现为弧形斑。临床可表现为视野缺损。颞上方视野缺损有时需与视交叉压迫造成的缺损相似，需鉴别。

● 治疗建议

该病无特殊治疗，主要针对视力给予验光配镜或弱视治疗。

六、视盘水肿

● 概述

视盘水肿分假性和真性两种。假性视盘水肿（pseudopapilledema）是指视盘玻璃膜疣、视盘先天异常、有髓神经纤维和眼球较小的远视眼等导致的视盘肿胀。由于视神经纤维通过较小的巩膜孔，神经纤维较拥挤，因而表现视盘边界不清和生理凹陷缺如（图 2-6-8）。真性视盘水肿（papilloedema）多继发于颅内压增高而导致的视盘非炎症性肿胀，可单眼或双眼发病，其病因很多，双侧视盘水肿的常见原因为颅内压增高（图 2-6-9）。

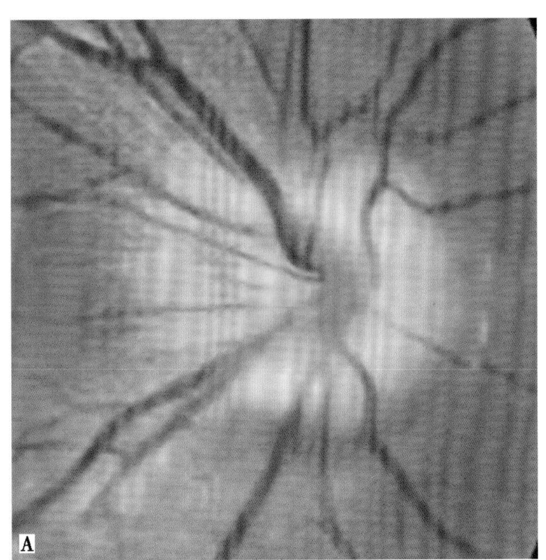

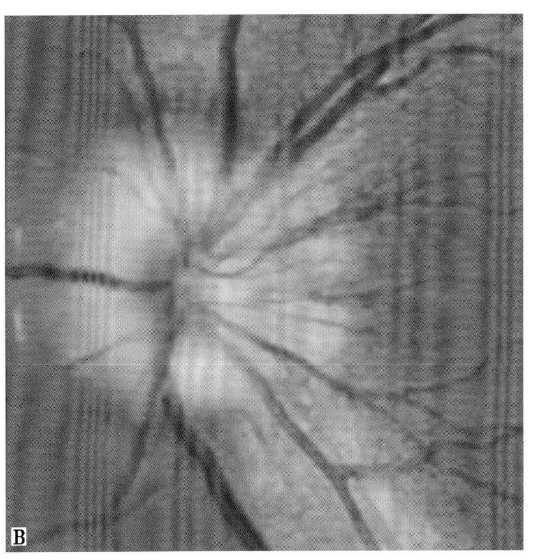

图 2-6-8 **双眼假性视盘水肿**

患儿男，11 岁，体检发现眼底异常来诊，视力正常。A、B. 双眼眼底像，示视盘边界不清、隆起，视杯消失（A 为右眼，B 为左眼）

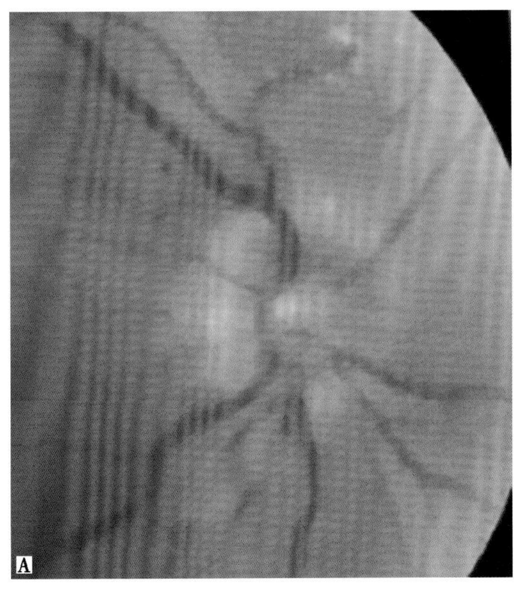

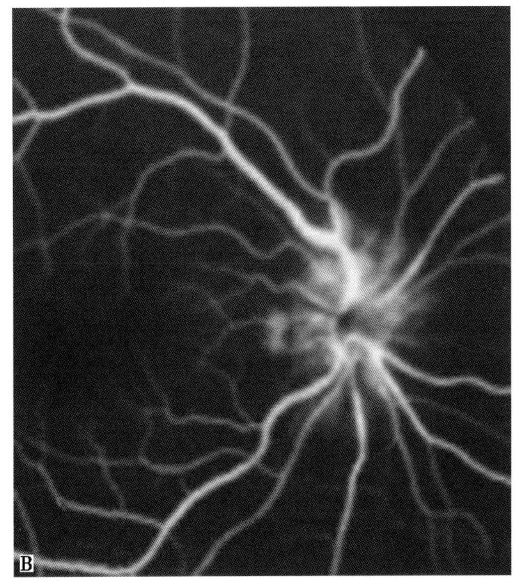

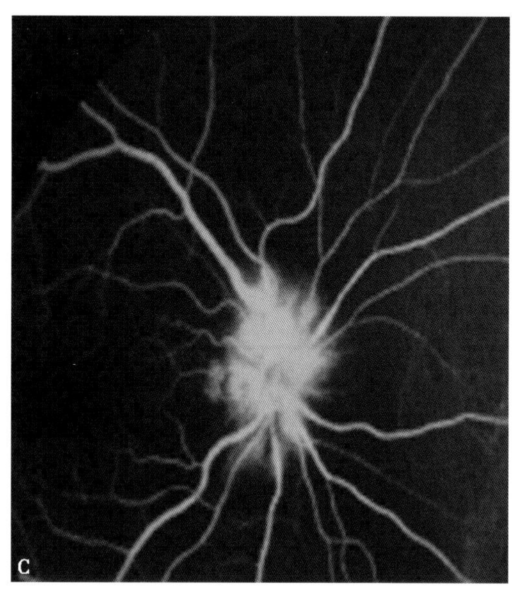

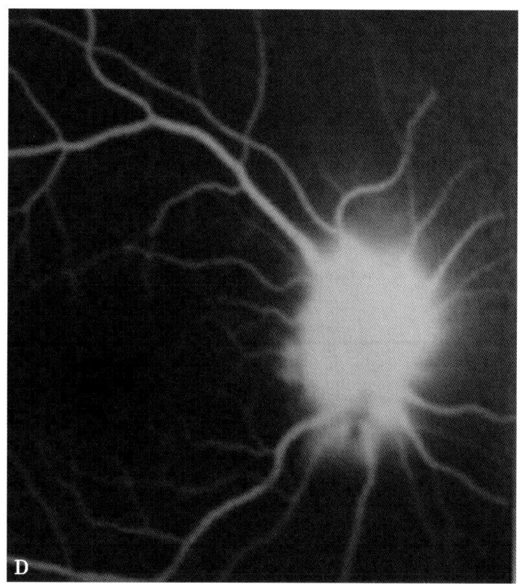

图 2-6-9 **右眼真性视盘水肿**

A. 右眼眼底像，见视盘边界模糊，视杯消失，静脉迂曲、扩张，颞下盘沿见线状出血 B～D. 右眼 FFA 像，造影早期(B)见血管迂曲、扩张，随造影时间延长，荧光素渗漏增加，范围扩大(C 和 D)

图点评：临床上发现视盘水肿，首先检查视力和视野是否正常，分清假性或真性视盘水肿，再根据情况进一步查找原因或处理。假性视盘水肿无特殊处理，随访即可。

● 发病原因

视盘水肿病因分为神经系统病变与非神经系统病变引起两大类。

- 神经系统病变引起的视盘水肿：①颅内肿瘤：在生长缓慢的肿瘤中，视盘水肿多于晚期出现，而生长迅速或发生脑脊液阻塞的肿瘤导致的视盘水肿则早期出现。一般而言，颅内占位病变导致的视盘水肿为双侧性的，而且双侧水肿程度相等，但额叶底部的肿瘤则表现为 Foster-Kennedy 综合征，是由于占位的同侧由于肿瘤的压迫而出现视神经原发性的萎缩，肿瘤引起的高颅压则使对侧视盘水肿；②颅内感染：在颅内感染的患者，由于颅内炎症、脑组织水肿、局限性的蛛网膜炎（尤其是颅后凹的蛛网膜炎）阻塞脑脊液导致视盘的水肿。急性视神经乳头炎则可产生视盘充血与模糊，甚至表现明显的水肿；③其他：先天性颅脑畸形以及由耳源性脑积水、浆液性脑膜炎、假脑瘤等导致的良性颅内压增高时，视盘水肿往往为唯一的体征。
- 非神经系统病变引起的视盘水肿：①血管性疾病：如恶性高血压、视网膜中央静脉血栓形成、结缔组织疾病引起的血管炎、动脉瘤、动静脉畸形等也能导致双侧视盘水肿，但在早期常表现为单侧视盘水肿；②其他疾病：如血液系统疾病（白血病、真性红细胞增多症、贫血、血小板减少性紫癜等）、妊娠高血压综合征、糖尿病等均能引起视盘的水肿；③屈光异常：高度近视的患者有时视盘边缘不清；远视散光患者也可出现视盘边缘模糊，但用矫正眼镜后，则看不到其边缘模糊。

● 临床特征

- 早期临床表现：①在急速转头或突然站立时，可出现短暂、阵发性的视力模糊，但在几分钟后可恢复，可能是视神经在视神经孔处受压或视网膜动脉痉挛而致；②早期视力基本正常，但经过较长时间后出现视神经萎缩，则出现视力的减退或失明；③生理盲点扩大是视盘水肿的常见现象；④早期视盘水肿的眼底表现为视盘边缘模糊，一般先出现在鼻侧与上下极，颞侧则常在最后出现。静脉充盈是重要的体征，正常情况下视网膜静脉与动脉的管径比例为 3∶2，而颅内压增高时，则可变为 4∶2，甚至 5∶2。
- 后期临床表现：①严重的视盘水肿，其直径增大，边缘模糊，生理凹陷消失，静脉怒张，并可出现静脉的迂曲。视神经与周围血管由于高度水肿而不能看清，有时视盘周围出现片状出血或渗出物斑块；

②视盘水肿的晚期出现视盘萎缩，外观为苍白色，动脉变细，静脉怒张消退，视盘小血管增多；③视盘水肿继发视盘萎缩后，会出现周围视野向心性缩小，鼻侧视野缩小较颞侧明显；严重患者仅在颞侧遗留很小的视野，最终完全失明。FFA 可见视盘表面周围微小血管扩张，晚期染料渗漏，范围扩大。

● 治疗建议

主要是针对原发病治疗。如果确诊为颅内血肿、血管性病变、颅内肿瘤后，可通过外科手术减压或切除颅内肿瘤、清除血肿、降低颅内压，使视力有所好转，但已发生视盘萎缩的患者，外科手术对于视力的改善可能没有帮助。视神经炎除病因治疗外，在急性期可用地塞米松、甲基泼尼松龙或氢化可的松静脉滴注，每天 1 次，10～15 天为 1 个疗程；同时给予 B 族维生素。在疾病恢复期可改为泼尼松口服与应用神经营养剂。其他治疗，如应用血管扩张药、球后封闭、理疗、中医中药等的疗效有待进一步观察。

七、视盘萎缩

● 概述

视盘萎缩（optic atrophy）不是一种独立的疾病，它是由于视神经各种病变及其髓鞘或视网膜神经节细胞及其轴突等的损害，致使神经纤维丧失和神经胶质增生的最终结局。由于神经纤维萎缩，患者多有视功能减退、视野缩小。因为视神经内毛细血管闭塞以及神经胶质增生，致使视盘苍白。由于神经髓鞘丧失而使神经纤维体积缩小，视盘表现轻度凹陷。利用无赤光进行眼底照相或激光眼底扫描，还可以查出视网膜神经纤维层呈条带状、楔形或广泛的神经纤维束缺损。

● 发病原因

多种疾病可引起视盘萎缩：①颅内高压或颅内炎症，如结核性脑膜炎；②视网膜病变，包括血管性（如视网膜中央动静脉阻塞）、炎症（如视网膜脉络膜炎）、变性（如视网膜色素变性）；③视神经病变，包括血管性（如前部缺血性视神经病变）、炎症（如视神经炎）、感染性（如梅毒）、铅及其他金属类中毒等；④压迫性病变，眶内或颅内的肿瘤、血肿等（图 2-6-10）；⑤外伤性病变，颅脑或眶部外伤；⑥代谢性疾病，如糖尿病；⑦遗传性疾病，如 Leber 病；⑧营养性，如维生素 B 缺乏等。正常视盘颞侧较鼻侧颜色淡，婴儿的颜色也较淡。不能单凭视盘色调诊断视盘萎缩，必须结合视力和视野等综合分析。掌握观察视网膜神经纤维层的方法，有助于早期发现视神经萎缩。

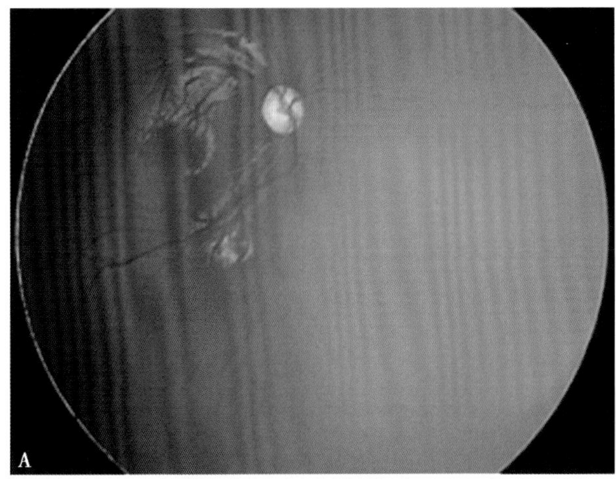

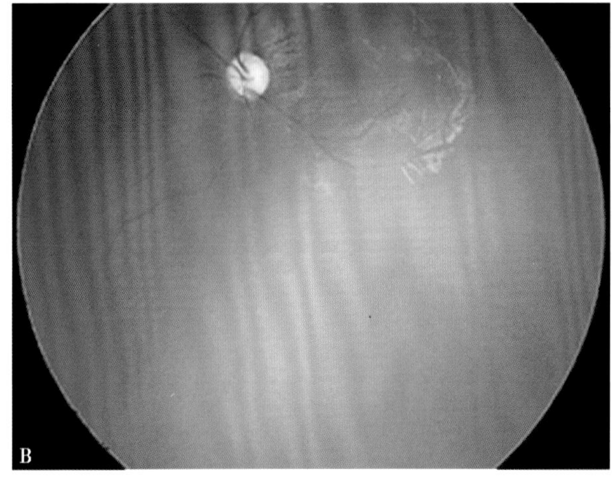

图 2-6-10 **双眼继发性视神经萎缩**

患儿男，2 岁，因视力差来诊。A、B. 双眼眼底像，显示视盘萎缩，后经头颅 MRI 发现颅咽管瘤（A 为右眼，B 为左眼）

图点评：视盘萎缩多为继发性，原发病可以是青光眼、眼外伤和炎症性疾病，也可以是颅内肿瘤压迫视神经所致。

● 临床特征

眼底检查可见视网膜动脉变细，血管伴有白鞘；后极部视网膜可残留硬性渗出或未吸收的出血。无赤光检眼镜检查，正常的视神经纤维呈白细线条状，萎缩的视神经纤维常呈杂乱斑点状。依据眼底表现可分为两类：①原发性视神经萎缩：视盘色淡或苍白，边界清楚，视杯上可见筛孔，视网膜血管一般正常；②继发性视神经萎缩：视盘色灰白、秽暗，边界模糊不清，生理凹陷消失。依据视神经损害部位不同而视野改变各异，靠近眼球段的视神经炎，视野中有巨大中心暗点；离眼球稍远段的视神经相关病变，则可表现为视野局限性缺损或向心性缩小；视交叉病变可呈双眼颞侧偏盲；单侧外侧膝状体或视束病变，双眼在病变的对侧出现同侧偏盲。色觉障碍多为后天获得性，红绿色障碍多见，色相排列检查法优于一般检查法。荧光素眼底血管造影早期意义不大，晚期可见视盘荧光减弱和后期强荧光。视觉电生理检查可表现特征性的异常改变，ERG、EOG 和 VEP 等对诊断及评估预后均有一定的意义。

● 治疗建议

积极治疗原发疾病。大多数脑垂体肿瘤压迫所致的视盘萎缩，术后常可获得明显的视力恢复。视神经管骨折如能及时手术，也可能收到较好的效果。其他原因所致的视盘萎缩，可试用神经营养剂、血管扩张药、中医中药等治疗，但效果有待进一步评估。

八、视盘玻璃膜疣

● 概述

视盘玻璃膜疣（optic disc drusen）可能是由视盘未成熟的视神经胶质增生变性，或视神经纤维轴浆崩解钙化而成。临床上分为两类，即可见性和埋藏性视盘玻璃膜疣。前者表现为视盘上粗糙的、边缘凹凸不平的、发亮的不规则结晶样体，桑葚样外观，有些表现为假性视盘水肿；埋藏性玻璃膜疣由于玻璃膜疣位于视盘深部，眼底表现为视盘隆起，随年龄增长，玻璃膜疣体积增大，可见性增加。埋藏性玻璃膜疣可以转变为可见性玻璃膜疣。多双眼发病，约半数患眼为埋藏性玻璃膜疣，可见性视盘玻璃膜疣相对较少。本病在婴儿期比较少见，多在十几岁时才出现，而且病情不断进展。

● 发病原因

视盘玻璃膜疣的发病原因及机制尚不清楚，有多种假说。Sacks 等认为属先天血管异常，当血液循环障碍时，血浆蛋白转输受阻，郁积于视盘，形成视盘玻璃膜疣。这种特有的积聚可能源于视盘的细胞及其附近组织。Seitz 等从组织化学角度研究，认为视盘玻璃膜疣起源于视神经纤维崩解后轴浆的衍生物，其形成是一个慢性变性过程。支持轴突变性（axonal degeneration）理论的还有 Spencer 和 Tso 等人。Spencer 认为视盘玻璃膜疣的形成是由于轴浆流转输的变化所致。Tso 研究认为轴突代谢紊乱导致细胞内线粒体钙化，轴突崩解，线粒体释放到细胞外，因细胞外的钙浓度较细胞内高，钙质不断地积聚在这些被释放到细胞外的线粒体内，于是产生微小的钙化体，随着钙质不断地积聚在这些病灶上，形成视盘玻璃膜疣。

● 临床特征

患者视力多数正常，若伴有并发症，视力可有不同程度下降。因玻璃样物质出现在视盘处，位于视盘浅表时则呈黄白色或蜡黄色、半透明、发亮的圆形小体，常位于视盘鼻侧。深埋在视神经组织内者称埋藏性视盘玻璃膜疣，视盘稍扩大、隆起，边界不清，呈不规则起伏状。视网膜血管在视盘上弯曲爬行，呈假性视盘水肿外观(图 2-6-11)。玻璃膜疣一般不对称。由于神经纤维受压,视网膜下出血或视网膜下新生血管形成可以引起视力丧失,但少见。常有视野缺损,包括生理盲点扩大、神经纤维束缺损,偶尔出现不规则的周边视野缩窄,或严重的视野缺损。眼底可见自发荧光,血管造影晚期染色,无染料渗漏。A/B 超声波检查可见视盘钙样物质沉积及强回声反射。

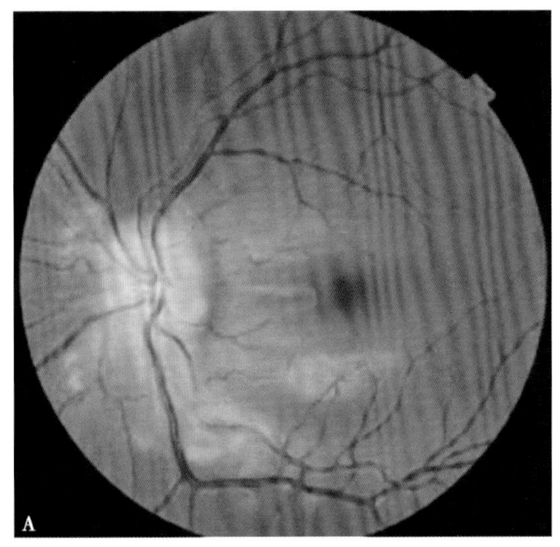
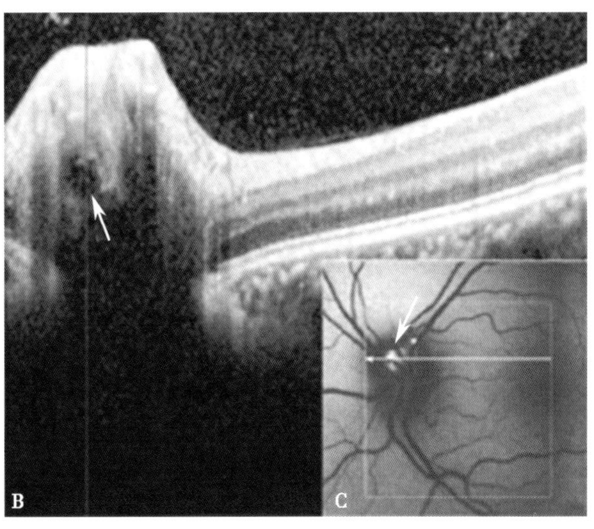

图 2-6-11 **左眼埋藏性视盘玻璃膜疣**

患者女,25 岁,以"左视神经炎"来诊。最佳矫正视力双眼均为 1.0,视野正常。A. 左眼眼底像,可见视盘边界模糊,隆起 B. 左眼视盘 OCT,显示玻璃膜疣(白箭) C. 左眼底自发荧光像,可见视盘自发荧光亮点(白箭)与 OCT 所示隆起对应

图点评:埋藏性视盘玻璃膜疣极易误诊为颅内压增高导致的视盘水肿和视神经炎,本例患者即如此,眼底表现为假性视盘水肿,但主诉多与体征不符合。虽然视野可有不同程度的缺失,但患者视力良好。眼底自发荧光、OCT 及 A/B 超检查对视盘玻璃膜疣的诊断均有确诊意义。本病患者视力多正常,眼底表现较隐匿,较难收集到婴幼儿病例,在此以一成人病例展示疾病特征。

● **并发症**

视盘玻璃膜疣可并发多种眼底病变,如视盘旁脉络膜新生血管、前部缺血性视神经病变、视网膜中央动脉或静脉阻塞等。

● **治疗建议**

若无并发症,一般无需治疗;若出现视盘出血,可给予止血祛瘀及营养视神经治疗;若伴有脉络膜新生血管形成,可考虑给予抗血管内皮生长因子(vascular endothelial growth factor,VEGF)治疗或光动力学疗法(photodynamic therapy,PDT)治疗;如出现缺血性改变,则给予改善微循环、营养视神经及对症治疗等。

(张国明 田汝银 李慧林)

主要参考文献

1. 李凤鸣. 眼科全书. 北京:人民卫生出版社,1996:2218.
2. 田国红,王敏,孙兴怀. 先天性视盘发育异常的临床特征及鉴别诊断. 中国眼耳鼻喉科杂志,2014,14(6):358-362.
3. 王开文. 视神经发育不全. 实用眼科杂志,1990,8(1):2-4.
4. 阴正勤. 儿童眼发育的特点与先天性遗传性眼病. 继续医学教育,2006,20(21):5-12.
5. Brodsky MC. Congenital optic disk anomalies. Surv Ophthalmol,1994,39(2):89-112.

6. Al-Mohtaseb Z，Foroozan R. Congenital optic disc anomalies. Int Ophthalmol Clin，2012，52（3）：1-16.
7. Webb EA，Dattani MT. Septo-optic dysplasia. Eur J Hum Genet，2010，18（4）：393-397.
8. Yamamoto T，Sato M，Iwase A. Superior segmental optic hypoplasia found in Tajimi Eye Health Care Project participants. Jpn J Ophthalmol，2004，48（6）：578-583.
9. Yamada M，Ohkubo S，Higashide T，et al. Differentiation by imaging of superior segmental optic hypoplasia and normal-tension glaucoma with inferior visual field defects only. Jpn J Ophthalmol，2013，57（1）：25-33.
10. Dorrell D. The tilted disc. Br J Ophthalmol，1978，62（14）：16-20.
11. Kim RY，Hoyt WF，Lessell S，et al. Superior segmental optic hypoplasia：a sign of maternal diabetes. Arch Ophthalmol，1989，107（9）：1312-1315.
12. Margalith D，Jan JE，McCormick AQ. Clinical spectrum of congenital optic nerve hypoplasia：review of 51 patients. Dev Med Child Neurol，1984，26（3）：311-322.

第 7 章

脉络膜缺损

Coloboma of the Choroid

● 概述

脉络膜缺损（coloboma of the choroid）是指脉络膜组织的部分缺失，可分为先天性和后天性。先天性脉络膜缺损与眼球发育缺陷有关，如眼球内陷、小眼球、小角膜或虹膜缺损等，多数有遗传倾向；后天性者与外伤和手术有关。大约 60% 的先天性脉络膜缺损为双侧性，男女发病率无明显差别。典型的脉络膜缺损是由于胚胎眼形成过程中胚裂闭合不全所致，缺损范围大小不一，可以是整个象限缺损，也可以是大小不一的一个或数个孤立性灶性缺损。

● 病因和发病机制

脉络膜缺损和视盘缺损的病因与发病机制大致相同，是由于视泡胚裂闭锁不全所致。由于胚裂闭合不全程度不等，大的缺损可包括虹膜和睫状体缺损，并累及到黄斑和视盘；小的缺损可仅表现为先天性视盘小凹或先天性视盘缺损。

● 临床特征

根据先天性脉络膜缺损的部位不同，视力变化较大。黄斑未累及的患者，视力可以正常；如果黄斑在缺损范围内，可仅有光感或眼前指数。典型者多为双眼发病，常伴有斜视、眼球震颤、鼻下虹膜缺损、晶状体混浊或眼球其他发育异常。缺损位于视盘下方并略偏于鼻侧（胚裂处），形状多为直立的钝三角形、盾形或椭圆形，小者仅为 1～2PD，大者可超过一个象限。非典型脉络膜缺损较少见，多为单眼，常孤立于眼底任何区域（非胚裂位）。缺损区看不到脉络膜，呈黄白色或灰白色，即巩膜的颜色，上方有菲薄的视网膜覆盖（图 2-7-1～图 2-7-3）。在脉络膜缺损处的视网膜常有萎缩、变性、发育不良，出现裂孔时可导致视网膜脱离。相应缺损区可查出相对或绝对性暗点，但视野缺损的范围较眼底所见的病变区小。A/B 超声波检查显示缺损区巩膜后凹。

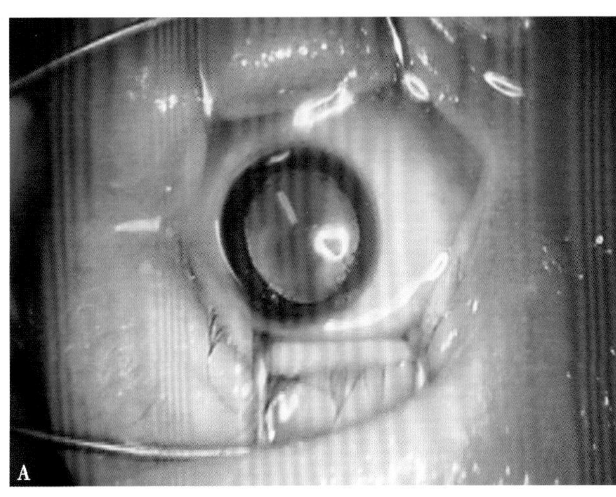

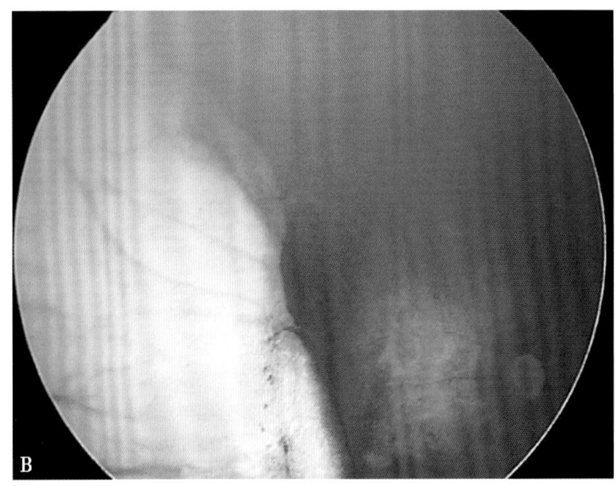

图 2-7-1　**右眼脉络膜缺损**

A. 右眼外观像，散瞳后呈“猫眼”样外观　B. 右眼眼底像，可见颞侧大范围脉络膜缺损

图点评：脉络膜缺损范围小时外观难以发现，如范围大，外观即可呈现“白瞳症”。眼底主要表现为黄白色病灶，是缺损组织透见的巩膜颜色，从检眼镜下呈凹陷状的表现不难确诊。本例缺损明确，但位于眼底颞侧，单眼发病，为非典型性缺损。

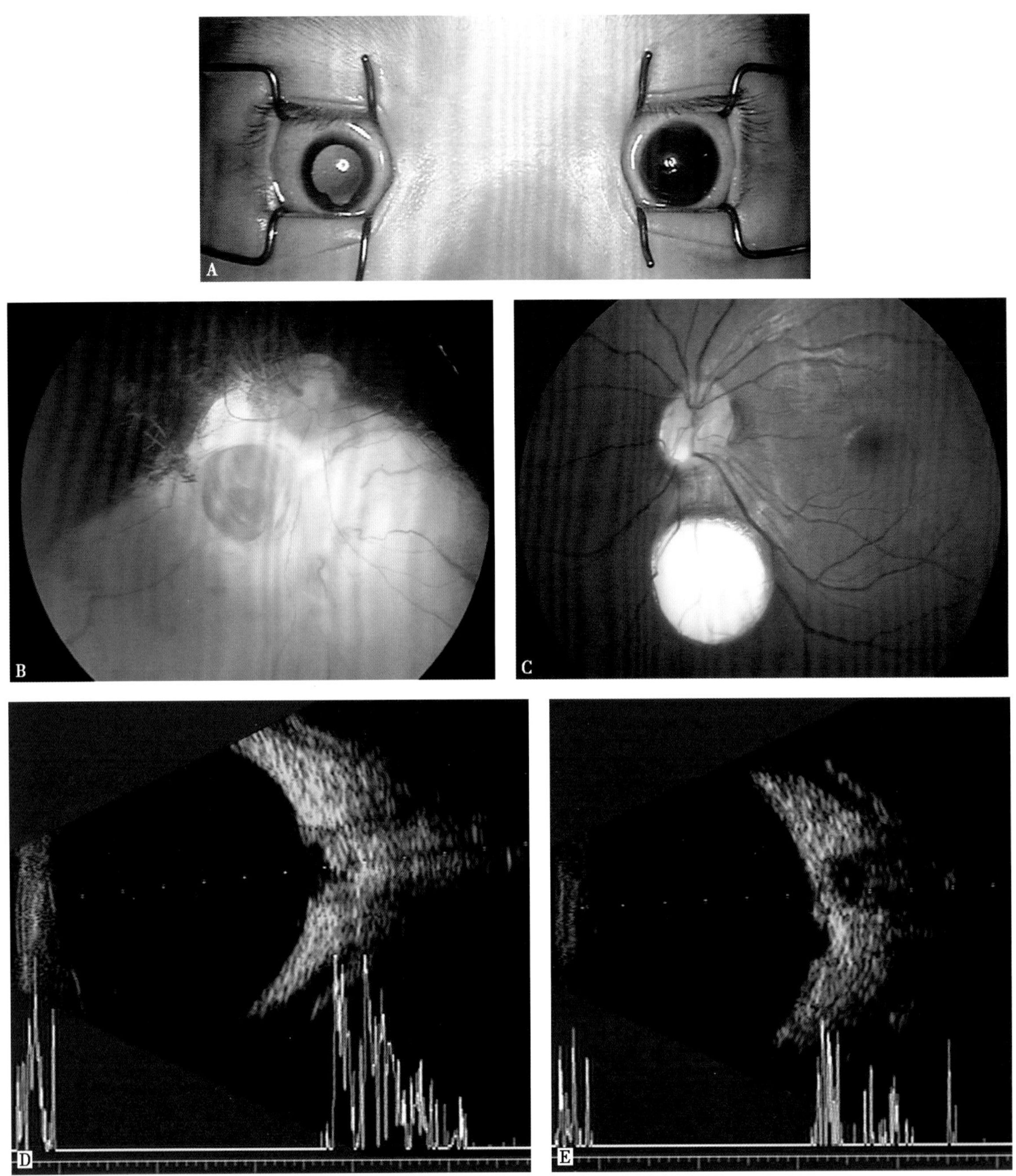

图 2-7-2　**双眼先天性脉络膜缺损**

患儿女，11 月龄，孕 40^{+3} 周出生，出生体重 3500g，因“发现右眼瞳孔区发白视力差”就诊。患儿出生后半年家长偶然发现右眼瞳孔区发白，且视力差，无特殊家族遗传病史。眼部检查：双眼视力：右眼可追光，左眼可追物。眼压：右眼 15mmHg，左眼 16mmHg。眼球无突出。A. 外眼像，右眼球结膜无充血，角膜透明，前房深度正常，瞳孔不圆，下方部分虹膜缺损，且瞳孔区发白，晶状体透明；左眼角膜透明，前房深度正常，瞳孔圆，晶状体透明，玻璃体透明　B. 右眼眼底像，示下方大片脉络膜缺损，可见巩膜裸露呈瓷白色，累及视盘和黄斑区，视盘边界不清，颞下可见 1.5PD 凹陷，视网膜血管走行不规则，黄斑区可见色素紊乱　C. 左眼眼底像，示视盘边界清，色红，C/D=0.3，视盘下方可见 2PD 大小脉络膜缺损区，呈瓷白色，视网膜血管走行可　D. 右眼部 A/B 超像，眼轴长 24.5mm，前房深度 1.7mm，晶状体厚度 4.0mm，玻璃体腔可见少许点状中低回声，视盘凹陷　E. 左眼部 A/B 超像，眼轴长 19.9mm，前房深度 2.6mm，晶状体厚度 3.6mm，视盘下方可见球壁向后轻凹陷。结合临床诊断：双眼先天性脉络膜缺损，右眼虹膜缺损（本病例由空军军医大学西京医院李曼红、张自峰和王雨生医师提供）

图点评：该患儿因家长发现右眼白瞳症和视力差前来就诊，检查发现双眼脉络膜缺损，但不对称，右眼范围大，累及虹膜、视盘和黄斑区，视力差；左眼缺损呈局灶性，远离黄斑，患儿尚存有用视力。A/B超可清晰显示双眼球壁凹陷，有助于诊断。该患儿双眼轴不等长，存在屈光参差的可能性，需要定期随访，进行验光矫正。

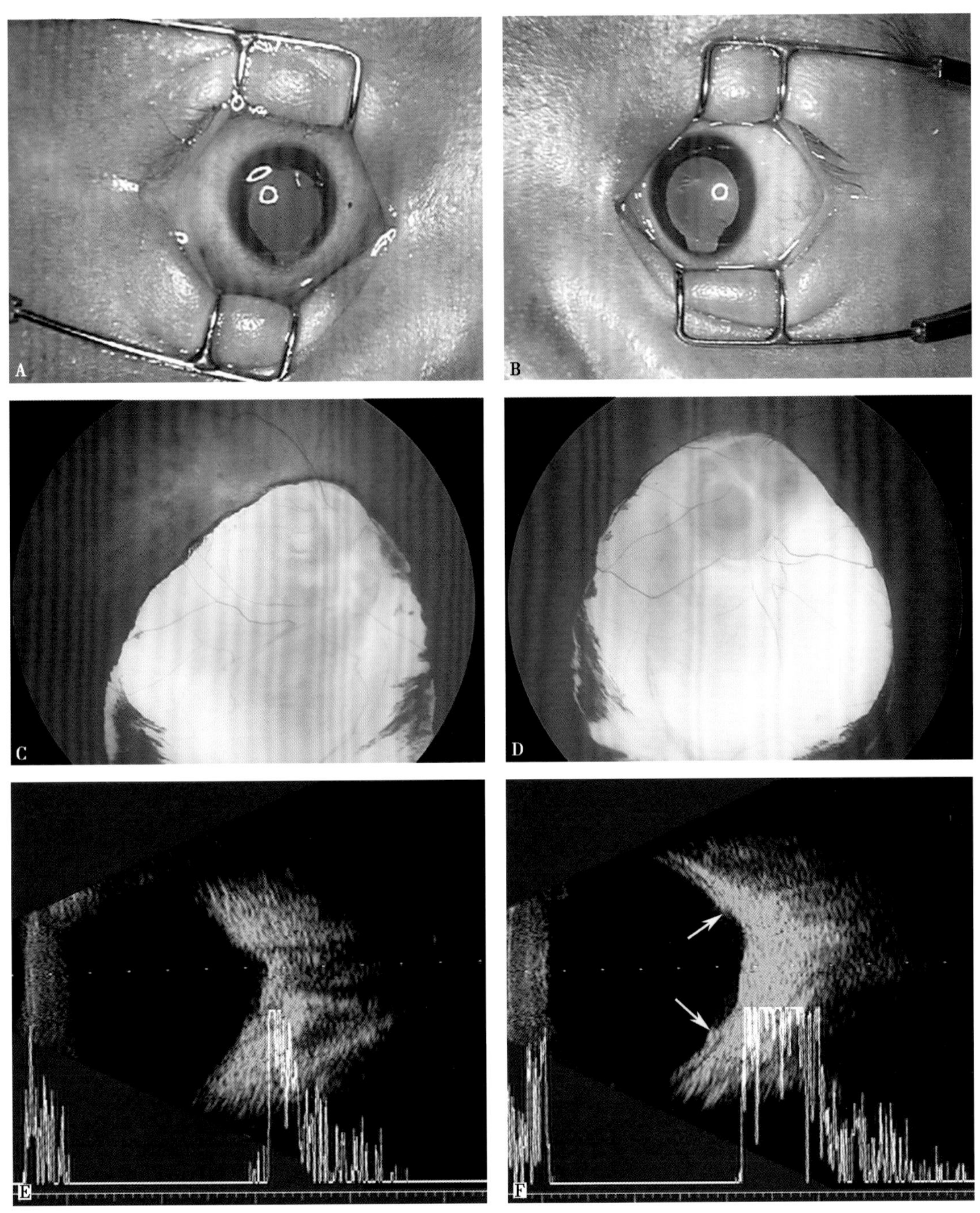

图 2-7-3　双眼先天性虹膜和脉络膜缺损

患儿男，2月龄，孕36周出生，出生体重2100g。患儿出生后1个月家长发现双眼瞳孔不圆而就诊。无特殊家族及遗传病史。眼部检查：双眼可追光，眼压Tn。A、B. 双眼外眼像，双眼角膜透明，前房深度正常，瞳孔不圆，下方部分虹膜缺损，呈倒梨形，且瞳孔区发白，晶状体透明，玻璃体透明　C、D. 双眼眼底像，示下方大片脉络膜缺损，可见巩膜裸露呈瓷白色，累及视盘和部分黄斑区，视盘边界不清，不规则凹陷，视网膜血管走行不规则，残留部分黄斑区可见色素紊乱　E、F. 眼部A/B超，右眼轴长18.3mm，前房深度2.3mm，晶状体厚度3.6mm；左眼轴长17.8mm，前房深度2.3mm，晶状体厚度3.5mm。双眼下方球壁局限性凹陷，与正常球壁之间可见嵴样隆起回声（黄箭）（A、C、E为右眼，B、D、F为左眼）（本病例由空军军医大学西京医院李曼红、张自峰和王雨生医师提供）

图点评：该患儿因家长发现双眼瞳孔不圆而就诊，检查发现双眼虹膜缺损并伴脉络膜缺损。该病例特点是双眼病灶对称，缺损范围大，波及虹膜、视盘和黄斑，至少涉及两种葡萄膜组织，对视功能影响大。理论上，本例应诊断为双眼先天性葡萄膜缺损，但由于未得到睫状体缺损的直接证据，故以目前临床诊断。

● 治疗建议

目前尚无有效的治疗方法。如并发视网膜脱离，应积极手术治疗。

（张国明　陈妙虹　曾爱能　李曼红　张自峰　王雨生）

主要参考文献

1. 张承芬. 眼底病学. 北京：人民卫生出版社，2008：168-171.
2. 文峰，易长贤. 临床眼底病. 内科卷. 北京：人民卫生出版社，2015：31，230-231.
3. 汪东生，辛秀兰. 先天性小角膜伴虹膜及脉络膜缺损并发脉络膜新生血管一例. 中华眼科医学杂志（电子版），2013，3（1）：30-31.
4. Gopal L，Khan B，Jain S，et al. A clinical and optical coherence tomography study of the margins of choroidal colobomas. Ophthalmology，2007，114（3）：571-580.
5. Uhumwangho OM，Jalali S. Chorioretinal coloboma in a paediatric population. Eye（London，England），2014，28（6）：728-733.

第 8 章

先天性视网膜劈裂症

Congenital Retinoschisis

● 概述

先天性视网膜劈裂症(congenital retinoschisis)又称为遗传性视网膜劈裂症，为X性染色体隐性遗传病，发病率为0.004%～0.02%，见于男性儿童，双眼发病。以神经感觉层层间裂开为主要眼底特征。后极部常表现为黄斑中心凹劈裂，周边为颞下象限的视网膜劈裂，可并发玻璃体积血和视网膜脱离。

● 临床特征

双眼发病，患眼视力通常介于0.1～0.5。多为远视眼，可伴斜视、眼球震颤。黄斑区劈裂初期为中心凹反光消失，病情进展可表现以中心凹为中心的放射状囊样皱褶，典型者呈“辐轮样结构”。约有50%的患者合并周边部视网膜劈裂，通常在颞下象限，劈裂的内层隆起薄如纱膜，表现为扁平的巨大视网膜囊泡，后缘边界可见白色的分界线(图2-8-1～图2-8-5)。ERGb波振幅与a波振幅不成比例的下降(即b/a倒置)为本病特征改变。

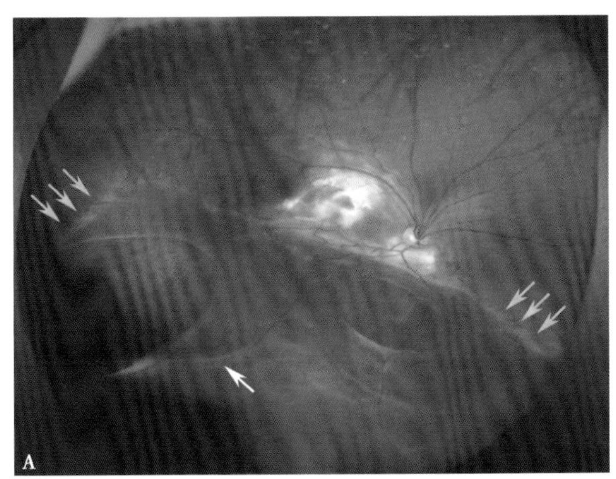

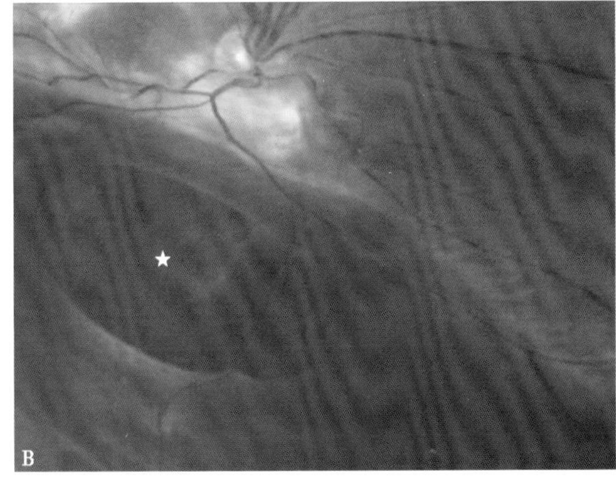

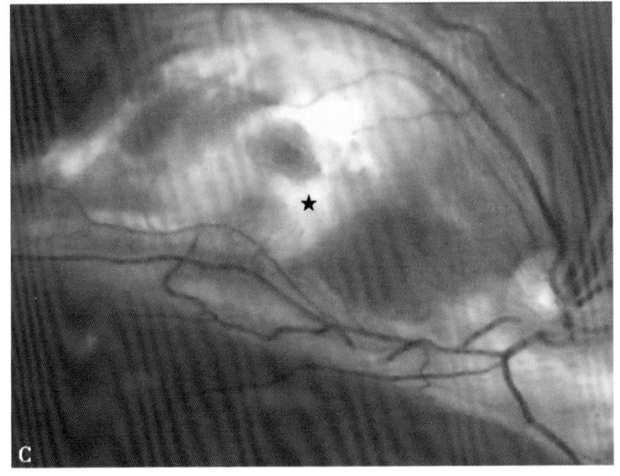

图2-8-1 右眼先天性视网膜劈裂症

患儿男，6岁，因“右眼视力下降2年、左眼视力下降1年”就诊。视力：右眼手动/眼前，左眼0.12。A. 右眼超广角眼底照相，显示黄斑区大量黄白色渗出，视网膜隆起，其上血管走行迂曲，颞侧及下方大片视网膜劈裂，部分血管伴白鞘(白箭)，颞侧及视盘下方两个巨大椭圆形囊腔形成，劈裂后缘边界见白色分界线(黄箭) B. 局部放大图，示颞侧巨大椭圆形囊腔(白五角星) C. 局部放大图，示右眼黄斑区黄白色渗出(黑五角星)

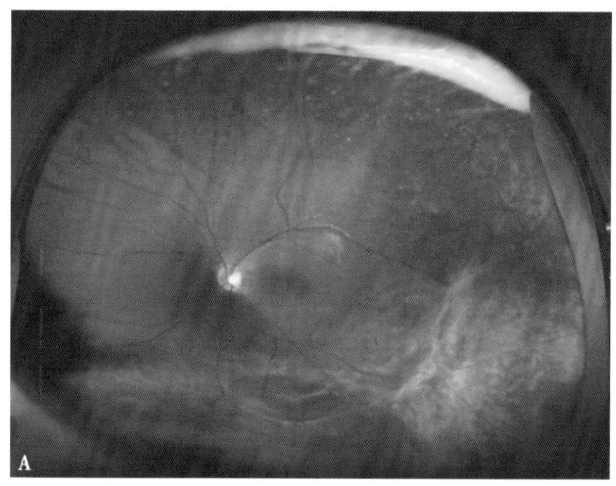

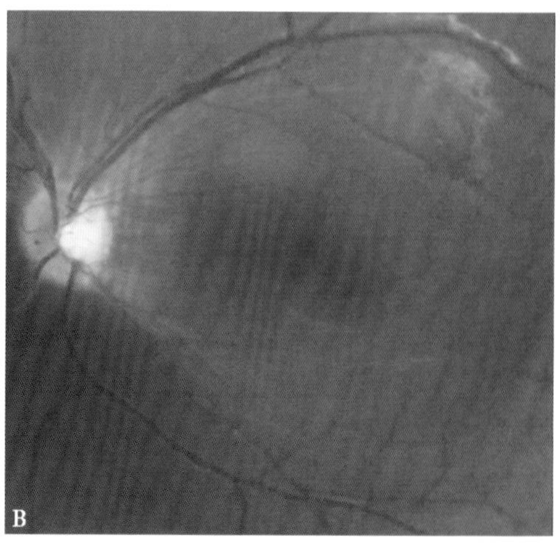

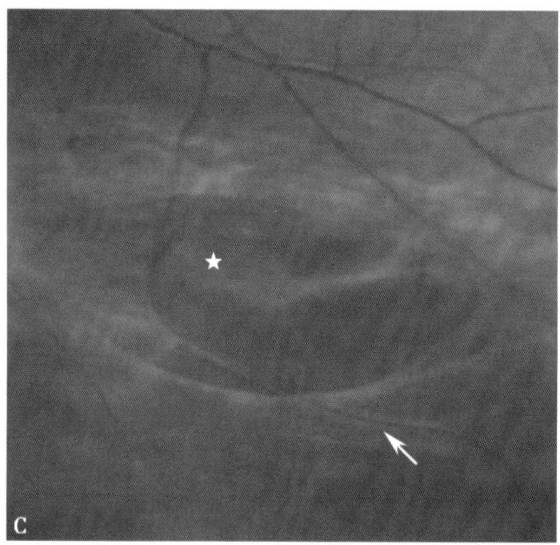

图 2-8-2 **左眼先天性视网膜劈裂症**（病例同图 2-8-1）
A. 左眼超广角眼底照相，显示视盘边界清，色泽正常，黄斑区反光增强，下方及颞侧大片视网膜劈裂呈薄纱样，劈裂后缘边界见白色分界线 B. 局部放大图，示黄斑反光强 C. 局部放大图，示下方大片视网膜劈裂区内部分血管白鞘（白箭），巨大囊泡形成（白五角星）

图点评：后极部典型眼底表现呈以中心凹为中心的放射状囊样皱褶。周边部大片劈裂可导致位于神经纤维层的小血管缺血缺氧而形成血管白鞘，若可行 FFA 检查，则可清晰显示异常扩张或渗漏的血管。

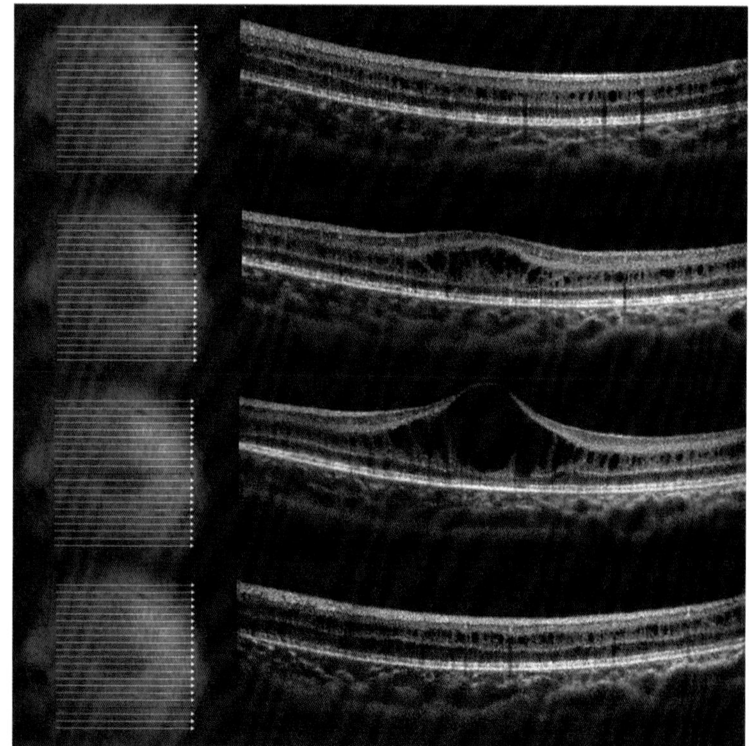

图 2-8-3 **左眼先天性视网膜劈裂症黄斑 OCT 表现**（病例同图 2-8-1）
本图为左眼 OCT 不同扫描层面，显示黄斑区视网膜层间囊样改变，伴区域间隔均匀垂直的桥状组织相连，中心凹下小囊腔融合扩大伴倾斜的桥状组织相连

图点评：该患儿因右眼固视差，黄斑区视网膜高度隆起，OCT 成像不清，故未能展示其图像。先天性视网膜劈裂症 OCT 扫描表现具有特征性，黄斑区劈裂呈间隔均匀的桥状组织相连。

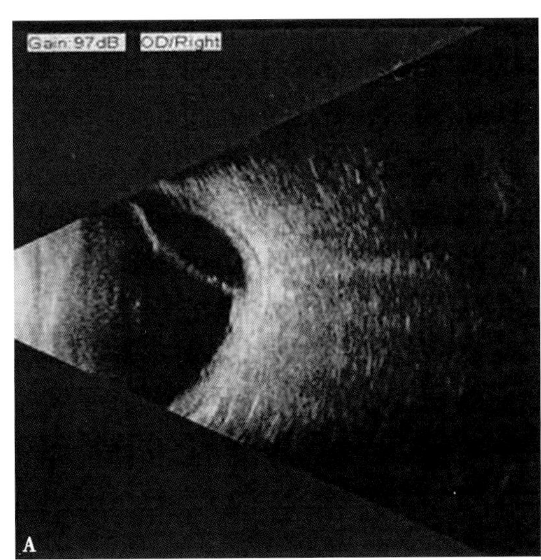

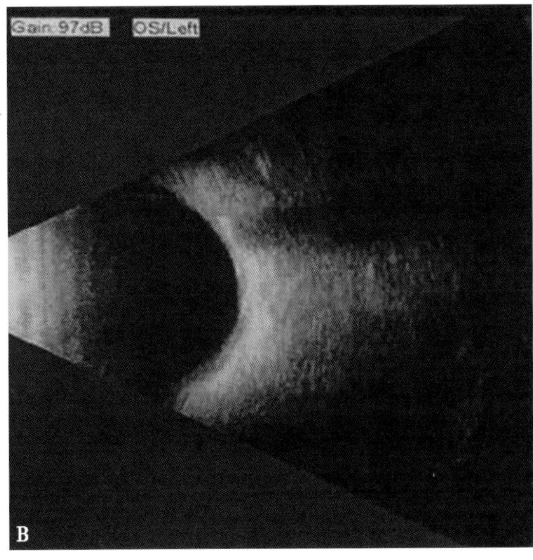

图 2-8-4　**双眼先天性视网膜劈裂症 B 型超声图**（病例同图 2-8-1）

A. 右眼 B 超像，玻璃体内可探及与球壁相连的弧形带状回声，纤细，表面光滑，回声较正常视网膜弱

B. 左眼 B 超像，未见明显异常

图点评：眼部超声检查对于发现和随访周边部视网膜劈裂的变化有帮助，其声像特征与视网膜脱离有明显不同。

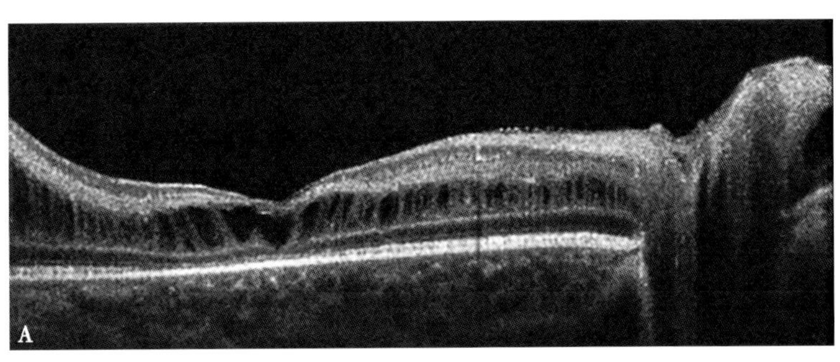

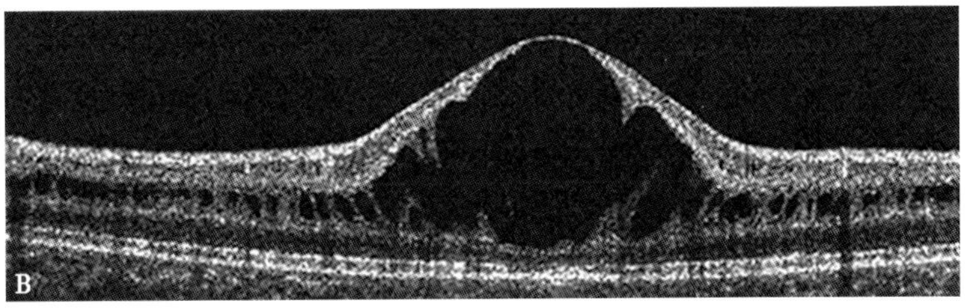

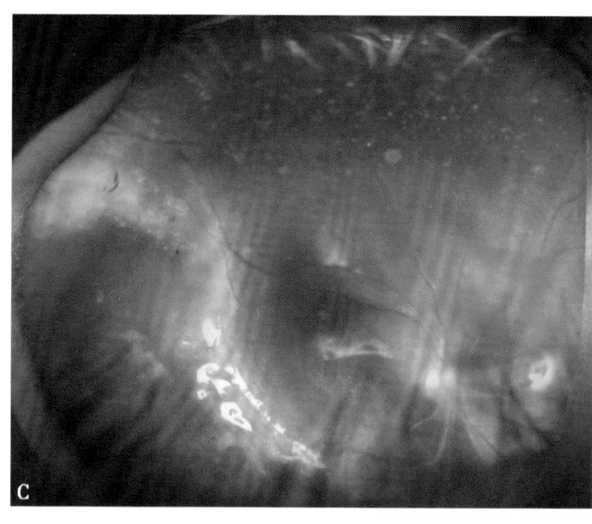

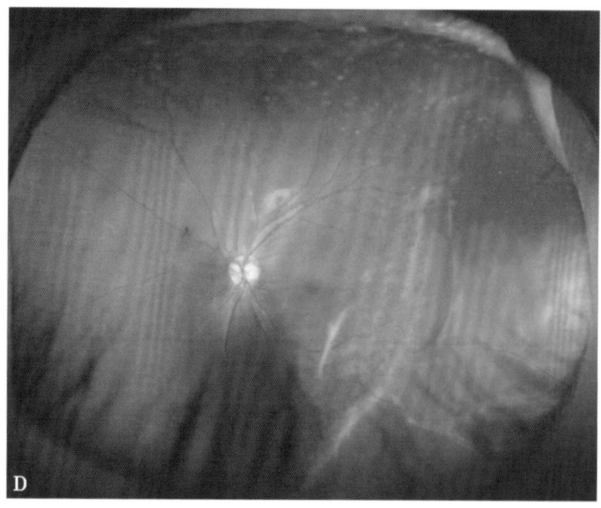

图 2-8-5 双眼先天性视网膜劈裂症

患儿男，9 岁，因发现双眼视力下降 1 年就诊。视力：右眼手动 / 眼前，左眼 0.2。明确诊断后行右眼玻璃体切除术联合硅油填充术，左眼给予周边视网膜光凝治疗。A. 右眼黄斑 OCT，示黄斑区视网膜层间桥状组织相连 B. 左眼 OCT，示黄斑区视网膜内囊样改变，伴垂直的桥状组织连接 C、D. 治疗后超广角眼底像，示右眼视盘边界欠清，视盘鼻侧血管及颞上周边血管见白鞘，黄斑区玻璃体硅油反光，颞上周边视网膜黄白色渗出（C）；左眼视盘边界清，色泽正常，黄斑区中心凹可见类圆形暗红色囊腔，颞侧可见视网膜劈裂，其上可见一巨大囊泡，劈裂区内大量血管白鞘，后缘边界见白色分界线，其内激光斑清晰（D）

图点评：本病为双眼患病，但双眼病变的严重程度可不对称。需密切随诊观察，必要时采用激光或手术干预。

● 治疗建议

先天性视网膜劈裂症当危及黄斑并影响视力、伴有全层裂孔、反复玻璃体积血或视网膜脱离等时应及时采取玻璃体手术、光凝或冷凝等联合治疗。对于有视网膜脱离危险的视网膜劈裂可采取预防性治疗。

（苏 钰 陈长征）

主要参考文献

1. 文峰. 眼底病临床诊治精要. 北京：人民军医出版社，2011：61-65.
2. Reynolds JD，Olitsky SE. 小儿视网膜. 王雨生，主译. 西安：第四军医大学出版社，2013：338-342.
3. 李涛，余洪华，李士清，等. 玻璃体视网膜手术治疗先天性视网膜劈裂及其并发症的疗效观察. 中华眼底病杂志，2012，28（2）：113-116.
4. 赵晨，张琦，彭婕，等. 先天性视网膜劈裂症患眼视网膜形态特征及其对视力的影响. 中华眼底病杂志，2014，30（6）：571-573.
5. George ND，Yates JR，Moore AT. Clinical features in affected male X-linked retinoschisis. Arch Ophthalmol，1996，114（3）：274-280.

第 9 章

早产儿视网膜病变

Retinopathy of Prematurity

● 概述

早产儿视网膜病变（retinopathy of prematurity，ROP）是一种发生在早产儿和低出生体重儿的眼部视网膜血管增生性疾病。严重者可引起牵拉性视网膜脱离，导致患儿失明，目前已成为世界范围内儿童盲的首位原因，严重影响患儿生存质量，给家庭和社会造成沉重负担。

在我国，随着围产医学和新生儿学的进展，新生儿重症监护病房的普遍建立，早产儿和低出生体重儿的存活率明显提高，曾在发达国家早年就已出现的 ROP，在我国的发病也呈现上升趋势。国内报道的 ROP 检出率约为 6.6%～24.6%。

ROP 的发生由多种原因所致，其中与早产、视网膜血管发育不成熟等因素密切相关。一般来讲，出生孕周越低、出生体重越小，ROP 的发生率也越高。此外，不规范用氧对视网膜血管发育也有一定影响，与 ROP 的发生也有一定关系。

● 临床特征

依据临床表现，国际 ROP 分期委员会制订了 ROP 国际分类法（International Classification of Retinopathy of Prematurity，ICROP），提出了描述眼底分区（图 2-9-1）、病变范围（图 2-9-2）和严重程度的标准术语。

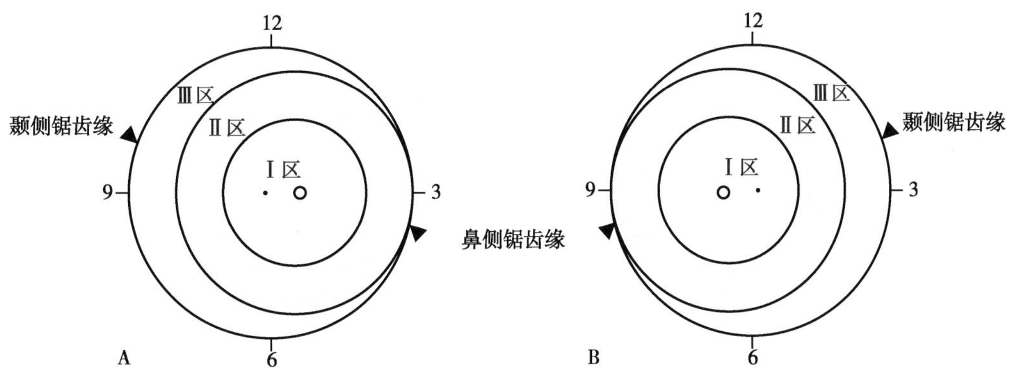

图 2-9-1　早产儿视网膜病变眼底病变分区示意图（A 为右眼，B 为左眼）

图点评：为了更好的描述 ROP 的发生部位，将眼底分为 3 个区：Ⅰ区是以视盘为中心，视盘中心到黄斑中心凹距离的 2 倍为半径画圆；Ⅱ区以视盘为中心，视盘中心到鼻侧锯齿缘为半径画圆，除去Ⅰ区之后的环状区域；Ⅱ区以外剩余的部位为Ⅲ区。一般来讲，早期病变越靠后（越接近Ⅰ区），进展的风险性也越大。

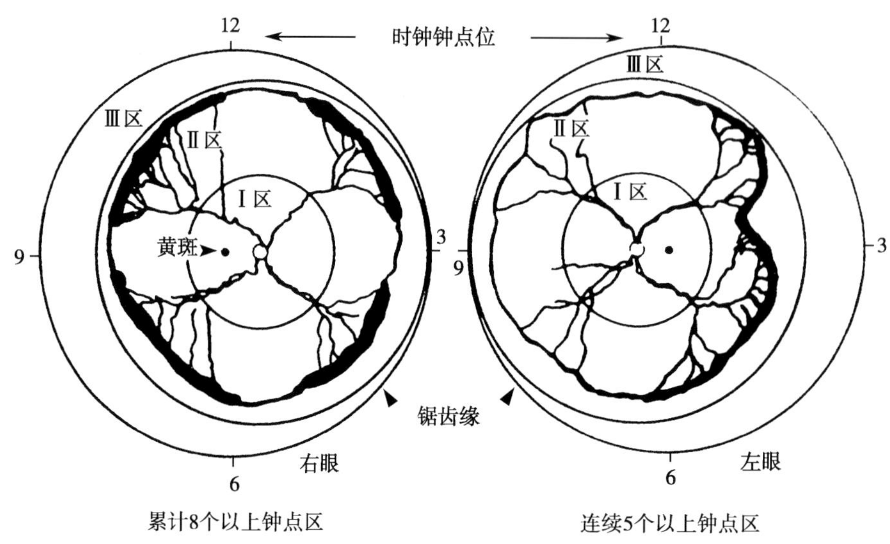

图 2-9-2 早产儿视网膜病变病变范围描述示意图

图点评：ROP 病变的描述，除了特有的眼底病变分区外，也可与临床上其他眼底病描述类似，将视网膜按时钟钟点位进行划分，以累及钟点方位数描述每个阶段病变的范围。

- 严重程度：按病情由轻到重，ROP 可分为 5 期：① 1 期（分界线期）：在眼底周边视网膜有血管区与无血管区之间出现分界线；② 2 期（嵴期）：眼底分界线隆起呈嵴样改变；③ 3 期（增殖期）：眼底分界线的嵴上出现视网膜血管扩张增殖，伴随纤维组织增殖；④ 4 期（部分视网膜脱离期）：由于纤维血管增殖发生局限性牵拉性视网膜脱离，先起于周边，逐渐向后极部发展；根据黄斑有无脱离又将此期分为 A 和 B，A：无黄斑脱离，B：黄斑脱离；⑤ 5 期（视网膜全脱离期）：视网膜发生全脱离。病变晚期可出现前房变浅或消失，可继发青光眼、角膜变性或眼球萎缩等（图 2-9-3～图 2-9-9）。

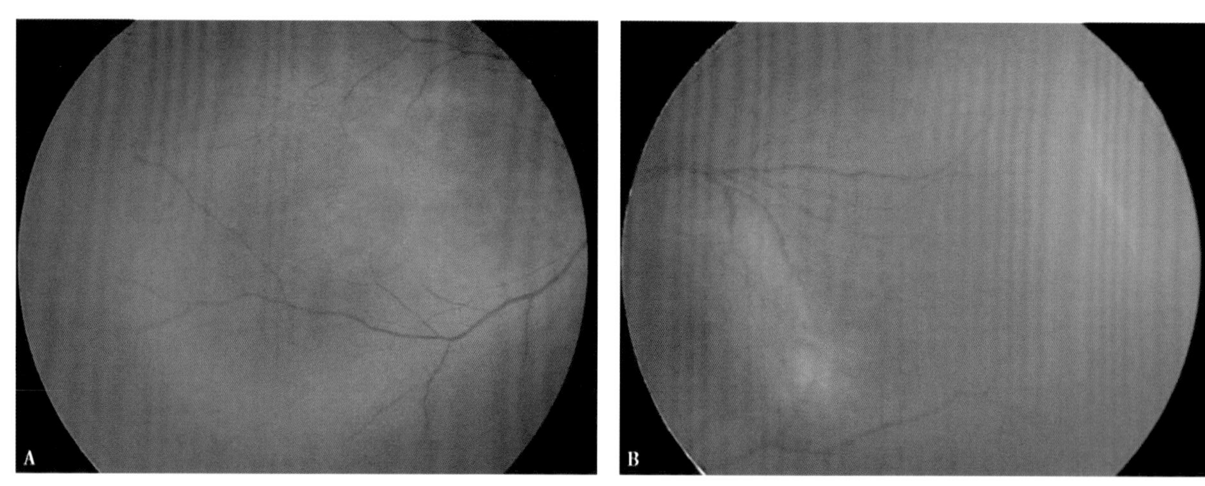

图 2-9-3 左眼 1 期早产儿视网膜病变

患儿男，矫正胎龄 37 周进行眼底筛查，孕 33 周出生，出生体重 1350g，双胞胎之大，剖宫产，母亲于妊娠期患妊娠高血压综合征。A. 右眼眼底像，视网膜平伏，血管走行可，周边部未见明显分界线或嵴样隆起 B. 左眼眼底像，视网膜平伏，血管无明显迂曲，颞侧Ⅲ区约 1：00～5：00 位视网膜可见有血管区与无血管区间分界线

图点评：ROP 1 期病变约发生在矫正胎龄 34 周，表现为眼底颞侧视网膜周边有血管区与无血管区之间出现分界线。ROP 通常双眼发病，有些病例也可表现为双眼病变分布范围及严重程度不完全对称，如本例患儿的 1 期病变仅表现在左眼，而右眼颞侧视网膜未见明显无血管区及分界线，故诊断为左眼 ROPⅢ区 1 期。Ⅲ区的 1 期 ROP 危险性较小，一般定期（每 2～3 周）随诊至病变退行即可。

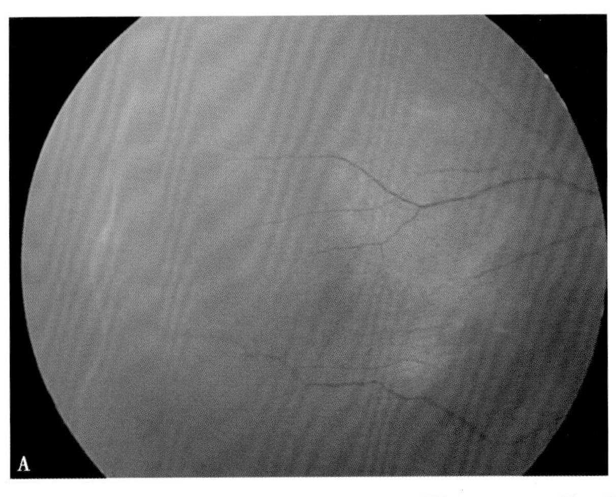
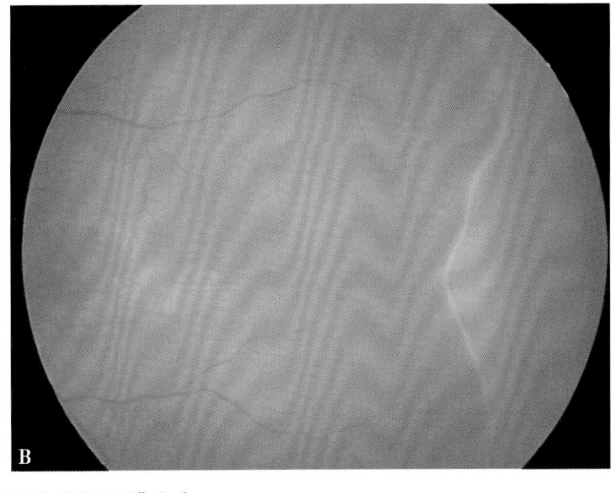

图 2-9-4　**双眼 2 期早产儿视网膜病变**

患儿男，矫正胎龄 39 周进行眼底筛查，孕 32 周出生，出生体重 1600g，单胎顺产。A、B. 双眼眼底像，见视网膜平伏，血管无明显迂曲，颞侧Ⅲ区视网膜有血管区与无血管区之间的分界线呈嵴样隆起（A 为右眼，B 为左眼）

图点评：ROP 2 期病变平均发生在矫正胎龄 35 周（32～40 周），眼底表现为有血管区与无血管区之间的分界线隆起呈嵴样改变。Ⅲ区的 2 期病变，可在首次筛查后每 2～3 周随诊，观察至视网膜血管化完成。

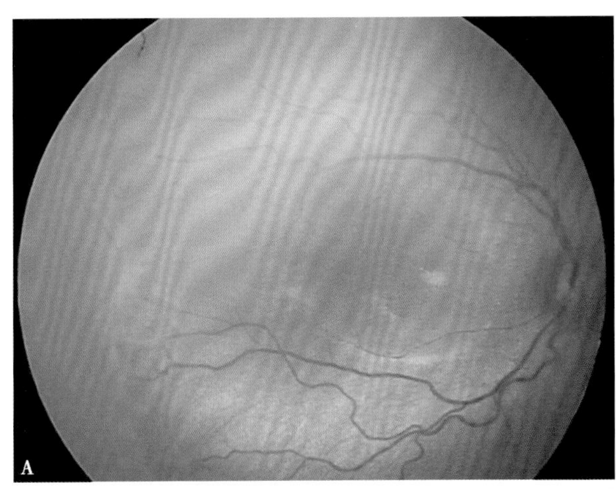
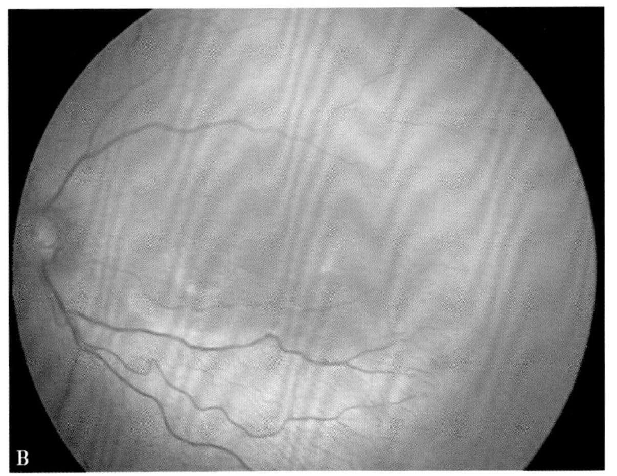

图 2-9-5　**双眼 3 期早产儿视网膜病变**（阈值病变）

患儿男，矫正胎龄 39 周进行眼底筛查，孕 30^{+3} 周出生，出生体重 1400g，双胞胎之小，剖宫产，生后出现窒息及新生儿黄疸。A、B. 双眼眼底像，见视网膜平伏，后极部视网膜血管明显扩张、迂曲（附加病变），双眼颞侧Ⅱ区见嵴上纤维血管组织增殖（A 为右眼，B 为左眼）

图点评：ROP 3 期病变平均发生在矫正胎龄 36 周（32～43 周），表现为眼底分界线的嵴上出现视网膜血管扩张增殖，伴随纤维组织增殖。该例 3 期 ROP 患儿，双眼底后极部视网膜血管明显迂曲扩张，呈现明显的附加病变；双眼Ⅱ区范围内视网膜病变连续，累及范围超过 5 个钟点位（右眼约 5:00～12:00，左眼约 1:00～7:00），达到阈值病变，有明确的治疗指征。

- 附加病变（plus disease）：提示活动期病变的严重性，指后极部至少 2 个象限出现视网膜血管扩张、迂曲，严重的附加病变还包括虹膜血管充血或扩张、瞳孔散大困难（瞳孔强直），玻璃体可有混浊。存在附加病变时用“+”表示，在病变分期的期数旁加写“+”。如图 2-9-5 患儿诊断写为 ROPⅡ区 3 期+。
- 阈值病变（threshold disease）和阈值前病变（pre-threshold disease）：概念的提出是为了方

便 ROP 治疗的病情判断，是指病情达到某种严重程度就应启动 ROP 的治疗。阈值病变平均发生在矫正胎龄 37 周，是指Ⅰ区和Ⅱ区的 3 期+，相邻病变连续至少达 5 个钟点（图 2-9-5），或累计达 8 个钟点，是必须治疗的病变。

- 阈值前病变：平均发生在矫正胎龄 36 周，指存在明显 ROP 病变但尚未达到阈值病变的严重程度，分为“1 型阈值前病变”和“2 型阈值前病变”。1 型阈值前病变包括Ⅰ区伴有附加病变的任何一期病变、Ⅰ区不伴附加病变的 3 期病变、Ⅱ区伴附加病变的 2 期或 3 期病变（图 2-9-6）；2 型阈值前病变包括Ⅰ区不伴附加病变的 1 期或 2 期病变，Ⅱ区不伴附加病变的 3 期病变。1 型阈值前病变为近年“ROP 早期治疗（early treatment for retinopathy of prematurity，ETROP）”多中心临床试验推荐的 ROP 治疗指征。

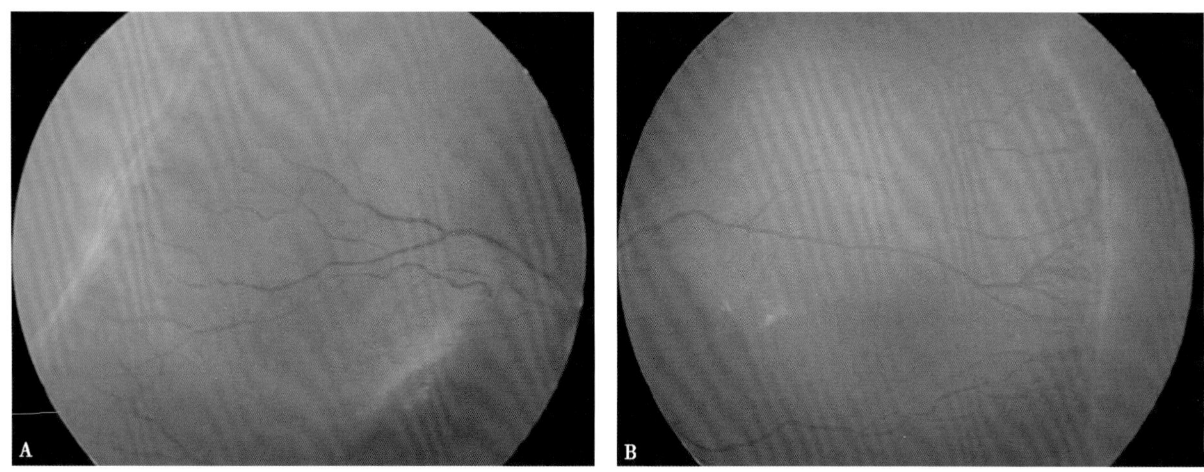

图 2-9-6　**双眼 3 期早产儿视网膜病变**（1 型阈值前病变）

患儿女，矫正胎龄 37^{+3} 周进行眼底筛查，孕 29^{+1} 周出生，出生体重 1320g，单胎剖宫产，生后出现新生儿呼吸窘迫综合征。A、B. 双眼眼底像，视网膜平伏，后极部视网膜血管扩张、迂曲，双眼颞侧（右眼约 8：00～12：00，左眼约 1：00～5：00）Ⅱ区见嵴上纤维血管组织增殖明显（A 为右眼，B 为左眼）

图点评：该例 3 期 ROP 患儿，双眼底后极部血管扩张迂曲，伴附加病变，双眼Ⅱ区范围内视网膜病变累及不到 5 个钟点，未达阈值病变诊断标准，为 1 型阈值前病变。

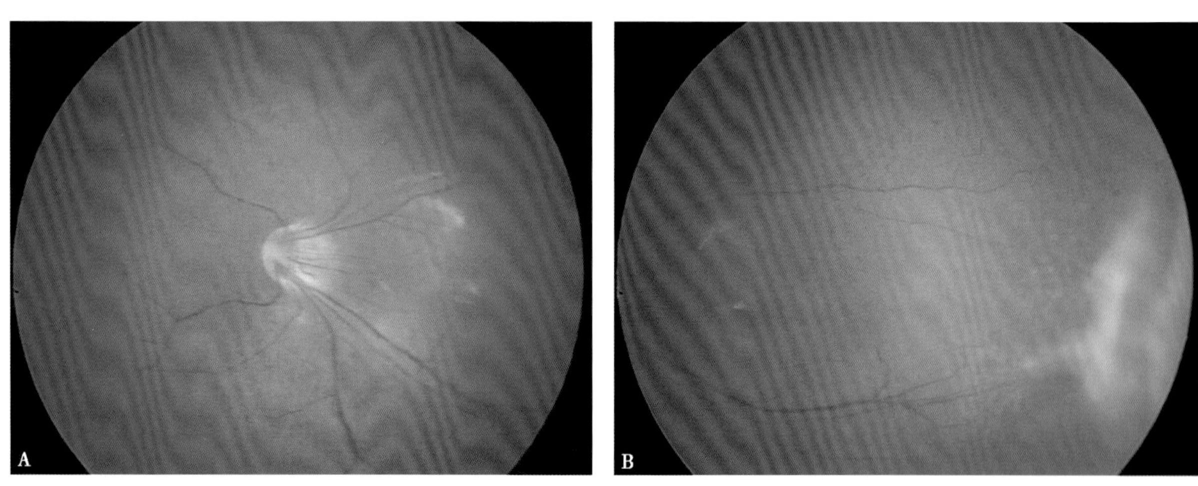

图 2-9-7　**左眼 4A 期早产儿视网膜病变**

患儿女，矫正胎龄 46 周进行眼底筛查，孕 30 周出生，出生体重 1100g，双胞胎之小，顺产。A. 左眼眼底像，示后极部视网膜血管向颞侧牵拉变形移位　B. 左眼眼底周边像，示颞侧周边部视网膜牵拉隆起，黄斑在位图点评：ROP 4 期，由于纤维血管组织增殖，引起局限性牵拉性视网膜脱离，由周边部开始向后极部逐渐发展。本例患儿左眼颞侧发生牵拉性视网膜脱离，脱离范围主要位于颞侧中周部，黄斑仍附着在位，因此诊断为 4A 期 ROP。

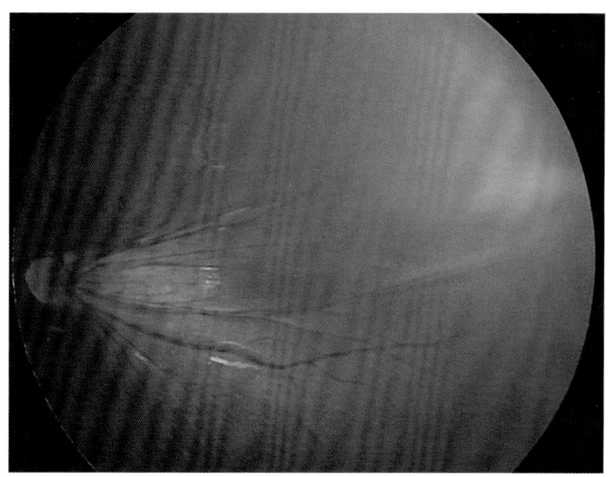

图 2-9-8　**左眼 4B 期早产儿视网膜病变**

患儿女，矫正胎龄 44 周进行眼底筛查，孕 29 周出生，出生体重 1700g，单胎顺产。左眼底颞侧纤维血管组织增殖牵拉，颞侧视网膜局限条索状隆起，黄斑脱离

图点评：该患儿左眼因颞侧纤维血管组织增殖牵拉，导致颞侧视网膜局限性脱离，黄斑受累脱离，诊断为 4B 期 ROP。

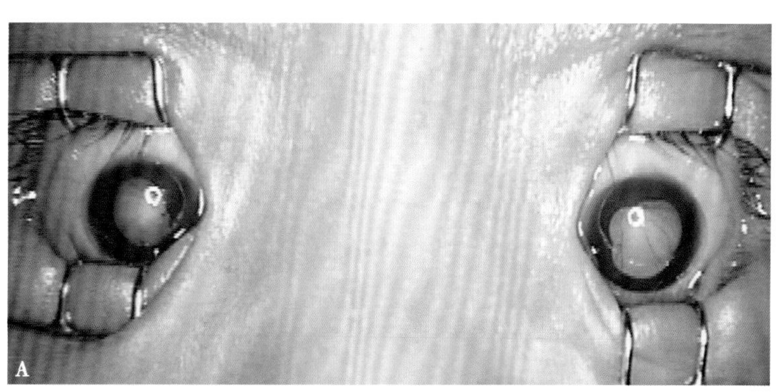

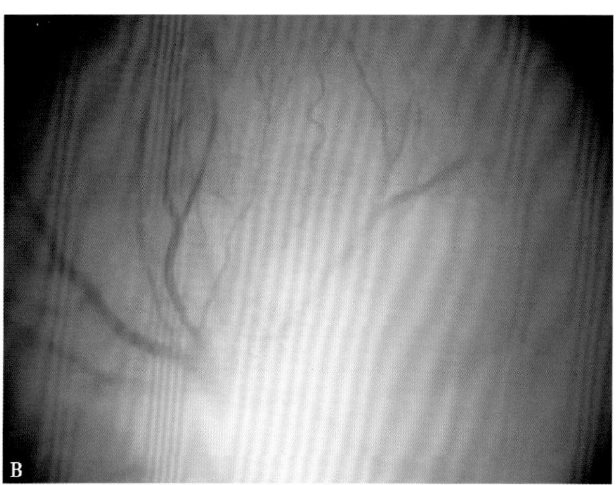

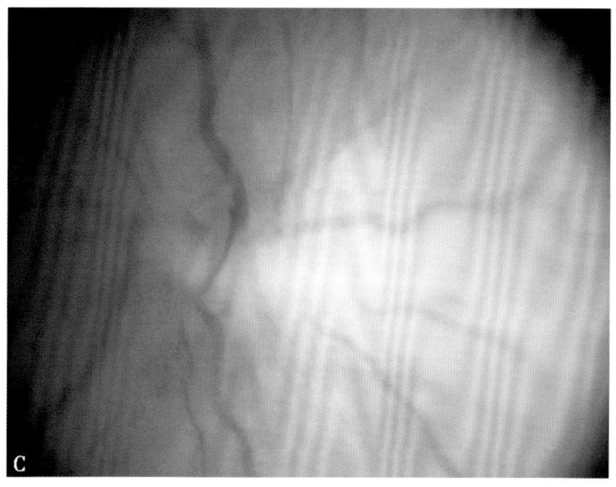

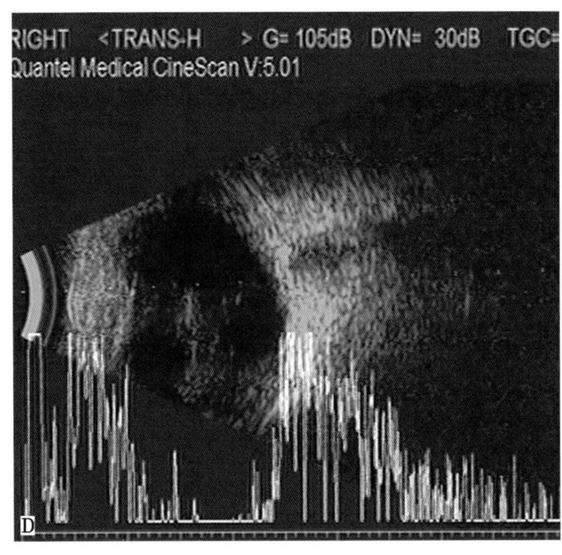

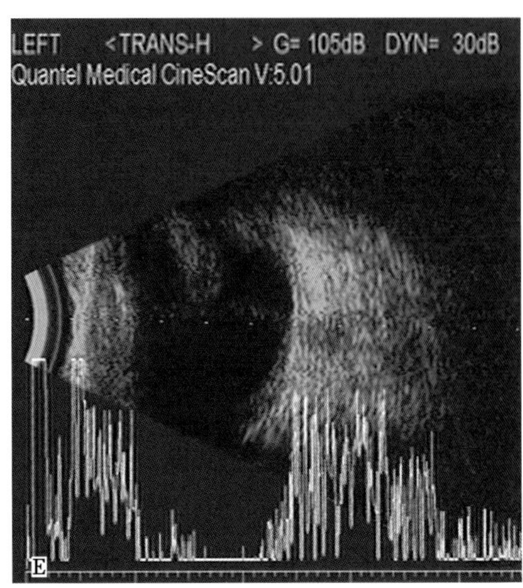

图 2-9-9　双眼 5 期早产儿视网膜病变

患儿女，矫正胎龄 52 周进行眼底筛查，孕 31 周出生，出生体重 1500g，单胎剖宫产。A. 患儿眼部外观像，见双眼白瞳，瞳孔区不规则虹膜后粘连　B、C. 双眼眼底像，见视网膜呈灰白色全脱离（B 为右眼，C 为左眼）　D、E. 双眼眼部 A/B 型超声检查，显示眼轴短小，玻璃体腔可见与视盘相连的“Y”形条带状中低回声，提示闭斗型视网膜脱离（D 为右眼，E 为左眼）

图点评：ROP 5 期大约出现在出生后 10 周，由于纤维血管组织牵拉最终导致视网膜完全脱离。本例患儿因早期未能及时检查、治疗，最终导致视网膜牵拉性全脱离，脱离的视网膜高度隆起，已成闭斗型，患儿表现为白瞳。

- 急进型后极部 ROP（aggressive posterior ROP，AP-ROP）：曾称为“Rush 病”，常发生在极低出生体重的早产儿，病变发生在后极部，通常位于Ⅰ区，常累及 4 个象限，病变平坦，嵴可不明显，血管短路不仅发生于视网膜有血管和无血管交界处，也可发生于视网膜内；病变进展迅速，可不按典型的 1 至 3 期的规律进展，常伴严重的附加病变（图 2-9-10）。

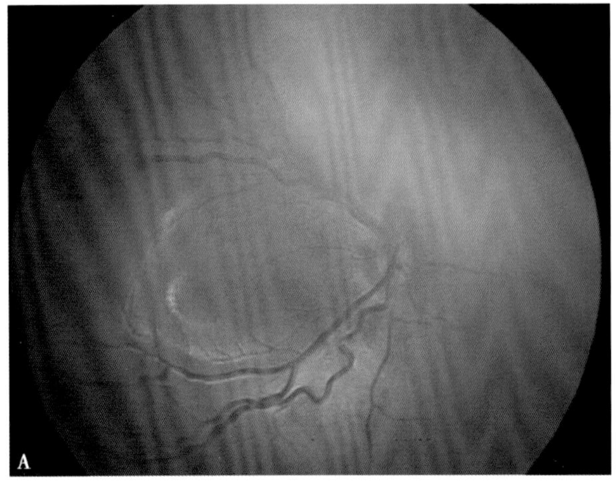

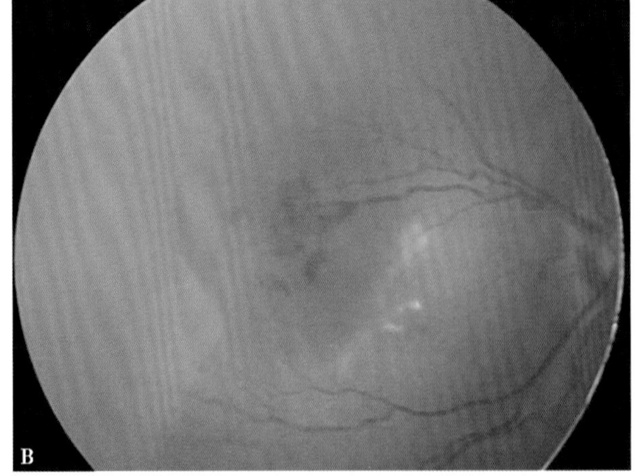

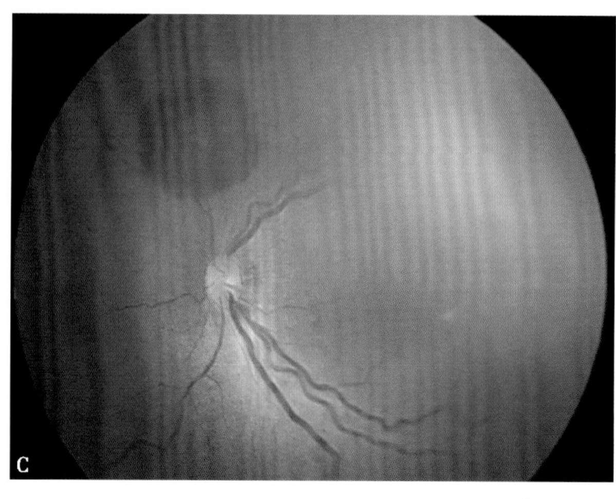
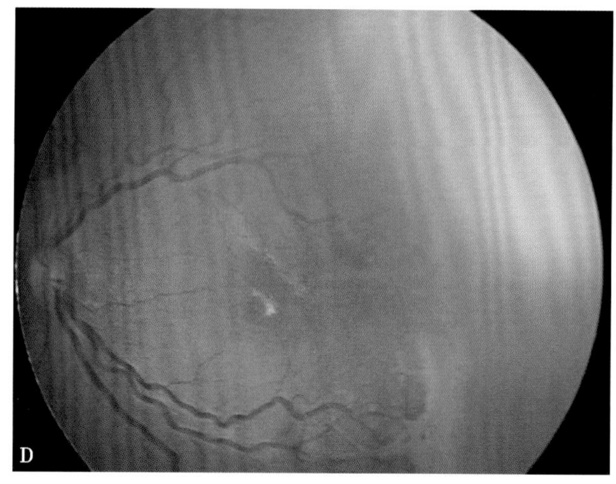

图 2-9-10　**急进型后极部早产儿视网膜病变**

患儿女，孕 32^{+2} 周出生，出生体重 1400g，双胞胎之小，顺产，母亲患妊娠期糖尿病。矫正胎龄 38^{+3} 周进行眼底筛查。A～D. 双眼眼底像，示后极部视网膜血管高度迂曲扩张，左眼视盘鼻上方见大片视网膜前出血，双眼底近全周见较平坦的嵴样隆起，嵴上纤维血管组织增生，伴出血，颞侧侵及Ⅰ区（A 和 B 为右眼，C 和 D 为左眼）

图点评：本例患儿为极低出生体重儿，眼底表现符合 AP-ROP 的特点，随访期间见病情进展迅速，治疗效果差，并出现不良预后。

● 鉴别诊断

ROP 早期病例需与表现为周边视网膜血管改变和视网膜牵拉的疾病鉴别，如 FEVR、色素失禁症（Bloch-Sulzberger 综合征）、X- 连锁视网膜劈裂等。晚期病例需与表现白瞳症的疾病鉴别，包括先天性白内障、PHPV、RB、眼弓蛔虫病、Coats 病、Norrie 病和中间葡萄膜炎等。

● 预防

最行之有效的方法是建立筛查制度，通过早期筛查和正确治疗达到阻止病变发展的目的。在各个国家和地区，不同 ROP 筛查标准的制定是根据其新生儿救治水平及 ROP 流行病学特点提出的。在我国，2014 年由中华医学会眼科学分会眼底病学组，在 2004 年原卫生部颁布的《早产儿治疗用氧和视网膜病变防治指南》的基础上，制订了新的《中国早产儿视网膜病变筛查指南（2014 年）》（表 2-9-1）。

表 2-9-1　**中国早产儿视网膜病变筛查指南**（2014）

出生孕周和出生体重的筛查标准	①对出生体重 <2000g，或出生孕周 <32 周的早产儿和低体重儿，进行眼底病变筛查，随诊直至周边视网膜血管化； ②对患有严重疾病或有明确较长时间吸氧史，儿科医师认为比较高危的患者可适当扩大筛查范围
筛查起始时间	首次检查应在生后 4～6 周或矫正胎龄 31～32 周开始
干预时间	确诊阈值病变或 1 型阈值前病变后，应尽可能在 72 小时内接受治疗，无治疗条件要迅速转诊
筛查人员要求	检查由有足够经验和相关知识的眼科医生进行
筛查方法	检查时要适当散大瞳孔，推荐使用间接检眼镜进行检查，也可用广角眼底照相机筛查。检查可以联合巩膜压迫法进行，至少检查 2 次
筛查间隔期	①Ⅰ区无 ROP，1 期或 2 期 ROP 每周检查 1 次； ②Ⅰ区退行 ROP，可以 1～2 周检查 1 次； ③Ⅱ区 2 期或 3 期病变，可以每周检查 1 次； ④Ⅱ区 1 期病变，可以 1～2 周检查 1 次； ⑤Ⅱ区 1 期或无 ROP，或Ⅲ区 1 期、2 期，可以 2～3 周随诊

续表

终止检查的条件	满足以下条件之一即可终止随诊： ①视网膜血管化（鼻侧已达锯齿缘，颞侧距锯齿缘 1 个视盘直径）； ②矫正胎龄 45 周，无阈值前病变或阈值病变，视网膜血管已发育到Ⅲ区； ③视网膜病变退行

（张自峰　王雨生）

● 治疗建议

ROP 的治疗强调早期干预，4 期和 5 期晚期病例尽管可以进行巩膜扣带术或玻璃体视网膜手术，但结果并不乐观。对于 1 期和 2 期 ROP 应进行密切观察，90% 以上的患儿不会发展到阈值病变，而仅约 5% 的婴幼儿（多为出生体重低于 1500g 者）会发展到阈值病变或 1 型阈值前病变。对于后者如果不治疗，其中约有 50% 的患眼将预后不良。目前主要的早期治疗方法有激光光凝术、冷凝术和抗 VEGF 疗法。

巩膜扣带术和玻璃体视网膜手术尽管可以用于 ROP 视网膜脱离的治疗，目前有关手术选择仍有争议。由于婴幼儿玻璃体较黏稠，玻璃体切除手术中的医源性视网膜裂孔发生率高；ROP 患眼的视网膜发育不完善、弹性差，与其他类型视网膜脱离不同，视网膜复位困难。众多患儿经巩膜扣带手术和玻璃体切除术后病情仍难以控制，最终眼球萎缩。

● 激光光凝治疗

■ 适应证：激光光凝术是目前临床指南中明确的疗法。一旦发现 ROP 阈值病变和 1 型阈值前病变，应在 72 小时内进行光凝治疗（图 2-9-11、图 2-9-12）。

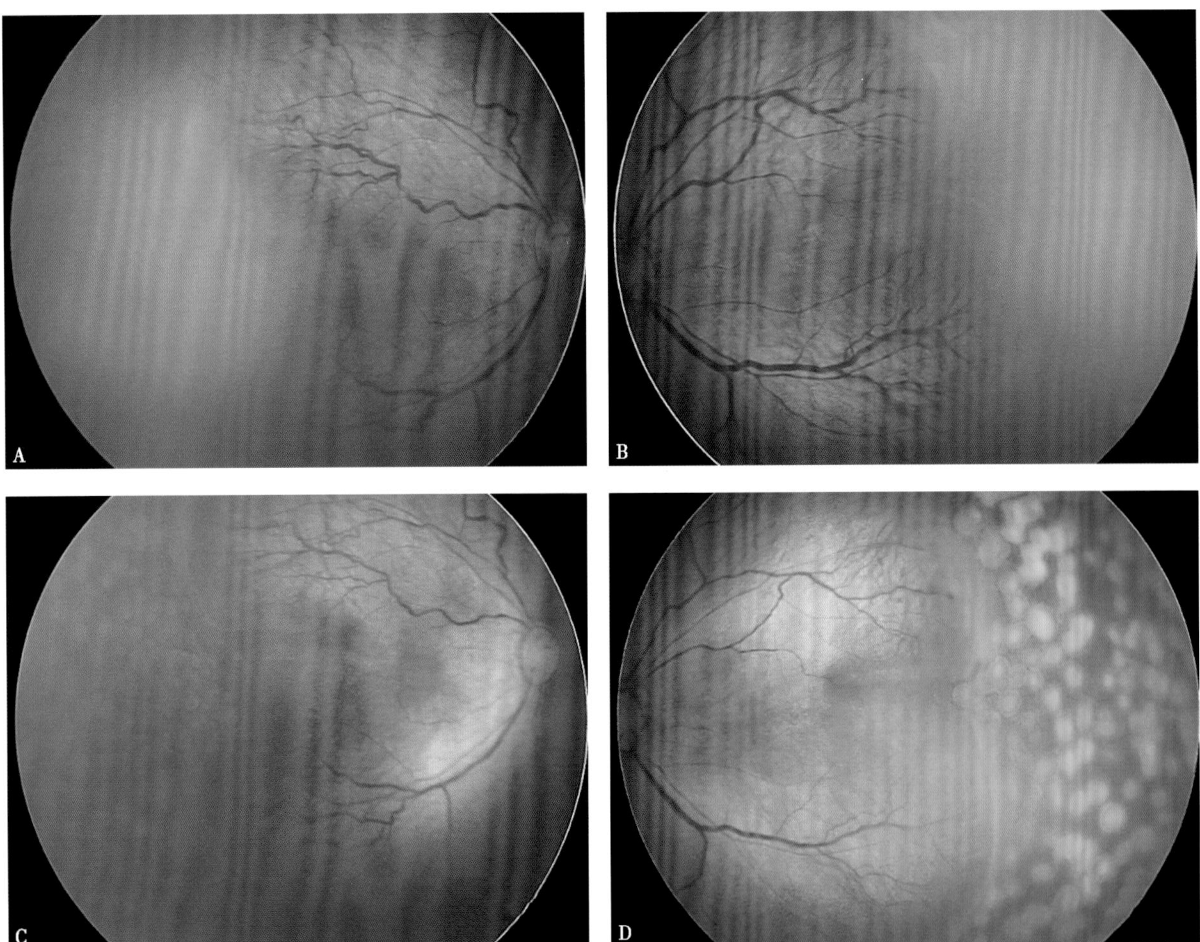

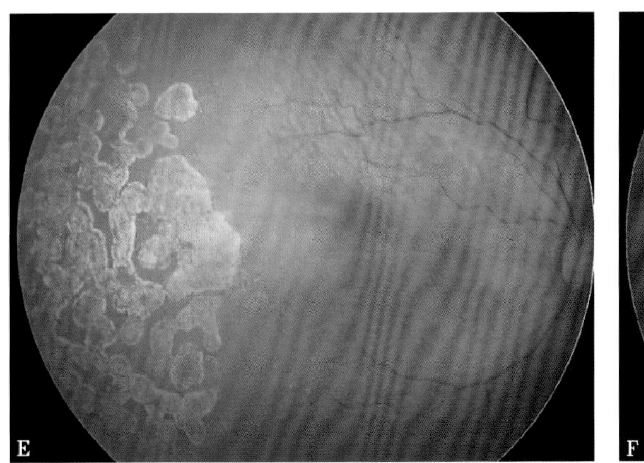
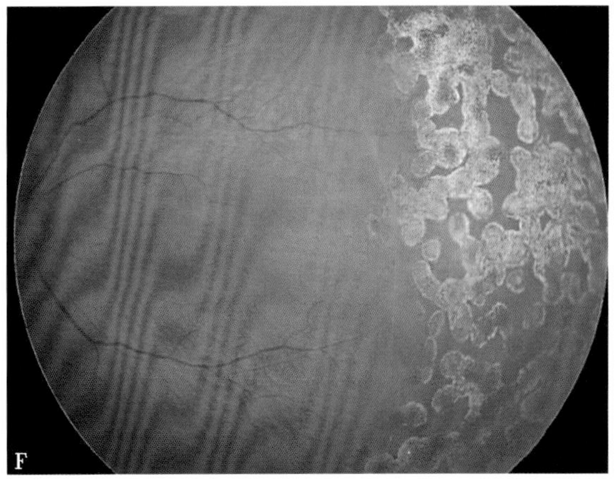

图 2-9-11　早产儿视网膜病变（阈值病变）激光光凝治疗观察

患儿女，出生孕周 30 周，出生体重 1300g，单胎，顺产。矫正胎龄 36 周发现双眼 ROP，Ⅱ区 3 期伴附加病变，3 期病变范围连续超过 5 个钟点，达 ROP 阈值病变标准，遂进行激光光凝术。A、B. 双眼行激光光凝术前眼底像，矫正胎龄 36 周　C、D. 双眼激光光凝术后 1 周眼底像，矫正胎龄 37 周，光凝斑灰白色，并开始形成色素　E、F. 双眼激光光凝术后 1 个月眼底像，矫正胎龄 40 周，附加病变消失，嵴消退，光凝斑分布好，并开始融合（A、C、E 为右眼，B、D、F 为左眼）

图点评：阈值病变和 1 型阈值前病变是 ROP 早期治疗的最佳时机。一旦发现以上病变，建议 72 小时以内光凝治疗，通常光凝后 1 周附加病变即可明显减轻，病变消退不明显者可以术后第 2 周复诊，有激光遗漏者及时补充光凝，完全光凝后 1 个月附加病变和嵴一般可以消退。

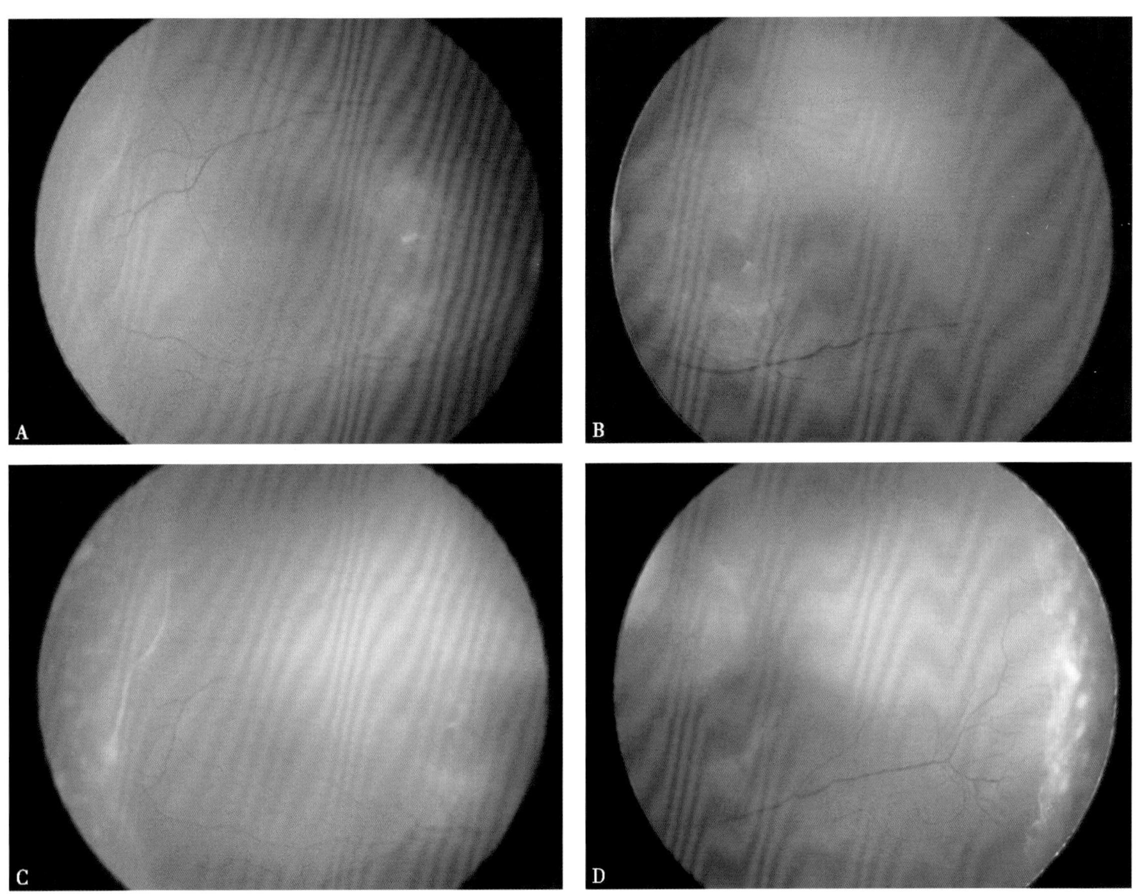

图 2-9-12　1 型阈值前病变早产儿视网膜病变激光光凝观察

患儿男，出生孕周 27 周，出生体重 1025g，单胎，剖宫产。矫正胎龄 36 周发现双眼 ROP，Ⅱ区 2 期伴附加病变。A、B. 双眼激光光凝术前眼底像，矫正胎龄 36 周　C、D. 双眼激光光凝术后 2 个月眼底像，矫正胎龄 44 周，嵴开始消退，光凝斑分布可（A 和 C 为右眼，B 和 D 为左眼）

图点评：矫正 36 周时新生儿的眼底血管发育本应基本成熟，但该早产儿仍存在大量无血管区，形成嵴伴有附加病变，达 1 型阈值前病变 ROP 治疗标准，需行眼底光凝术以预防牵拉性视网膜脱离。在激光术后 2 个月复查，双眼附加病变消失，无血管区的激光斑融合，眼底情况稳定。

■ 光凝技巧：ROP 光凝一般采用双目间接镜激光输出系统，常用的激光器波长为 810nm（红外光）和 532nm（可见光）（图 2-9-13）。因红外光穿透性强，能量不易被屈光介质吸收，810nm 半导体激光的优点是术中不受角膜水肿影响，不容易引起晶状体损伤。532nm 激光具有眼底反应温和、不易破坏 Bruch 膜和脉络膜等优点。现临床上多用前者。透镜可根据个人习惯选择 20D 或 28D。初始设置要根据激光的波长和眼底色素情况而定，通常能量从 110mw 开始，曝光时间为 150～200ms，每两个光斑之间相隔半个光斑距离，即近融合光斑。光斑强度以Ⅲ级光斑为宜，使视网膜产生灰白反应（图 2-9-11）。治疗原理是通过光凝破坏周边的无血管区，使 VEGF 水平降低，从而抑制新生血管的生成。中周部视网膜一般可直接光凝，而周边部视网膜则需要通过巩膜压迫后进行光凝。光凝范围一般为 360° 范围从锯齿缘到嵴之间的无血管区，但不包括嵴。若病变进展较快接近 4 期，或嵴后有“棉絮状”或“爆米花样”改变，嵴上和嵴后也可适当进行光凝（图 2-9-14）。光斑的点数依病变范围不同。有条件者，光凝完成后均要对术眼进行眼底检查，若有发现有未光凝部位即刻补充光凝，可以有效减少“遗漏区（skip area）”。

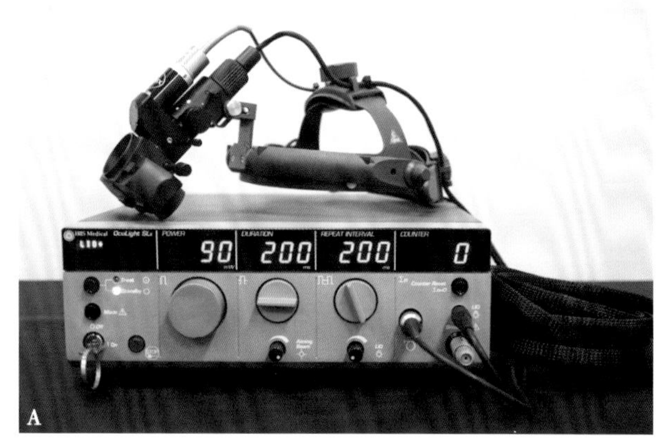

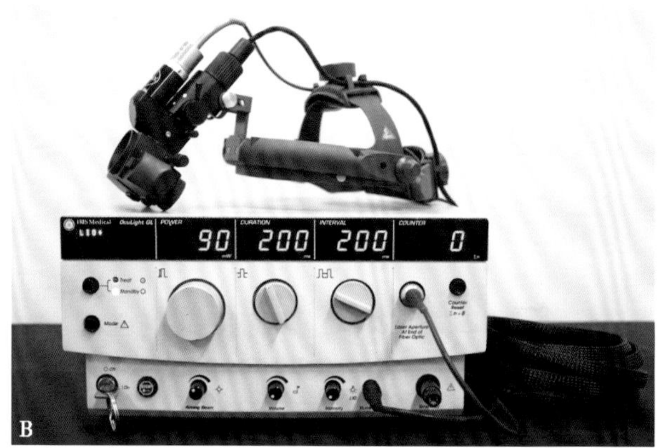

图 2-9-13　**用于早产儿视网膜病变治疗的常用激光器和间接镜适配器**

A. 810nm 激光器及间接镜适配器　B. 532nm 激光器及间接镜适配器

图点评：ROP 所用激光器和操作参数与眼底病激光类似，但是从波长讲，ROP 激光主张用 810nm 半导体激光，使用双目间接镜激光输出系统，光斑分布密度大于普通眼底激光光凝术，称为“半融合”激光光凝术。目前临床上可用于 ROP 治疗的激光器有多种品牌（声明：作者与任何产品无商业利益）。

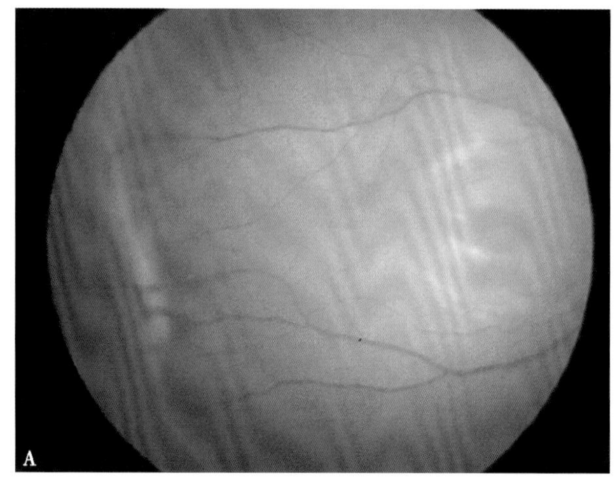

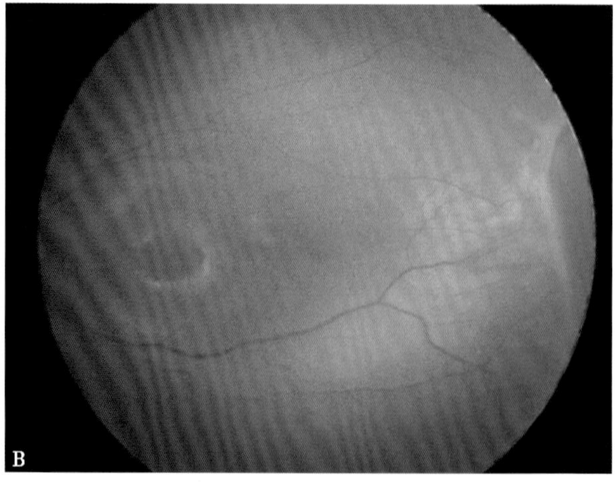

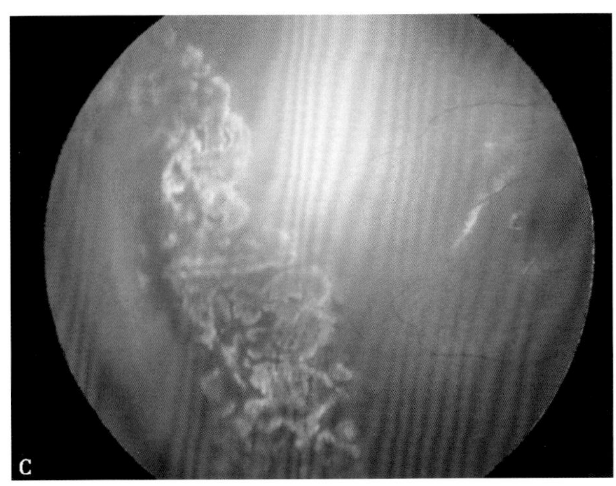

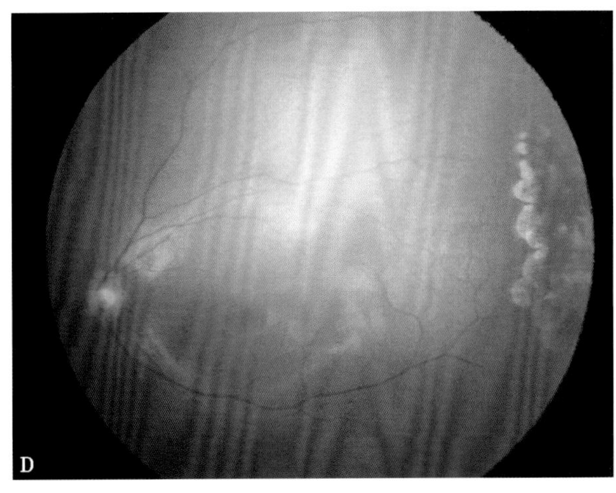

图 2-9-14 **有局部视网膜脱离的早产儿视网膜病变激光光凝观察**

患儿男，出生孕周 32 周，出生体重 1700g，单胎，剖宫产。矫正胎龄 42 周发现双眼Ⅱ区 3 期 ROP。A、B. 双眼眼底像，见右眼新生血管丛，嵴色调较红，嵴上、嵴前和嵴后有出血，局部视网膜脱离；左眼视网膜嵴纤维血管性组织增生 C、D. 双眼行激光光凝术 7 周后眼底像，此时矫正胎龄 49 周。右眼无出血，从锯齿缘到嵴的视网膜无血管区覆盖灰白色光斑，嵴后也有一片融合激光斑。左眼见灰白色光凝融合斑覆盖视网膜无血管区，嵴已消退（A 和 C 为右眼，B 和 D 为左眼）

图点评：该早产儿右眼病变进展较快，嵴后已呈“棉絮状”改变，嵴周围局部视网膜脱离，在无血管区及嵴后行激光光凝治疗，可以预防因病变快速进展而导致的严重病变。

■ 光凝疗效评价：主要包括近期和远期观察指标（图 2-9-15）。①近期指标：时限为光凝手术后 3 个月内，主要观察病变消退情况，术后激光反应良好者表现为附加病变消退、血管嵴消失、光凝斑融合形成色素斑块；②远期指标：时限为光凝手术 3 个月后，根据美国多中心 ROP 冷凝研究（Cryo-ROP 研究），ROP 术后远期主要观察视网膜不良结构，包括后极部视网膜脱离、晶状体后纤维血管膜和后极部视网膜皱褶（通常累及黄斑）。

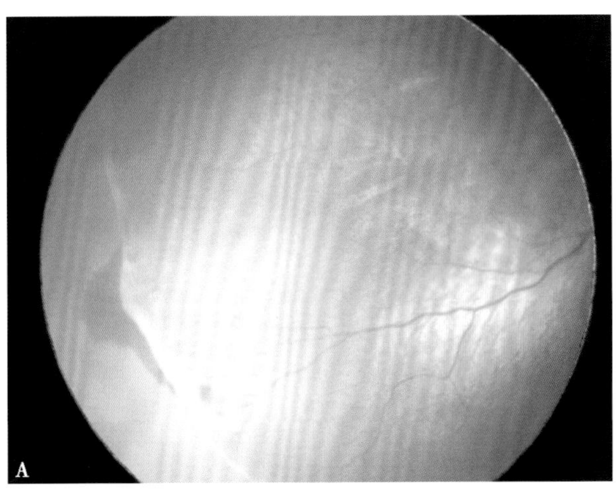

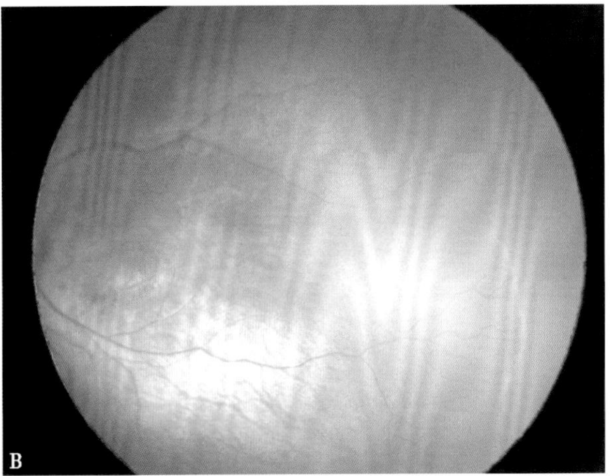

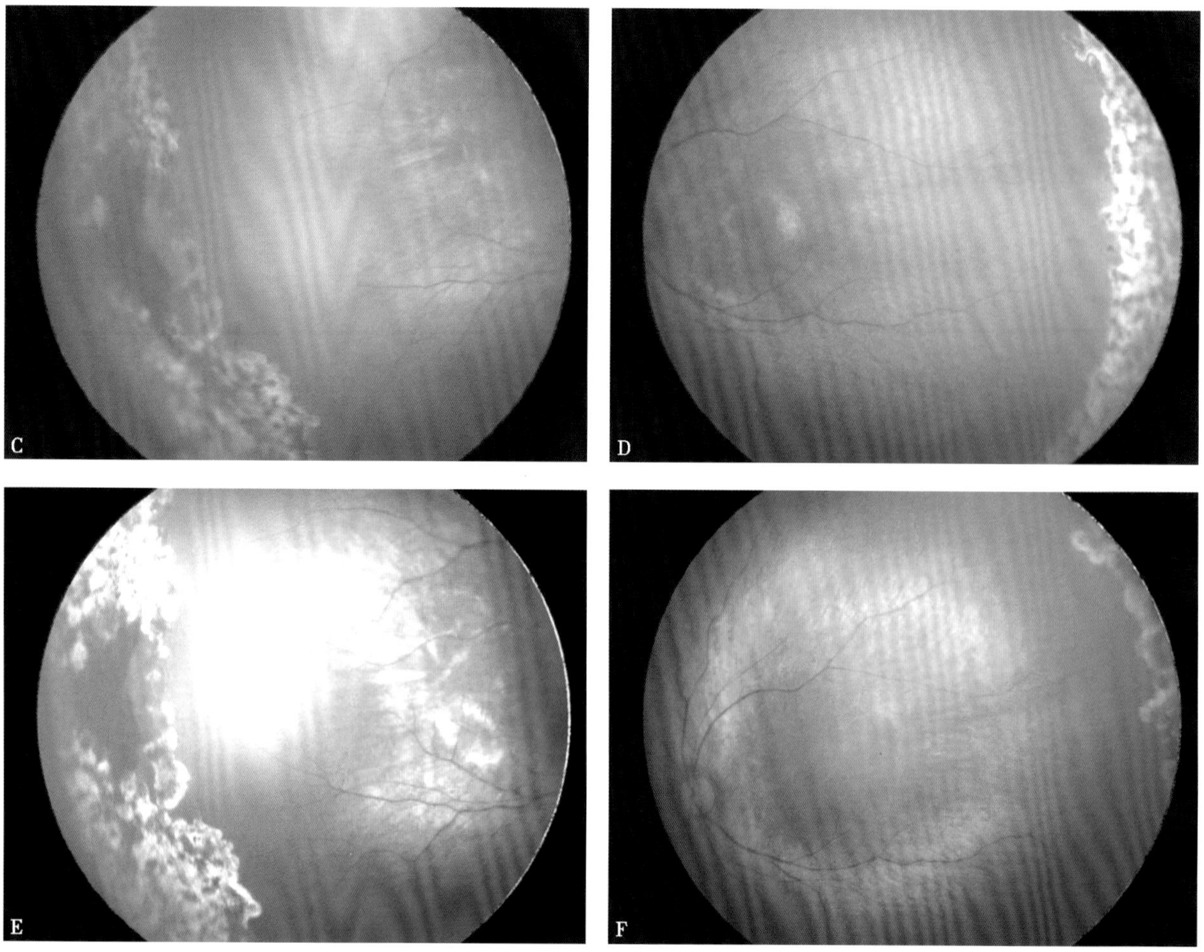

图 2-9-15 **早产儿视网膜病变激光光凝术后近期和远期效果**

患儿女，出生孕周 29 周，出生体重 1300g，单胎，顺产。矫正胎龄 43 周发现双眼 ROPⅡ区 3 期伴附加病变。A、B. 双眼光凝术前眼底像 C、D. 双眼光凝术后近期眼底像 E、F. 双眼光凝术后远期眼底像，无血管区已被融合的激光斑覆盖，嵴消退（A、C、E 为右眼，B、D、F 为左眼）

图点评：该患儿在光凝术后 4 周时附加病变消退，激光斑反应良好，嵴已消退；远期观察未见明显的纤维血管增殖牵拉，黄斑位置基本正常，表明近期和远期效果均良好。

- 激光光凝术的并发症：常见的近期并发症有视网膜出血、玻璃体积血、角膜上皮损伤、葡萄膜炎反应、并发性白内障和眼前段缺血等（图 2-9-16～图 2-9-18）。远期并发症主要有眼底组织结构不良或视功能不良等。

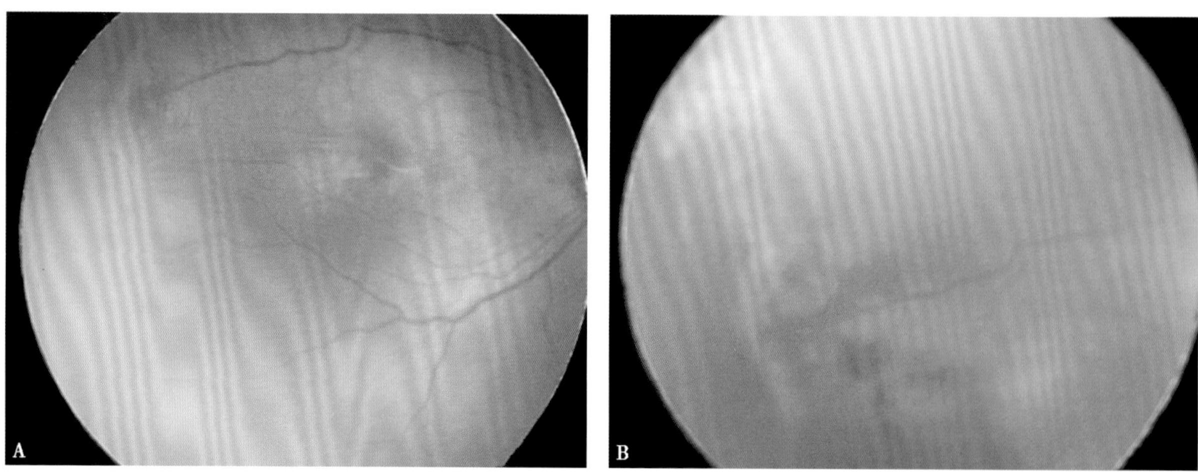

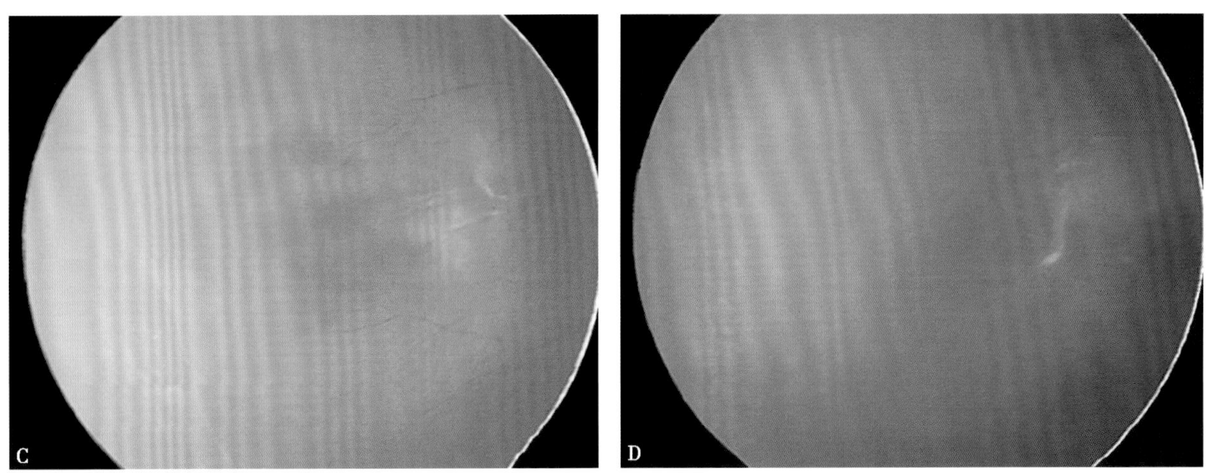

图 2-9-16　**右眼激光光凝术后并发玻璃体积血**

患儿女，出生孕周 29 周，出生体重 1450g，单胎，顺产。矫正胎龄 36 周，发现双眼 ROPⅡ区 3 期伴附加病变，行激光光凝术。A. 右眼光凝术前眼底像，嵴伴新生血管形成　B. 右眼光凝术后 1 周眼底像，发现嵴周围玻璃体积血　C. 右眼光凝后 4 周眼底像，于光凝后 10 天进行玻璃体腔注射雷珠单抗，光凝后 4 周时玻璃体积血逐渐吸收　D. 右眼光凝术后 4 个月眼底像，玻璃体积血完全吸收，嵴消退

图点评：ROP 光凝的范围是嵴前和锯齿缘后所有范围，一般避免嵴上和嵴后光凝。如果 ROP 病变严重，新生血管范围较大，或者激光斑接近嵴，术后容易发生玻璃体积血，但一般出血量少，可以自行吸收。出血量大时可以考虑玻璃体腔注射抗 VEGF 药物，但随访观察时间适当延长。

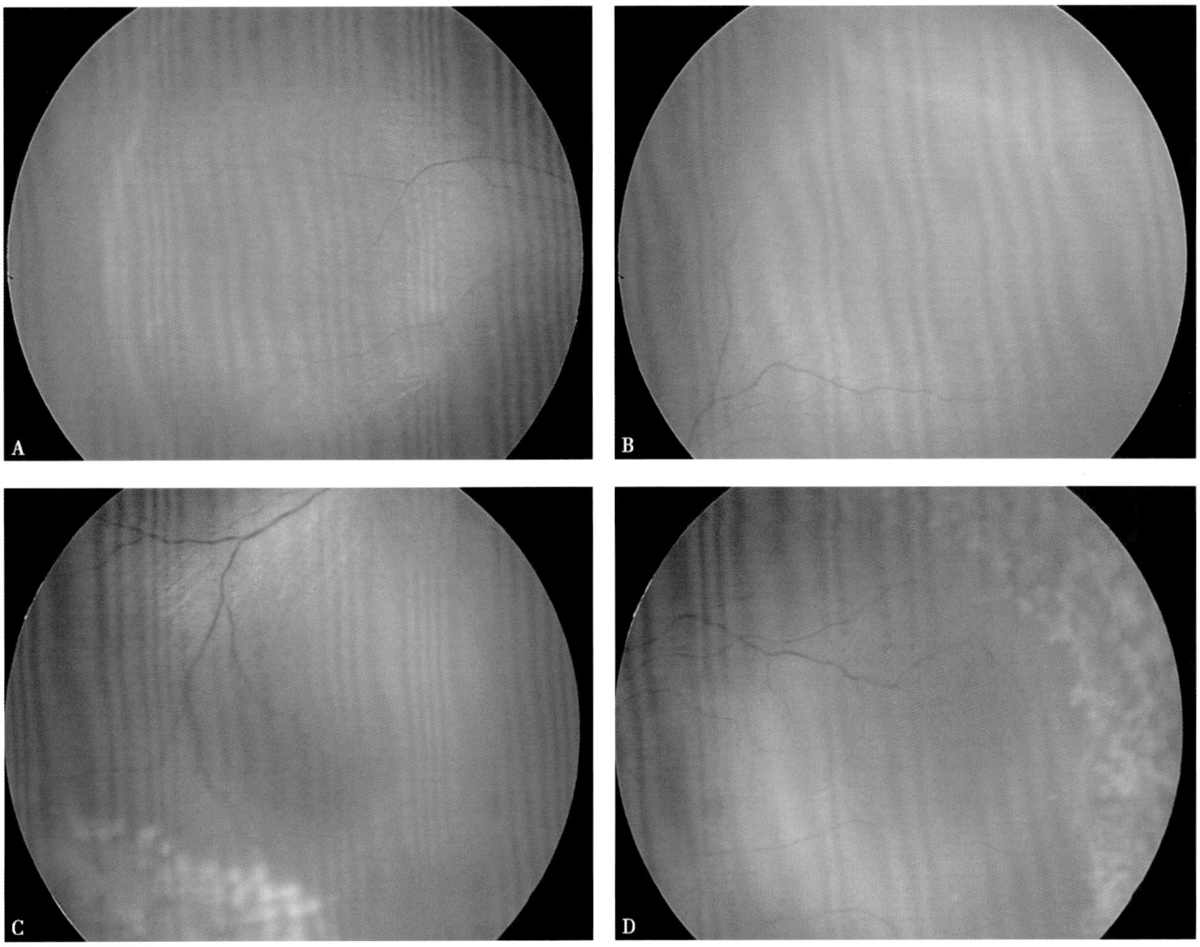

A

B

C

D

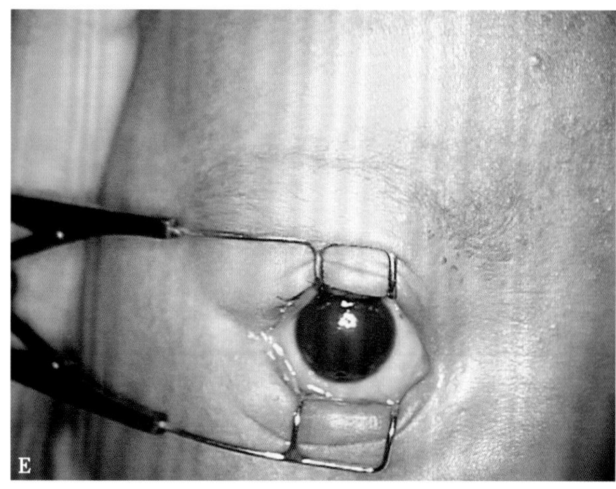

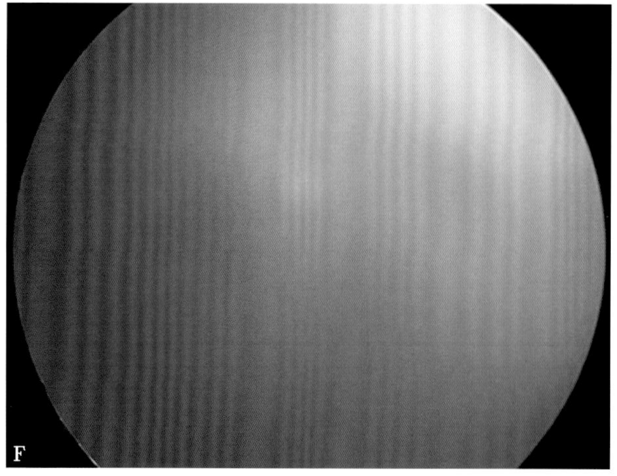

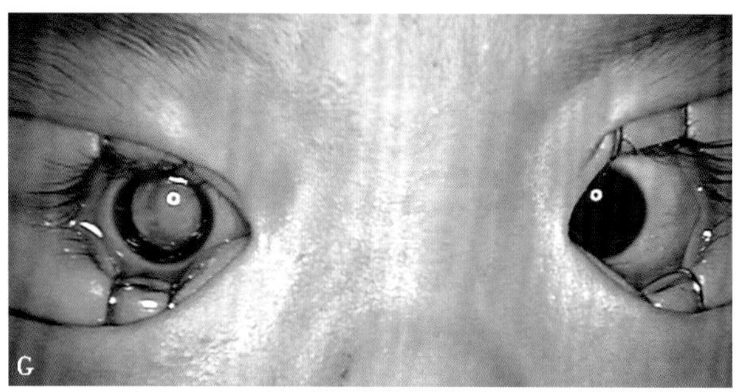

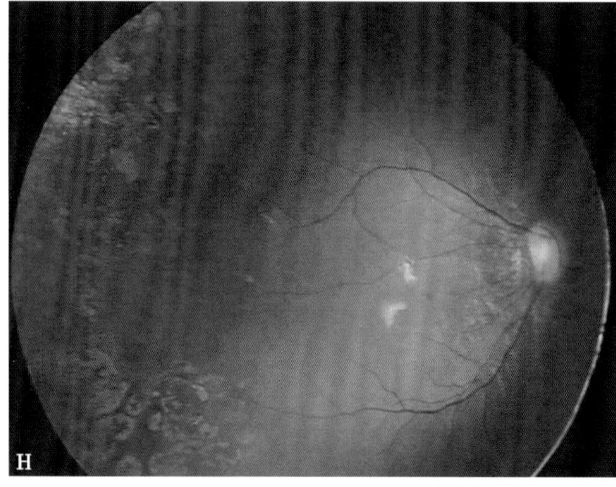

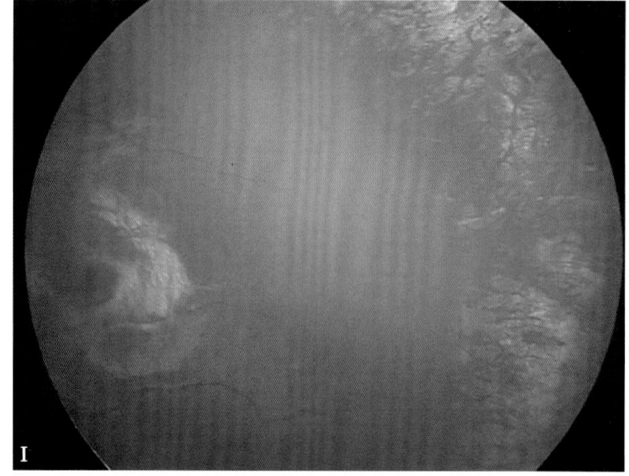

图 2-9-17　**早产儿视网膜病变光凝治疗后并发白内障**

患儿男，2 个月，单胎顺产，孕 36 周出生，出生体重 1500g。眼部检查双眼前节正常。A、B. 双眼眼底像，视盘色红，颞侧周边嵴隆起，嵴上伴少量纤维组织增生，嵴后可见爆米花样改变，周边可见无血管区，双眼视网膜平伏（A 为右眼，B 为左眼）。诊断双眼 ROP，1 型阈值前病变，行双眼 532nm 激光光凝术　C、D. 双眼激光光凝术后即刻眼底像，示颞侧及上下方嵴前光凝斑分布良好（C 为右眼，D 为左眼）　E、F. 光凝术后 40 天右眼眼前节和眼底像，角膜透明，前房深度正常，晶状体皮质灰白色轻度混浊（E），眼底模糊，隐约可见视盘（F）　G. 光凝术后 18 个月右眼眼前节像，角膜透明，前房深度正常，晶状体皮质灰白色全混浊，眼底窥不清。左眼晶状体透明。行右眼白内障摘除术　H. 右眼白内障术后 1 个月（光凝术后 19 个月）眼底像，复查见右眼角膜透明，前房深度正常，晶状体缺如，玻璃体轻混浊，眼底见视盘色泽正常，血管走行可，颞侧光凝斑分布良好　I. 左眼光凝术后 19 个月眼底像，眼前节未见明显异常，眼底视盘色泽可，颞侧光凝斑融合分布良好，视网膜平伏（本病例由空军军医大学西京医院李曼红、张自峰和王雨生医师提供）

图点评：尽管激光光凝术已广泛用于 ROP 的治疗，但仍存在并发症的风险。白内障是其严重并发症之一，可单眼发病，也可双眼发生；多在术后几周内迅速发生，也可数月后出现。一般认为白内障的发生与激光治疗中光凝点数无明确关系，而与 ROP 病变本身的严重程度存在一定的正相关。激光光凝术中采用过于倾斜的角度并辅以巩膜顶压，造成视网膜与晶状体贴近，易造成晶状体损伤。

激光的热效应、光凝相关的炎症反应或前节缺血等是导致晶状体混浊的可能原因。由于组织对激光的吸收特性，文献认为810nm激光光凝后白内障的发生率低于氩激光和532nm激光。对于明显的白内障可考虑手术治疗，一般不建议一期人工晶状体植入，且对于有前节缺血迹象的患眼最好延缓手术。为避免白内障等严重眼部并发症的发生，光凝治疗ROP时，有条件的话尽量采用810nm激光器，术中尽可能缩短手术时间、减少巩膜顶压的次数和时间，尽量一次手术完成全部光凝，避免遗漏区，减少手术次数。

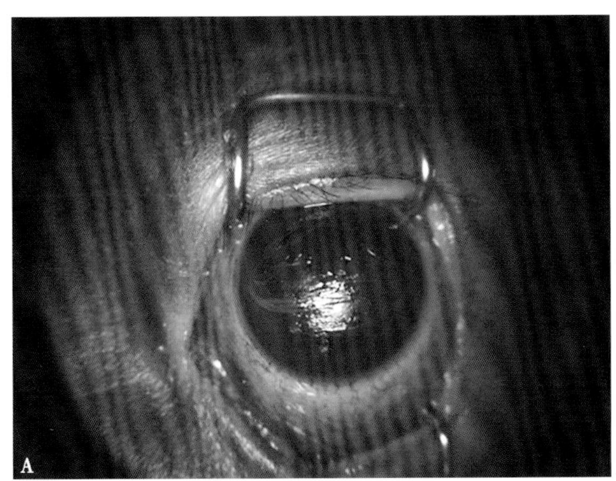

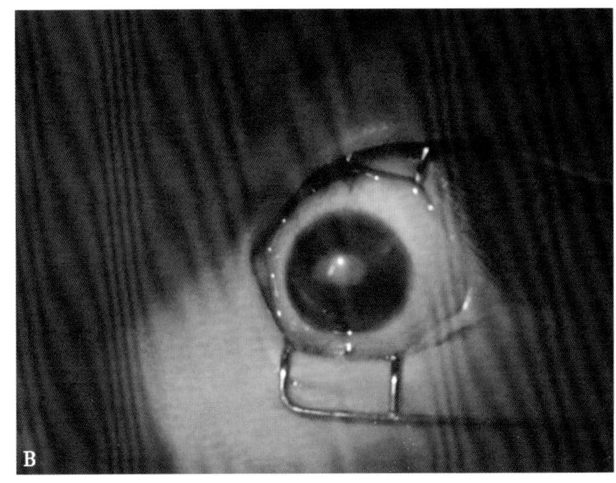

图2-9-18　**左眼激光光凝术后并发角膜上皮损伤**

患儿男，出生孕周28周，出生体重1470g，双胎顺产。矫正胎龄35周，发现双眼ROPⅡ区3期伴附加病变，行激光光凝术。A. 左眼外眼像，光凝术后1个月内发现角膜上皮持续剥脱、不愈合　B. 随访1年时左眼外眼像，光凝术后2个月时上皮逐渐愈合，1岁复查时见角膜斑翳

图点评：激光光凝术后出现角膜上皮损伤的原因很多，如术中或术后机械性损伤、术后局部用药的药物毒性、新生儿眼睑闭合不全引起的暴露性角膜炎等。处理上除对因治疗外，一般应减少使用局部刺激性药物，可局部包眼，晚期对于严重影响视力的角膜斑翳或白斑，可以考虑行板层角膜移植术。

- FFA在ROP诊断和治疗中的应用：自2006年起已经安全地将FFA应用于新生儿眼底检查中。FFA可清晰地显现血管，特别是有血管区与无血管区的连接部；可以揭示早产儿眼底发育和血管异常形态变化，如血管的分支、动静脉吻合支、渗漏等。在FFA的指导下，可以制定更精准的激光方案，更密切地观察术后病情变化（图2-9-19、图2-9-20）。

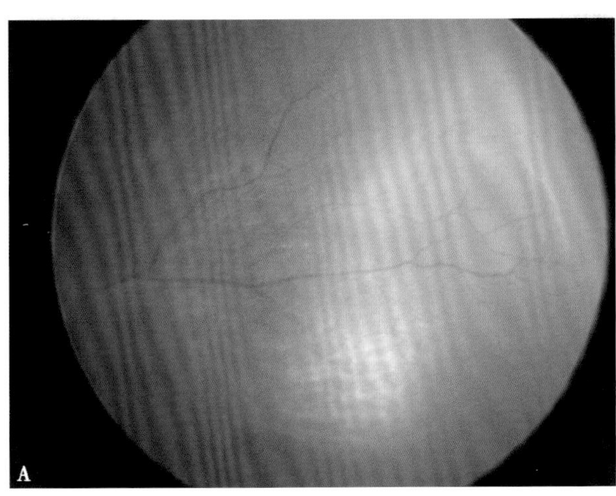

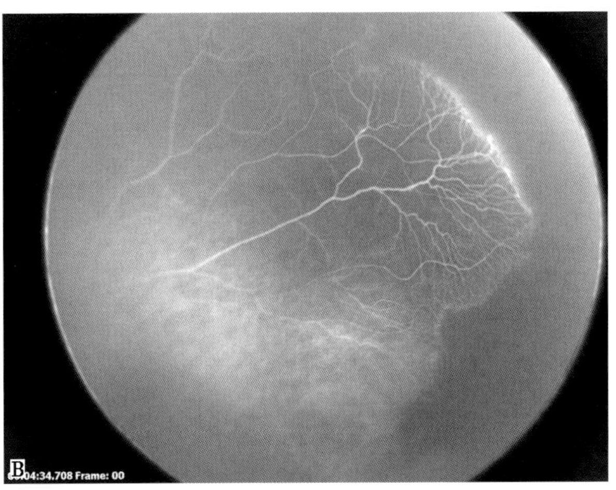

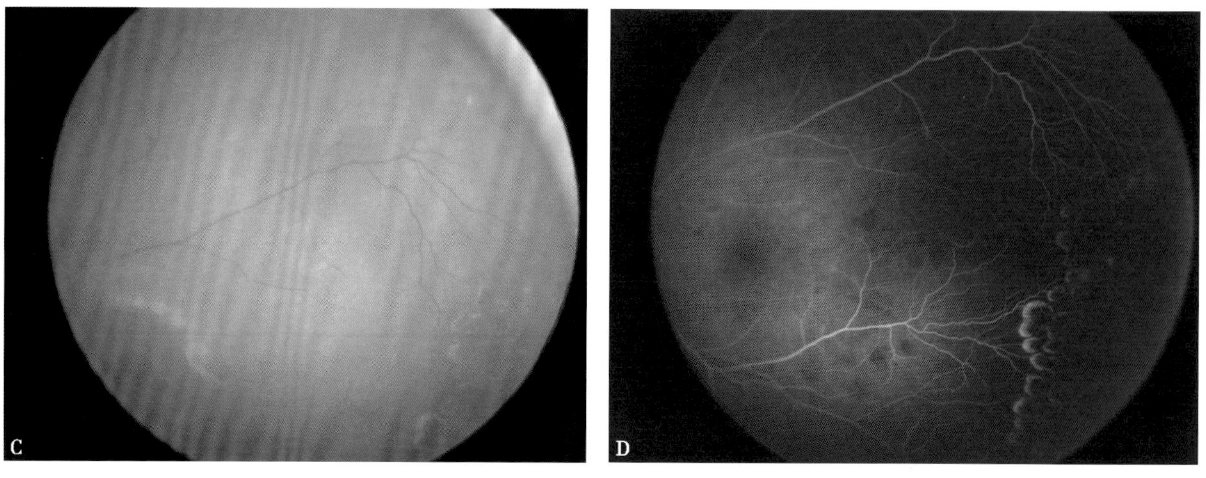

图 2-9-19　**荧光素眼底血管造影指导下激光光凝治疗**

患儿男，出生孕周 34 周，出生体重 2300g，单胎，顺产。矫正胎龄 42 周发现双眼 ROPⅡ区 3 期伴附加病变。A．光凝术前左眼眼底像，见嵴样病变和新生血管向视网膜外增殖　B．光凝术前左眼 FFA 像，见多数丛状动脉、静脉异常吻合，周边可见无血管区　C．激光光凝术后 2 个月左眼眼底像，附加病变基本消退，嵴消失，光凝斑反应明显　D．与图 C 为同一时期的左眼 FFA 像，血管丛已消失，无血管渗漏，光凝斑明显

图点评：对于双目间接镜和广角眼底照相不易发现的微小病变，可以借助 FFA 进行观察，判断血管是否渗漏，明确视网膜无血管区范围，以及减少激光光凝的遗漏区。若检眼镜下见到的嵴，而 FFA 表现为末端血管呈丛状，并无新生血管，那么在无血管区行激光光凝术即可。

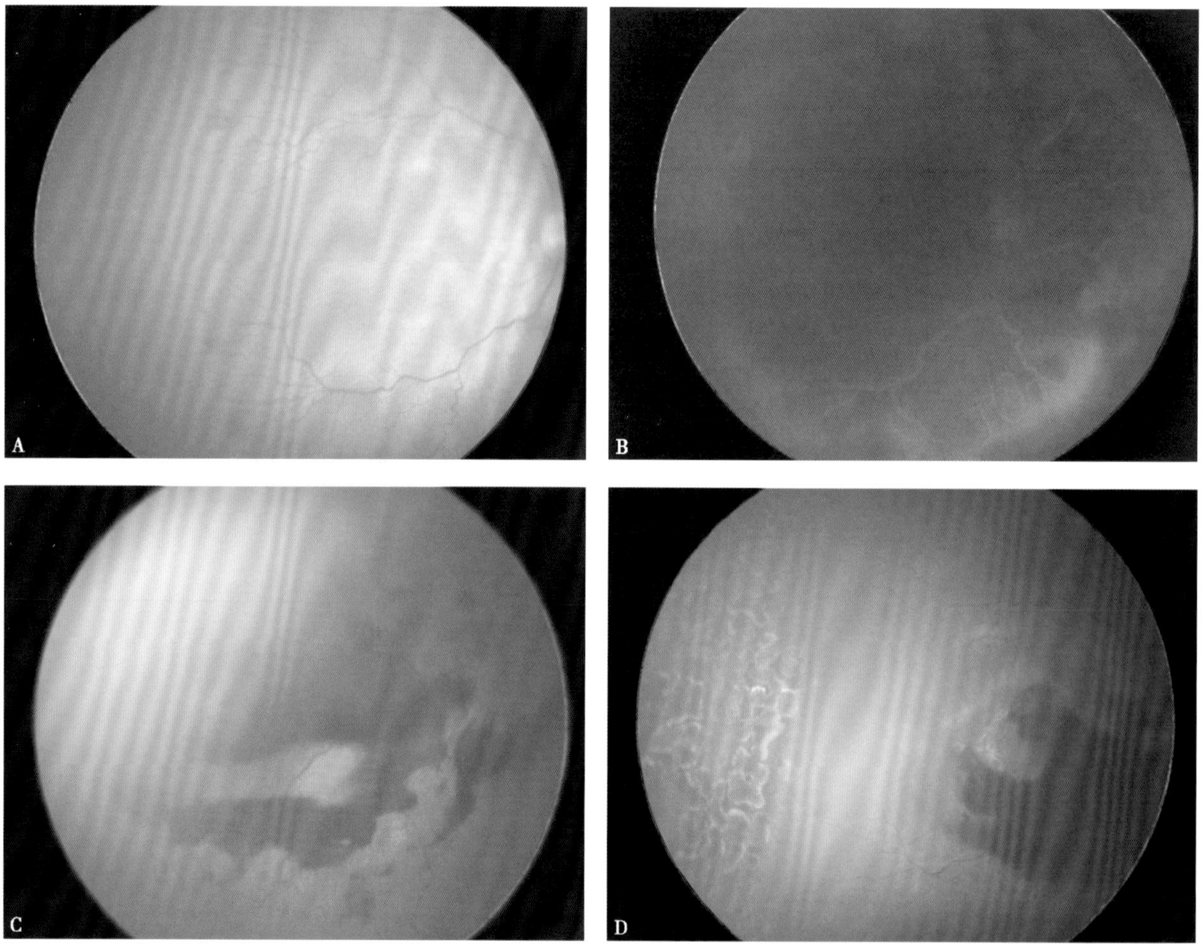

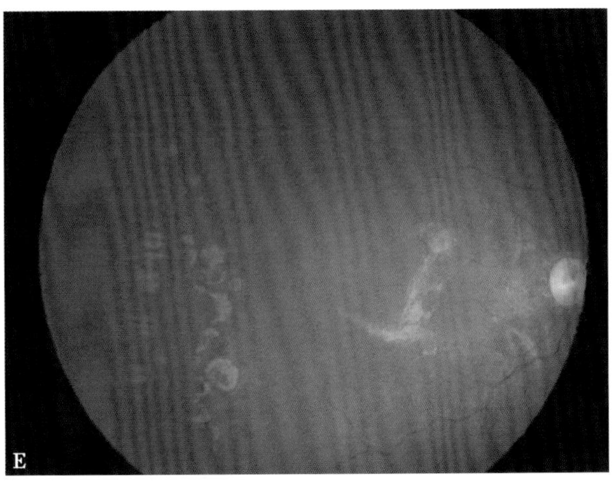

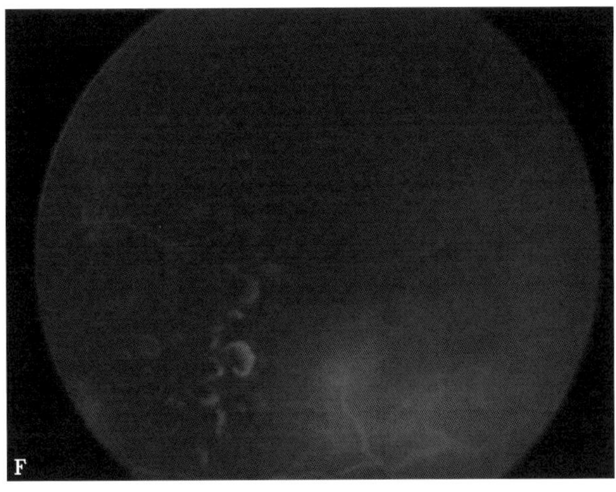

图 2-9-20　荧光素眼底血管造影协助发现早产儿视网膜病变无血管区及病变区

患儿女，孕 26 周出生，出生体重 960g，单胎，顺产。矫正胎龄 36 周发现双眼 ROP Ⅰ区 2～3 期病变，进行了双眼玻璃体腔注射雷珠单抗，矫正胎龄 41 周时因病变进展行双眼激光光凝术。A、B. 治疗前右眼眼底表现（矫正胎龄 36 周），彩像（A）及 FFA（B）显示Ⅰ区 2～3 期病变　C. 矫正胎龄 42 周（光凝术后 1 周）右眼眼底像，见玻璃体积血　D. 矫正胎龄 44 周（光凝术后 3 周）右眼眼底像，玻璃体积血部分吸收，光凝斑明显　E、F. 光凝术后 20 周右眼眼底表现，玻璃体积血完全吸收，光凝斑可见（E），FFA 未见荧光素渗漏（F）

图点评：Ⅰ区 ROP 或 AP-ROP 是抗 VEGF 治疗的主要适应证，部分抗 VEGF 治疗后病变控制不理想的患眼，联合激光治疗有利于及时控制病情，FFA 对病情的判断更为客观。

● 抗血管内皮生长因子（VEGF）治疗

VEGF 是迄今发现的最强有力的促血管生成因子之一。降低 VEGF 表达可抑制新生血管的形成。激光光凝联合玻璃体内注射抗 VEGF 制剂治疗能有效控制 AP-ROP。研究发现，玻璃体切除术前行玻璃体内注射抗 VEGF 制剂有效地降低了新生血管活动性，可提高手术的成功率和术后视功能。抗 VEGF 制剂治疗 ROP 的短期疗效较好，但长期疗效尚不确定。

■ 适应证：近期报道，抗 VEGF 制剂可通过抑制机体内 VEGF 的过表达来调控眼内的血管增生情况，促进患者视网膜血管发育，而对传统治疗方法治疗效果不佳的 ROP 患者，可通过此种方法得到良好的治疗，但考虑到抗 VEGF 治疗 ROP 的随访时间尚短以及可能潜在眼部和全身危险，建议仅用于Ⅰ区 ROP、AP-ROP 以及作为光凝治疗的补充（图 2-9-21～图 2-9-23）。

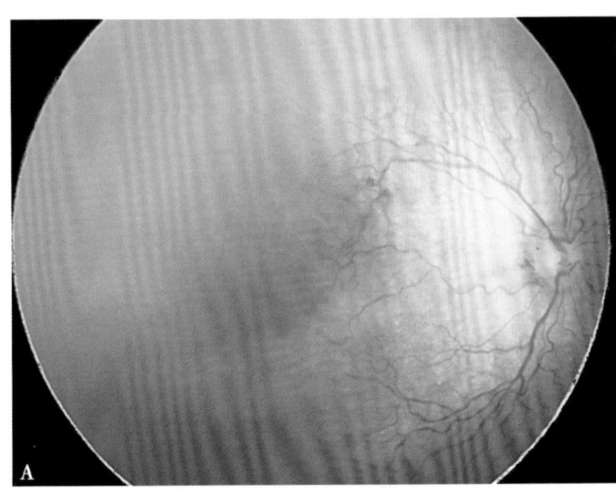

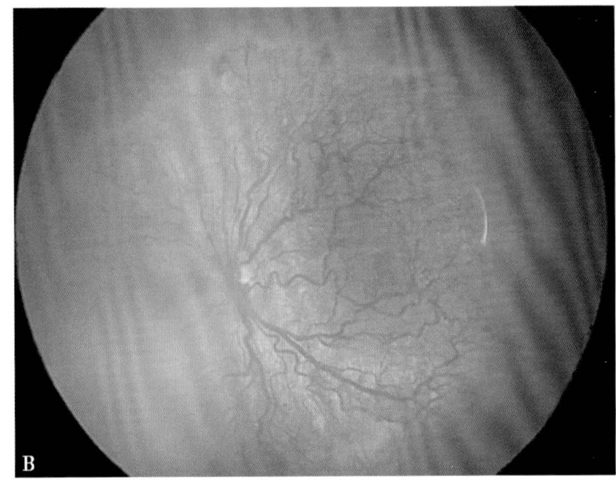

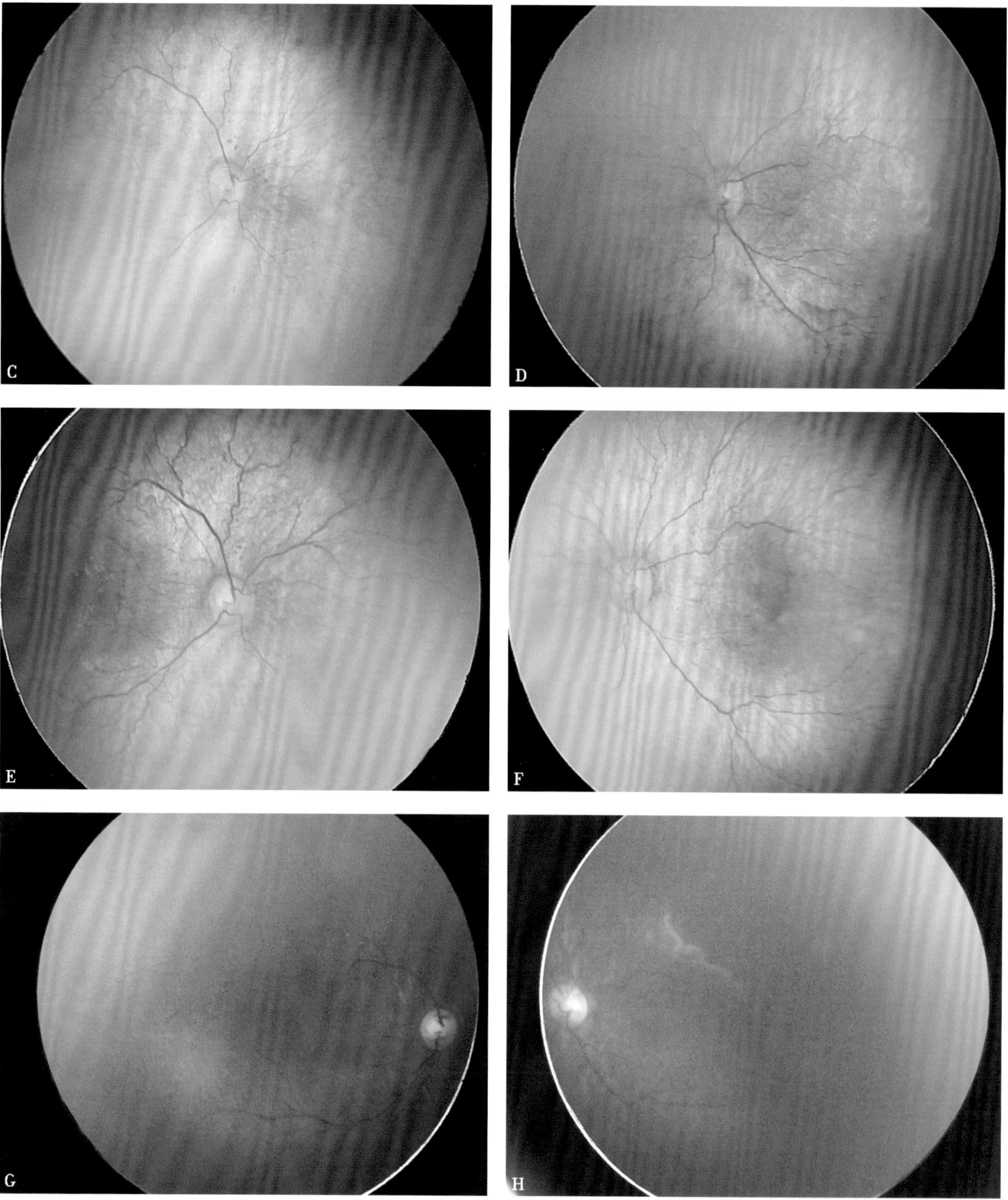
C
D
E
F
G
H

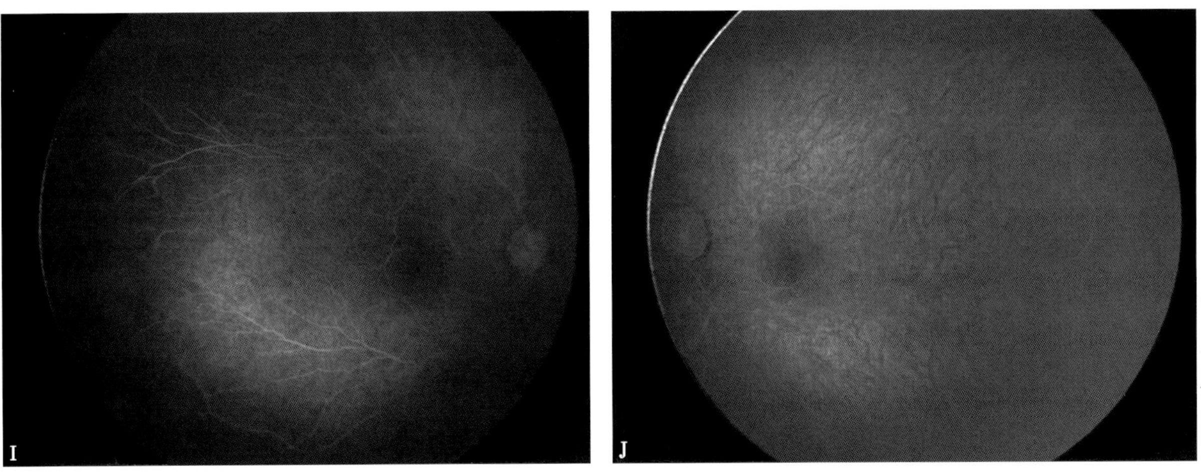

图 2-9-21　急进型后极部早产儿视网膜病变玻璃体腔注射贝伐单抗后病情完全控制

患儿男，出生孕周 28 周，出生体重 960g。A、B. 出生后 6 周双眼眼底像，显示双眼 AP-ROP　C、D. 抗 VEGF 治疗后 1 周双眼眼底像，附加病变明显减轻　E、F. 抗 VEGF 治疗后 6 周双眼眼底像，视网膜周边血管继续发育　G、H. 抗 VEGF 治疗后 8 个月双眼眼底像，病情完全控制，未见 ROP 复发　I、J. 抗 VEGF 治疗后 8 个月双眼 FFA 像，显示周边小片无血管区，未见血管渗漏和新生血管（A、C、E、G、I 为右眼，B、D、F、H、J 为左眼）

图点评：玻璃体腔注射抗 VEGF 制剂是 ROP 治疗新进展之一，它不仅可以迅速减轻附加病变，消除新生血管，还可以促进周边视网膜血管继续发育。有时通过一次给药就可以治愈急性期 ROP，尤其适用于 AP-ROP 和Ⅰ区 ROP 等特殊类型患者。

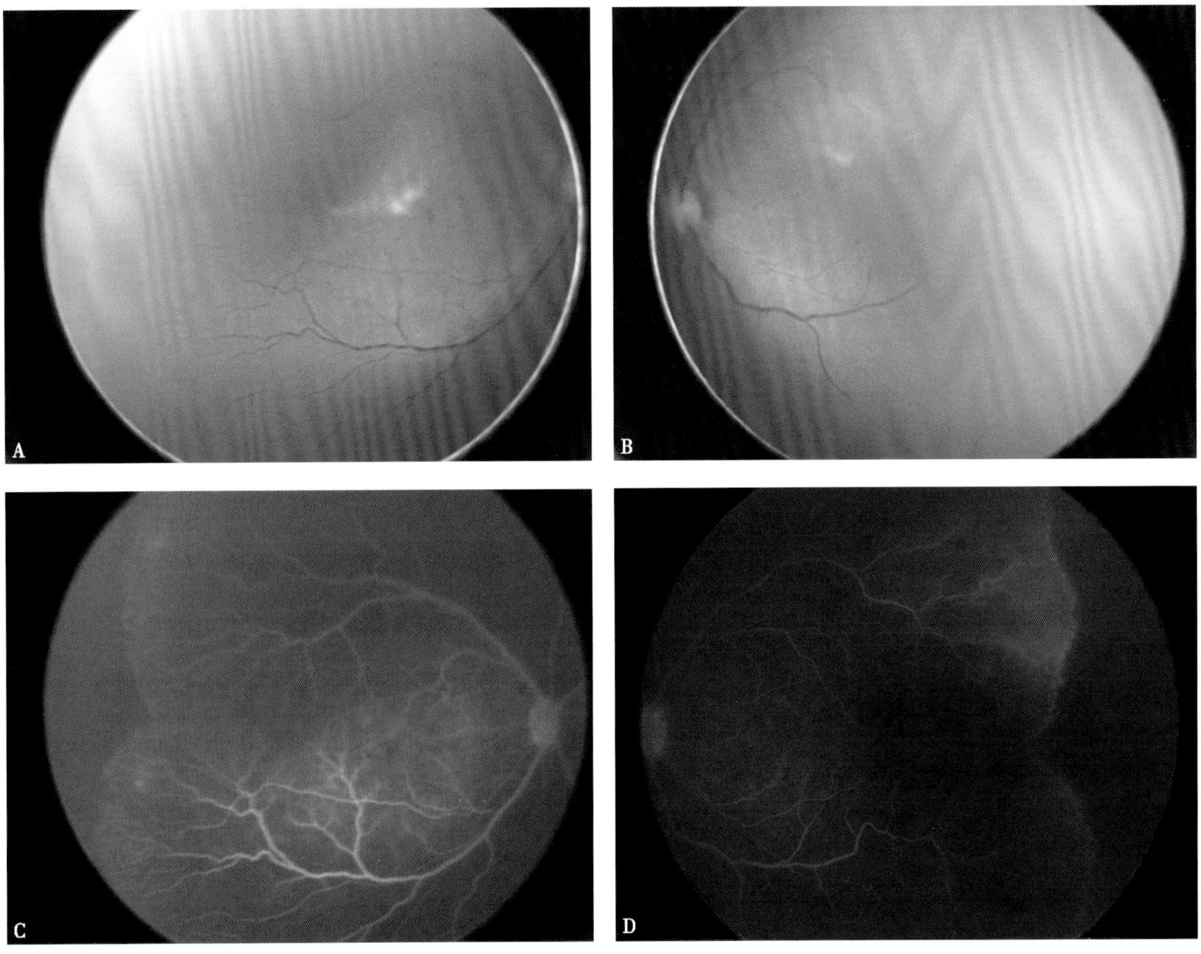

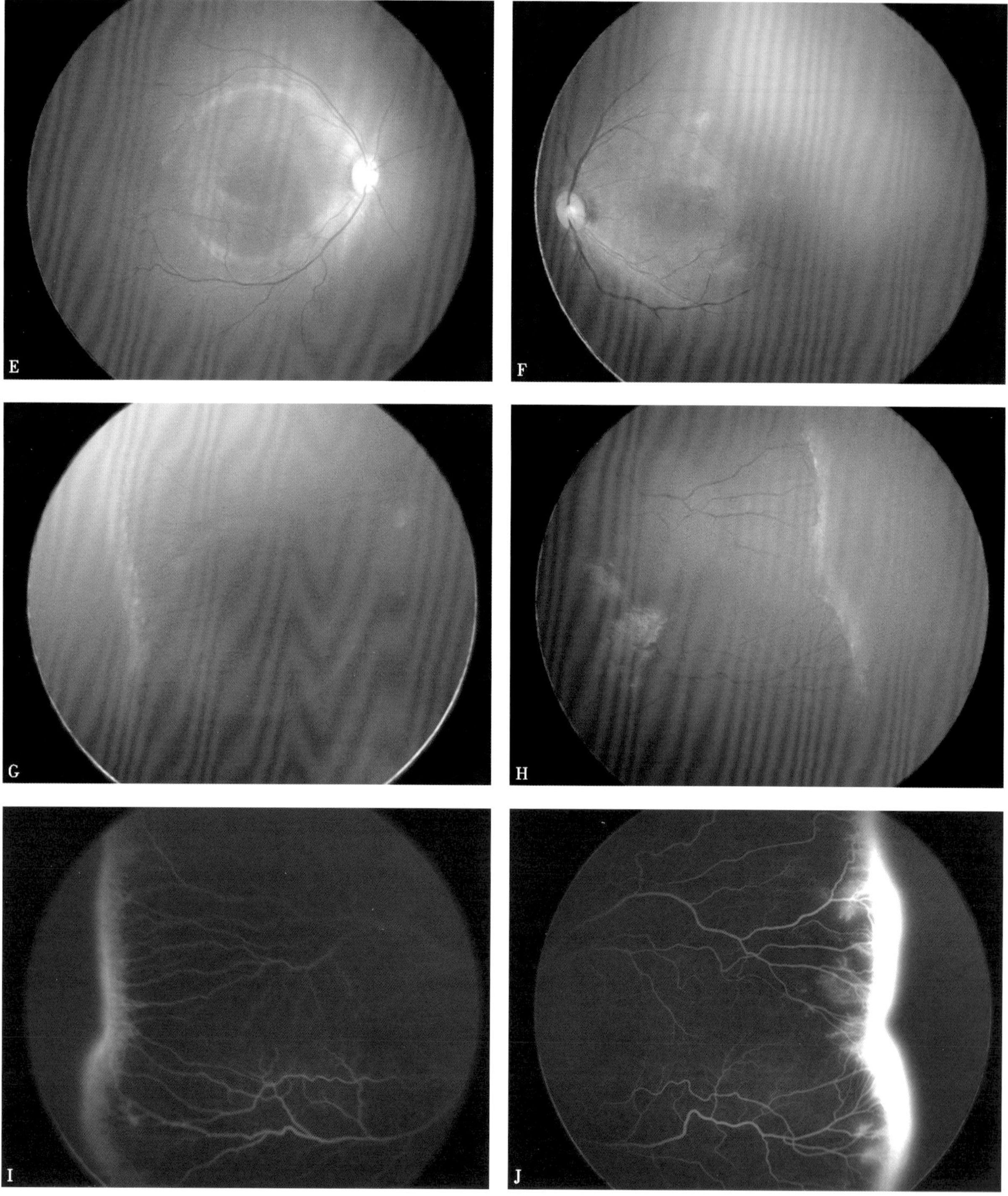
E
F
G
H
I
J

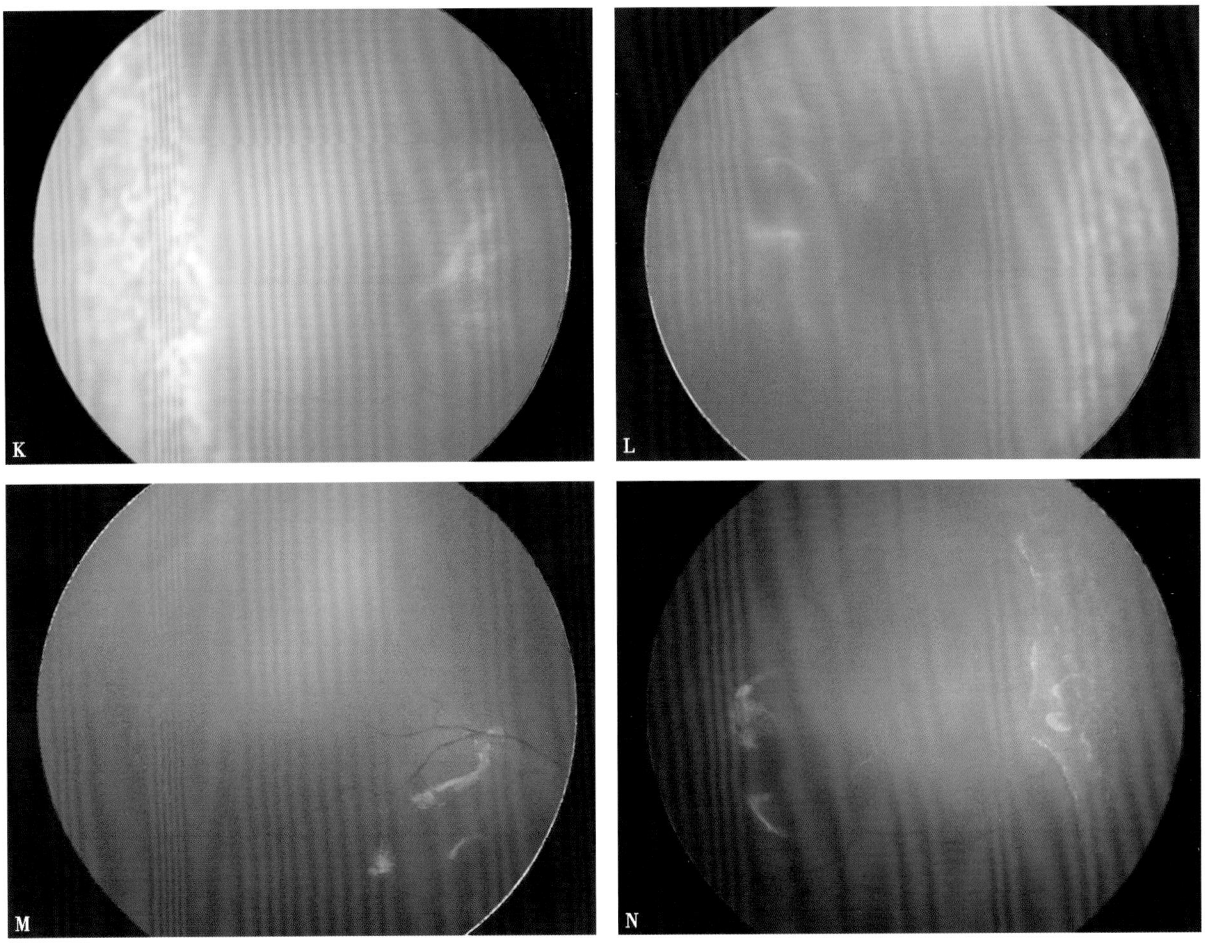

图 2-9-22　**早产儿视网膜病变联合治疗观察**

患儿女，出生孕周 28 周，出生体重 800g。出生后 1 个月筛查发现 1 型阈值前期 ROP，经抗 VEGF 治疗，1 周后病情迅速控制，嵴消退，周边血管继续发育，但术后 3 个月 ROP 复发，给予激光光凝治疗，病情控制。A、B. 双眼眼底像，生后 1 个月，双眼发现Ⅱ区 2 期，附加病变　C、D. 与 A、B 同时的双眼 FFA，发现双眼Ⅱ区大量无血管区，伴血管扩张　E、F. 双眼玻璃体腔注射雷珠单抗后 1 周眼底像，附加病变减轻，嵴消退　G、H. 玻璃体腔注药术后 3 个月双眼眼底像，ROP 复发，表现为附加病变加重，Ⅱ区嵴和新生血管再现　I、J. 与 G、H 同时的双眼 FFA，证实 ROP 复发　K、L. ROP 复发光凝术后 1 周双眼眼底像，激光光斑分布均匀，呈灰白色　M、N. 光凝术后 1 个月双眼眼底像，激光斑反应好，附加病变消退，嵴及新生血管退化（A、C、E、G、I、K、M 为右眼，B、D、F、H、J、L、N 为左眼）

图点评：部分Ⅱ区 ROP，抗 VEGF 治疗后一段时间容易复发，可以重复进行抗 VEGF 治疗，或改为激光治疗，这样尽管增加了治疗次数和观察时间，但相比初期直接进行激光治疗可以明显减少激光的点数，减少周边视网膜破坏的面积。

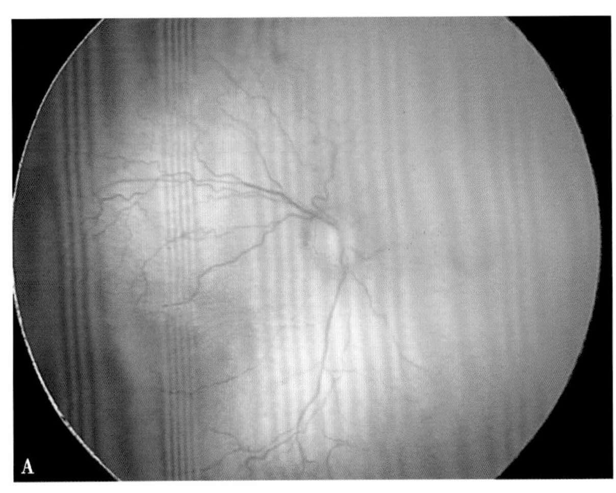

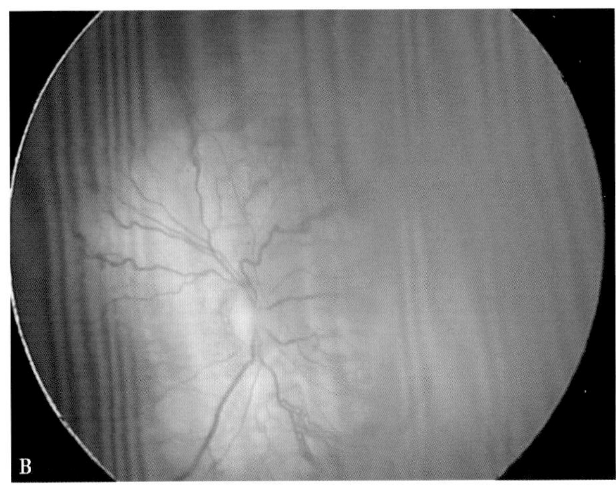

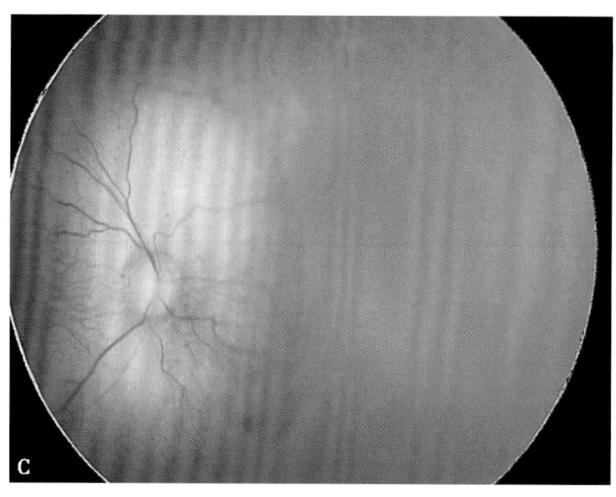

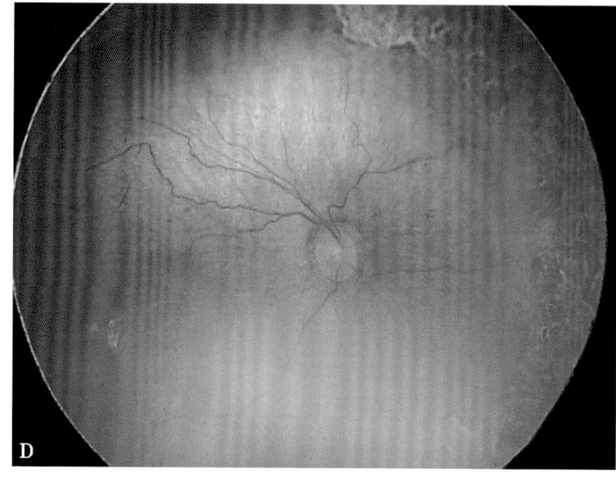

图 2-9-23 **急进型后极部早产儿视网膜病变治疗观察**

患儿女，出生孕周 28 周，出生体重 1150g，生后 4 周检查发现双眼 AP-ROP。A. 右眼术前眼底像，血管发育至Ⅰ区，行光凝术 B. 右眼术后 1 周眼底像，附加病变进一步加重，出现嵴和新生血管，2 周后进行玻璃体腔注射贝伐单抗，并补充光凝 C. 右眼玻璃体腔注射贝伐单抗术后 1 周，附加病变明显减轻，嵴及新生血管开始消退 D. 右眼玻璃体腔注射贝伐单抗术后 1 个月，病情稳定

图点评：激光光凝术和抗 VEGF 疗法分别从不同机制上降低了眼内 VEGF 的水平，联合治疗可以明显提高复杂 ROP 的治疗成功率。本例激光光凝术后病情未能控制，经联合玻璃体腔内注射贝伐单抗治疗后 ROP 得到控制。

- 安全性：抗 VEGF 药物可能对视神经、视网膜等眼球结构以及心、肺、肝、肾等其他器官有潜在危害，而且临床上观察到抗 VEGF 治疗需多次重复注药，许多病例需经补充激光光凝术才能控制病情。近期已关注这一疗法的副作用（图 2-9-24）。目前有限的样本量和观察时间仍不足以完全肯定抗 VEGF 药物的疗效和安全性。

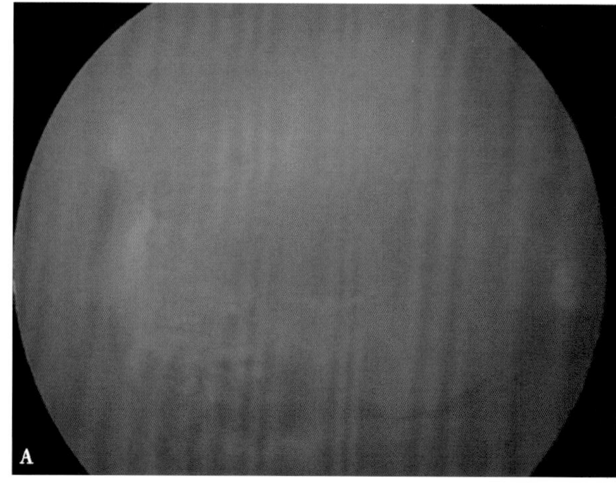

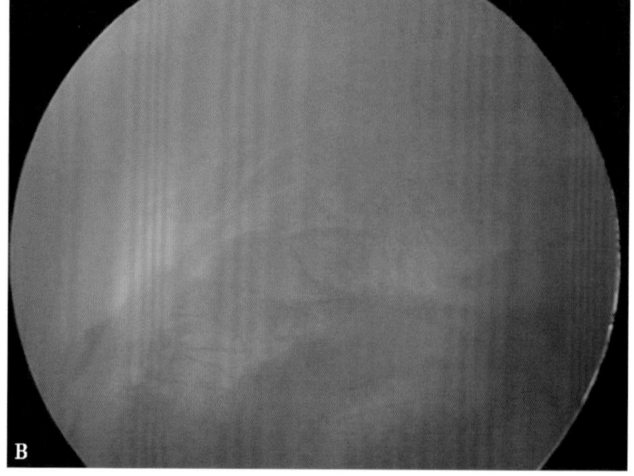

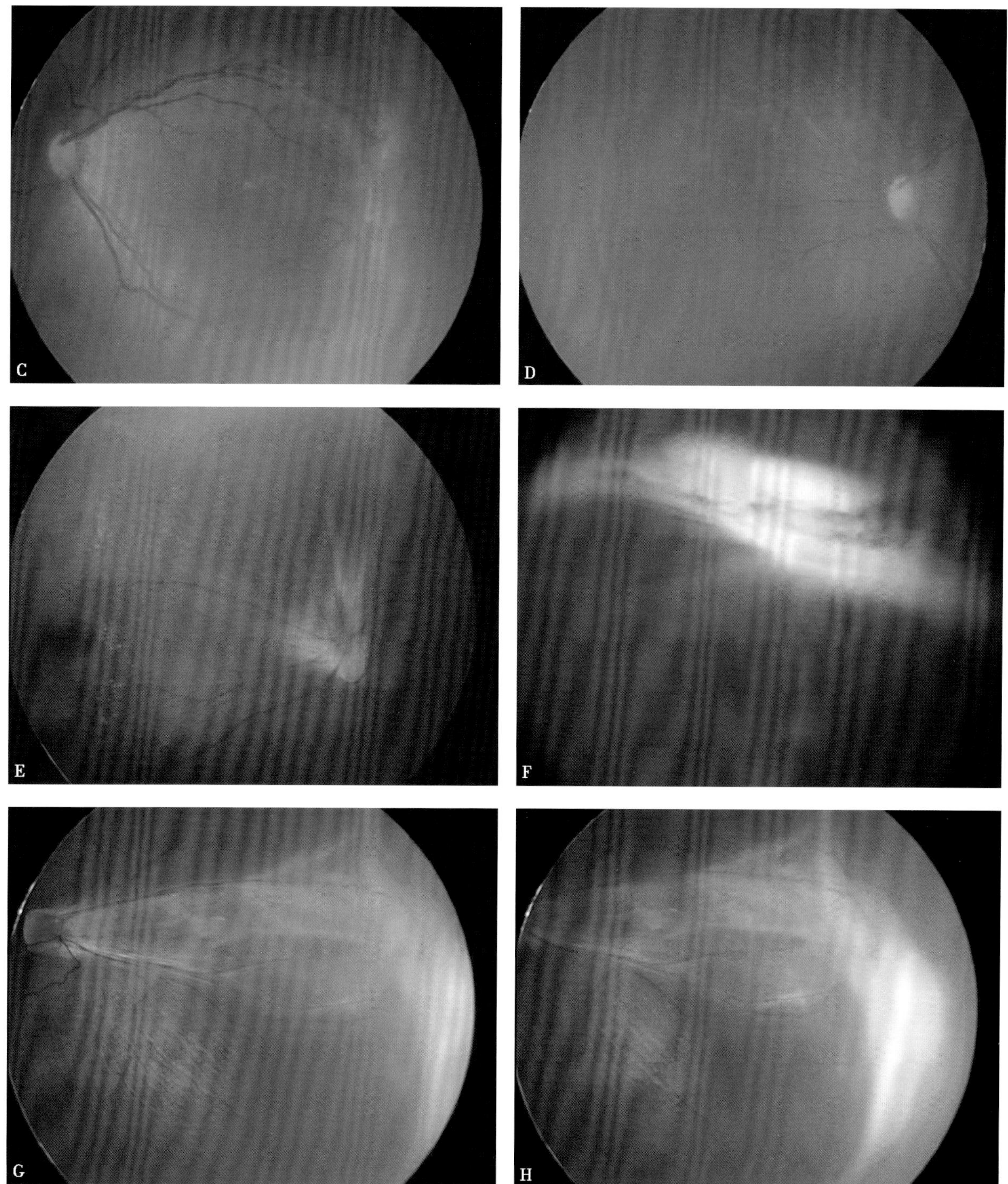

图 2-9-24　**早产儿视网膜病变玻璃体腔内注药术后纤维增殖加重**

患儿女，2.5 月龄，双胞胎大，顺产，试管婴儿，孕 28 周出生，出生体重 750g。专科检查：双眼角膜透明，前房深度正常，瞳孔中等散大，尚圆，晶状体透明。A、B. 右眼眼底像，示玻璃体少量积血混浊，视盘边界欠清，后极部血管迂曲扩张，附加病变(+)，全周可见嵴隆起，嵴上伴大量纤维组织增生并出血，以颞上和上方为著(B)，嵴后可见血管迂曲扩张，见大量爆米花样改变，周边可见无血管区　C、D. 左眼眼底像，玻璃体混浊，视盘边界尚清，后极部血管迂曲扩张，附加病变(+)，全周可见嵴隆起，颞侧为著，嵴上伴大量纤维组织增生，嵴后可见血管迂曲扩张，全周嵴后见大量爆米花样改变，周边可见无血管区(C 为后极部和颞侧，D 为鼻侧周边)。患儿在外院接受双眼玻璃体腔注射抗 VEGF 制剂治疗，术后 1 个月复查见双眼角膜透明，前房深度正常，瞳孔不能散大，欠圆，部分后粘连，晶状体尚透明　E、F. 右眼注药术后 1 个月眼底像，玻璃体仍可见少量积血混浊，视盘边界欠清，后极部血管迂曲扩张减轻，血管弓收缩拉直，颞侧周边及上方可见纤维增殖加重，视网膜牵拉脱离隆起于晶状体后方，并伴有出血　G、H. 左眼注药术后 1 个月眼底像，玻璃体仍见混浊，视盘边界欠清，可见增殖膜牵拉视网膜皱缩聚拢向颞侧周边牵拉，呈青灰色隆起于晶状体后方，鼻侧可见嵴隆起，周边可见无血管区(本病例由空军军医大学西京医院李曼红、张自峰和王雨生医师提供)

图点评：Honda 等报道 1 例 4A 期 ROP 的患者在玻璃体内注射贝伐单抗后增殖膜急性收缩导致视网膜漏斗状脱离，这是因为注射抗 VEGF 制剂后，纤维血管膜的血管成分退化，发生急性纤维化，从而加剧牵拉性视网膜脱离。本例患儿使用同类药物后出现类似现象，建议手术治疗，但家长对手术预后不理解，放弃进一步治疗，目前双眼已进展为 4B 期。提示选择治疗适应证时应更严格把关，并在用药后密切随访，及时干预。

■ 关注的问题：截至目前，抗 VEGF 疗法治疗 ROP 尚未写入临床指南。2017 年 5 月，美国眼科学会（American Academy of Ophthalmology，AAO）发表了抗 VEGF 疗法初始治疗 1 型 ROP 的学术声明。通过荟萃分析来自 9 个国家（美国、捷克、爱尔兰、意大利、中国、韩国、德国、加拿大和土耳其）的 13 篇临床对照试验和病例对照研究结果文献，认为抗 VEGF 疗法与激光光凝疗法的短期有效性和眼部安全性相似。抗 VEGF 疗法具有治疗时间短、改善附加病变和消退 ROP 快、对周边视网膜破坏少以及近视、高度近视和散光可能性小等优点，但不足之处是需要较长的随访期、较高的复发率和后续治疗需求、有发育不正常和视网膜血管形态不典型的可能以及对家庭影响大和医疗负担重等。对治疗后复发率、药物种类、给药方案和剂量等尚存在争议。明确指出，有关抗 VEGF 疗法对眼部、视力、全身和神经发育效应的长期安全性尚无Ⅰ级证据。提出在诸多问题未完全解决之前应谨慎使用，要意识到已知的和未知的、潜在的副作用，权衡利弊，并与患儿家长充分讨论治疗方案，在知情告知下，审慎用于Ⅰ区或Ⅱ区后部的 1 型 ROP 和 AP-ROP。

● 冷凝治疗

冷冻疗法是早年应用于 ROP 治疗的方法之一，源于无间接检眼镜激光输出系统，但目前多已被激光光凝术所替代。目前冷凝治疗适应于激光治疗反应不明显时、激光治疗无效时、或屈光间质混浊无法进行激光光凝者。一般认为，对于周边病变冷凝和光凝效果相同，对于后极部病变光凝优于冷凝。对远周边部不易光凝区冷凝可弥补光凝的不足。

■ 效果评价：冷凝治疗 ROP 的疗效评价与光凝相同，也主要包括近期和远期观察指标（图 2-9-25、图 2-9-26）。

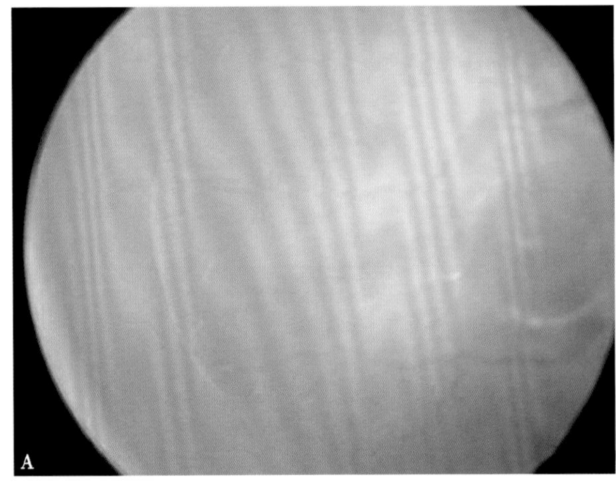

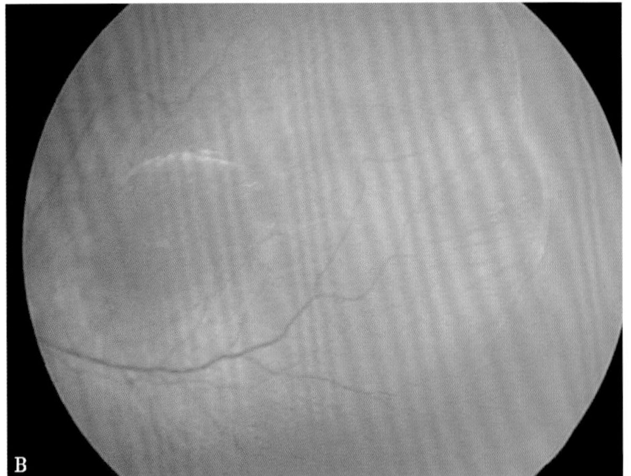

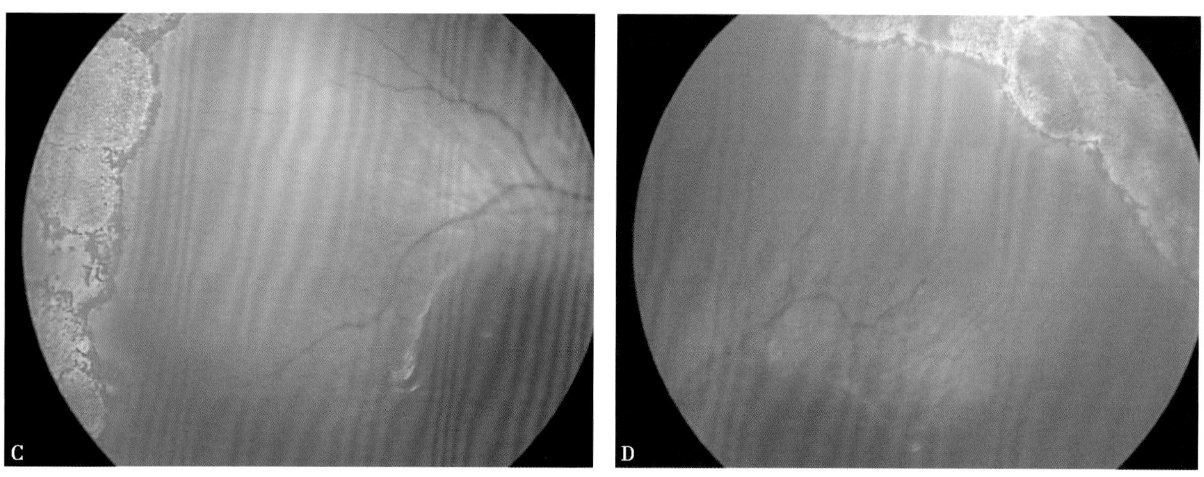

图 2-9-25　**1 型阈值前期早产儿视网膜病变冷凝治疗观察**

患儿男，出生孕周 26 周，出生体重 800g，顺产，矫正胎龄 36 周诊为双眼 1 型阈值前期 ROP。A、B. 双眼治疗前眼底像 C、D. 冷凝治疗后 4 周眼底像，见冷凝斑形成，病变控制（A 和 C 为右眼，B 和 D 为左眼）

图点评：冷冻治疗 ROP 一般使用小儿专用冷冻笔，经结膜冷冻视网膜无血管区。需在双目间接检眼镜直视下进行，冷凝点数依据病变范围而定。由于冷冻范围大、精准度低，容易引起玻璃体积血和术后反应重等问题，现在多已被激光光凝所代替，但可用于一些特殊情况。

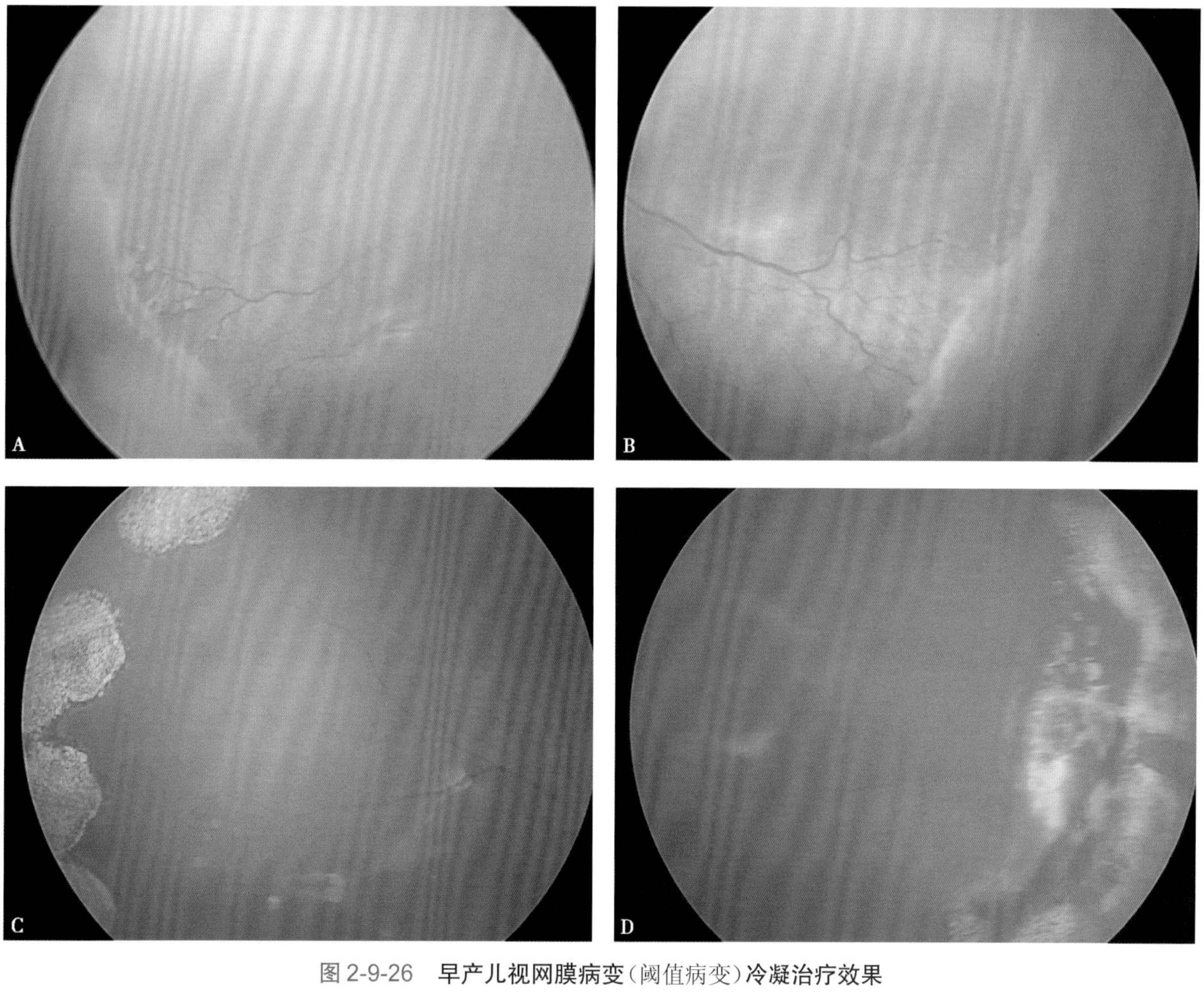

图 2-9-26　**早产儿视网膜病变**（阈值病变）**冷凝治疗效果**

患儿男，出生孕周 28 周，出生体重 1070g，顺产，矫正胎龄 35 周诊为双眼阈值病变 ROP。A、B. 治疗前双眼眼底像 C、D. 冷凝治疗术后 6 周双眼底像，病变控制（A 和 C 为右眼，B 和 D 为左眼）

图点评：冷冻治疗也是治疗阈值病变或1型阈值前病变ROP的有效方法，如果治疗有效，附加病变和嵴会在2周左右消退，4～6周病变控制，但远期疗效要在术后3个月观察。

- 并发症：冷凝手术的并发症较多，对组织的损伤大，经正在发育的巩膜实施冷凝，对视网膜、脉络膜和巩膜所造成的破坏以及随后的组织反应要强于激光，而激光仅作用于视网膜和脉络膜。冷凝可以引起球结膜充血水肿、角膜水肿混浊、玻璃体积血、视网膜中央静脉阻塞和视网膜出血等（图2-9-27）。由于婴幼儿眼球的巩膜和脉络膜较薄，使用冷冻笔和较低温度可导致较重的巩膜和脉络膜损伤及手术后疼痛反应。

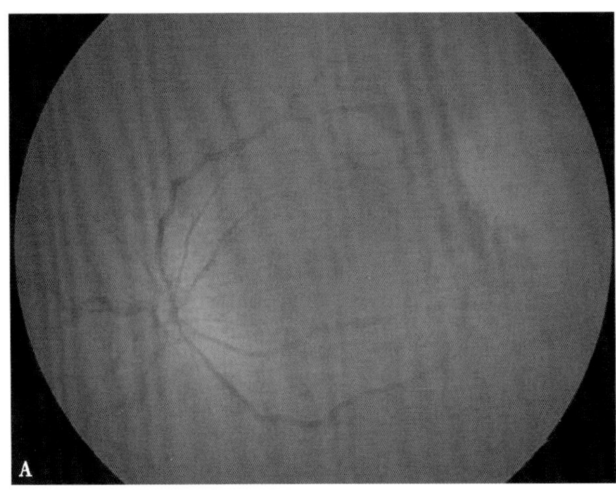

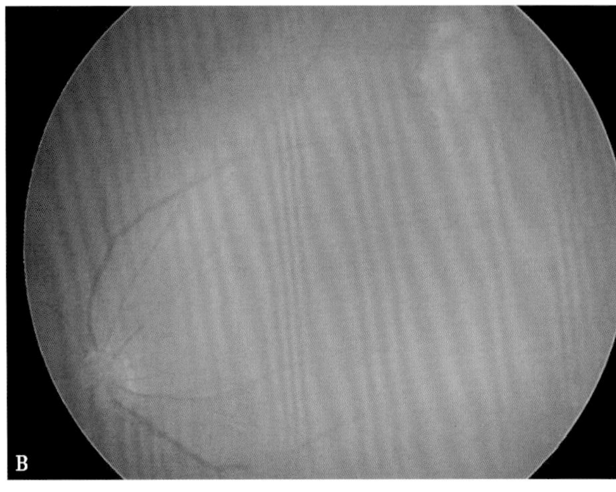

图2-9-27　**冷凝手术后玻璃体积血**

患儿女，出生孕周28周，出生体重980g，顺产，矫正胎龄35周诊为双眼Ⅱ区3期ROP伴附加病变。A. 左眼治疗前眼底像　B. 左眼冷凝后1周眼底像，示玻璃体积血

图点评：尽管冷凝术可以控制多数ROP的病程进展，但该术式最常见的并发症是引起不同程度的玻璃体积血。出血量少可自行吸收，但出血量大往往是手术失败的原因之一。这里呈现的3例采用冷凝治疗的病例均为早年治疗的病例。

● 巩膜扣带术

巩膜扣带术适用于刚刚开始的影响到Ⅰ区的ROP牵拉性视网膜脱离（4期和5期）或合并裂孔的牵拉性视网膜脱离。巩膜扣带术的时机和方式尚无定论，但其优于玻璃体手术之处是可以保留晶状体（图2-9-28）。随着保留晶状体玻璃体切除术的应用，单纯应用巩膜扣带术治疗ROP的病例已越来越少。到目前为止，巩膜扣带术的确切疗效还有争议，因为4期ROP和极少一部分5期ROP视网膜脱离可以自行复位，所以巩膜扣带术治疗晚期ROP的效果还需通过前瞻性、随机对照研究来验证。

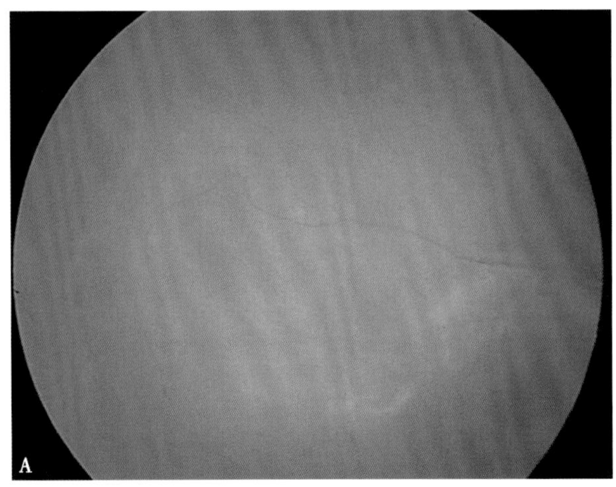

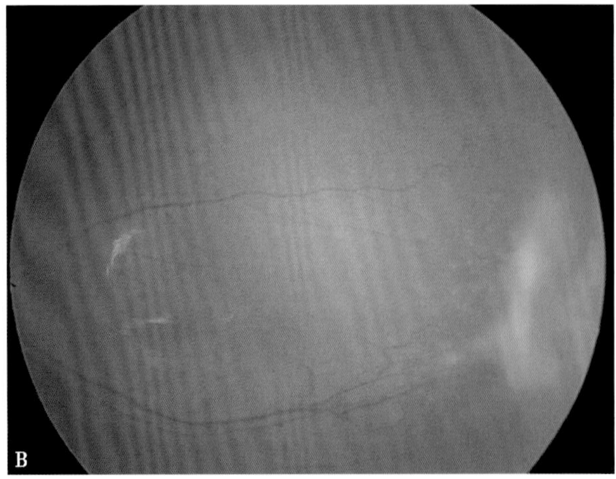

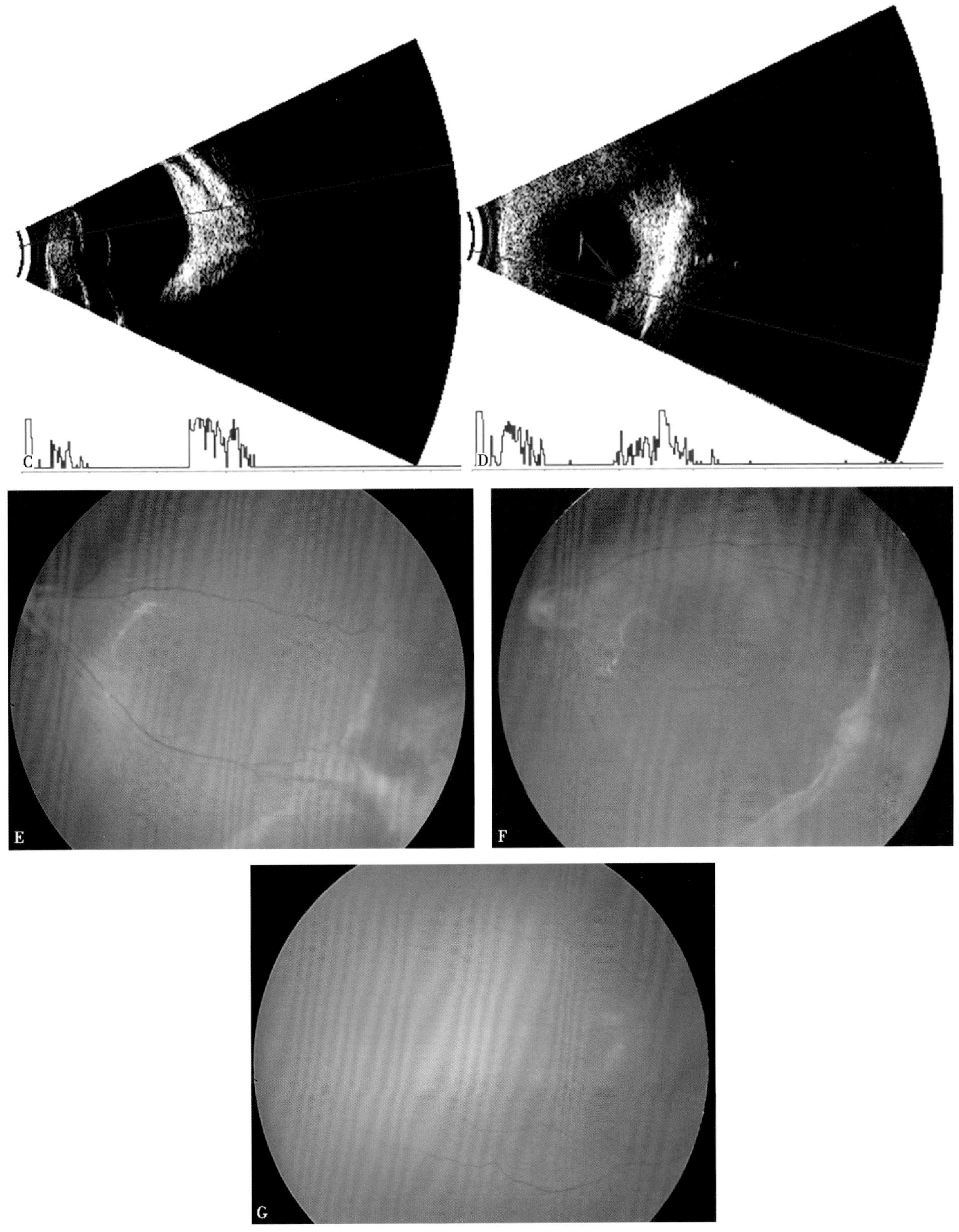

图 2-9-28　巩膜外垫压联合冷凝术治疗 4A 期早产儿视网膜病变

患儿男，4 月龄，双胞胎小，孕 30 周出生，出生体重 1100g，伴贫血和黄疸。专科检查见双眼前节正常。A. 右眼眼底像，视盘正常，颞侧Ⅲ区 7: 00～10: 00 位可见嵴隆起，周边可见无血管区　B. 左眼眼底像，玻璃体轻度混浊，视盘色泽正常，可见膜状物牵拉上下血管弓靠拢，中心凹光反不清。颞侧周边可见增殖膜牵拉局限性隆起，局部血管迂曲扩张。诊断双眼 ROP，右眼Ⅲ区 2 期，左眼 4A 期　C、D. 双眼 A/B 超图，右眼未见明显异常（C），左眼颞侧周边可见视网膜牵拉隆起（红箭），玻璃体轻混浊（D）。行左眼巩膜外垫压术　E. 左眼术后 20 天眼底像，颞侧垫压嵴可见，牵拉位于嵴上，视网膜平伏，颞侧可见冷凝斑。术后 6 个月拆除垫压带　F. 左眼眼底像，巩膜外垫压术后 10 个月（垫压带拆除术后 4 个月），视盘色红，颞侧血管靠拢，周边垫压痕迹可见，视网膜平伏　G. 与 F 同期的右眼眼底像，视盘色红，血管走行可，周边颞侧病变自行消退（本病例由空军军医大学西京医院李曼红、张自峰和王雨生医师提供）

图点评：本例患儿因发现较晚，就诊时已 4 月龄，左眼已发生局限性视网膜脱离，考虑到病变仍处于活动状态，遂行巩膜外手术控制病情进展。随访中尽管视网膜复位，但是仍然留下不良结构，影响患儿视功能，再次强调早发现、早治疗的重要性。该病例为工作开展早期病例，采用了外垫压联合冷凝术。近期文献报道，微创玻璃体视网膜手术对于 4 期病例效果较好。本患儿右眼未做治疗，随访中Ⅲ区 2 期病变自行消退。本例 ROP 右眼为 2 期，左眼 4A 期，表明 ROP 虽为双眼发病，但两眼的严重程度可不一致。

- 手术预后：①视网膜解剖复位率：手术成功多指视网膜解剖复位术后至少维持 6 个月。少数患儿不能获得视网膜解剖复位。Greven 和 Tasman 报告 22 只眼 4B 和 5 期 ROP 经巩膜环扎术和冷凝术后，13 只眼（59%）获解剖复位。Noorily 等单纯应用巩膜扣带术治疗 15 只眼，10 只眼（67%）获视网膜复位。Trese 报道 17 只 4A 期患眼，术后 12 只眼（70%）视网膜解剖复位；43 只 4B 期患眼，术后 29 只眼（67%）视网膜解剖复位；10 只 5 期患眼，术后 4 只眼（40%）获视网膜解剖复位；②视功能恢复：即使视网膜手术解剖复位率可以较高，ROP 患儿的视功能恢复仍多不理想。一般术后 2 个月内视力逐渐恢复，恢复到最佳的时间多在术后 6 个月内，有些患儿之后可缓慢地继续提高。视功能的恢复与脱离的范围、黄斑是否受累、脱离的时间等明显相关。Greven 和 Tasman 报告获得视网膜解剖复位的 10 例患儿，在随访 18 个月后仅有 4 例（10%）获 0.05（20/400）以上视力。Noorily 等报道 10 例患儿中，仅 2 例（20%）获得追光视力。

（张国明　陈妙虹　李慧林）

- 玻璃体手术

当 ROP 患眼视网膜脱离较高、晶状体后纤维增生或扣带手术未成功者应考虑玻璃体切除术。包括保留晶状体玻璃体切除术、闭合式玻璃体切除联合晶状体切除术和开放式玻璃体切除术。切除晶状体后纤维膜，有时联合扣带术可以使部分眼视网膜复位（图 2-9-29～图 2-9-32）。

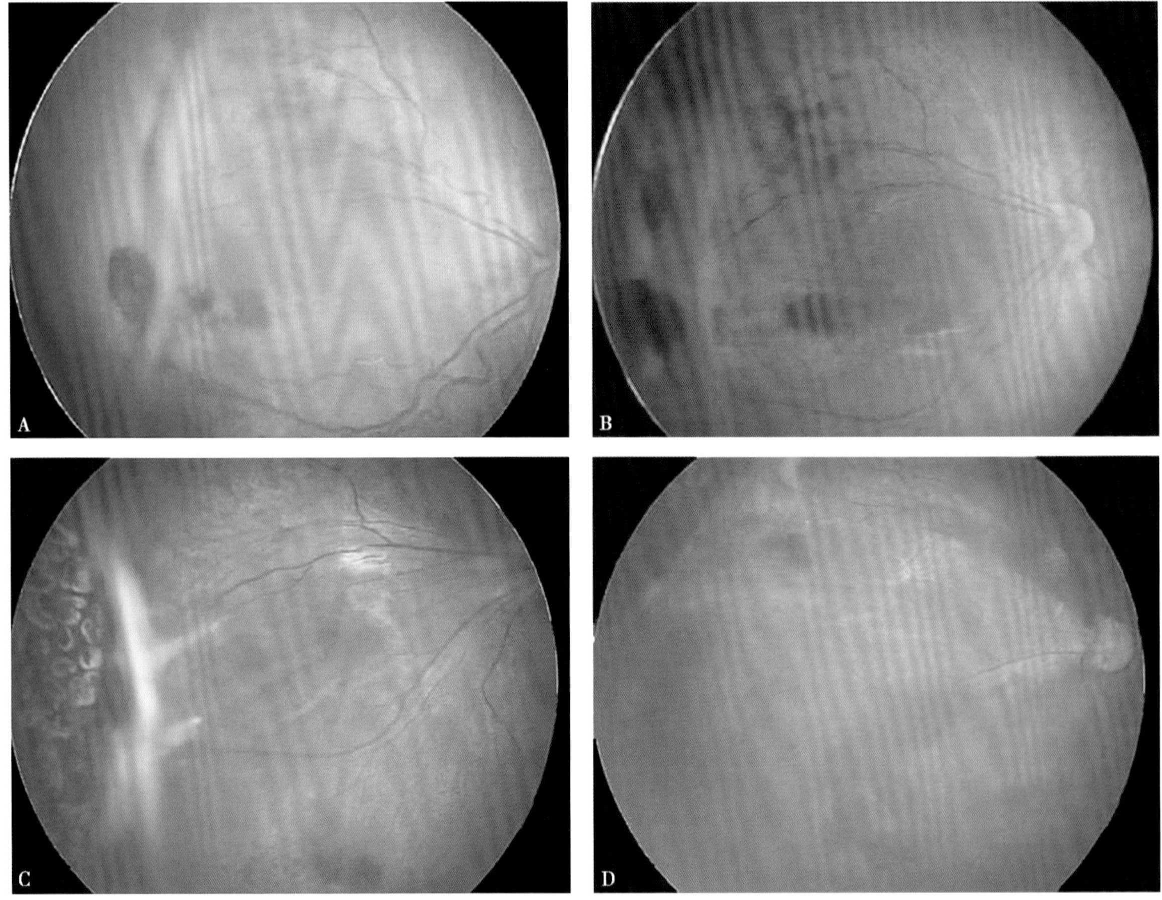

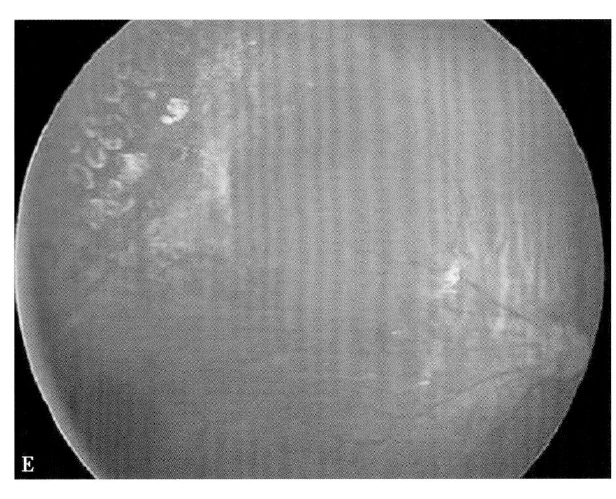

图 2-9-29　**右眼 4A 期早产儿视网膜病变治疗观察**

患儿女，出生孕周 31 周，出生体重 1200g。A. 首诊眼底像，矫正胎龄 37 周第一次检查，右眼 ROP 病变位于Ⅱ区后部，嵴隆起高，有大量新生血管，伴视网膜出血和玻璃体积血，中度附加病变，3 期病变范围连续超过 6 个钟点。遂进行玻璃体腔注射雷珠单抗治疗　B. 右眼注药后 2 周后眼底像，嵴及新生血管部分消退，附加病变减轻，行激光光凝。嵴表面开始形成机化膜　C. 右眼激光光凝术后 8 周眼底像，新生血管及附加病变已不明显，但形成白色机化膜并引起局限牵拉性视网膜脱离，累及后极部，距黄斑中心凹约 2PD。遂于矫正胎龄 47 周进行保留晶状体的玻璃体切除术　D. 玻璃体切除术后 6 周眼底像，可见玻璃体机化膜已被清除，牵拉性视网膜脱离明显缓解　E. 玻璃体切除术后 6 个月眼底像，视网膜脱离完全复位，黄斑中心凹结构保持完好

图点评：当 ROP 发展到视网膜脱离阶段就要考虑手术干预。及时和成功的玻璃体切除术可以去除玻璃体机化膜，阻止病变进一步发展，从而避免黄斑结构遭到破坏。另外要注意，抗 VEGF 治疗可以有效缓解 ROP 病情，但同时也会促进和加重玻璃体机化膜的形成。

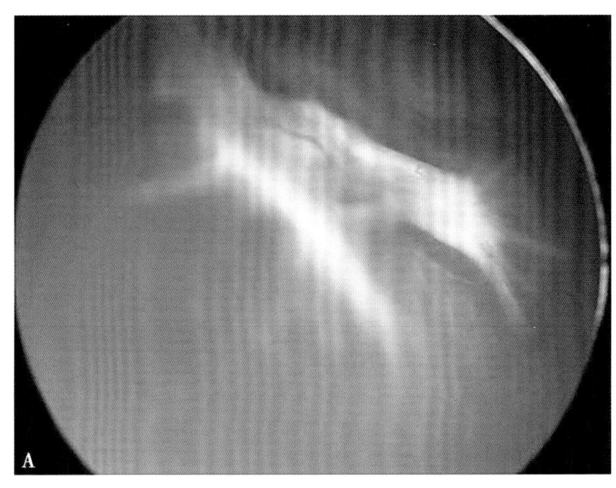

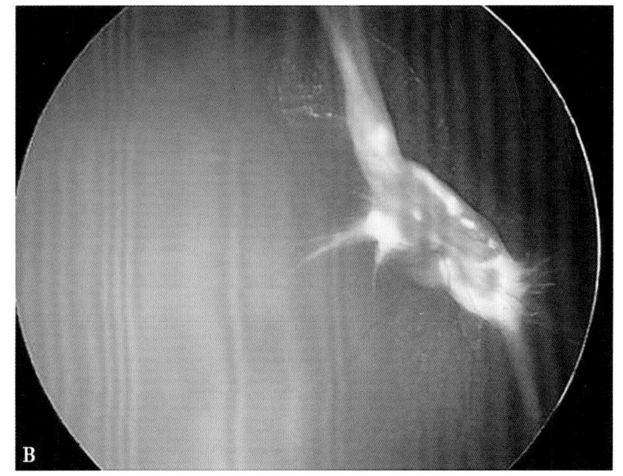

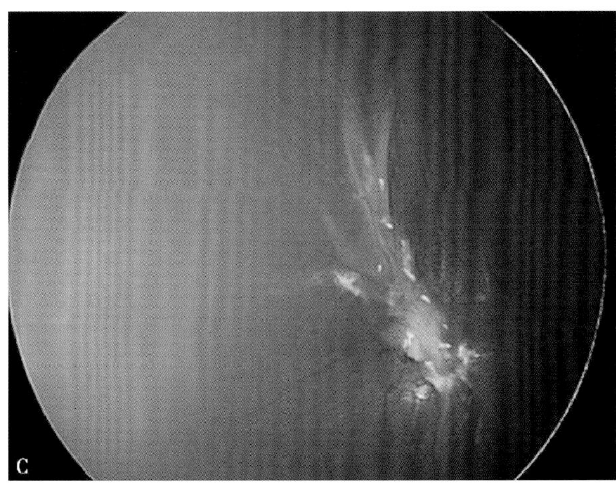

图 2-9-30　**右眼 4B 期早产儿视网膜病变治疗观察**

患儿男，出生孕周 29 周，出生体重 1400g。A. 矫正胎龄 50 周检查时眼底像，右眼可见玻璃体机化条索从后极部延伸至晶状体后，牵拉视网膜呈帐篷样脱离，黄斑部受累及。进行保留晶状体的玻璃体切除术　B. 术后 3 周眼底像，可见玻璃体机化条索被清除干净，牵拉性视网膜脱离明显改善　C. 术后 4 个月眼底像，牵拉性视网膜脱离进一步改善，视盘已可辨认，黄斑结构恢复

图点评：ROP 发展到 4B 期时应及时通过玻璃体切除术治疗。手术的目的是最大限度去除视网膜的牵拉，恢复黄斑结构，以挽救患儿的视功能。

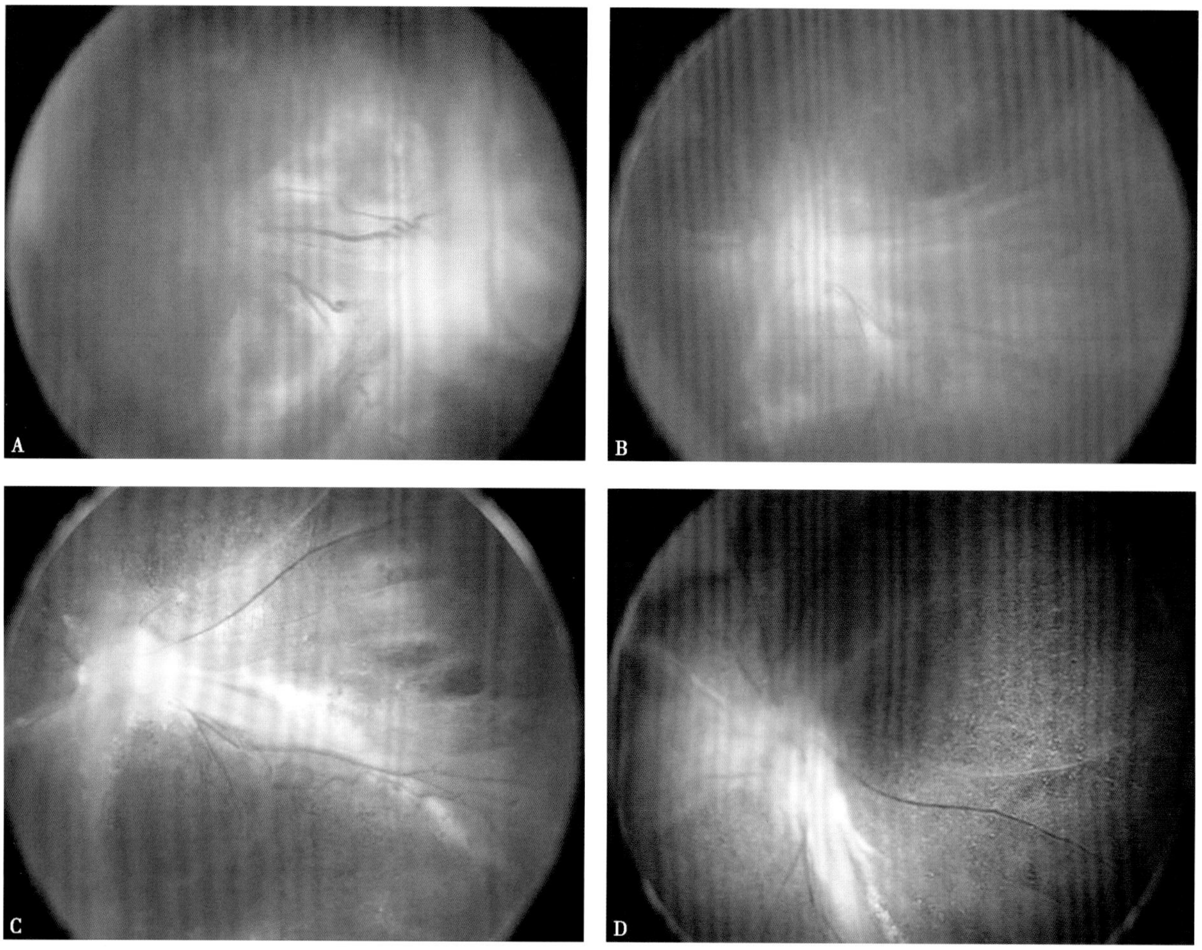

图 2-9-31 **左眼 5 期早产儿视网膜病变治疗观察**

患儿男，出生孕周 27 周，出生体重 1000g。A. 矫正胎龄 48 周检查时左眼眼底像，可见大片玻璃体机化膜，周边部更明显，视网膜完全脱离。遂进行晶状体切除联合玻璃体切除术 B. 左眼术后 6 周眼底像，可见玻璃体机化膜已清除干净，牵拉性视网膜脱离有所改善 C. 左眼术后 3 个月眼底像，牵拉性视网膜脱离进一步改善，部分视网膜已复位 D. 左眼术后 6 个月眼底像，大部分视网膜已复位，黄斑复位

图点评：对于 5 期 ROP 病变，玻璃体切除术是阻止患眼彻底失明的最后手段。如果手术能充分去除玻璃体机化膜，视网膜能自行复位，手术最主要目的，即成功标志就是黄斑部视网膜复位。但需要说明的是，即使手术能达到理想的视网膜解剖复位，视网膜功能的恢复也相当有限。

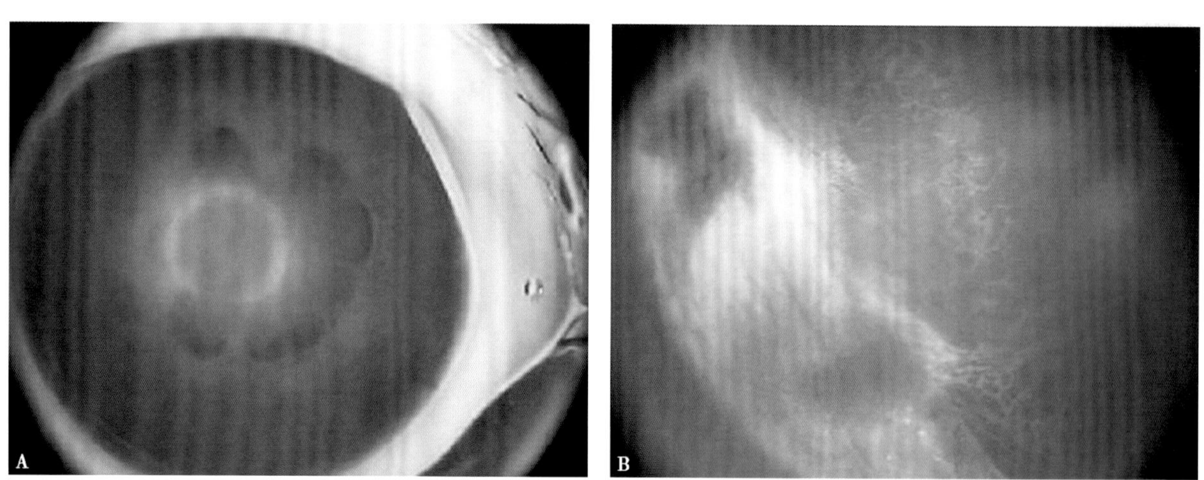

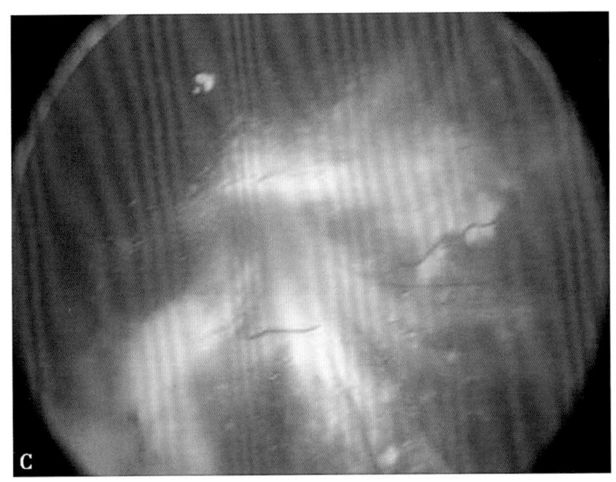

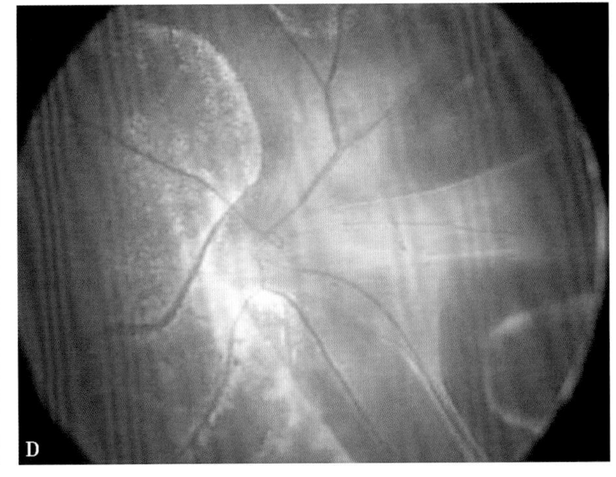

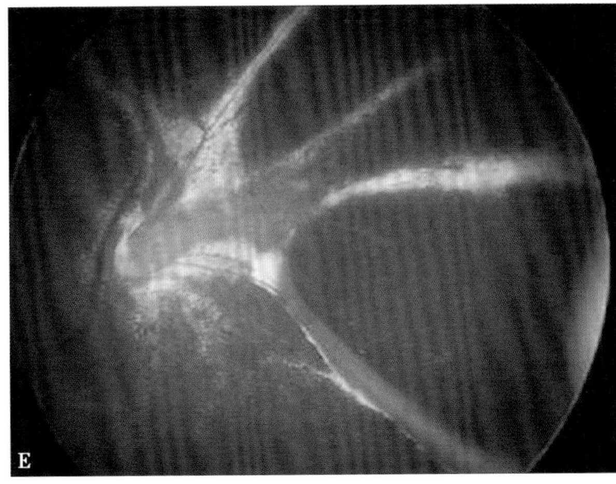

图 2-9-32 左眼 5 期早产儿视网膜病变治疗观察

患儿男，出生孕周 29 周，出生体重 1100g。A. 矫正胎龄 57 周时检查左眼眼前节像，示虹膜部分后粘连，前房消失 B. 矫正胎龄 57 周时检查左眼眼底像，示视网膜全脱离，有大片玻璃体机化膜伴有出血。遂进行晶状体切除联合玻璃体切除术 C. 左眼术后 6 周眼底像，可见玻璃体机化膜已清除干净，牵拉性视网膜脱离明显改善 D. 左眼术后 5 个月眼底像，大部分视网膜已复位 E. 左眼术后 2 年眼底像，可见黄斑复位

图点评：对于晚期 ROP，如再不采取玻璃体切除术治疗，患眼会很快进入到终末期，出现高眼压、角膜变性、瞳孔闭锁，最终眼球萎缩。如果手术能充分去除玻璃体机化膜，仍有机会使视网膜复位，甚至黄斑复位，但手术成功的可能性很低。

（梁建宏 黎晓新）

- 手术预后：①视网膜解剖复位率：晚期 ROP 玻璃体视网膜术后的视网膜解剖复位率取决于病变的严重程度和漏斗状视网膜脱离的类型。Hirose 等报道应用开放玻璃体切除术治疗 338 例 524 只眼，其中 205 只眼（39.2%）获得视网膜复位。Trese 报道 5 期 ROP 的解剖复位率是 48%。Zilis 等报道 14 只 4 期 ROP 眼中，9 只眼（64%）获得部分视网膜复位；121 只 5 期 ROP 眼中 38 只眼（31%）获得部分视网膜复位，11 只眼（9%）获得完全视网膜复位。Quinn 等报道 71 只眼中 20 只眼视网膜复位，复位成功率 28%。Charles 报道 580 例手术患儿解剖成功率为 46%；②视功能恢复：玻璃体视网膜手术治疗 ROP 的解剖复位率较低，而视力预后更不乐观，原因多源自眼球和视神经本身。Hirose 等报道 82 例解剖复位的患眼中，视力 0.1（20/200）的 3 只眼，0.05（20/400）的 4 只眼，0.025（20/800）的 9 只眼，0.0125（20/1600）的 11 只眼，0.006 25（20/3200）的 24 只眼，光感 26 只眼。Trese 报道 85 只眼中，26 只眼（31%）视力达到能感知物体运动（包括光反应、追物、分辨形状）。Zilis 等报道 43% 的 4 期病例和 11% 的 5 期病例最终视力好于追光。Quinn 等报道 20 只玻璃体切除术后视网膜复位患眼，仅有 2 只眼获得形觉视力（即对有 2.2cm 宽条纹的低视力卡有反应）。Charles 报道 5 例 5 期 ROP 患眼，视网膜复位后仍记录不到 ERG。这些结果提示，早期干预是防治 ROP 不良预后的关键。

（张国明 陈妙虹 李慧林）

主要参考文献

1. 黄丽娜，张国明，吴本清. 早产儿视网膜病变. 广州：广东科技出版社，2007：118-119，123.
2. Reynolds JD，Olitsky SE. 小儿视网膜. 王雨生，主译. 西安：第四军医大学出版社，2013：91-127.
3. 黎晓新. 重视早产儿视网膜病变的防治. 中华眼科杂志，2005，41（4）：289-291.
4. 王雨生，李蓉. 重视我国早产儿视网膜病变的防治工作. 中华眼科杂志，2011，47（6）：483-486.
5. 王雨生. 我国早产儿视网膜病变三级防治网建设的设想与实践. 中华眼底病杂志，2014，30（1）：6-8.
6. 储昭节，王雨生. 我国大陆地区近20年早产儿视网膜病变发病概况. 中华眼科杂志，2012，48（2）：179-183.
7. 王雨生，张自峰，李曼红，等. 西安地区早产儿视网膜病变筛查的初步结果. 中华眼科杂志，2010，46（2）：119-124.
8. 张自峰，李曼红，王雨生，等. 西安地区出生体重2000克以上早产儿视网膜病变分析. 中华眼科杂志，2014，50（3）：184-188.
9. 北京早产儿视网膜病变流行病学调查组. 北京早产儿视网膜病变筛查和高危因素分析. 中华眼底病杂志，2008，24（1）：30-34.
10. 常青，江睿，罗晓刚，等. 上海早产儿视网膜病变年度筛查报告. 中华眼底病杂志，2008，24（1）：35-37.
11. 张国明，曾健，黄丽娜，等. 深圳早产儿视网膜病变筛查结果分析. 中华眼底病杂志，2008，24（1）：38-40.
12. 中华医学会. 早产儿治疗用氧和视网膜病变防治指南. 中华眼科杂志，2005，41（4）：375-376.
13. 中华医学会眼科学分会眼底病学组. 中国早产儿视网膜病变筛查指南（2014年）. 中华眼科杂志，2014，50（12）：933-935.
14. 米雪松，赵培泉. 世界各国ROP筛查标准概况. 中国实用眼科杂志，2006，24（9）：879-882.
15. 李蓉，王雨生. 数字广角小儿眼底成像系统在早产儿视网膜病变筛查中的应用. 国际眼科纵览，2012，36（1）：17-20.
16. 李曼红，张自峰，王雨生，等. 早产儿视网膜病变筛查相关意外和并发症分析. 中华眼底病杂志，2012，28（1）：73-74.
17. 李曼红，张自峰，王雨生，等. 激光光凝治疗早产儿视网膜病变的疗效分析. 中华眼底病杂志，2014，30（1）：24-27.
18. 李曼红，张自峰，王雨生，等. 早产儿视网膜病变激光光凝治疗后白内障一例. 中华眼底病杂志，2012，28（1）：89-90.
19. Cryotherapy for Retinopathy of Prematurity Cooperative Group. multicenter trial of cryotherapy for retinopathy of prematurity：ophthalmological outcomes at 10 years. Arch Ophthalmol，2001，119（8）：1110-1118.
20. Early Treatment for Retinopathy of Prematurity Cooperative Group. Revised indications for the treatment of retinopathy of prematurity：results of the early treatment for retinopathy of prematurity randomized trial. Arch Ophthalmol，2003，121（12）：1684-1694.
21. Kong L，Fry M，Al-Samarraie M，et al. An update on progress and the changing epidemiology of causes of childhood blindness worldwide. J AAPOS，2012，16（6）：501-507.
22. International Committee for the Classification of Retinopathy of Prematurity. The international classification of retinopathy of prematurity revisited. Arch Ophthalmol，2005，123（7）：991-999.
23. Jalali S，Azad R，Trehan HS，et al. Technical aspects of laser treatment for acute retinopathy of prematurity under topical anesthesia. Indian J Ophthalmol，2010，58（6）：509-515.
24. Ells AL，Gole GA，Hildebrand PL，et al. Posterior to the ridge laser treatment for severe stage 3 retinopathy of prematurity. Eye，2013，27（4）：525-530.
25. Sanghi G，Dogra MR，Dogra M，et al. A hybrid form of retinopathy of prematurity. Br J Ophthalmol，2012，96（4）：519-522.
26. Lepore D，Molle F，Pagliara MM，et al. Atlas of fluorescein angiographic findings in eyes undergoing laser for retinopathy of prematurity. Ophthalmology，2011，118（1）：168-175.
27. Leskov I，Mukai S. Laser therapy versus anti-VEGF agents for treatment of retinopathy of prematurity. Int Ophthalmol Clin，2015，55（4）：81-90.
28. Wutthiworawong B，Thitiratsanont U，Saovaprut C，et al. Combine intravitreal bevacizumab injection with laser treatment

for aggressive posterior retinopathy of prematurity(AP-ROP). J Med Assoc Thai, 2011, 94(3): 15-21.

29. Xu Y, Zhang Q, Kang X, et al. Early vitreoretinal surgery onvascularly active stage 4 retinopathy of prematurity through the preoperative intravitreal bevacizumab injection. Acta Ophthalmol, 2013, 91(4): 304-310.

30. Honda S, Hirabayashi H, Tsukahara Y, et al. Acute contraction of the proliferative membrane after an intravitreal injection of bevacizumab for advanced retinopathy of prematurity. Graefes Arch Clin Exp Ophthalmol, 2008, 246(7): 1061-1063.

31. Hard AL, Hellstrom A. On safety, pharmacokinetics and dosage of bevacizumab in ROP treatment—a review. Acta Padiatr, 2011, 100(12): 1523-1527.

32. Oh JH, Kim SW, Kwon SS, et al. The change of macular thickness following single-session pattern scan laser panretinal photocoagulationfor diabetic retinopathy. Graefes Arch Clin Exp Ophthalmol, 2015, 253(1): 57-63.

33. Prepiaková Z, Tomcikova D, Kostolna B, et al. Confluent diodelaser coagulation: The gold standard of therapy for retinopathy ofprematurity. J Pediatr Ophthalmol Strabismus, 2015, 52(1): 43-51.

34. Cryotherapy for Retinopathy of Prematurity Cooperative Group. Multicenter trial of cryotherapy for retinopathy of prematurity: ophthalmological outcomes at 10 years. Arch Ophthalmol, 2001, 119(8): 1110-1118.

35. Greven C, Tasman W. Scleral buckling in stages 4B and 5 retinopathy of prematurity. Ophthalmology, 1990, 97(6): 817-820.

36. Noorily SW, Small K, de Juan E Jr, et al. Scleral buckling surgery for stage 4B retinopathy of prematurity. Ophthalmology, 1992, 99(2): 263-268.

37. Trese MT. Scleral buckling for retinopathy of prematurity. Ophthalmology, 1994, 101(1): 23-26.

38. Lakhanpal RR, Sun RL, Albini TA, et al. Visual outcomes after 3-port lens-sparing vitrectomy in stage 4 retinopathy of prematurity. Arch Ophthalmol, 2006, 124(5): 675-679.

39. Lakhanpal RR, Sun RL, Albini TA, et al. Anatomic success rate after 3-port lens-sparing vitrectomy in stage 4A or 4B retinopathy of prematurity. Ophthalmology, 2005, 112(9): 1569-1573.

40. Hartnett ME. Features associated with surgical outcome in patients with stages 4 and 5 retinopathy of prematurity. Retina, 2003, 23(3): 322-329.

41. Maguire AM, Trese MT. Visual results of lens-sparing vitreoretinal surgery in infants. J Pediatr Ophthalmol Strabismus, 1993, 30(1): 28-32.

42. Maguire AM, Trese MT. Lens-sparing vitreoretinal surgery in infants. Arch Ophthalmol, 1992, 110(2): 284-286.

43. Tufail A, Singh AJ, Haynes RJ, et al. Late onset vitreoretinal complications of regressed retinopathy of prematurity. Br J Ophthalmol, 2004, 88(2): 243-246.

44. Gopal L, Sharma T, Shanmugam M, et al. Surgery for stage 5 retinopathy of prematurity: the learning curve and evolving technique. Indian J Ophthalmol, 2000, 48(2): 101-106.

45. Topilow HW, Ackerman AL, Wang FM, et al. Successful treatment of advanced retinopathy of prematurity. Ophthalmic Surg, 1988, 19(11): 781-785.

46. Topilow HW, Ackerman AL, Wang FM. The treatment of advanced retinopathy of prematurity by cryotherapy and scleral buckling surgery. Ophthalmology, 1985, 92(3): 379-387.

47. Hirose T, Katsumi O, Mehta MC, et al. Vision in stage 5 retinopathy of prematurity after retinal reattachment by open-sky vitrectomy. Arch Ophthalmol, 1993, 111(3): 345-349.

48. Jabbour NM, Hirose T, Schepens CL. Self-retaining iris speculum for open-sky vitrectomy. Arch Ophthalmol, 1986, 104(1): 137-138.

49. Peczon BD, Wolfe JK, Gipson IK, et al. Characterization of membranes removed during open-sky vitrectomy. Invest Ophthalmol Vis Sci, 1983, 24(10): 1382-1389.

50. Capone A Jr, Trese MT. Stage 5 retinopathy of prematurity: then and now. Retina, 2006, 26(7): 721-723.

51. Prenner JL, Capone A Jr, Trese MT. Visual outcomes after lens-sparing vitrectomy for stage 4A retinopathy of prematurity.

Ophthalmology，2004，111(12)：2271-2273.

52. Capone A Jr，Trese MT. Lens-sparing vitreous surgery for tractional stage 4A retinopathy of prematurity retinal detachments. Ophthalmology，2001，108(11)：2068-2070.

53. Trese MT，Droste PJ. Long-term postoperative results of a consecutive series of stages 4 and 5 retinopathy of prematurity. Ophthalmology，1998，105(6)：992-997.

54. Quinn GE，Dobson V，Barr CC，et al. Visual acuity in infants after vitrectomy for severe retinopathy of prematurity. Ophthalmology，1991，98(1)：5-13.

55. Trese MT. Visual results and prognostic factors for vision following surgery for stage V retinopathy of prematurity. Ophthalmology，1986，93(5)：574-579.

56. Zilis JD，deJuan E，Machemer R. Advanced retinopathy of prematurity. The anatomic and visual results of vitreous surgery. Ophthalmology，1990，97(6)：821-826.

57. VanderVeen DK，Melia M，Yang MB，et al. Anti-vascular endothelial growth factor therapy for primary treatment of type 1 retinopathy of prematurity：A report by the American Academy of Ophthalmology. Ophthalmology，2017，124(5)：619-633.

第10章

家族性渗出性玻璃体视网膜病变

Familial Exudative Vitreoretinopathy

● 概述

家族性渗出性玻璃体视网膜病变（familial exudative vitreoretinopathy，FEVR）是一种遗传性视网膜血管发育异常性疾病，1969 年由 Criswick 和 Schepens 首次报道。眼底表现类似 ROP，但患者缺乏早产及出生后吸氧史等相关病史。大多为双眼发病，病程缓慢进展，表现为玻璃体视网膜异常，特征性体征有周边视网膜的血管化不完全和（或）视网膜血管异常，继而可导致各种并发症，如视网膜新生血管形成、渗出、玻璃体积血、玻璃体视网膜牵拉、黄斑移位、视网膜皱襞和视网膜脱离等。临床表现多样，可轻至无症状，也可出现视网膜脱离而致失明。

● 主要诊断依据

有家族史，无早产及吸氧史；周边视网膜有无血管区，可有玻璃体视网膜粘连；眼底血管分支多，分布密集；视盘或黄斑异位；周边视网膜新生血管；视网膜内或下渗出；视网膜脱离及镰状视网膜皱襞。FFA 可为诊断提供重要依据。对不知家族史的患者需详细检查其家族成员。

FFA 可显示血管分支密集和周边视网膜毛细血管无灌注区，血管于赤道部附近呈扇形中止，末端吻合，伴异常血管表现为荧光素渗漏。建议对患者及家属行 FFA 检查（图 2-10-1、图 2-10-2）。

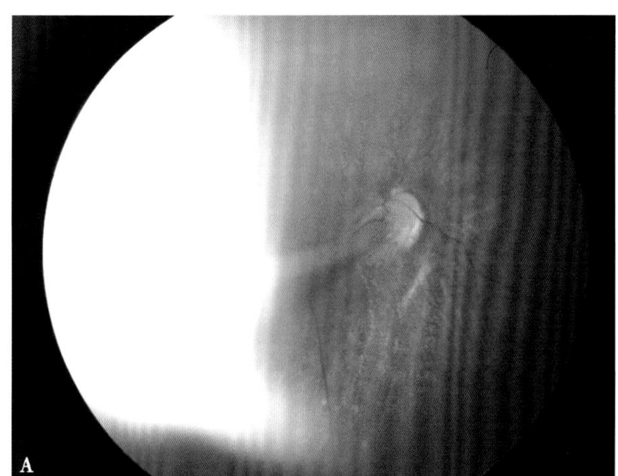

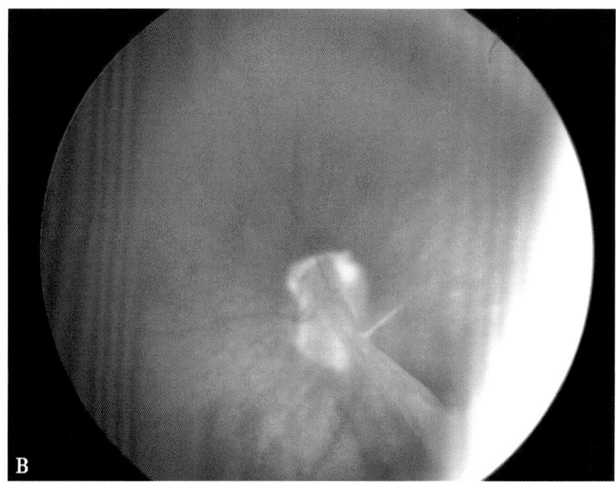

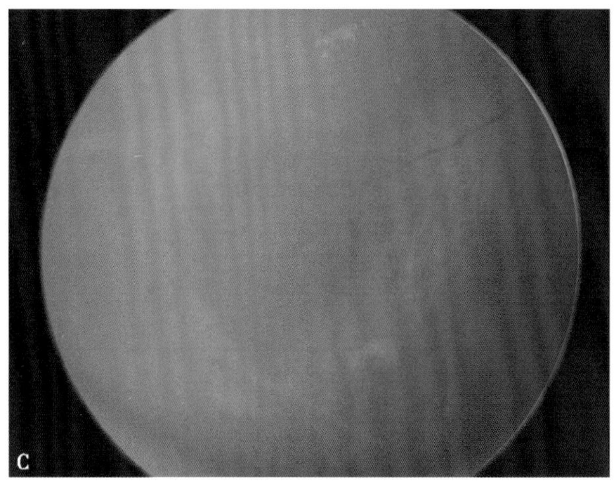

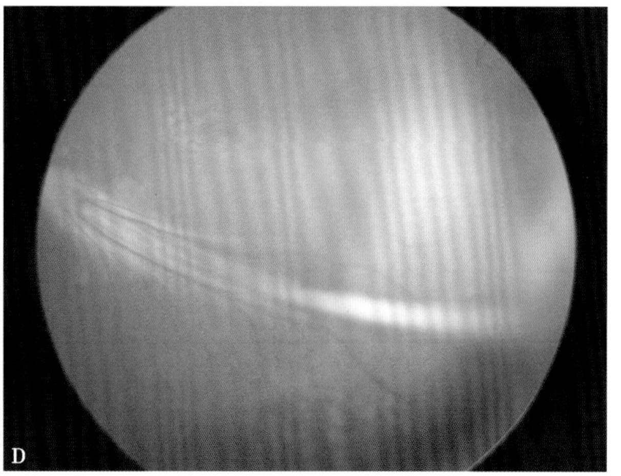

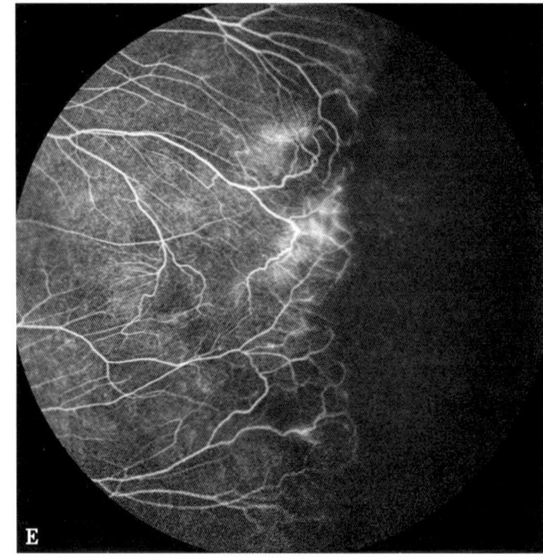

图 2-10-1 **双眼家族性渗出性玻璃体视网膜病变**

患儿女，3 月龄，汉族，足月顺产，有一个 2 岁的哥哥。家长发现患儿出生后不追物就诊。否认家族眼病史，否认全身疾病史。双眼视力检查不配合。A、B. 双眼眼底像，见镰状皱襞连至颞侧晶状体后，视盘旁可见黄白色渗出 C、D. 患儿哥哥眼底像，见右眼视盘血管轻度向颞侧牵拉，颞侧玻璃体视网膜粘连，疑似无血管区（C），左眼见镰状皱襞连至颞侧周边部（D） E. 患儿母亲左眼 FFA，示血管分支增多，走行僵直，颞侧见无血管区，晚期血管末梢轻度荧光渗漏。右眼与左眼表现相似。其父亲 FFA 未见明显异常

图点评：先证者表现为双眼镰状皱襞，其哥哥表现为单眼镰状皱襞及另一眼颞侧无血管区，其母亲表现为双眼颞侧无血管区及血管走行异常。即使在同一个家系中，FEVR 的表现也可以各不相同。当怀疑患者为 FEVR 时，必须对家属提供的“无家族眼病史”这一病史进行再次确认，应常规对患者直系家庭成员行眼底检查以及 FFA 检查。

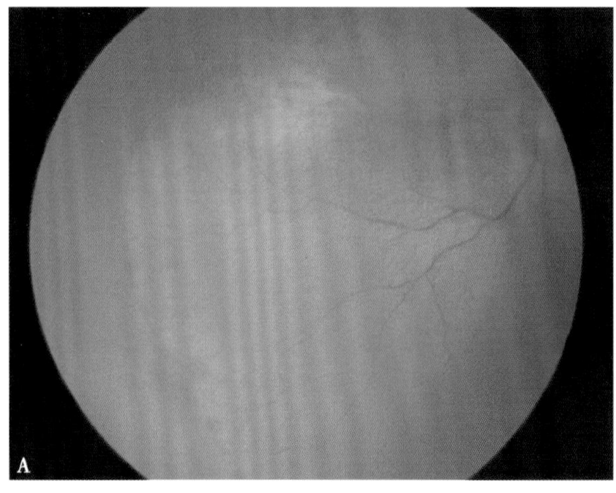

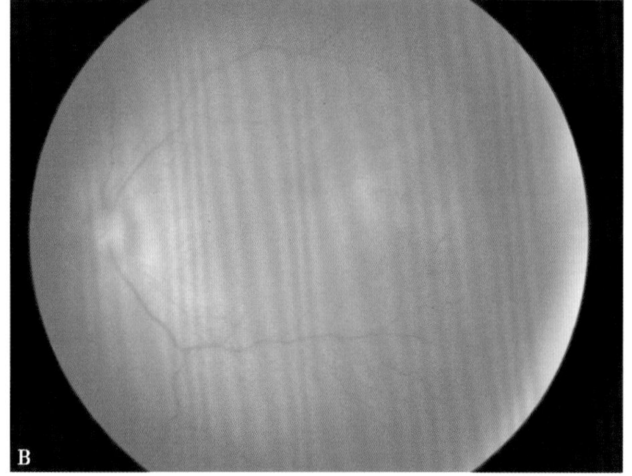

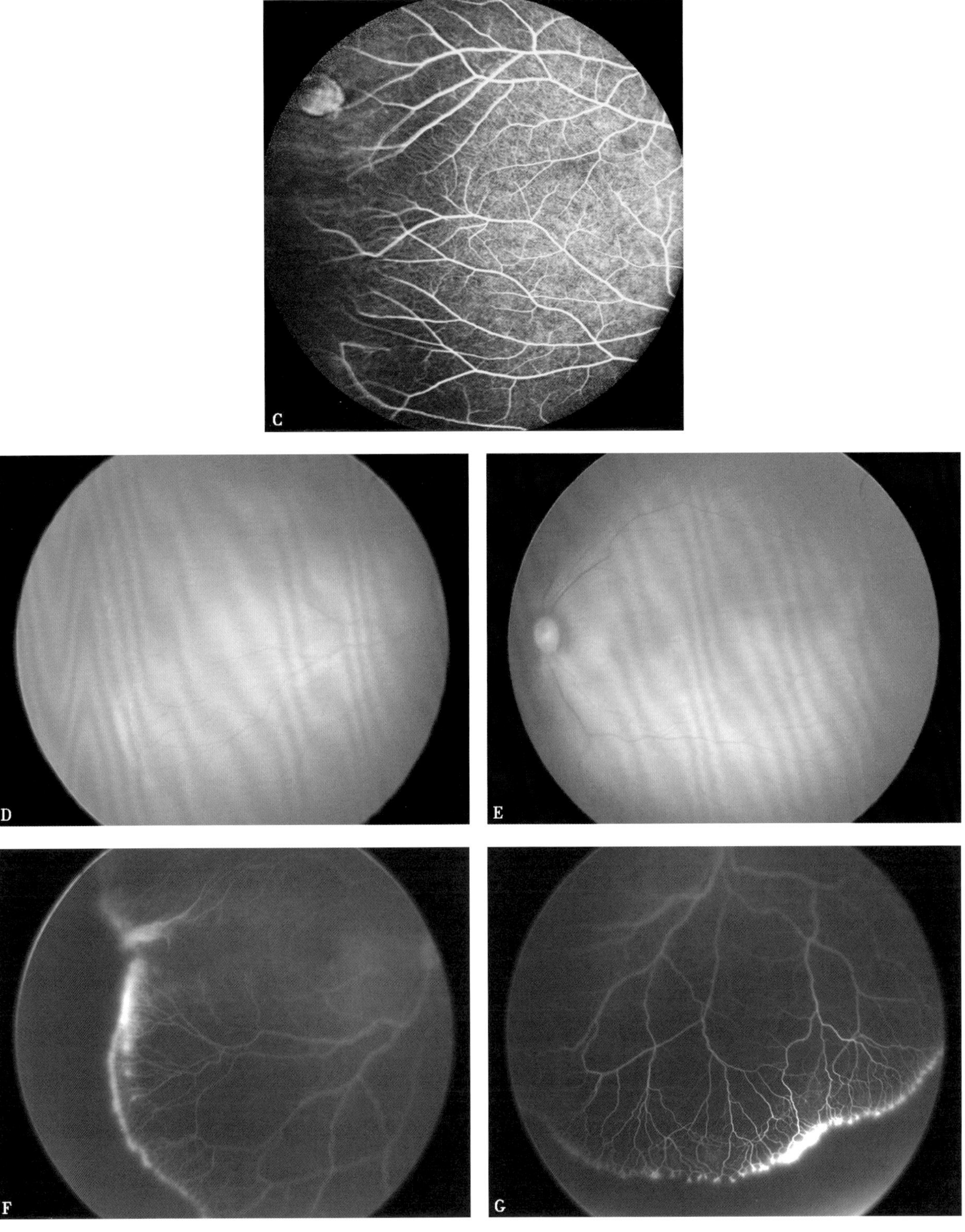
C
D
E
F
G

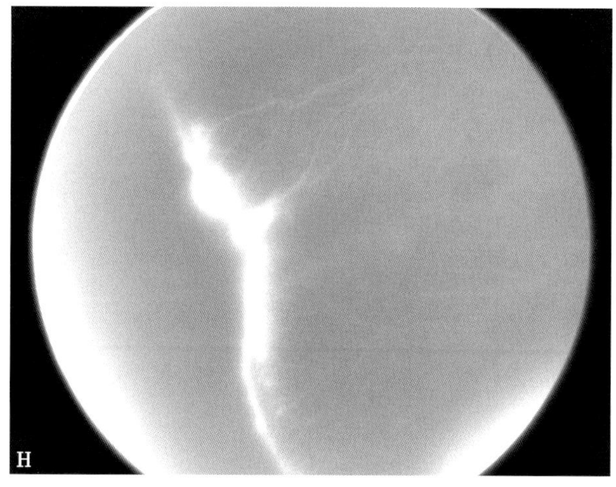

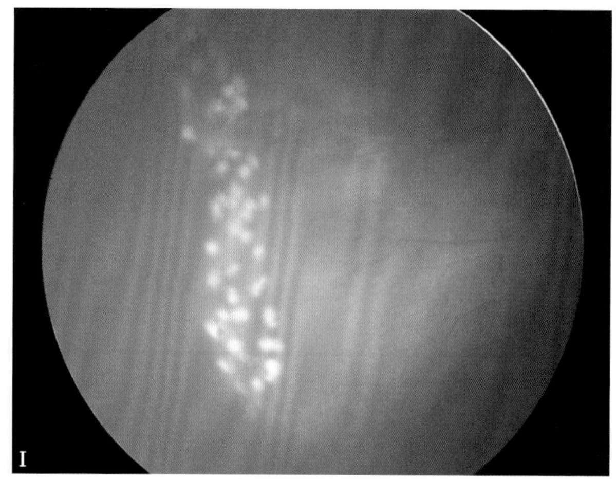

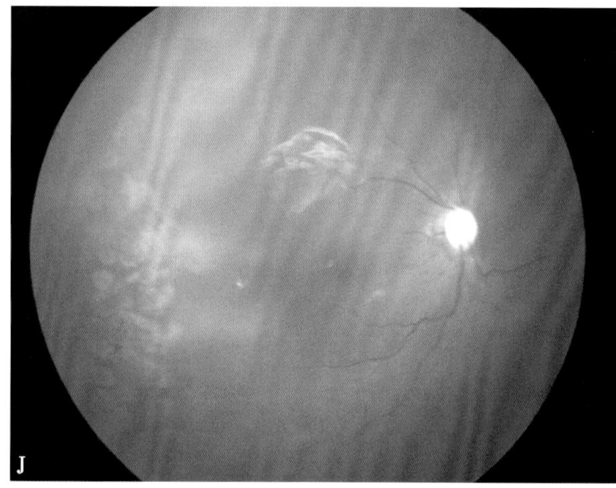

图 2-10-2　双眼家族性渗出性玻璃体视网膜病变
患儿女，1 月龄，汉族，孕 37^{+2} 周出生，出生体重 2700g，顺产，否认吸氧史。因“筛查发现眼底病变 2 天”就诊。否认外伤史，否认家族性眼病史。A、B. 眼底检查，近赤道部见嵴样改变，伴出血，似 ROP 的 3 期病变（A 为右眼，B 为左眼）。患儿父母双眼视力正常　C. 患儿父亲右眼 FFA，示视网膜血管分支增多，颞侧小片无血管区。左眼底表现相同。患儿母亲 FFA 未见明显异常　D、E. 随访 40 天后患儿眼底彩照（D 为右眼，E 为左眼），示双眼视网膜嵴样改变较前消退，右眼出血较前减少　F～H. 随访 40 天后患儿行全麻下 FFA，示右眼视网膜血管末梢分支增多伴末梢膨大，周边 360° 无血管区，颞侧（F）及下方（G）血管末端见强荧光，晚期荧光素渗漏（H）。双眼底表现对称　I. 激光光凝封闭渗漏区后即刻眼底像　J. 激光封闭后 11 个月复查时眼底像，激光斑明显，病情稳定

图点评：本患儿发病早，于生后一个月时眼部常规体检时发现类似 ROP 的眼底改变，通过 FFA 检查发现血管病变存在活动性，并给予及时治疗。患儿年龄小，缺乏主诉，若非常规眼底检查，此患儿病变或将不断进展，导致患儿严重视力下降。当足月儿出现类似 ROP 病变时，必须想到 FEVR 可能。应对患儿及父母行 FFA 检查，并建议直系亲属行基因检查，以确诊。

● 临床表现分期

根据病变性质、程度及范围，1998 年 Pendergast 和 Trese 将本病分为五期（表 2-10-1，图 2-10-3）。

表 2-10-1　家族性渗出性玻璃体视网膜病变临床分期（1998）

分期	描述
1	周边无血管区
2	视网膜新生血管形成 A 不伴渗出 B 伴渗出
3	不累及黄斑的视网膜脱离 A 不伴渗出 B 伴渗出
4	累及黄斑的次全视网膜脱离 A 不伴渗出 B 伴渗出
5	全视网膜脱离

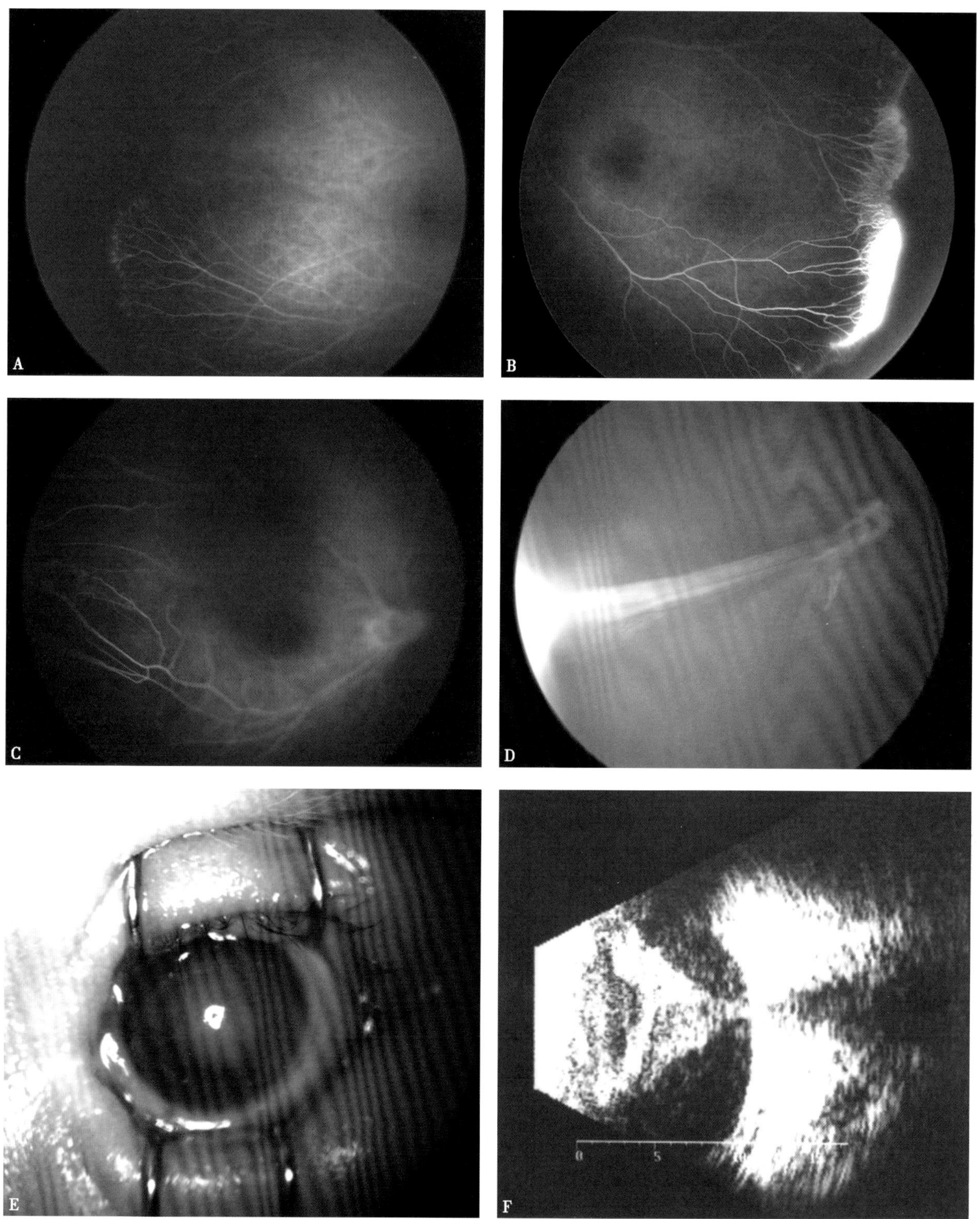

图 2-10-3　不同程度家族性渗出性玻璃体视网膜病变的表现

A. 右眼 FEVR 1 期 FFA 像　B. 左眼 FEVR 2 期 FFA 像　C. 右眼 FEVR 3A 期 FFA 像　D. 右眼 FEVR 4A 期眼底像　E. 左眼 FEVR 5 期眼前节像，见角膜变性，前房消失，虹膜前粘连，合并继发性青光眼　F. 左眼 FEVR 5 期眼部 B 超像，与图 E 为同一患眼，示全视网膜脱离

图点评：疾病分期反映了病程和严重程度，同一家族成员眼部病变常常处于不同分期；同一患者双眼病程也可不平行，有的处于 1～2 期，而另眼已达 4～5 期，如图 2-10-1 C 和 D 展示的病例。

- **遗传特征**

本病可呈常染色体显性遗传、常染色体隐性遗传和 X 染色体连锁隐性遗传。目前认为致病基因有 5 个，即 *NDP* 基因（X 连锁）、*FZD4* 基因（常染色体显性及隐性）、*LRP5* 基因（常染色体显性及隐性）、*TSPAN12* 基因（常染色体显性及隐性）及 *ZNF408* 基因（常染色体显性）。这些基因突变可解释约 50% 的 FEVR 病例（图 2-10-4）。

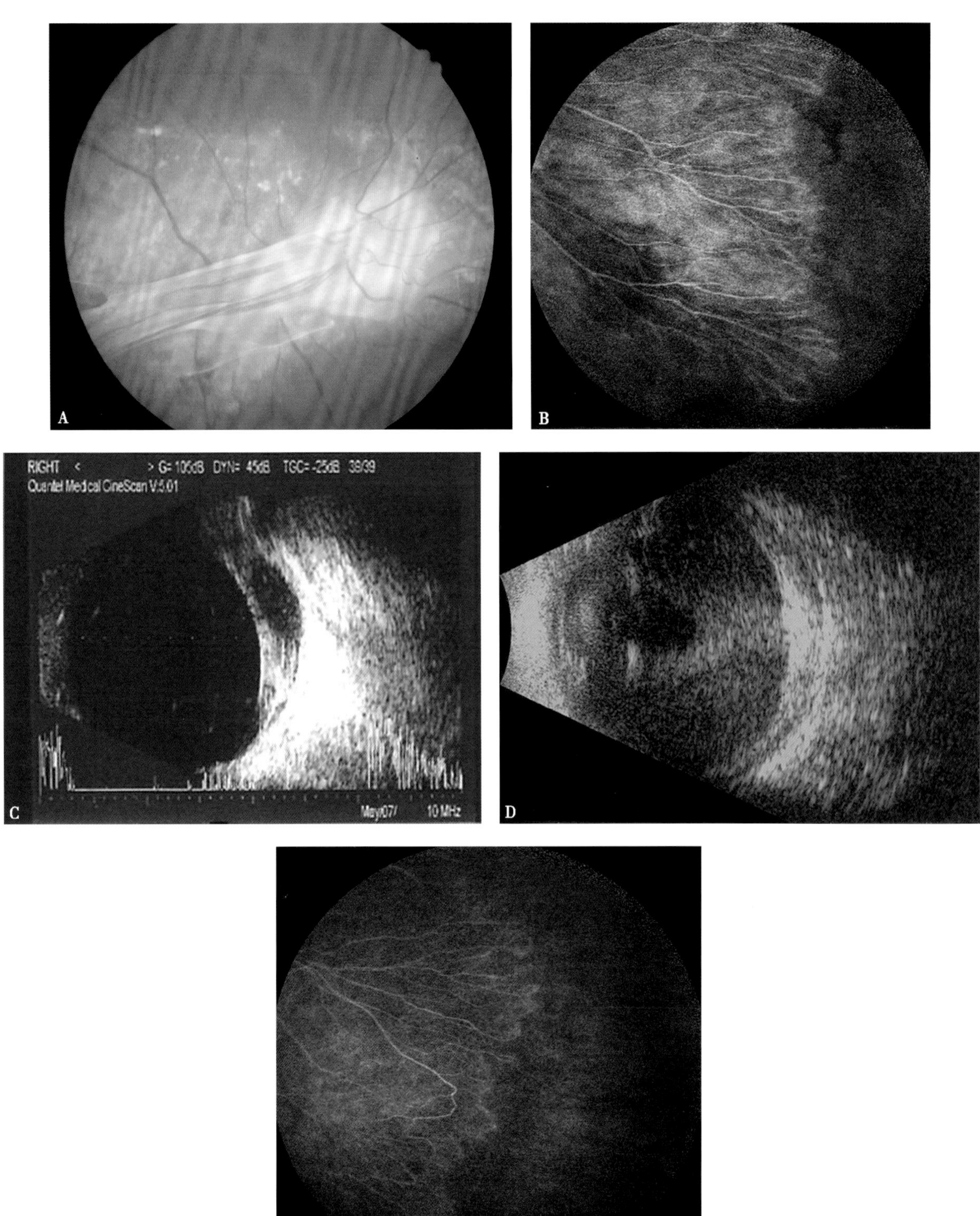

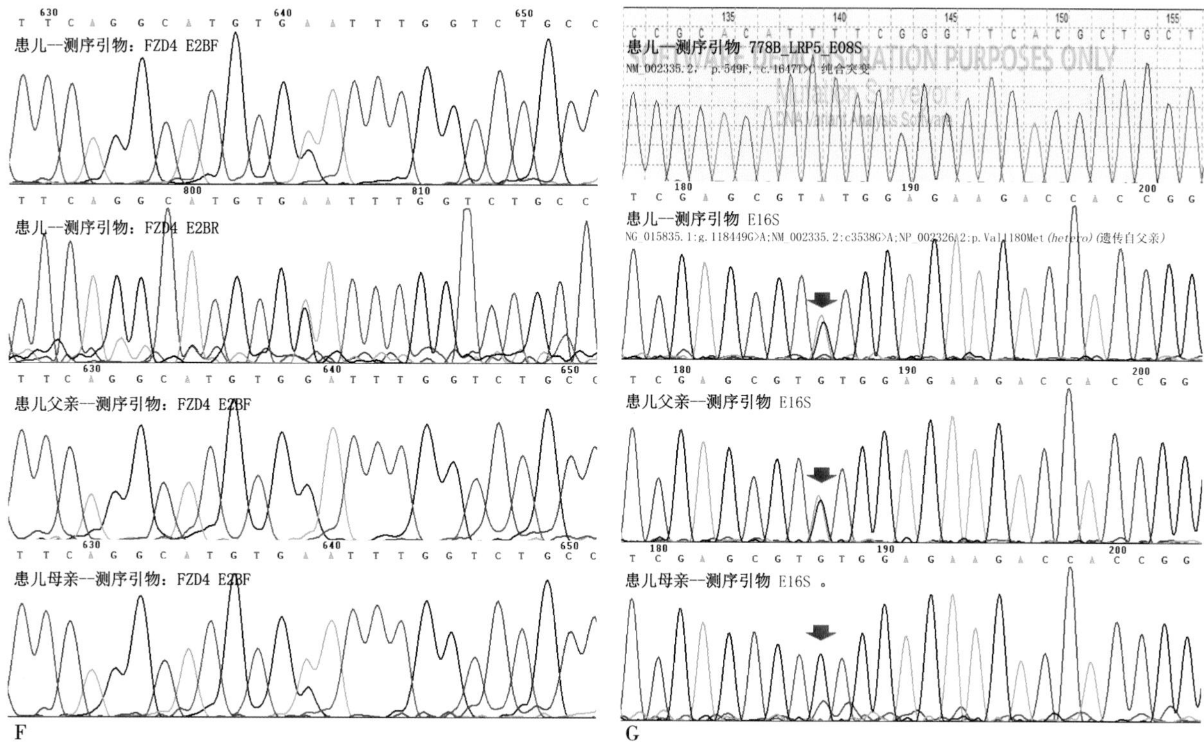

图 2-10-4　双眼家族性渗出性玻璃体视网膜病变

患儿女，9 岁，汉族，足月顺产，出生体重 3500g。诉左眼视物不见一个月，右眼自幼视力差。全身检查未见异常。眼科检查：视力右眼 0.02，左眼光感；眼压双眼均为 13mmHg。右眼前节正常，左眼晶状体透明，眼底呈完全性视网膜脱离，无法成像。A. 右眼眼底像，见视盘发出视网膜皱襞连至晶状体后　B. 右眼 FFA 检查，可见视盘颞侧镰状皱襞，周边 360° 无血管区，血管分支多，走行异常（仅显示鼻侧周边）　C. 右眼眼部 B 超检查，颞下玻璃体可见膜状中低回声，其后呈带状中低回声，与球壁相连，提示镰状皱襞伴机化膜，可疑视网膜脱离　D. 左眼眼部 B 超检查，玻璃体可见呈“V”型的带状中低回声，与视盘相连，后方呈密集点状回声，球壁有片状强回声，提示完全性视网膜脱离伴玻璃体积血或渗出，伴球壁钙化　E. 患儿母左眼 FFA，示视网膜血管分支多，走行直，颞侧周边见无血管区。右眼表现与左眼类似。患儿父亲 FFA 未见明显异常　F、G. 患儿及家属 FEVR 基因检测，包括 NDP、FZD4、LRP5、TSPAN12 和 ZNF408 的外显子测序，显示患儿 *FZD4* 基因 c. 1482 发生 G>A 无义突变，为杂合子；*LRP5* 基因 c. 3538 发生 G>A 错义突变，为杂合子。患儿父亲 *LRP5* 基因 c. 3538 发生 G>A 错义突变，为杂合子；患儿母亲 *FZD4* 基因 c. 1482 发生 G>A 无义突变，为杂合子。基因确诊为 FEVR

图点评：该家系中，患儿父亲存在 *LRP5* 基因的错义突变，然而眼底未见明显异常；患儿母亲存在 *FZD4* 基因的无义突变，眼底存在颞侧周边见无血管区；患儿两种突变兼有，临床表型最重，左眼全视网膜脱离，右眼视网膜皱襞合并 360° 周边无血管区。FEVR 的基因型与临床表型到底具有何种关系仍需要大样本量的研究，FEVR 基因检测有利于发现亚临床的 FEVR 患者。

● 鉴别诊断

根据疾病不同分期临床表现应与不同疾病进行鉴别。主要应与 ROP 鉴别，ROP 患儿多见于早产儿、低体重儿，通常有吸氧史，根据眼底病变亦可分为五期。FEVR 患儿多为无吸氧史的足月儿，可具有家族史，父母眼底及 FFA 检查，基因检查可协助鉴别。

● 治疗建议

本病临床进展情况不一。目前仅为对症治疗，预防视网膜脱离及黄斑区渗出，但缺乏治疗指南。干预性治疗的指征：视网膜血管发生新生血管增殖时，可采用激光或冷冻治疗；视网膜脱离时，可根据病情行玻璃体手术或巩膜外加压术。近年来，抗 VEGF 制剂辅助治疗减少 FEVR 患者的视网膜新生血管及渗出等，但其安全性及长期疗效值得关注。

（赵培泉　张　琦）

主要参考文献

1. Reynolds JD，Olitsky SE. 小儿视网膜. 王雨生，主译. 西安：第四军医大学出版社，2013：342-347.
2. 张承芬. 眼底病学. 第 2 版. 北京：人民卫生出版社，2014：535-537.
3. Gilmour DF. Familial exudative vitreoretinopathy and related retinopathies. Eye，2015，29（1）：1-14.
4. Criswick VG，Schepens CL. Familial exudative vitreoretinopathy. Am J Ophthalmol，1969，68（4）：578-594.
5. Canny CL，Oliver GL. Fluorescein angiographic findings in familial exudative vitreoretinopathy. Arch Ophthalmol，1976，94（7）：1114-1120.
6. Boonstra FN，van Nouhuys CE，Schuil J，et al. Clinical and molecular evaluation of probands and family members with familial exudative vitreoretinopathy. Invest Ophthalmol Vis Sci，2009，50（9）：4379-4385.
7. Collin RW，Nikopoulos K，Dona M，et al. ZNF408 is mutated in familial exudative vitreoretinopathy and is crucial for the development of zebrafish retinal vasculature. Proc Natl Acad Sci USA，2013，110（24）：9856-9861.

第 11 章

Norrie 病

Norrie's Disease

● 概述

Norrie 病（Norrie's disease）是一种以视网膜发育不良和先天性或婴幼儿视力丧失为特征的 X 连锁隐性遗传性疾病，常伴不完全的视网膜血管化。典型表现为白瞳和视力丧失，通常双侧对称性发病，30%～50% 的患者伴有神经感觉性听力丧失和中枢神经系统异常。

本病非常罕见，文献中仅有 300 余例的报道，但许多国家都有分布。Norrie 病是由位于 X 染色体短臂（Xp11.3）上的 Norrie 病蛋白（Norrie disease protein，NDP）基因突变所致，是 *NDP* 基因相关视网膜病变最严重的表现型。

● 临床特征

包括先天性视力丧失、进行性感觉神经性听力丧失和认知 - 精神心理性障碍。眼部多表现为白瞳和视力丧失，通常双眼对称发病，其他的眼部表现还包括晶状体后纤维增殖、灰色或灰黄色假神经瘤样视网膜发育不良、视网膜皱襞、视网膜脱离（多为出血性）、PFV、玻璃体积血、虹膜萎缩和角膜混浊等（图 2-11-1）。多在生后十年内发展为双眼眼球痨。眼部表型之外的临床表现呈多样性，包括癫痫发作、认知障碍、行为障碍、听力丧失以及外周血管病变等。

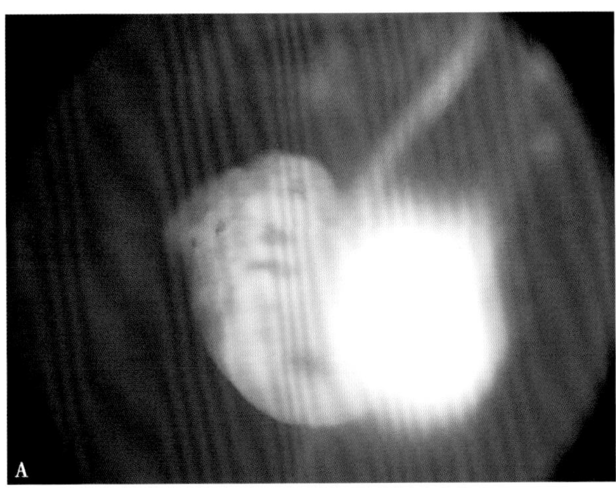
A

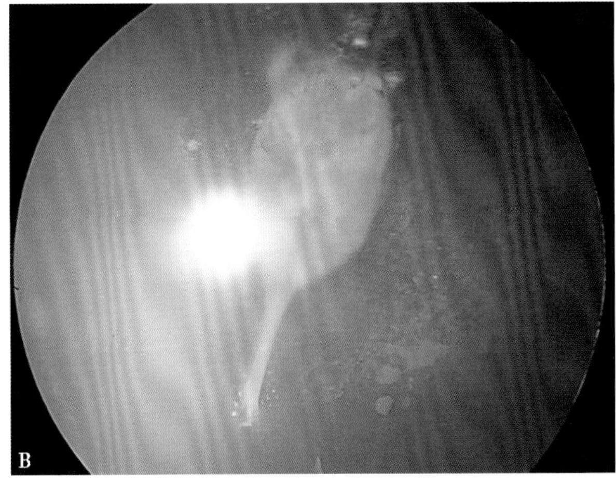
B

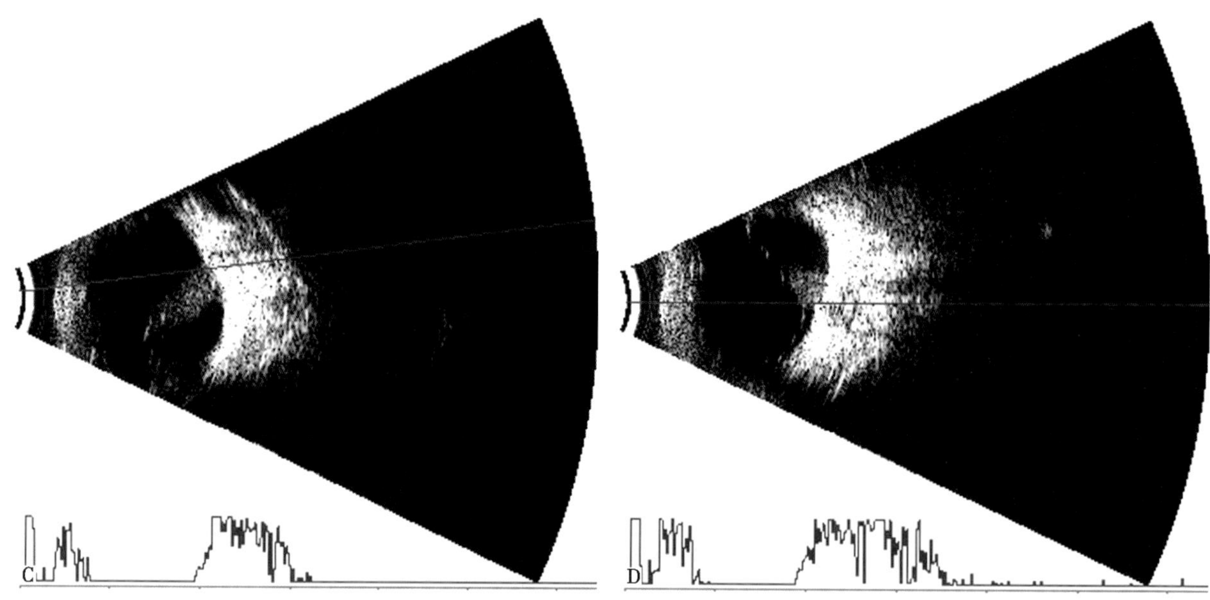

图 2-11-1 疑似双眼 Norrie 病

患儿男，1 岁，孕 36 周出生，出生体重 3000g，单胎剖宫产，因发现双眼不追光就诊。查体见患儿体健，各项生命体征平稳。眼科检查，视力双眼不追光，指测眼压 Tn。双眼眼球水平震颤，余外观及前节未见明显异常。A、B. 双眼底像，示发育不良的视网膜组织团缩呈球形，并向周边延伸形成细长皱襞，视网膜组织周围为色素紊乱的无血管区，高密度茎秆样组织向前连接至晶状体后囊处形成片状白色混浊，向后连接于球形视网膜组织（A 为右眼，B 为左眼） C、D. 眼部 A/B 超像，眼轴长右眼 17.8mm，左眼 17mm。双眼玻璃体可见条索状中低回声，一端与视盘相连，一端与晶状体后囊相连（C 为右眼，D 为左眼）

图点评：Norrie 病患儿眼球大小多属平均范围（角膜直径 9～10mm），典型的眼底表现为灰色或灰黄色假神经胶质瘤样（“南瓜样”）视网膜发育不良、晶状体后纤维增殖（呈高密度茎秆样）、视网膜皱襞及视网膜脱离（多为出血性）、周边视网膜无血管区常伴色素紊乱，以及永存胚胎血管、玻璃体积血等。本例患儿双眼视力丧失，双眼底表现为典型的晶状体后前后相连的高密度茎秆组织，以及球形皱缩的发育不良的视网膜组织，临床诊断为 Norrie 病。由于缺乏基因诊断，本例为疑似 Norrie 病例。

● 诊断

本病诊断依赖于以下几点：①双侧发育不良的典型视网膜表现；②与 X 连锁隐性遗传相一致的 Norrie 病家族史；③经基因检测证实 *NDP* 突变。其中①是必须的，②和③至少存在一项。同时还需要与 FEVR、PHPV、ROP、Coats 病和 RB 等相鉴别。

● 治疗建议

Norrie 病确切的发病机制尚未明确，但视网膜异常血管发育可导致视网膜脱离、黄斑牵拉和视网膜皱褶。患者通常双眼视网膜脱离伴高密度的纤维血管增殖性玻璃体视网膜病变。手术修复困难，目前国内外尚无有效的疗法，预后极差。文献中报道的大部分病例在出生时或婴儿期双眼即发生视力丧失或接近丧失，激光光凝可消除周边无血管区和缺血的视网膜，常用来阻止疾病进一步发展，但通常当作终末期治疗策略。在一些病例中，因为极差的视力预后，激光干预并不会很有治疗意义。因该病属 X 连锁隐性遗传病，致病基因及遗传方式明确，因此对于临床疑似病例及其家族成员进行基因检测和遗传咨询非常重要。

（李曼红 高 翔 张自峰 卢毅娜 朱燕妮 王雨生）

主要参考文献

1. Reynolds JD, Olitsky SE. 小儿视网膜. 王雨生，主译. 西安：第四军医大学出版社，2013：352-353.

2. Nelson LB，Olitsky SE. Harley 小儿眼科学. 第 5 版. 谢立信，主译. 北京：人民卫生出版社，2009：322.
3. 许宇，赵培泉. Norrie 病二例. 中华眼底病杂志，2010，26（6）：581-582.
4. 张勤，张琦，赵培泉. NDP 基因相关视网膜病变研究. 临床儿科杂志，2013，31（5）：481-483.
5. Andersen SR，Warburg M. Norrie's disease：congenital bilateral pseudotumor of the retina with recessive X-chromosomal inheritance；preliminary report. Arch Ophthalmol，1961，66（5）：614-618.
6. Chen ZY，Hendriks RW，Jobling MA，et al. Isolation and characterization of a candidate gene for Norrie disease. Nat Genet，1992，1（3）：204-208.
7. Drenser KA，Fecko A，Dailey W，et al. A characteristic phenotypic retinal appearance in Norrie disease. Retina，2007，27（2）：243-246.
8. Smith SE，Mullen TE，Graham D，et al. Norrie disease：extraocular clinical manifestations in 56 patients. Am J Med Genet A. 2012，158A（8）：1909-1917.
9. Walsh MK，Drenser KA，Capone A，Jr. et al. Early vitrectomy effective for Norrie disease. Arch Ophthalmol，2010，128（4）：456-460.
10. Chow CC，Kiernan DF，Chau FY，et al. Laser photocoagulation at birth prevents blindness in Norrie's disease diagnosed using amniocentesis. Ophthalmology，2010，117（12）：2402-2406.

第 12 章

色素失禁症

Incontinentia Pigmenti

● 概述

色素失禁症（incontinentia pigmenti，IP）又称 Bloch-Sulzberger 综合征，是一种少见的累及皮肤、眼、中枢神经系统和牙齿的 X 连锁显性遗传性疾病。约 1/3 的患者可出现眼部异常，主要表现为视网膜血管异常、牵拉性视网膜脱离和视网膜色素上皮改变等视网膜病变，以及斜视、白内障、视神经萎缩等。

● 遗传特征

本病为 X 染色体显性遗传疾病，遗传性 IP 是由位于 X 染色体 q28 区，编码 NF-κB 因子基础调节蛋白的 *NEMO* 基因突变所致；散发病例与 X 染色体 p11 区的断裂点易位相关。由于受累的男性胎儿常不能存活（多于宫内死亡或流产），故本病以女性发病多见（图 2-12-1～图 2-12-3），在新生儿中的患病率约 1/50 000，男女发病比例约 1∶15。

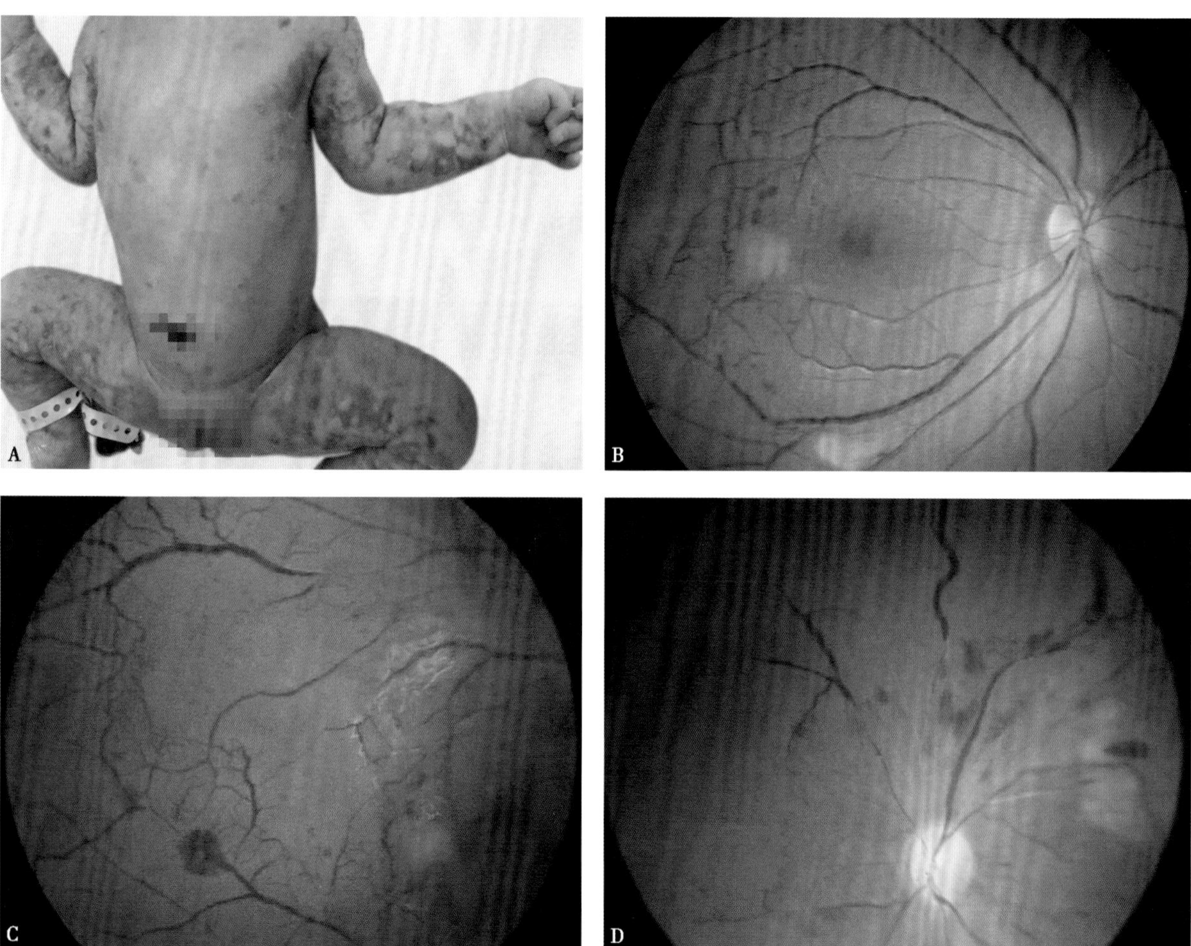

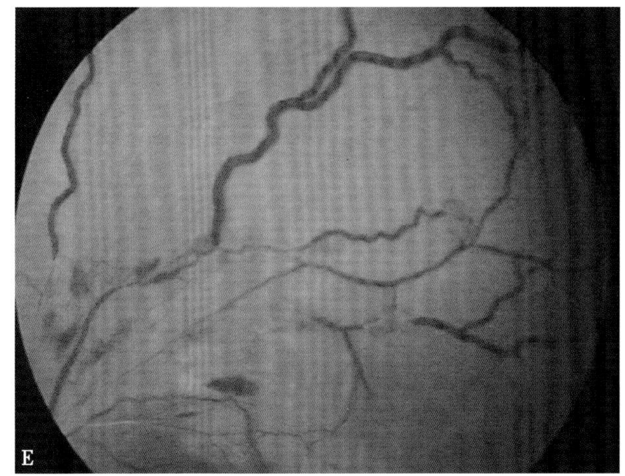

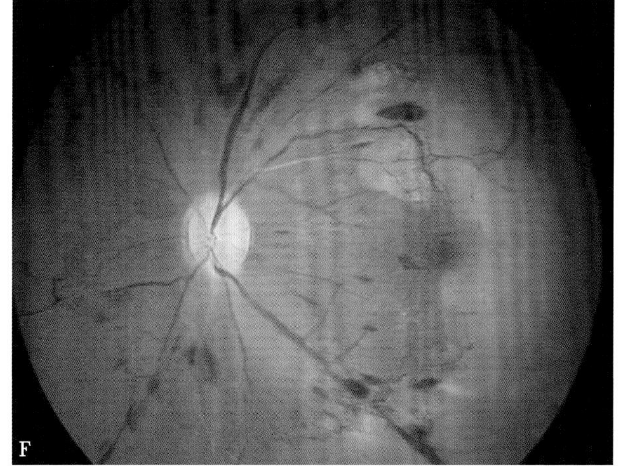

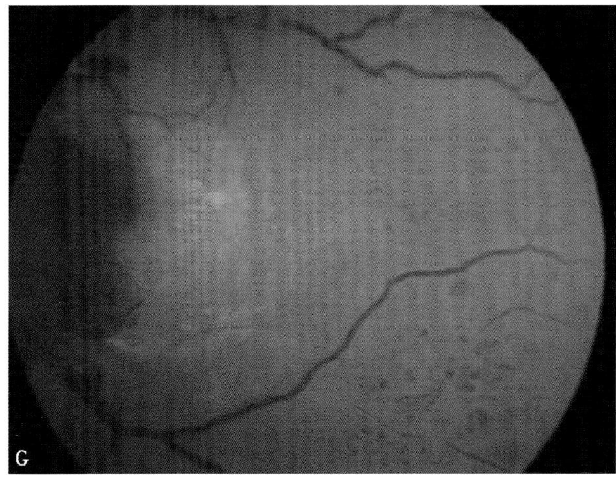

图 2-12-1　色素失禁症合并双眼视网膜病变

患儿女，孕 40^{+2} 周出生，出生体重 3200g，单胎剖宫产，出生后 8 天发现全身皮肤红斑，诊断为 IP。A. 外观像，见患儿面部、躯干及四肢皮肤有多发呈片状分布的丘疹、红斑和水疱，红斑、水疱以上下肢内侧和躯干外侧较为显著。眼部检查见患儿双眼前节基本正常　B、C. 右眼眼底像，示视盘边界清、色淡红，视网膜平伏，后极部视网膜血管走行尚可，黄斑区颞侧见视网膜血管阶段性闭锁，部分血管迂曲扩张（B），中周至周边部见片状分布的视网膜无血管区，散在片状出血及棉绒斑（C）　D～G. 左眼眼底像，见视盘边界清，色淡，视网膜平伏，后极部视盘周围约 2～3PD 范围内视网膜色橘红，视网膜动脉细，部分呈白线状，散在点片状出血，距视盘 2～3PD 以外视网膜苍白，视网膜动脉闭锁，静脉迂曲扩张明显，其间为大片视网膜无血管区（D、E、F 和 G 分别为视盘鼻上、颞上、后极部和颞侧周边部）

图点评：IP 与早产不相关，主要累及皮肤、眼、中枢神经系统和牙齿等多系统的外胚层组织。90% 以上的患者会出现皮肤改变，皮肤损害是本病的标志性改变，常呈自限性，一般可分为 4 期：①第一期：为红斑水疱期，一般发生于出生后 2 周内，表现为红斑、丘疹、水疱形成，多沿体侧（四肢内侧、躯干外侧）呈线性分布，疱液无细菌，含有大量的嗜酸性粒细胞，皮肤活组织病理学检查呈典型的嗜酸性海绵水肿；②第二期：为疣状皮疹期，出现于出生后 2～6 周，表现为疣状斑块或苔藓状皮疹形成，组织学检查见棘层肥厚伴坏死角朊细胞；③第三期：为色素沉着期，见于出生后 12～26 周，形成大理石样、泼墨样、旋涡状等特征性色素沉着，面部多不受累，组织学检查显示真皮嗜黑素细胞浸润；④第四期：为萎缩期，表现为皮肤苍白，呈斑状萎缩，色素减少，萎缩部位皮肤无毛发。各期皮肤损害可重叠出现，一般病变可随年龄增长而缓解。IP 的诊断可根据患者有无阳性家族史分为两类，特征性皮损是新生儿 IP 主要的临床诊断依据，皮肤组织病理学检查和 *NEMO* 基因检测对诊断不典型新生儿 IP 则十分重要。由于本病在发病初期皮肤病损与新生儿毒性红斑、脓疱疹、大疱性表皮松解症及 TORCH 感染所致的皮损难以区分，鉴别时要注意观察皮肤病变的特定分布部位和动态变化特点，如果呈线状分布在四肢内侧和躯干外侧，并具有上述 4 期的动态变化特点，且色素沉着呈旋涡状，应该首先考虑为新生儿期 IP 病变。本例患儿的皮肤病变主要表现为躯干和四肢特征性分布的多发红斑和水疱，属 IP 皮肤病损的第一期。

IP 患者中约 35%～77% 可存在眼部病变，而 IP 的眼部临床表现也多种多样，以视网膜病变最为常见，其次为斜视、玻璃体病变、晶状体病变及视神经萎缩等。可单眼发病，也可双眼受累，双眼病变往往不对称。IP 患者中视网膜病变的典型特征包括周边部缺血导致新生血管、玻璃体积血和牵拉性视网膜脱离。受累眼可表现为不同程度的视网膜血管病变，包括黄斑缺血、周边视网膜无灌注，以及缺血性视神经病变。在进行眼部检查的 IP 患者中，25% 以上存在周边视网膜无灌注区，并可较早的进展为视网膜脱离。IP 患者的眼部病变需要与 ROP、FEVR、Coats 病、PHPV、Norrie 病和 RB 等眼底病变相鉴别。本例患儿眼部病变发现早，于出生后 8 天确诊为 IP，在皮肤科住院治疗期间即发现眼底缺血性视网膜血管病变，存在大范围的视网膜无血管区，表现为较为典型的 IP 早期眼部病变，建议其行视网膜激光光凝治疗，患儿家属放弃治疗后失访。

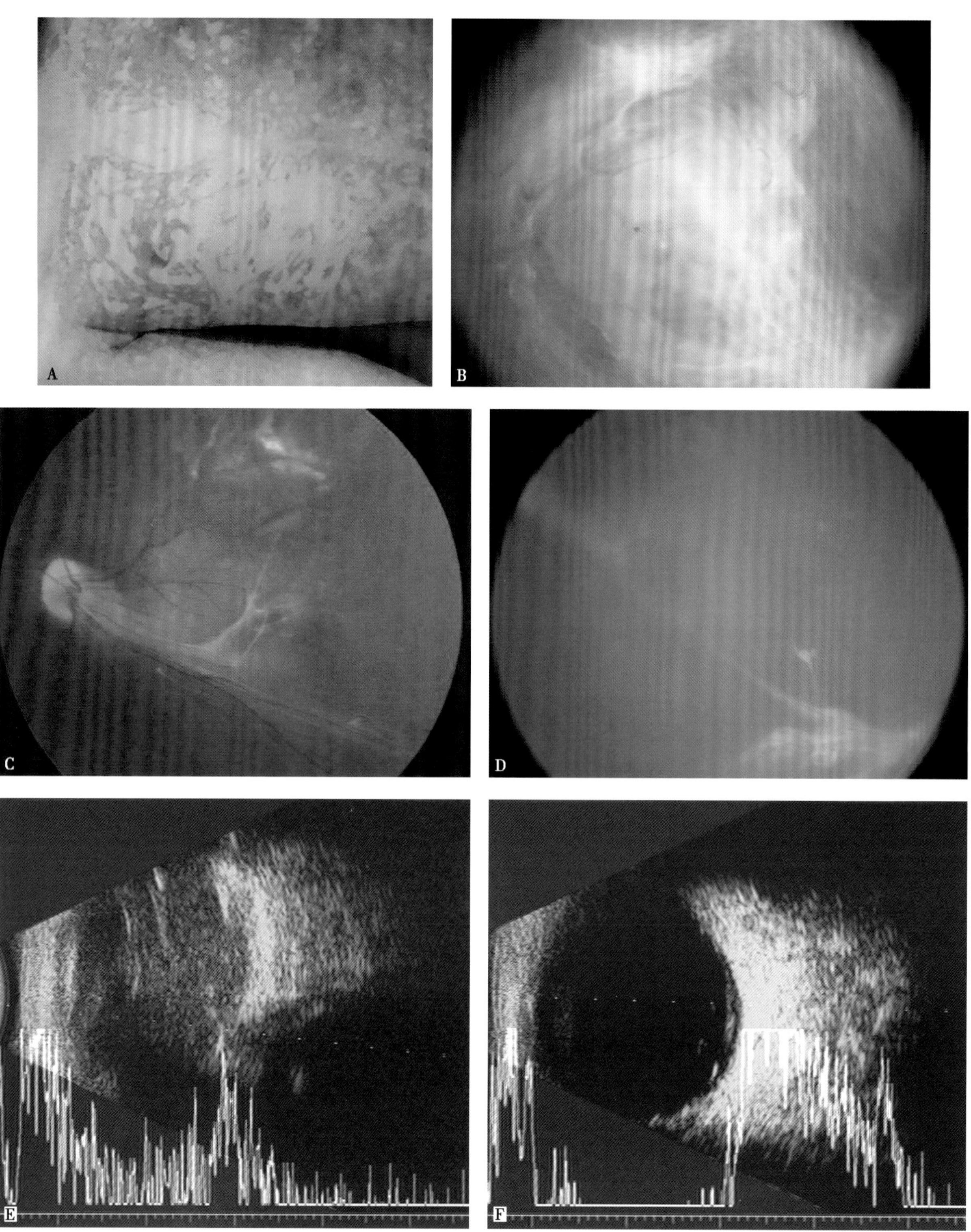

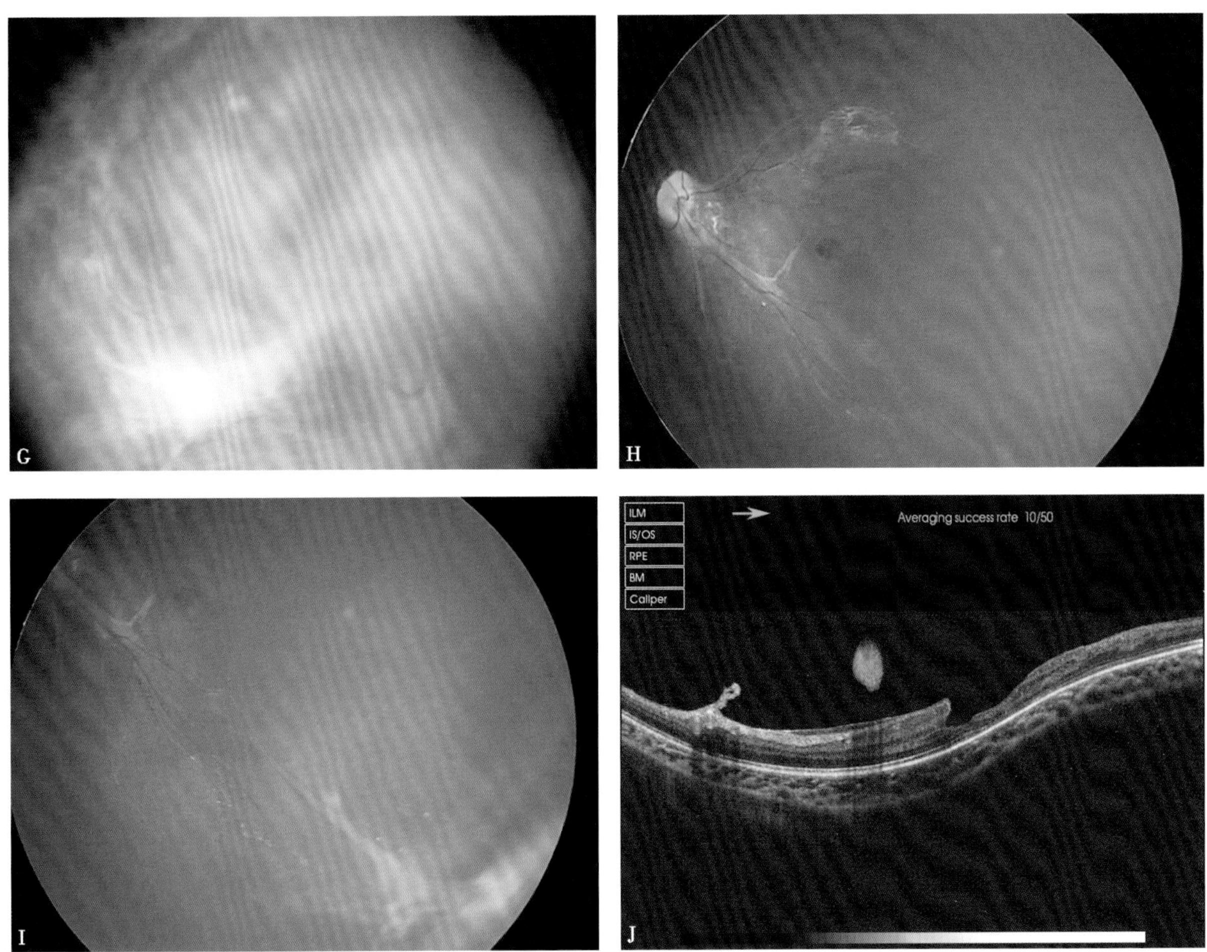

图 2-12-2 色素失禁症合并双眼视网膜病变

患儿女，3.5 岁，出生孕周 40 周，出生体重 3000g，单胎剖宫产。出生时即发现全身色素斑确诊为 IP，因近期发现双眼视力差来就诊。眼部检查：视力右眼光感不确定，左眼指数 / 眼前 30cm；双眼球水平震颤，外斜视。右眼角膜透明，前房存在，瞳孔区虹膜不规则后粘连，晶状体轻度混浊；左眼前节未见明显异常。A. 外观像，见躯干及四肢皮肤大片褐色色素斑块沿 Blaschko 线呈旋涡状分布 B. 右眼眼底像，眼内大量灰白色纤维膜状组织增生，与视网膜组织粘连紧密，牵拉扭转至晶状体后，玻璃体腔内可见大量结晶样混浊物漂浮 C、D. 左眼眼底像，见视盘边界清、色白，部分视网膜血管可见白鞘，鼻侧视网膜色素分布不均，视盘至颞下方周边部近颞下血管弓处增殖膜牵拉视网膜呈皱襞状走行，累及黄斑区，颞侧视网膜血管牵拉扭曲 E、F. 眼部 A/B 超像，显示右眼轴长 17.6mm，左眼轴长 20.9mm。双眼玻璃体混浊，右眼闭斗状视网膜脱离，结构紊乱，周边球壁可见片状钙化（E）；左眼玻璃体腔可见膜状中低回声与球壁相连，颞侧周边球壁粗糙（F）。G. 患儿 5 岁时随访右眼底像，玻璃体内仍可见大量灰白色纤维膜状组织增生，与视网膜组织粘连紧密，牵拉扭转至晶状体后，玻璃体腔可见大量结晶样混浊物漂浮（眼部检查见右眼角膜透明，虹膜后粘连，瞳孔不能散大，晶状体轻度混浊） H、I. 患儿 5 岁随访左眼眼底像，示增殖膜牵拉皱襞形成由视盘经黄斑向颞下周边延伸至晶状体后方，黄斑区可见类圆形裂孔，约 1/6PD 大小，与初诊相比病变稳定 J. 末次随访左眼 OCT，可见黄斑区增殖膜牵拉，黄斑板层裂孔形成

图点评：本例患儿皮肤病变主要表现为四肢躯干部沿 Blaschko 线分布的色素沉着，呈现较为典型的 IP 皮肤病损外观，为 IP 皮肤损害的第三期（色素沉着期）。IP 的眼部视网膜病变病情多变，Holmström G 和 Thorén K 曾将 IP 的玻璃体视网膜病变分为 3 级：1 级表现为轻度、非特异性的 RPE 改变；2 级表现为颞侧嵴样改变，伴或不伴有玻璃体视网膜牵拉或纤维增生；3 级表现为视网膜脱离，晶状体后纤维增生、团块。1 级病变一般不影响视力，2、3 级病变可严重影响视力甚至失明。本例患儿眼部病变双眼受累，且双眼病变不对称。右眼呈 3 级病变，表现为严重的玻璃体视网膜增生性改变，纤维组织团块状增生并伴有闭斗状视网膜脱离，同时眼前节受累致虹膜后粘连和轻度白内障。左眼病变较右眼轻，达 2 级，主要表现为颞侧纤维组织增生及视网膜牵拉。患儿右眼病变严重并致盲，失去了手术时机，左眼因视网膜牵拉皱襞累及黄斑，严重影响视功能，呈现不良预后。

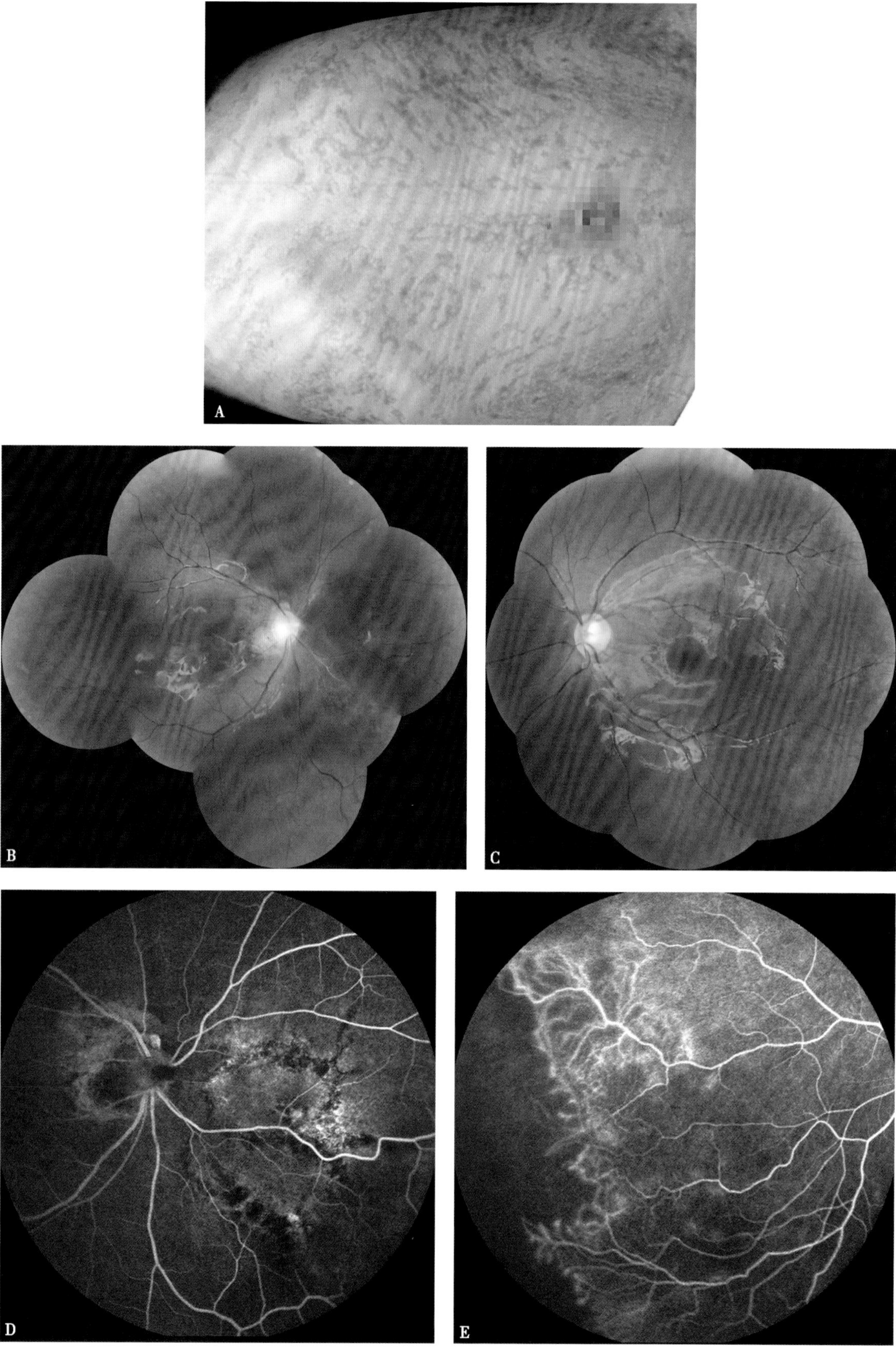

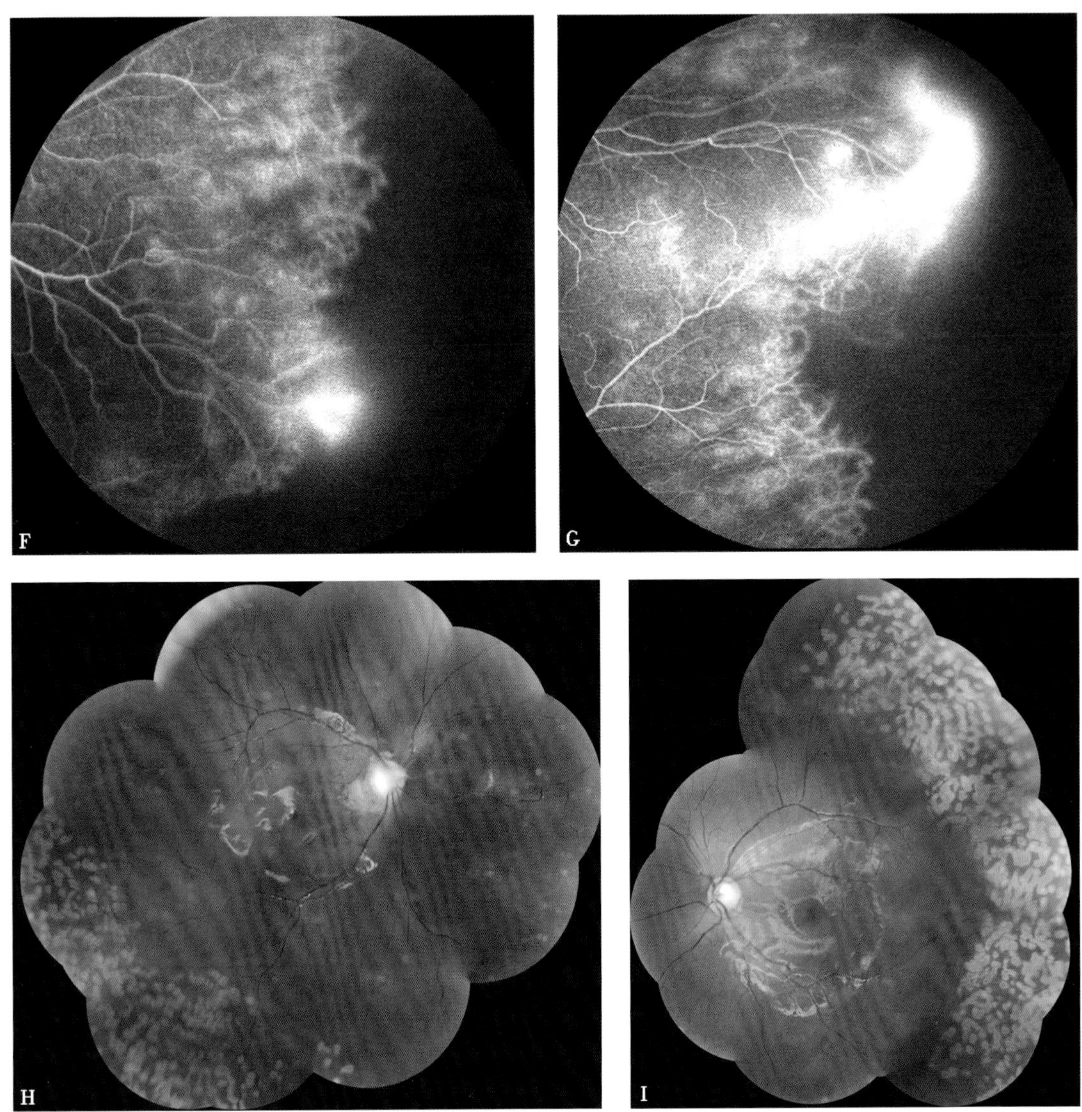

图 2-12-3　**色素失禁症合并双眼视网膜病变**

患儿女，3.5 岁，40^{+1} 周出生，出生体重 3300g，单胎剖宫产，出生后诊断为 IP，近期因发现右眼视力差就诊于眼科。眼部检查：视力右眼指数 / 眼前 30cm，左眼 1.0；眼压右眼 11mmHg，左眼 12mmHg。右眼外斜约 10°。双眼角膜透明，前房深度正常，瞳孔直径约 3mm，对光反射可，晶状体透明，玻璃体轻度混浊。A. 外观像，见躯干部及上下肢皮肤片状不规则色素呈旋涡状分布，其间脱色素区域散在　B. 右眼眼底像，视盘边界清，色略淡，视网膜平伏，黄斑中心凹光反不清，鼻侧部分血管呈白线状，片状色素沉着及视网膜变性区可见，颞侧及下方周边部视网膜无血管区可见　C. 左眼眼底像，视盘边界清，色红，视网膜平伏，后极部视网膜血管走行正常，黄斑中心凹光反射清晰可见，颞侧周边部可见视网膜无血管区　D、E. 右眼 FFA，示鼻侧不规则片状荧光遮蔽及荧光透见区域（D），颞侧见视网膜毛细血管扩张，晚期轻度荧光渗漏，颞侧周边部见大片状视网膜毛细血管无灌注区（E）　F、G. 左眼 FFA，示颞侧视网膜毛细血管扩张，团簇状视网膜新生血管晚期荧光渗漏剧烈，周边部为大片视网膜毛细血管无灌注区。H、I. 光凝后第 2 天眼底像，患儿在全麻下行间接检眼镜引导的双眼 532nm 视网膜激光光凝治疗，术后 2 天示双眼视网膜平伏，颞侧视网膜无血管区激光光凝斑分布良好（H 为右眼，I 为左眼）

图点评：本例 IP 患儿皮肤病变表现为较为典型的色素沉着，同时伴有片状萎缩区，进入皮肤损害第四期（萎缩期）。患儿因右眼视力差就诊，眼部检查发现双眼底视网膜血管病变，主要表现为周边部视网膜无血管区，FFA 发现双眼颞侧视网膜毛细血管扩张，伴周边部大片视网膜毛细血管无灌注区，左眼见视网膜新生血管形成，表现为较典型的早期 IP 眼部病变。针对周边部视网膜无血管区的视网膜激光光凝治疗，可使新生血管消退，进而可避免牵拉性视网膜脱离和玻璃体积血的发生，使眼部病情得以控制。

● 治疗建议

IP患儿确诊后应进行彻底的眼部检查，并根据眼部病情进行适当的治疗或随访观察。同时，对于IP患者的家族需要进行必要的遗传咨询。IP合并的眼底病变可在任一阶段自行停止，遗留视网膜无血管区、血管走行异常、玻璃体积血、视网膜前纤维组织增生、RPE改变等一系列眼底改变。眼底病变也可不断进展，最终导致视网膜脱离。IP眼部治疗主要是对症治疗。由于IP患者眼部特征性视网膜改变可在任一阶段停止并保持稳定，有研究者认为，大部分IP患者视网膜毛细血管无灌注区的治疗并不十分必要。而对合并进展性视网膜病变，如出现视网膜新生血管，可采取冷凝或激光光凝治疗；当出现视盘新生血管时则需进行全视网膜激光光凝治疗，以使新生血管消退，避免纤维组织增生导致视网膜脱离。当出现视网膜增生、玻璃体积血、牵拉性视网膜脱离时，可选择玻璃体切除或巩膜扣带手术治疗。但对于晚期病变，即使手术治疗，视网膜解剖复位，但视力预后依然欠佳。病变终末期进展为眼球痨，出现继发性青光眼伴眼痛时可行眼球摘除手术。近年来兴起的针对各类伴新生血管增生的小儿视网膜病变的抗VEGF治疗，在IP合并视网膜病变中的具体治疗效果还有待于进一步研究。

（李曼红　张自峰　王雨生）

主要参考文献

1. Reynolds JD，Olitsky SE. 小儿视网膜. 王雨生，主译. 西安：第四军医大学出版社，2013：349-352，374-377.
2. 陈茂琼，陈晓霞. 新生儿色素失禁症的临床分析. 中华妇幼临床医学杂志，2015，11（2）：100-104.
3. 彭婕，张琦，龙新纯，等. 色素失禁症的眼部表现及治疗. 中华眼底病杂志，2015，31（3）：307-309.
4. Carney RG. Incontinentia pigmenti. A world statistical analysis. Arch Dermatol，1976，112（4）：535-542.
5. Landy SJ，Donnai D. Incontinentia pigmenti（Bloch-Sulzberger syndrome）. J Med Genet，1993，30（1）：53-59.
6. Holmström G，Thorén K. Ocular manifestations of incontinentia pigmenti. Acta Ophthalmol Scand，2000，78（3）：348-353.
7. Chen CJ，Han IC，Goldberg MF. Variable expression of retinopathy in a pedigree of patients with incontinentia pigmenti. Retina，2015，35（12）：2627-2632.
8. Chen CJ，Han IC，Tian J，et al. Extended follow-up of treated and untreated retinopathy in incontinentia pigmenti：analysis of peripheral vascular changes and incidence of retinal detachment. JAMA Ophthalmol，2015，133（5）：542-548.
9. Nguyen JK1，Brady-Mccreery KM. Laser photocoagulation in preproliferative retinopathy of incontinentia pigmenti. J AAPOS，2001，5（4）：258-259.
10. Ranchod TM，Trese MT. Regression of retinal neovascularization after laser photocoagulation in incontinentia pigmenti. Retina，2010，30（4）：708-709.
11. Batioglu F，Ozmert E. Early indirect laser photocoagulation to induce regression of retinal vascular abnormalities in incontinentia pigmenti. Acta Ophthalmol，2010，88（2）：267-268.
12. Shah PK，Bachu S，Narendran V，et al. Intravitreal bevacizumab for incontinentia pigmenti. J Pediatr Ophthalmol Strabismus，2013 Oct 29，50 Online：e52-e54.

第13章

Coats病

Coats' Disease

● 概述

Coats 病又名外层渗出性视网膜病变（external exudative retinopathy），是一种较为常见的儿童视网膜疾病，好发于男性，绝大多数为单眼患病，罕有双眼发病者。病理学检查可见扩张的视网膜血管，以及大量含脂质成分的泡沫细胞。

● 临床特征

临床表现为视网膜毛细血管扩张及其产生的广泛视网膜下渗出，最终可发展为渗出性视网膜全脱离。由 George Coats 于 1908 年提出，临床常用 Shield 分期法，将其分为 5 期：①1 期：仅有视网膜毛细血管扩张；②2 期：血管扩张伴渗出（2A，中心凹外渗出；2B，渗出累及中心凹）；③3 期：渗出性视网膜脱离（3A，局限性；3B，全视网膜脱离）；④4 期：全视网膜脱离伴继发性青光眼；⑤5 期：终末期。

本病特点为无痛性视力下降，呈发病年龄越小病变越重的趋势。因此，对于白瞳症为主诉的患儿，尤其是裂隙灯或间接检眼镜下见黄白色局部或全视网膜脱离者，需考虑 Coats 病的可能性。视网膜母细胞瘤是必须与 Coats 病进行鉴别的疾病。

当 Coats 病与视网膜母细胞瘤都呈现视网膜脱离时的鉴别要点：Coats 为渗出性视网膜脱离，直视下可见视网膜表面血管迂曲扩张，局部呈腊肠或串珠样改变；并伴有少许出血和大量视网膜下渗出，甚至可见视网膜下结晶样病变，缓慢流动；玻璃体可见血细胞，但无种植灶；彩色超声检查呈现流沙样运动（图 2-13-1～图 2-13-3）。视网膜母细胞瘤是视网膜实性占位，可在视网膜表面或视网膜下生长，视网膜脱离一般呈光滑的球形或弧形隆起，与渗出性脱离表现不同；视网膜血管可有迂曲，但不呈现串珠样改变；玻璃体腔内种植病灶呈白色棉絮状团块；彩色超声可见实性占位，内有血流。

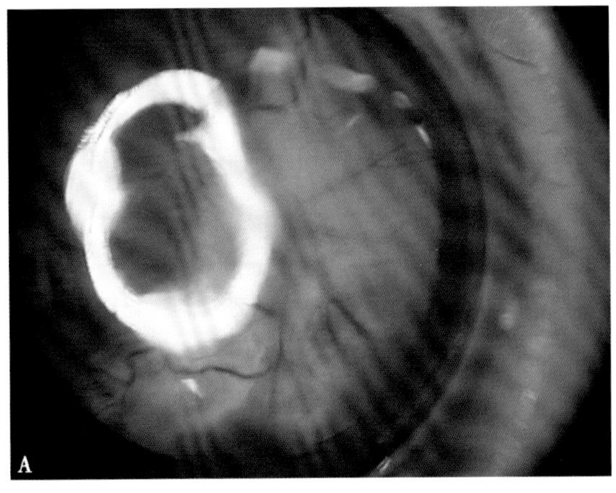

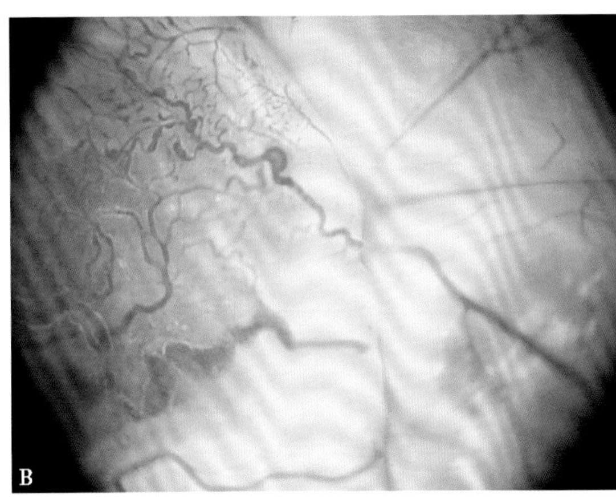

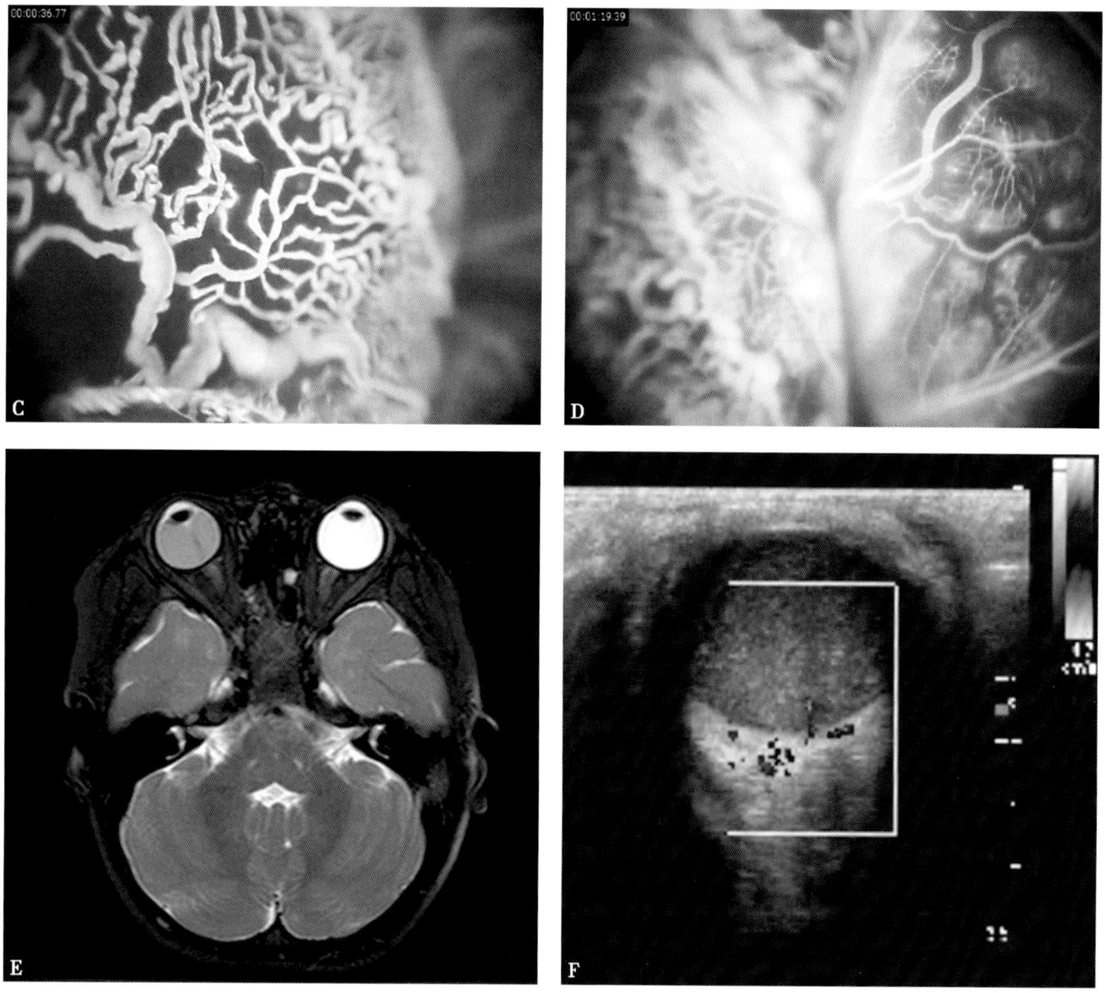

图 2-13-1　**右眼 Coats 病**（3B 期）

患儿女，2 岁，因家长发现患儿右眼白瞳就诊。A. 右眼前节像，示眼前节正常，但视网膜脱离至晶状体后　B. 右眼眼底像，示全视网膜脱离，视盘和黄斑不可见，颞下方视网膜血管迂曲，不规则扩张，粗大呈腊肠样，且视网膜下大量黄白色渗出，视网膜表面干净　C. FFA 早期图像，病变区血管管径极为不规则，扩张，串珠和腊肠样改变，毛细血管扩张，部分血管不充盈或充盈不完全　D. FFA 中期图像，视网膜血管和毛细血管开始渗漏荧光素　E. MRI 图像，右眼 T2 像呈低信号，示视网膜脱离　F. 彩色超声多普勒图像，视网膜脱离，视网膜下流沙样运动，且玻璃体腔内未探及血流信号

图点评：Coats 病多数为男性患病，本例为女性，较为罕见，也因此首诊被误诊为视网膜母细胞瘤。且发病年龄为 2 岁，就更易与视网膜母细胞瘤混淆。鉴别要点就在于眼前节照相中呈现的血管的特征性表现，以及超声和 MRI 检查中所见的无实性占位的视网膜脱离，而超声检查中视网膜下的流沙样运动则是 Coats 病典型表现。

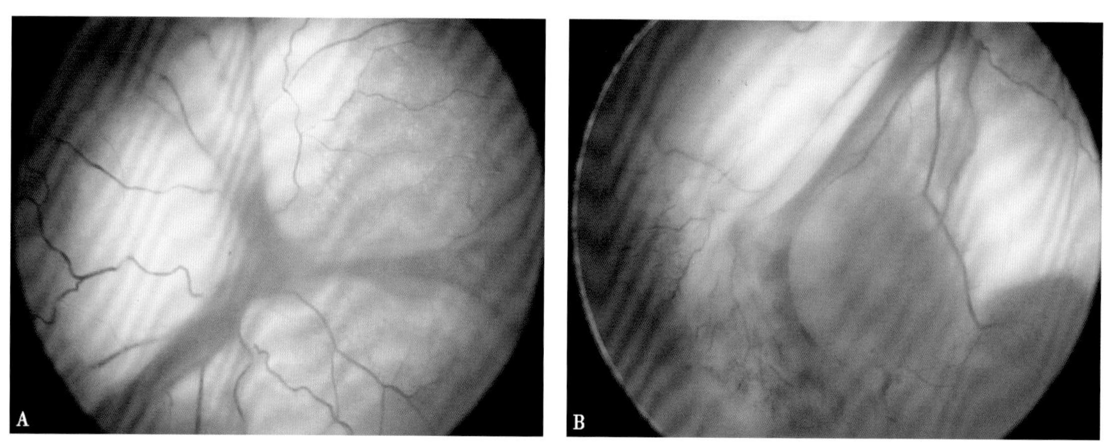

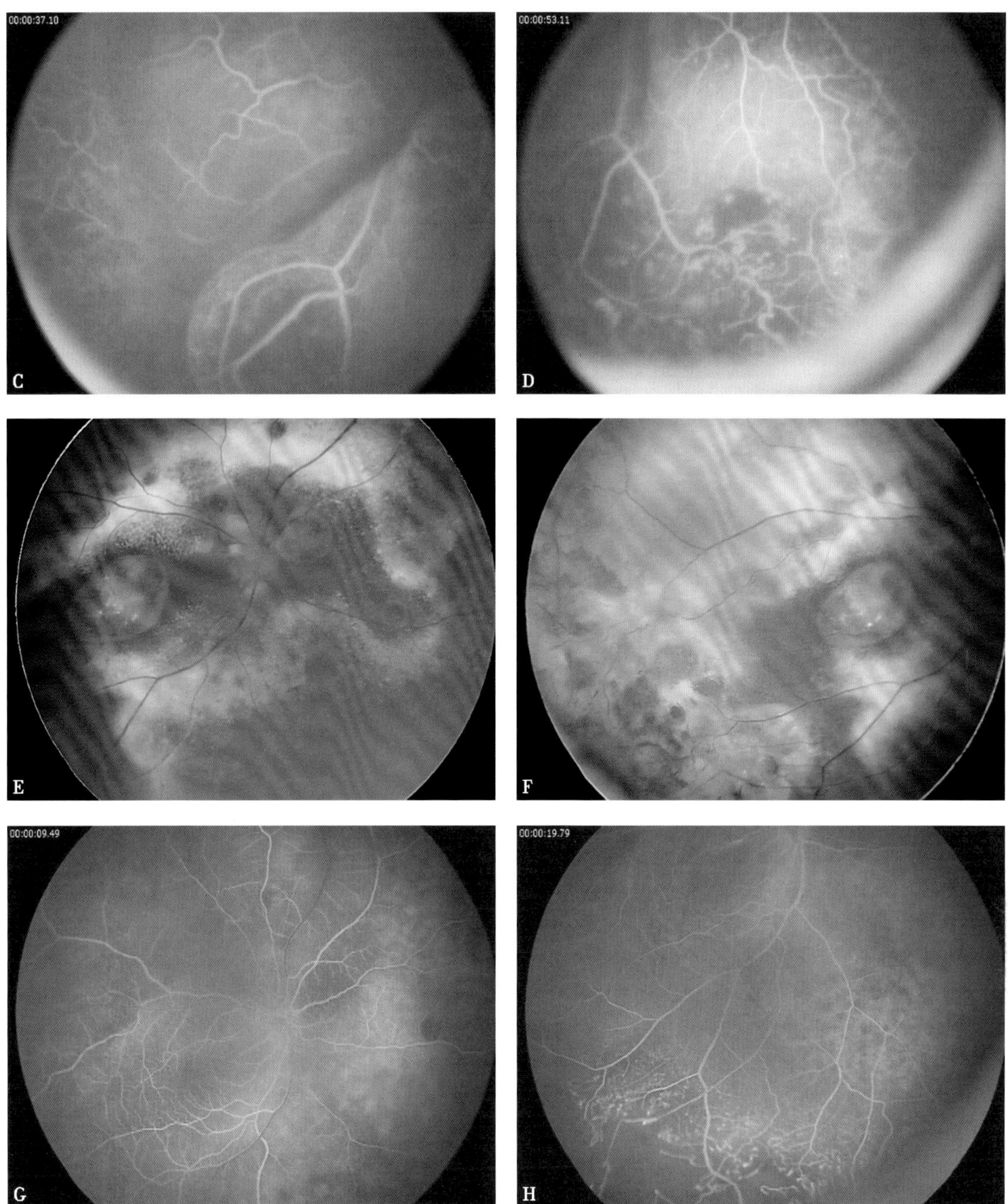

图 2-13-2　**右眼 Coats 病（3B 期）**

患儿女，3 岁，因家长发现患儿右眼视力差 1 个月就诊。A、B．右眼眼底像，示渗出性全视网膜脱离，视盘和黄斑不可见（A），各象限周边视网膜血管迂曲、节段性扩张，颞下象限视网膜层间囊泡（B），视网膜下大量黄白色渗出，视网膜表面干净　C、D．右眼 FFA 像，示视网膜血管迂曲，下方病变区血管管径极不规则，扩张、串珠样和腊肠样改变，并见无灌注区和毛细血管扩张，荧光素渗漏　E、F．右眼治疗后眼底像，经巩膜放液，眼底激光光凝和眼内抗 VEGF 治疗后 1 个月，后极部视网膜复位，视盘和黄斑区显现出来（E），黄斑区视网膜下渗出局限呈泡状，治疗前颞下象限视网膜囊泡消退，病变区血管形态好转，视网膜表面少许出血（F）　G、H．右眼治疗后 1 个月 FFA 图像，视网膜血管形态趋于正常，黄斑区血管形态正常（G）；下方病灶区血管末梢膨大，充盈不完全，片状无灌注区，但无明显荧光素渗漏（H），视网膜色素上皮损害形成普遍点片状透见荧光

图点评：尽管 Coats 病以男性患儿更为常见，但此处展示的又是一例女性患儿，在此也提醒不要仅仅因为是女童而排除 Coats 病的诊断。本病经过巩膜放液、眼底激光光凝和眼内抗 VEGF 治疗 1 个月后脱离的视网膜基本复位，病变血管渗漏得到控制，为了更好地控制病情，常常需要多次重复如上治疗。此例患儿共经历了 3 次治疗，随访 1 年，视力指数 /20cm，视网膜平伏，眼压 12mmHg。

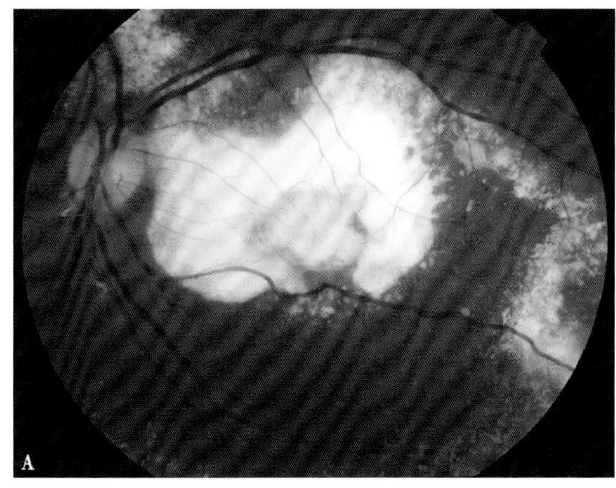
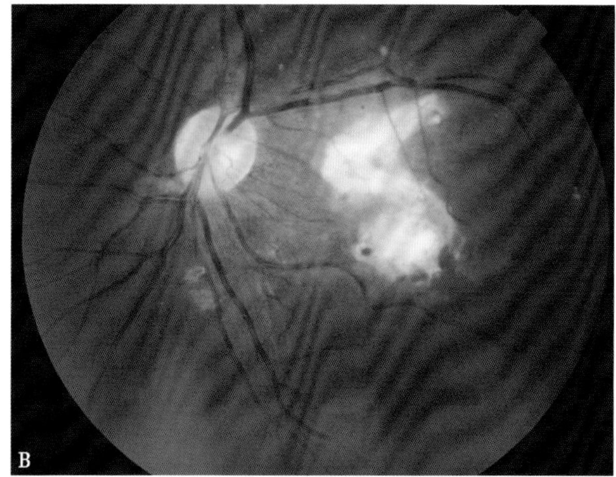

图 2-13-3　左眼 Coats 病（2B 期）

患儿男，5 岁，因左眼视力低下就诊，首诊视力左眼 0.02。行巩膜外冷冻和间接检眼镜激光光凝治疗。A. 治疗前眼底像，示后极部黄斑区视网膜下大量黄色渗出，中心凹完全受累，上下血管弓处渗出沿血管分布　B. 多次治疗随访 4 年眼底像，最佳矫正视力左眼 0.12，后极部的渗出大部分吸收，视网膜平伏，但是黄斑区的硬性渗出机化不能完全吸收，病灶旁色素上皮萎缩，色素沉着，视网膜变薄。黄斑区上方视网膜下膜形成

图点评：大量的 Coats 病渗出吸收往往非常缓慢，部分可以形成视网膜下机化膜增殖，而位于黄斑区的密集的渗出沉积后最终形成机化病灶，可持续终身，对视力造成严重影响。

● 治疗建议

（1）观察：对于病灶无明显渗漏，且远离中心凹的可以观察无需治疗。

（2）激光或冷冻治疗：FFA 提示病变血管明显渗漏荧光素，出现大片无灌注区和（或）视网膜新生血管，可根据病变部位选择激光或冷冻治疗，但是冷冻治疗后视网膜渗出加重。目前治疗多选择裂隙灯下或间接检眼镜下激光光凝治疗。

（3）手术治疗：如患儿出现严重的局部或全视网膜脱离，或继发青光眼时，需尽早手术行视网膜下放液，激光治疗，必要时辅以玻璃体腔内注射抗 VEGF 药物治疗，可有助于视网膜脱离复位。术后需按月复查，病情反复时则需重复治疗。

（4）眼球摘除：对于终末期病变，现有治疗均无助于病情控制和视力改善，眼球摘除可改善外观。

（5）治疗后视力训练：虽然严重的 Coats 病视力预后多较差，但是及时积极的弱视训练有助于获得最佳的视力改善。

（陆　方）

主要参考文献

1. Reynolds JD，Olitsky SE. 小儿视网膜. 王雨生，主译. 西安：第四军医大学出版社，2013：247-257.
2. Tarkkanen A，Laatikainen L. Coats disease：clinical，angiographic，histopathological findings and clinical management. Br J Ophthalmol，1983，67（11）：766-776.
3. Woods AC，Duke JR. Coats disease：I. Review of the literature diagnosis criteria，clinical findings，and plasma lipid studies. Br J Ophthalmol，1963，47（6）：385-412.
4. Spitznas M，Joussen F，Wessing A，et al. Coats' disease. An epidemiologic and fluorescein angiographic study. Albrecht Von Graefes Arch Klin Exp Ophthalmol，1975，195（4）：241-250.
5. Shields JA，Shields CL，Honavar SG，et al. Classification and management of Coats disease：the 2000 Proctor Lecture. Am J Ophthalmol，2001，131（5）：572-583.
6. Othman IS，Moussa M，Bouhaimed M. Management of lipid exudates in Coats disease by adjuvant intravitreal triamcinolone：effects and complications. Br J Ophthalmol，2010，94（5）：606-610.

第14章

特发性黄斑毛细血管扩张症

Idiopathic Macular Telangiectasia

● 概述

本病是一类以黄斑部毛细血管扩张为特征的视网膜血管异常疾病，临床上少见，通常发生在成年男性，可单眼或双眼发病。1993 年，Gass 和 Blodi 将其命名为特发性中心凹旁毛细血管扩张症（idiopathic juxtafoveolar retinal telangiectasis），但其病变并不仅仅局限在黄斑旁。2006 年，Yannuzzi 将其更名为特发性黄斑毛细血管扩张症（idiopathic macular telangiectasia）。目前通用后一名称，简称为 MacTel。由于 MacTel 1 型与儿童常见的 Coats 病同属视网膜毛细血管扩张，病理改变为血 - 视网膜屏障结构和功能破坏，有学者认为此类病变若发生在小儿就归于 Coats 病，发生在成人即为 MacTel 1。尽管本病常见于成人，但其毛细血管异常多属发育性疾病，临床上往往对其概念含混，且易与儿童常见的 Coats 病混淆，故在此单独列一章节介绍。

● 分型

Gass 和 Blodi（1993 年）依据临床特点、眼底表现和 FFA 特征将其分为 3 种类型，即 1 型、2 型和 3 型。Yannuzzi（2006 年）基于 OCT，结合临床特点及 FFA 特征对 MacTel 进行了重新定义，将其分为 2 种类型，1 型是动脉瘤样毛细血管扩张（aneurysmal telangiectasia），2 型是中心凹旁毛细血管扩张（perifoveal telangiectasia）。

- Gass 和 Blodi 分类中的 1 型：多为单眼发病，无家族遗传倾向，男性多见，眼底表现为明显毛细血管扩张和视网膜内渗出，作者认为此类毛细血管扩张可能与发育相关，也许是 Coats 病发生在黄斑区的一种特殊表现形式，其血管扩张可能是由于原发性毛细血管渗漏引起。1 型又细分为 1A 型和 1B 型，1A 型为先天性单眼黄斑旁显著毛细血管扩张，累及黄斑颞侧 2 个视盘直径范围，伴有硬性渗出，男性多见；1B 型表现为黄斑中心凹旁无血管区周围小范围的局部毛细血管异常扩张，也多为男性患者。而 Yannuzzi 认为 1B 型会逐渐进展到 1A 型，故将其统一归纳为 1 型 MacTel。
- Gass 和 Blodi 的分类中 2 型：是最常见类型，多为双眼发病，中老年人群多见，无性别差异，与糖尿病及高血压有一定关系，双眼病变程度可有较大差异。2 型也分为 A 和 B 两个亚型，作者认为其毛细血管扩张可能是由于毛细血管的广泛异常引起。2A 型即后天特发性双眼黄斑中心凹颞侧毛细血管明显扩张，视力严重受损。Gass 和 Blodi 又将 2A 型分为 5 期：Ⅰ期为隐匿性血管异常，仅在 FFA 晚期有轻度荧光着染；Ⅱ期出现视网膜透明度降低，无明显血管扩张；Ⅲ期可见扩张的小静脉呈直角进入旁中心凹深部；Ⅳ期表现为黄斑部 RPE 增生肥大造成视网膜内色素紊乱；Ⅴ期出现视网膜下新生血管或血管渗漏积液。2B 型即青年隐匿性黄斑旁毛细血管扩张，表现为轻度毛细血管扩张合并视网膜下新生血管。而 Yannuzzi 认为 Gass 和 Blodi 的 2B 型分类中 2 名同一家族的年轻患者属于特殊罕见病例，不应归于大的分类中，故将其剔除，即将 2A 型归纳为 2 型 MacTel。

■ Gass 和 Blodi 的分类中第 3 种类型：比较少见，双眼发病，有明显毛细血管扩张，渗出较少，存在双眼进行性毛细血管闭塞，可伴有微动脉瘤，而且所有患者均有全身血管闭塞性疾病或家族性眼脑血管闭塞综合征，所以这类毛细血管扩张可能是由于毛细血管闭塞引起的。Yannuzzi 认为 Gass 和 Blodi 归入这一类型中的患者应被视为系统性或家族性脑血管疾病的眼部表现，不应归于 MacTel，故将其剔除。

● 临床特征

患者可无症状或有视物模糊、视物变形、视力下降等主诉。眼底检查见黄斑中心凹颞侧毛细血管扩张迂曲，可有微动脉瘤，病变区域视网膜水肿，有点状或环形黄白色硬性渗出，可有点状色素沉着。FFA 是诊断 MacTel 的金标准，早期可见黄斑中心凹周围毛细血管扩张，微动脉瘤形成，邻近小动脉和小静脉可呈囊样扩张，晚期弥漫性荧光渗漏，黄斑拱环形态不规则，边缘破坏，环外毛细血管间隙扩大，偶可见局限性无灌注区或 CNV 形成。FFA 可在早期眼底观察不到病变时即显示一些轻度扩张的毛细血管渗漏，有利于早期诊断。OCT 可呈现视网膜神经上皮层间低反射囊腔，视网膜增厚，外层视网膜（椭圆体区、交叉区和 RPE 层）反射不规则，甚至连续性中断，视网膜神经上皮下低反射液性暗区形成，甚至中心凹下高反射隆起等，这对于 MacTel 的诊断和随访非常重要（图 2-14-1，图 2-14-2）。

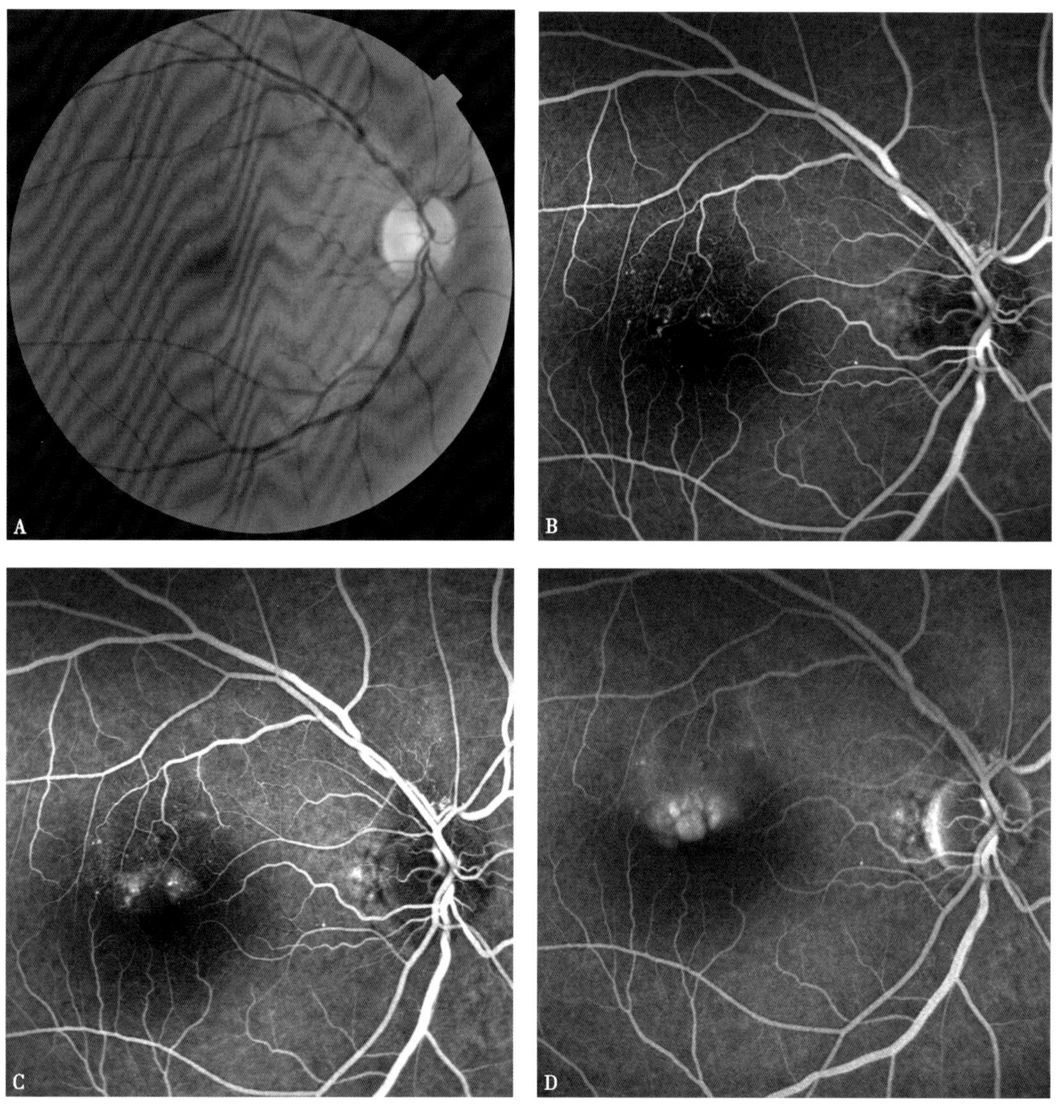

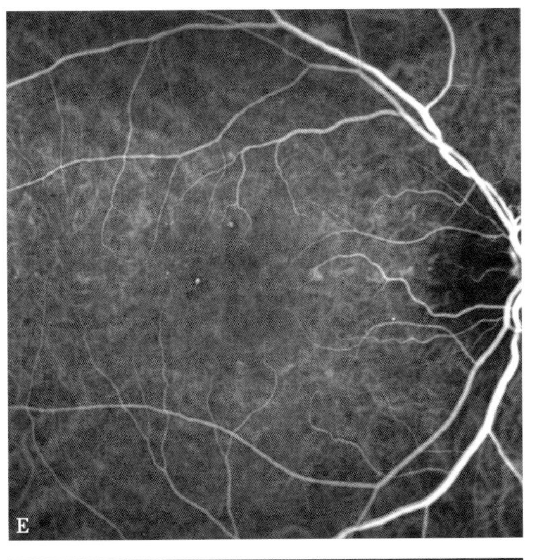

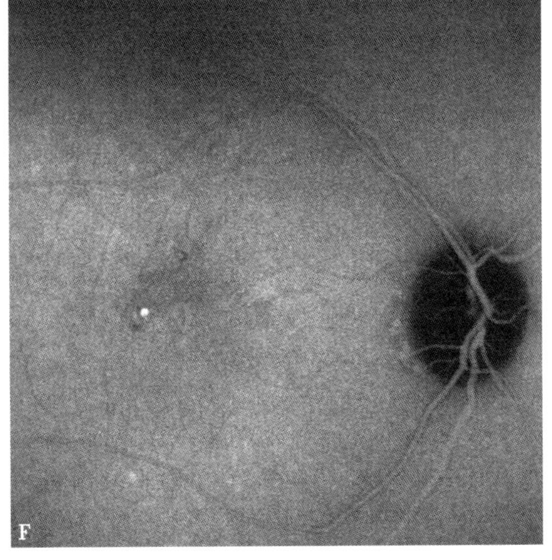

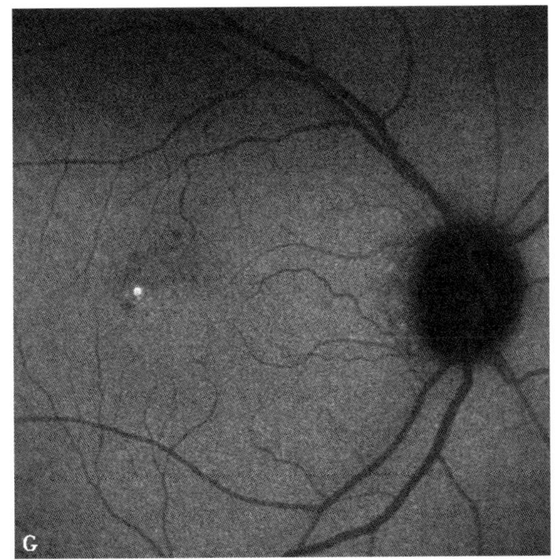

图 2-14-1 **右眼特发性黄斑毛细血管扩张症**（MacTel 1 型）
患者女，49 岁，视力：右眼 0.25，左眼 0.8。左眼眼底未见明显异常。A. 右眼眼底像，示中心凹颞上方视网膜轻度水肿，有点状黄白色硬性渗出及个别小点状出血 B～D. 右眼 FFA 检查，示黄斑中心凹周围毛细血管扩张，微动脉瘤形成，晚期弥漫性荧光素渗漏呈强荧光，黄斑拱环结构破坏。出血点遮蔽荧光（B、C 和 D 分别为造影早、中和晚期） E～G. 右眼 ICGA 检查，示右眼早期黄斑中心凹周围微动脉瘤强荧光，晚期多数呈弱荧光，个别微动脉瘤内荧光素积存仍呈强荧光。点状出血呈遮蔽荧光（E、F 和 G 分别为造影早、中和晚期）

图点评：1 型 MacTel 主要表现为视网膜静脉或动脉瘤样扩张，黄斑区片状毛细血管缺血及硬性渗出。病变起初集中在黄斑区，但可能会随随诊时间延长向中周部进展。故有人认为 1 型 MacTel 可能是 Coats 病发生在成年人的一类特殊表现形式。FFA 是诊断 MacTel 的金标准，可见黄斑中心凹周围毛细血管扩张和微动脉瘤形成，晚期弥漫性荧光素渗漏。黄斑拱环形态不规则，边缘破坏，环外毛细血管间隙扩大，偶可见局限性无灌注区形成。这里以成人病例展示其典型特征。

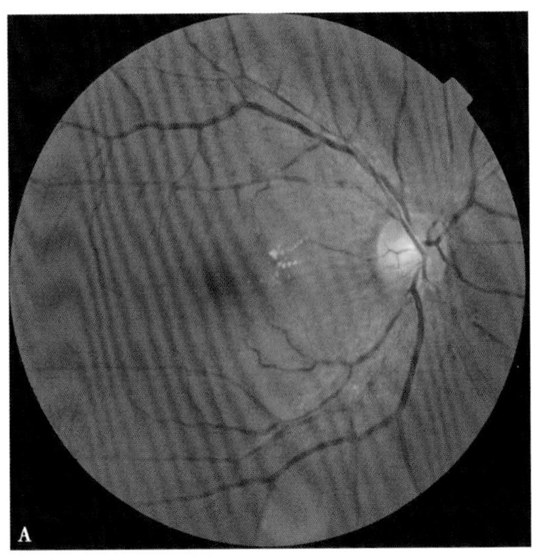

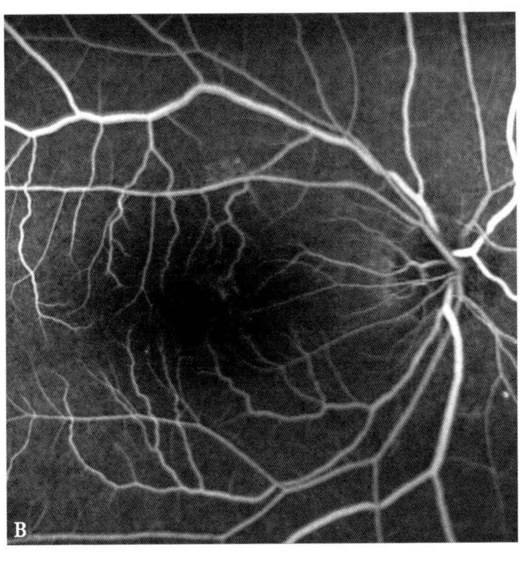

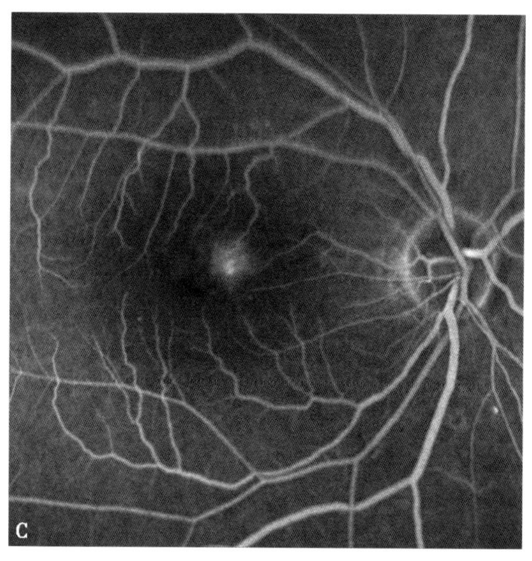

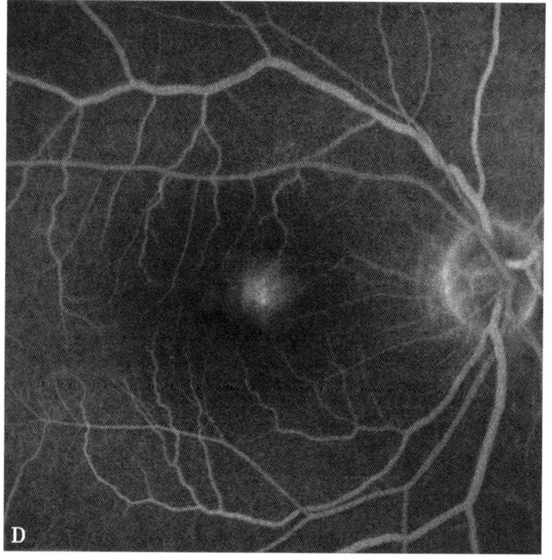

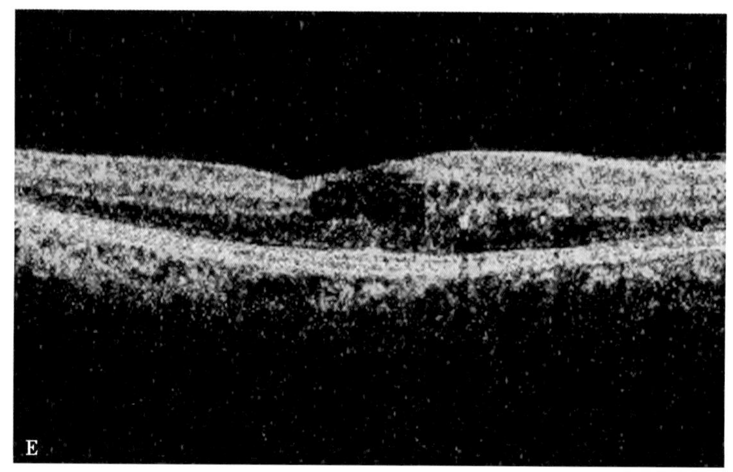

图 2-14-2 **右眼特发性黄斑毛细血管扩张症**（MacTel 1 型）

患者女，50 岁，视力右眼 0.12，左眼 0.5。左眼眼底未见明显异常。A. 右眼眼底像，示黄斑部视网膜透明度下降，中心凹鼻上方视网膜水肿，点线状黄白色硬性渗出，呈放射状 B～D. 右眼后极部 FFA 检查，早期示黄斑中心凹上方毛细血管扩张和数个点状强荧光，造影过程中，中心凹鼻侧一点状荧光逐渐增强，晚期边界模糊，其周围荧光弥漫性增强。上方血管弓附近的点状强荧光晚期荧光减弱，呈透见荧光（B、C 和 D 分别为造影早、中和晚期） E. 右眼 OCT 像，可见中心凹鼻侧视网膜增厚，神经上皮层间低反射囊腔，外层视网膜结构不规则，鼻侧有点片状高反射（横向扫描）

图点评：MacTel 常伴随视网膜水肿、硬性渗出和视网膜出血，有时可见周围色素沉着或神经上皮萎缩，偶见伴发黄斑区 CNV。依眼底、FFA 和 ICGA 表现，本例临床诊断 1 型 MacTel，典型的点线状黄白色渗出，FFA 中心凹鼻侧毛细血管扩张和晚期荧光素渗漏等。OCT 显示病变区域视网膜囊样水肿及渗出表现。本例成人病例较典型，供鉴别诊断参考。

● 诊断和鉴别诊断

本病需要与 Coats 病和 Leber 多发性粟粒状动脉瘤鉴别。MacTel 与 Coats 病同属视网膜毛细血管扩张，但 Coats 病患者多为儿童和青年人，病变分布比较广泛，不局限于黄斑区。有不少学者认为 1 型 MacTel 是 Coats 病发生在成年人的一类特殊表现形式。Leber 多发性粟粒状动脉瘤好发于青年人，是罕见先天性血管发育异常疾病，眼底特征是环形脂质渗出围绕以动脉瘤为中心的病变。动脉瘤为小动脉血管膨隆呈灯泡状外观，有的动脉瘤成串排列。MacTel 病变主要是毛细血管扩张，不一定伴有渗出，而且患者多为中老年人。

- **治疗建议**

对于 MacTel 目前无有效治疗措施，Gass 和 Blodi 认为激光光凝可用于减轻黄斑水肿及渗出，但只对占少数的 1 型有效，对占大部分的 2 型疗效并不满意。玻璃体腔注射抗 VEGF 药物可短期内消除黄斑水肿，提高部分视功能，但需要反复注射，而且有些患者长期预后并不理想。有学者采用 PDT 治疗 MacTel，可减轻黄斑水肿，使视力有一定提高，但也有人认为 PDT 会造成 RPE 萎缩。此外，有报道采用玻璃体腔注射曲安奈德或者植入地塞米松缓释装置治疗黄斑水肿，但应注意糖皮质激素引起高眼压及白内障等并发症的风险。

（刘　玮　高　翔　宋艳萍　王雨生）

主要参考文献

1. 王雨生. 脉络膜新生血管性疾病. 北京：人民卫生出版社，2007：616-617.
2. 陈由源. Leber 多发性粟粒状动脉瘤病氩激光治疗三例报告. 中华眼底病杂志，1993，9（3）：170-171.
3. Gass JD，Blodi BA. Idiopathic juxtafoveolar retinal telangiectasis. Update of classification and follow-up study. Ophthalmology，1993，100（10）：1536-1546.
4. Yannuzzi LA，Bardal AM，Freund KB，et al. Idiopathic macular telangiectasia. Arch Ophthalmol，2006，124（4）：450-460.
5. Charbel Issa P，Gillies MC，Chew EY，et al. Macular telangiectasia type 2. Prog Retin Eye Res，2013，34：49-77.
6. Maruko I，Iida T，Sekiryu T，et al. Early morphological changes and functional abnormalities in group 2A idiopathic juxtafoveolar retinal telangiectasis using spectral domain optical coherence tomography and microperimetry. Br J Ophthalmol，2008，92（11）：1488-1491.
7. Shanmugam MP，Agarwal M. RPE atrophy following photodynamic therapy in type 2A idiopathic parafoveal telangiectasis. Indian J Ophthalmol，2005，53（1）：61-63.
8. Shukla D，Venkatesh R. Spontaneous closure of full-thickness macular hole in type 2 idiopathic macular telangiectasia. Graefes Arch Clin Exp Ophthalmol，2012，250（11）：1711-1712.
9. Loutfi M，Papathomas T，Kamal A. Macular oedema related to idiopathic macular telangiectasia type 1 treated with dexamethasone intravitreal implant（ozurdex）. Case Rep Ophthalmol Med，2014，2014：231913.
10. Charbel Issa P，Holz FG，Scholl HP. Findings in fluorescein angiography and optical coherence tomography after intravitreal bevacizumab in type 2 idiopathic macular telangiectasia. Ophthalmology，2007，114（9）：1736-1742.
11. Toy BC，Koo E，Cukras C，et al. Treatment of nonneovascular idiopathic macular telangiectasia type 2 with intravitreal ranibizumab：results of a phase Ⅱ clinical trial. Retina，2012，32（5）：996-1006.

第 15 章

视网膜色素变性
Retinitis Pigmentosa

● 概述

视网膜色素变性（retinitis pigmentosa，RP）是一种遗传性视杆 - 视锥细胞营养不良性疾病。本病具有明显的临床和遗传异质性，不同患者发病时间、病情进展速度、病情的严重程度以及遗传方式有很大的不同。

本病的患病率约为 1/3600。不同基因突变所致的 RP 患者其临床表现不同，有些患者可以在幼儿时期就表现为严重的夜盲和视力下降，有些患者发病较晚。

● 遗传方式

有常染色体显性、常染色体隐性和 X 连锁隐性遗传。线粒体遗传及双基因遗传也有报道。

目前常见的致病基因近 200 个（https://sph.uth.edu/retnet/sum-dis.htm），是迄今最复杂的单基因遗传病。

● 临床特征

典型性 RP 的临床表现主要以夜盲、周边视野缩窄和全视野 ERG 异常为特征。眼底表现包括视网膜血管变细、中周部视网膜内骨细胞样色素沉积和视盘蜡样苍白，称为“三联征”（图 2-15-1）。

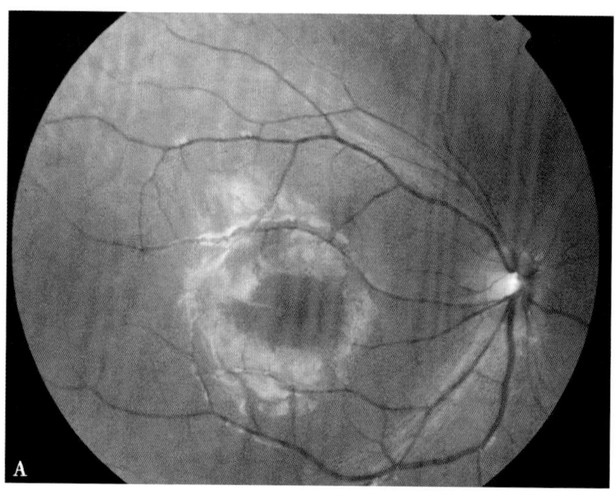

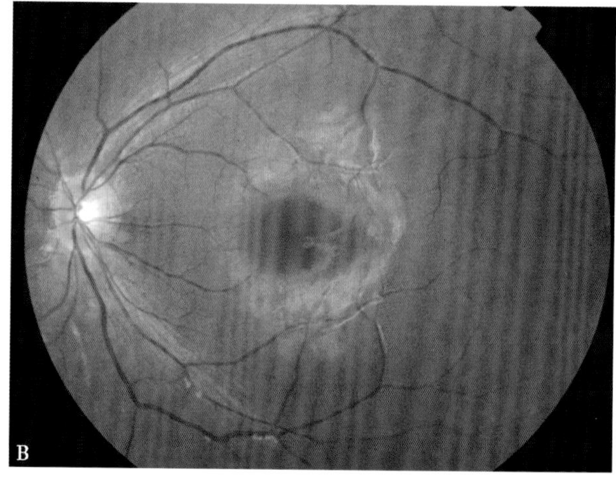

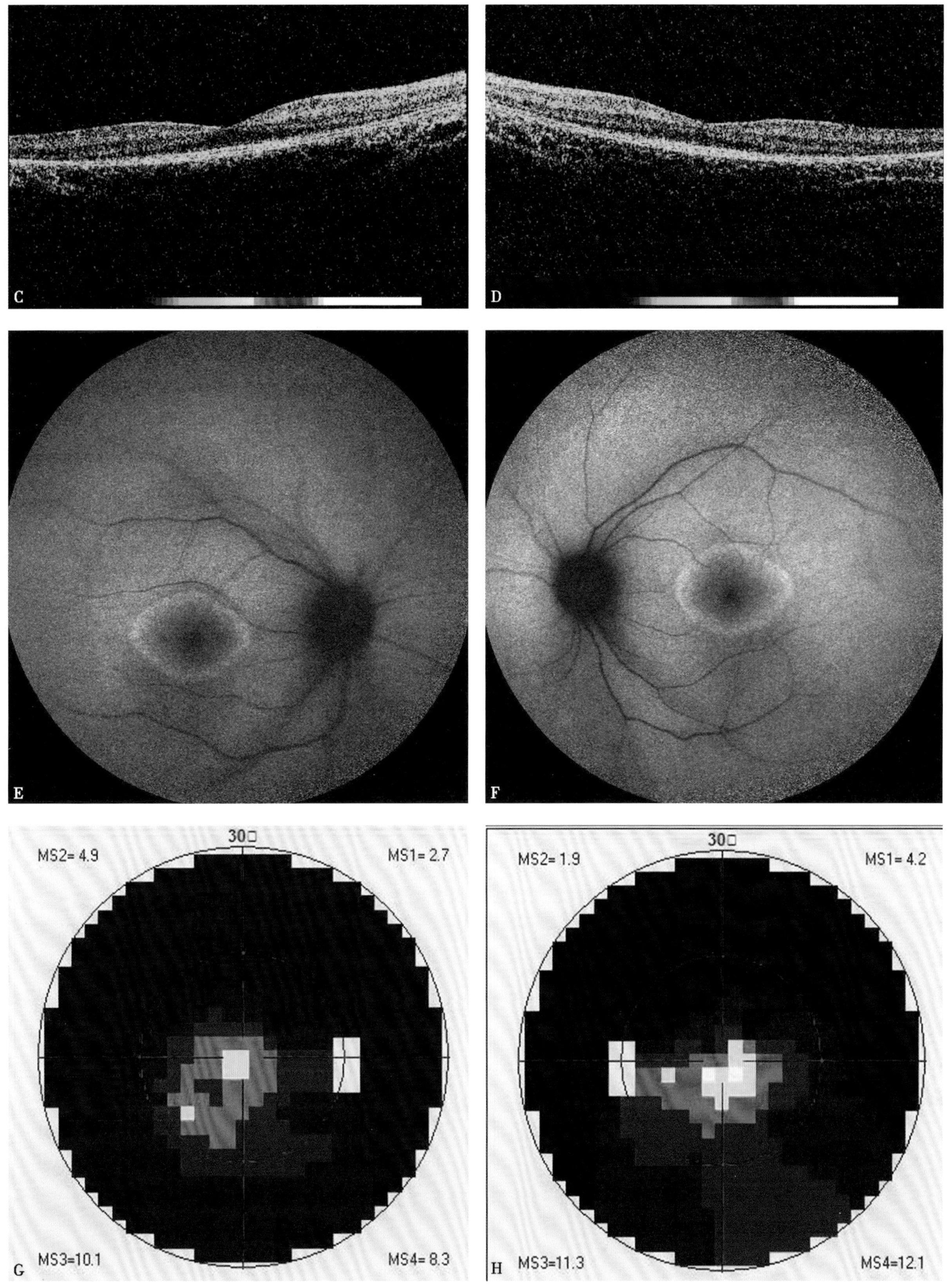
C
D
E
F
30□
MS2= 4.9
MS1= 2.7
MS3=10.1
MS4= 8.3
G
30□
MS2= 1.9
MS1= 4.2
MS3=11.3
MS4=12.1
H

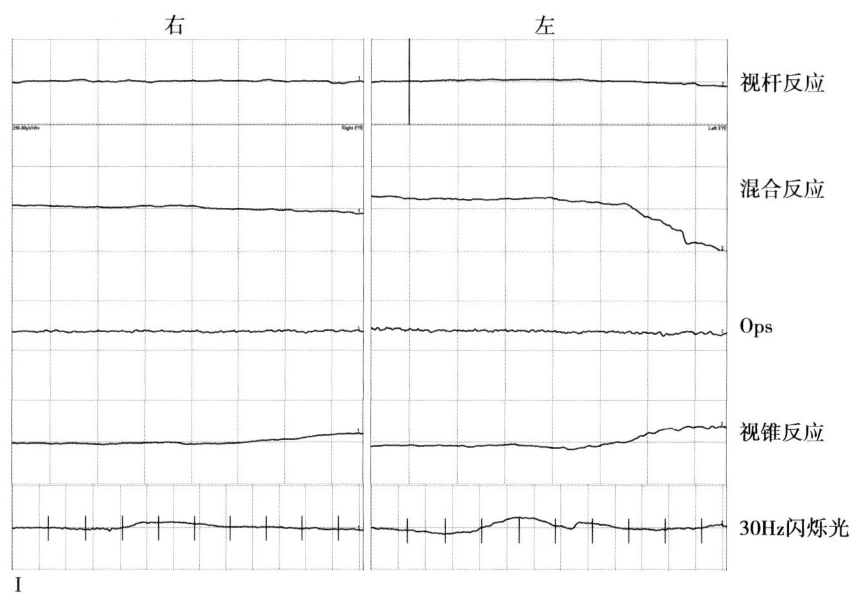

图 2-15-1　双眼视网膜色素变性

患儿男，7 岁，2 岁起被家长发现暗处视力差，上学后发现视力不好。矫正视力右 0.6，左 0.8，双眼前节正常。A、B. 双眼眼底像，见视盘红润，视网膜血管缩窄，黄斑区环形反光，视网膜中周部散在灰白色色素沉着，视盘下方及沿下方视网膜大血管 RPE 和脉络膜毛细血管萎缩，暴露脉络膜大血管　C、D. 双眼 OCT，显示 IS/OS 层（即椭圆体区）不连续，视网膜全层变薄，周边较中心更严重　E、F. 双眼眼底自发荧光，显示眼底荧光不均匀，黄斑区见强荧光环　G、H. 双眼视野，均呈向心性缩小，上方视野缺损严重（A、C、E、G 为右眼，B、D、F、H 为左眼）　I. 全视野 ERG，可见五项反应均呈平波

图点评：RP 是眼科医生见到最多的遗传性视网膜变性，大家对典型的眼底表现都非常熟悉。但是，接近一半的患者没有骨细胞样色素沉着，对于没有典型眼底改变，甚至没有色素的患者，诊断 RP 时除需要了解详细的病史和家族史外，临床辅助检查 OCT 和眼底自发荧光（AF，而不是 FFA）能够在最短时间内给出客观准确的信息。该患者是一位 RP 患者，目前中心视力尚好，眼底色素不多，但是视野为向心性缩小，全视野 ERG 已为平波，提示广泛的视网膜视杆视锥受损。AF 检测可以观察到肉眼看不到的由于 RPE 细胞代谢异常导致的改变，并且高达 90% 的 RP 患者出现黄斑周强荧光环。通过和 OCT 对照发现，强荧光环内视网膜外层的厚度得到保留。通常随年龄增加，患者眼底色素会逐渐增多，但也有患者晚年依然没有骨细胞样色素。

● 诊断

诊断儿童 RP 主要依靠病史、家族史及辅助检查。尤其是视网膜功能的异常（视杆功能明显受累，视锥功能不同程度受累），而不是典型眼底骨细胞样色素沉着。OCT 显示广泛的外层视网膜变薄，而黄斑中心区视网膜厚度正常。全视野 ERG 可以反映视网膜总体功能。视野对年龄小的儿童来说，配合有一些难度。

● 治疗建议

目前国外的一些研究表明，部分患者使用棕榈酸维生素 A 可以减缓病情进展。基因治疗方面，针对 *RPE65* 基因突变的研究已经进入临床试验阶段，患者治疗后视力已经有改善，相信在不久的将来会有更多不同的基因治疗进入临床试验，给 RP 患者带来福音。干细胞治疗也在临床前研究中。

（李　蕙　睢瑞芳）

主要参考文献

1. Miyake Y. 视网膜疾病电生理诊断. 姜利斌，陈长征，主译. 北京科学技术出版社，2010：44-55.

2. Heckenlively JR，Yoser SL，Friedman LH，et al. Clinical findings and common symptoms in retinitis pigmentosa. Am J Ophthalmol，1988，105（5）：504-511.
3. Banin E，Cideciyan AV，Aleman TS，et al. Retinal rod photorecepter-specific gene mutation perturbs cone pathway development. Neuron，1999，23（3）：549-557.
4. Ghazi NG，Abboud EB，Nowilaty SR，et al. Treatment of retinitis pigmentosa due to MERTK mutations by ocular subretinal injection of adeno-associated virus gene vector：results of a phase Ⅰ trial. Hum Genet，2016，135（3）：327-343.

第16章

结晶样视网膜病变

Crystalline Retinopathy

● 概述

结晶样视网膜病变也称结晶样视网膜色素变性或营养不良，一般认为是以视网膜出现弥漫性黄白色细小结晶样反光物质为特征的一类常染色体隐性遗传视网膜变性类疾病。临床上主要以 Bietti 结晶样视网膜营养不良（Bietti crystalline dystrophy）为主，另外还有 Fanconi 综合征、Sjögren-Larsson 综合征及 Kjellin 综合征等。男性多于女性，双眼患病，双眼病变大致对称。

根据 RP 患病率及结晶样角膜视网膜病变所占的比例推算，该病的患病率大约为 1/25 000，在欧美国家罕见，中国以及日本患者较多见。

● 病因

Bietti 结晶样视网膜营养不良具有常染色体隐性遗传特征，其发生与全身脂质代谢异常有关，致病基因为 4q35 染色体 *CYP4V2* 基因，由 Bietti 于 1937 年首先报道。视网膜内出现黄白色点状、具有金属样反光样物，并伴有毯层视网膜（RPE 和光感受器细胞层）变性、脉络膜硬化，部分患者也可合并角膜结晶样营养不良，亦称为 Bietti 结晶样角膜视网膜病变（Bietti's crystalline corneal retinopathy）。

● 临床特征

Bietti 结晶样视网膜营养不良主要表现为视力下降或夜盲，常在青少年时出现夜间视力差，中年时白昼视力开始下降，夜盲加重。有些无明显自觉症状。部分患者在 20～30 岁出现症状，呈随年龄增加症状逐渐加重趋势。伴角膜病变的患者角膜缘也可见结晶样物质，多为闪亮的黄白色圆形、多角形或针样结晶，多位于角膜缘的前基质层内。

- 眼底表现：在病变早期可有大量类似于结晶样颗粒的黄白色沉着物，散布于双眼后极部及中周部视网膜，越接近黄斑中心，结晶颗粒越多。随年龄增加，RPE 层及光感受器层变薄，伴有 RPE 色素紊乱改变、视网膜萎缩和脉络膜萎缩，结晶样物质逐渐减少。一般来说，视盘和视网膜血管是大致正常的。偶有黄斑区视网膜下出现新生血管及纤维瘢痕。
- 辅助检查：FFA 呈弥漫性 RPE 萎缩、脱色素改变，并有脉络膜小血管萎缩及大血管暴露，色素上皮层萎缩区呈窗样透见荧光，色素沉着可致荧光遮挡。OCT 示视网膜的神经上皮层萎缩、色素上皮层和脉络膜可出现强反光（图 2-16-1）。全视野 ERG 在病变的不同时期内可表现为正常、降低甚至为熄灭型。另外，ERG 视杆视锥细胞成分的振幅是平行降低的，表示病变同时累及视杆和视锥细胞（图 2-16-2）。多焦视网膜电图（mfERG）幅度严重降低。色觉早期正常，晚期可有红绿色盲或全色盲。视野早期可有中心或旁中心暗点，晚期向心性缩小，甚至呈管状。

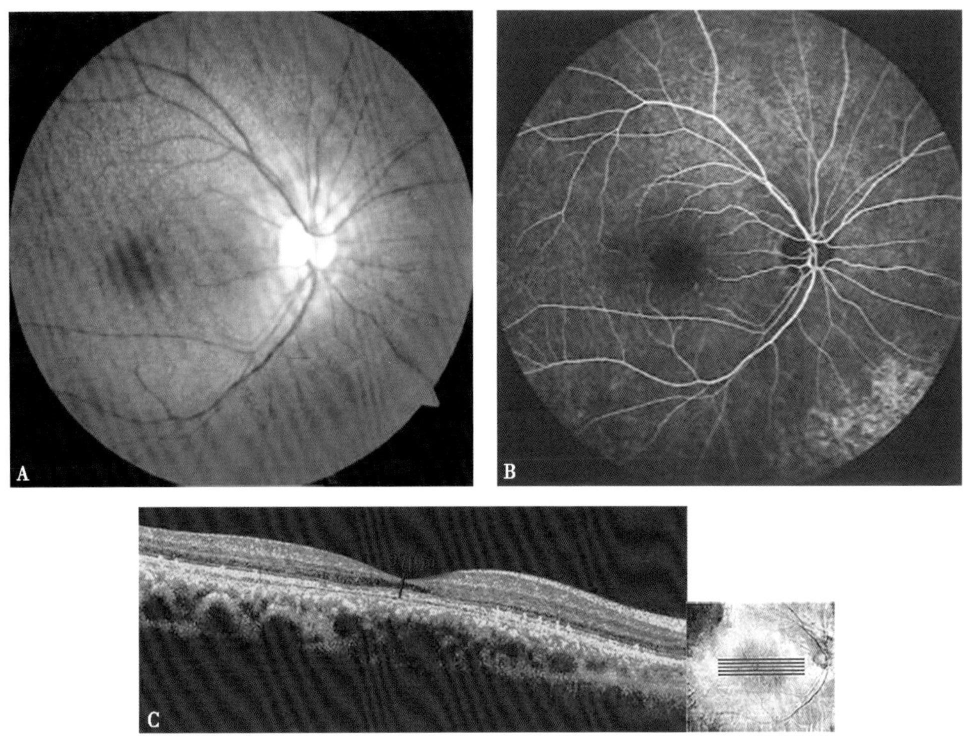

图 2-16-1 双眼结晶样视网膜病变

A. 右眼眼底像，视网膜散在黄白色结晶样斑点 B. FFA 像，示多数点状强荧光，为透见荧光 C. OCT，示中心凹处神经上皮萎缩，色素上皮层反光增强（本病例由深圳眼科医院张国明、陈妙虹和曾爱能医师提供）

图点评：结晶样视网膜病变双眼对称（本例仅展示了右眼），典型的表现为眼底后极部闪亮的点状黄白色结晶沉积，越接近黄斑中心凹结晶颗粒越多；FFA 可呈透见荧光，OCT 表现为后极部视网膜神经上皮萎缩，色素上皮层反光增强。

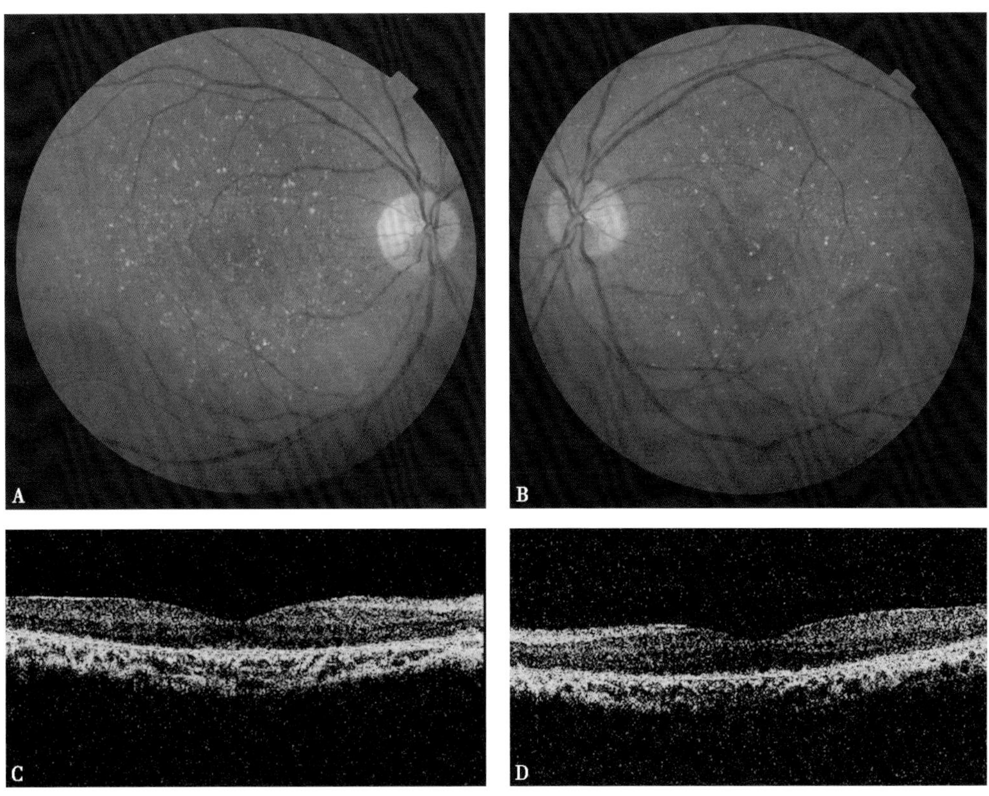

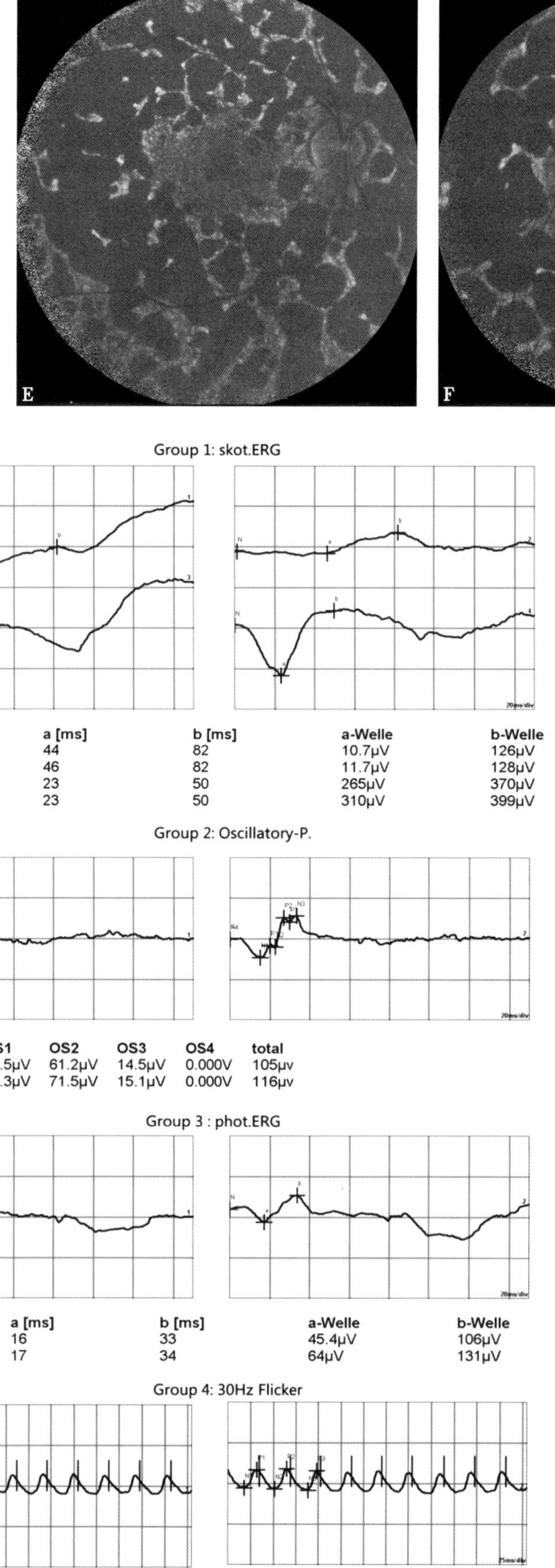

图 2-16-2 **双眼结晶样视网膜病变**

患者男，15 岁，发现夜盲 3 年。视力：右眼 1.0，左眼 1.2，双眼前节未见异常。A、B. 双眼眼底像，可见后极部视网膜上大量黄白色结晶颗粒 C、D. 双眼黄斑区 OCT 图，显示椭圆体带（IS/OS）不连续，RPE 层变薄，较多的点状突起 E、F. 双眼眼底自发荧光，显示视网膜中周部片状弱荧光区（A、C、E 为右眼，B、D、F 为左眼） G. 全视野 ERG，可见视杆反应和混合反应各波振幅较正常降低。暗视震荡电位组波数目减少，振幅降低。视锥反应 a 波和 b 波轻度延迟及降低，30Hz 闪烁反应轻度降低。提示患者视杆视锥功能均有下降图点评：结晶样视网膜病变是我国及日本最常见的遗传性视网膜变性，该病在欧美国家罕见。该例患者属于病程的早期，中心视力尚好，眼底结晶颗粒较多，但是眼底自发荧光已经显示患者病变范围较广。随病情进展，夜盲症状会加重，视力会进一步降低，眼底的结晶颗粒会逐渐减少。有部分患者病变主要集中在后极部，夜盲症状不明显，而中心视力受累早。

● 诊断

结晶样视网膜病变的诊断主要根据患者的病史及家族史、眼底黄白色结晶样沉积物以及 OCT、全视野 ERG 来确定。同时应注意与眼底白色斑点症及白点状视网膜色素变性相鉴别，后两者的眼底白点主要分布于中周部，后极部受累较少，白点较 Bietti 的颗粒大且亮点低，对视力的影响相对较少，且全视野 ERG 表现也不相同。

● 治疗建议

结晶样视网膜病变目前临床上还没有有效的治疗方法，建议避免长期强光照射眼睛，可使用血管扩张剂、多种维生素及中药等，但疗效有待进一步观察。期待基因治疗或者干细胞治疗研究的成果。欧美国家该病罕见，而我国及日本多发，所以期待国内的学者投入更多的时间和精力来研究。

（李　蕙　睢瑞芳　张国明　陈妙虹　曾爱能）

主要参考文献

1. Miyake Y. 视网膜疾病电生理诊断. 姜利斌，陈长征，主译. 北京科学技术出版社，2010：55-58.
2. 文峰，易长贤. 临床眼底病内科卷. 北京：人民卫生出版社，2015：516-522.
3. 许菲，睢瑞芳，董方田. 结晶样视网膜色素变性分子遗传学研究进展. 中华眼科杂志，2012，48（10）：948-951.
4. 陈穗桦，王毅，王理理，等. 结晶样视网膜变性二家系报告. 中华眼底病杂志，2005，21（1）：53-54.
5. 张娟美，朱晓青，段安丽，等. 结晶样视网膜色素变性的荧光素眼底血管造影特点分析. 眼科，2007，16（4）：253-256.
6. Lin J，Nishiguchi KM，Nakamura N，et al. Recessive mutations in the CYP4V2 gene in East Asian and Middle Eastern patients with Bietti crystalline corneoretinal dystrophy. J Med Genet，2005；42（6）：e38.
7. Song Y，Mo G，Yin G. A novel mutation in the CYP4V2 gene in a Chinese patient with Bietti's crystalline dystrophy. Int Ophthalmol，2013；33（3）：269-276.
8. Rossi S，Testa F，Li A，et al. Clinical and genetic features in Italian Bietti crystalline dystrophy patients. Br J Ophthalmol，2013；97（2）：174-179.
9. Mansour AM，Uwaydat SH，Chan CC. Long-term follow-up in Bietti crystalline dystrophy. Eur J Ophthalmol，2007，17（4）：680-682.
10. Saatci AO，Doruk HC，Yaman A，et al. Spectral domain optical coherence tomographic findings of Bietti crystalline dystrophy. J Ophthalmol，2014，2014：739271.

第 17 章

Leber 先天性黑矇

Leber's Congenital Amaurosis

● 概述

Leber 先天性黑矇（Leber's congenital amaurosis，LCA）多发生于婴幼儿，是一组先天性遗传性视网膜病变，可造成患儿严重的视功能下降。

LCA 的发病率为 1/30 000-1/81 000，占视网膜变性疾病的 5%，占盲校盲童的 20%。多为常染色体隐性遗传，也有少数呈常染色体显性遗传。自 1869 年首次报道以来，已经报道的相关致病基因有 25 个，发现了 400 多个突变位点，大概可以解释 70% 的 LCA 病例。最常见的致病基因为 *CEP290*（15%）、*GUCY2D*（12%）、*CRB1*（10%）、*IMPDH1*（8.3%）和 *RPE65*（6%）。LCA 的遗传异质性导致其临床表型的多样化，尤其是视网膜表型的差异较大。

● 临床特征

该病特征性的表现为发病年龄小、严重视力下降以及 ERG 检测时通常记录不到电信号。患儿通常伴有眼球震颤、眼眶凹陷以及指压眼球征阳性。畏光和夜盲也并不少见，同时可伴有高度远视、圆锥角膜、白内障以及智力发育迟缓等。眼底表现多样，从接近正常到类似视网膜色素变性的眼底改变均有可能（图 2-17-1～图 2-17-3）。还有黄斑缺损、黄斑牛眼样表现、视网膜黄白色斑点以及 Coats 样反应等均有报道。

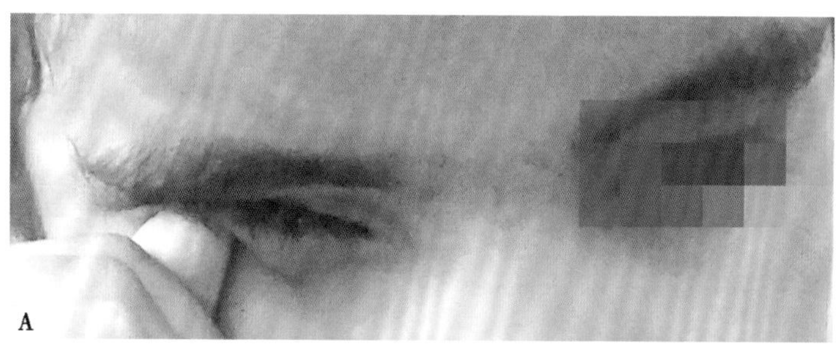
A

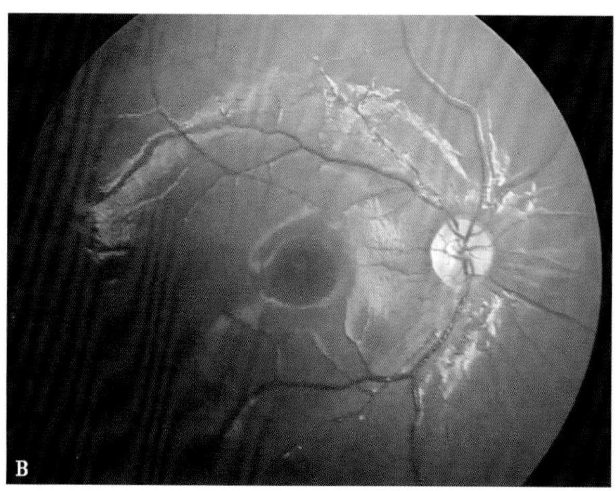
B

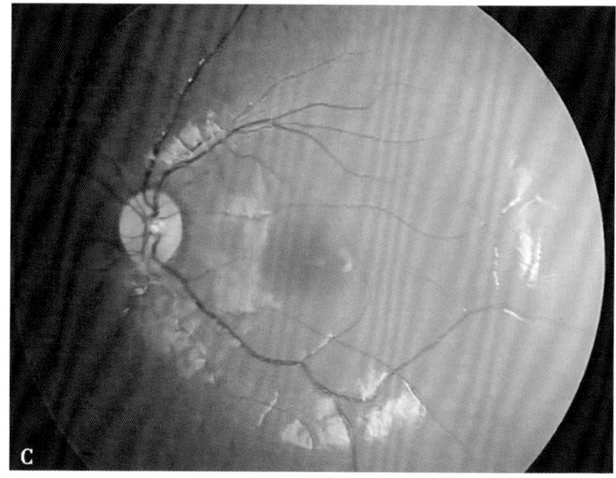
C

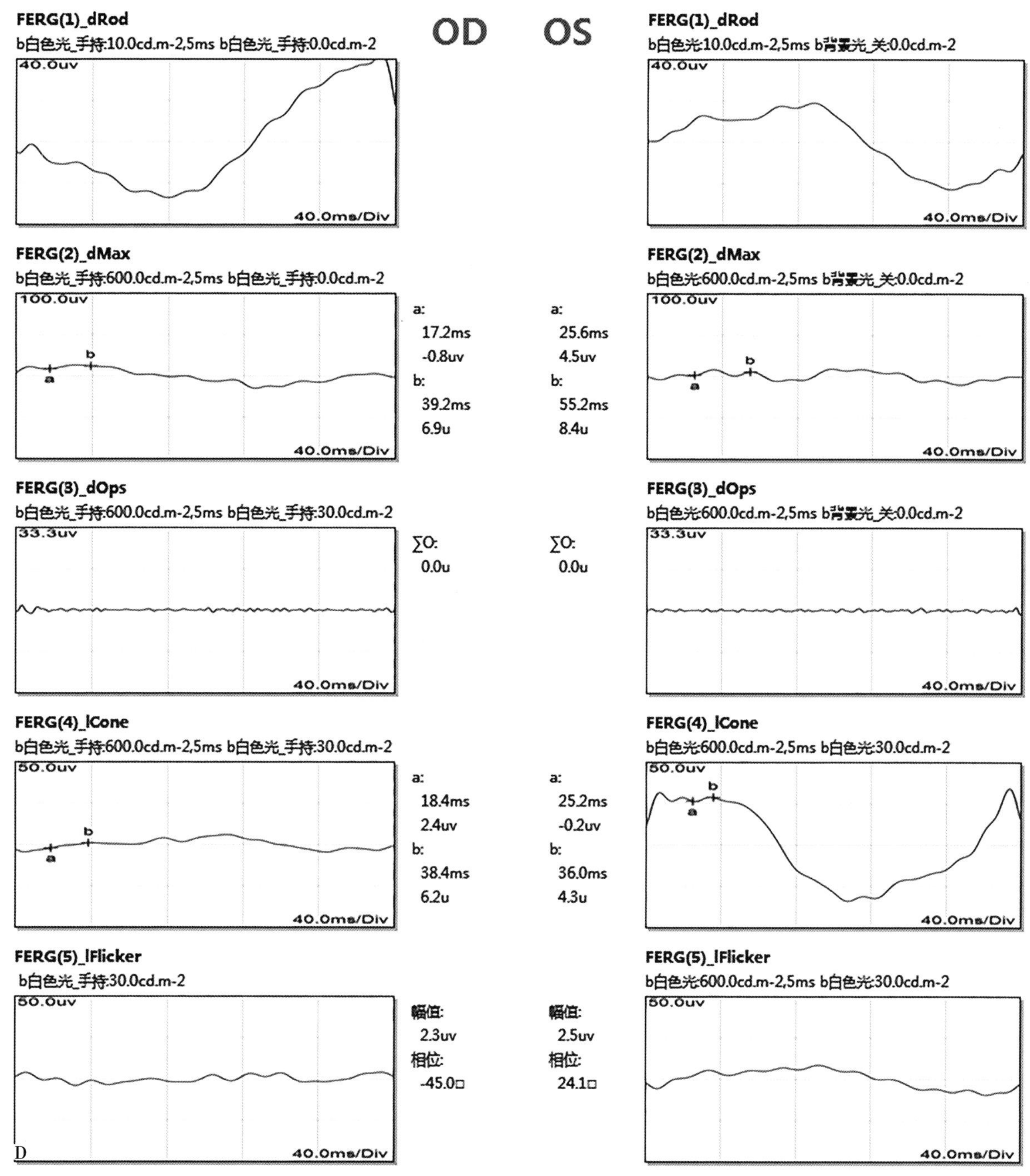

图 2-17-1　双眼 Leber 先天性黑矇

患儿女，5 岁，巴基斯坦籍，因生后不追光、畏光在当地及中国大陆多家医院相继就诊，曾诊断为“双眼屈光不正、弱视、先天性视神经发育不全”等，睫状肌麻痹后检影验光：右 +3.25D，左 +2.25D。无法检测视力。全身一般情况及智力发育无明显异常，瞳孔光反射迟钝。A. 外眼像，可见双侧眼眶凹陷，眼球震颤，指压眼球征（+）　B、C. 双眼眼底像，可见视盘边界清晰，视网膜平伏，色泽正常，黄斑中心光反射不清（B 为右眼，C 为左眼）　D. ERG 检查，近熄灭型，视杆视锥反应均很差

图点评：该患儿父母为姑表兄妹联姻，家族中无先证者，遗传学检查该患儿携带 *GUCY2D* 基因 c. 3019T>C（p. S1007P）纯和突变，其父母分别携带该基因相应的杂合突变。该型基因突变患者有极低视力，同时有畏光现象，但眼底表现基本正常，容易误诊，然而 ERG 为近熄灭型，同时伴有指压眼球征（+）、眼球凹陷、眼球震颤等典型表现，高度提示 LCA 可能。该患儿经基因检查证实 LCA 诊断。

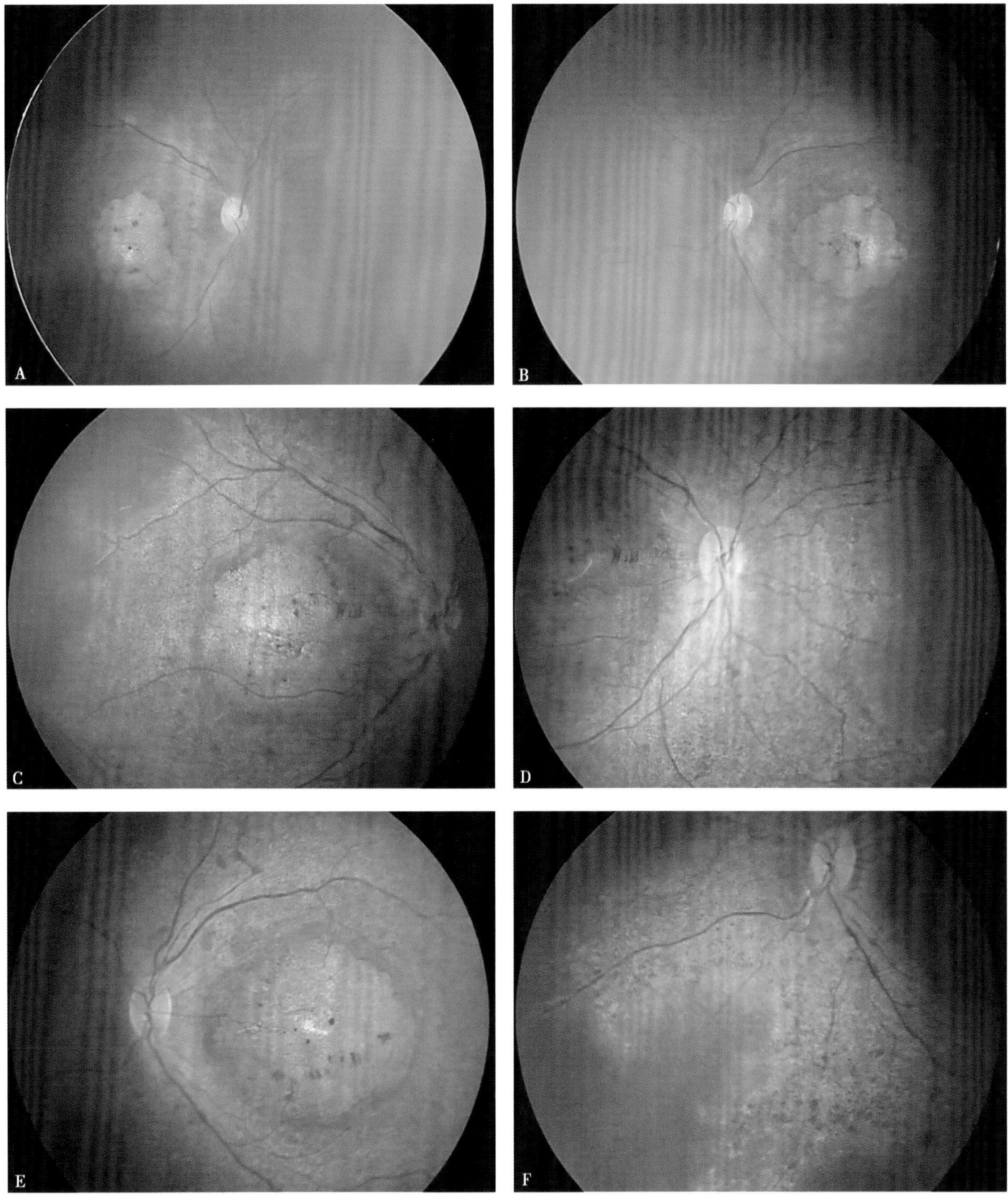
A
B
C
D
E
F

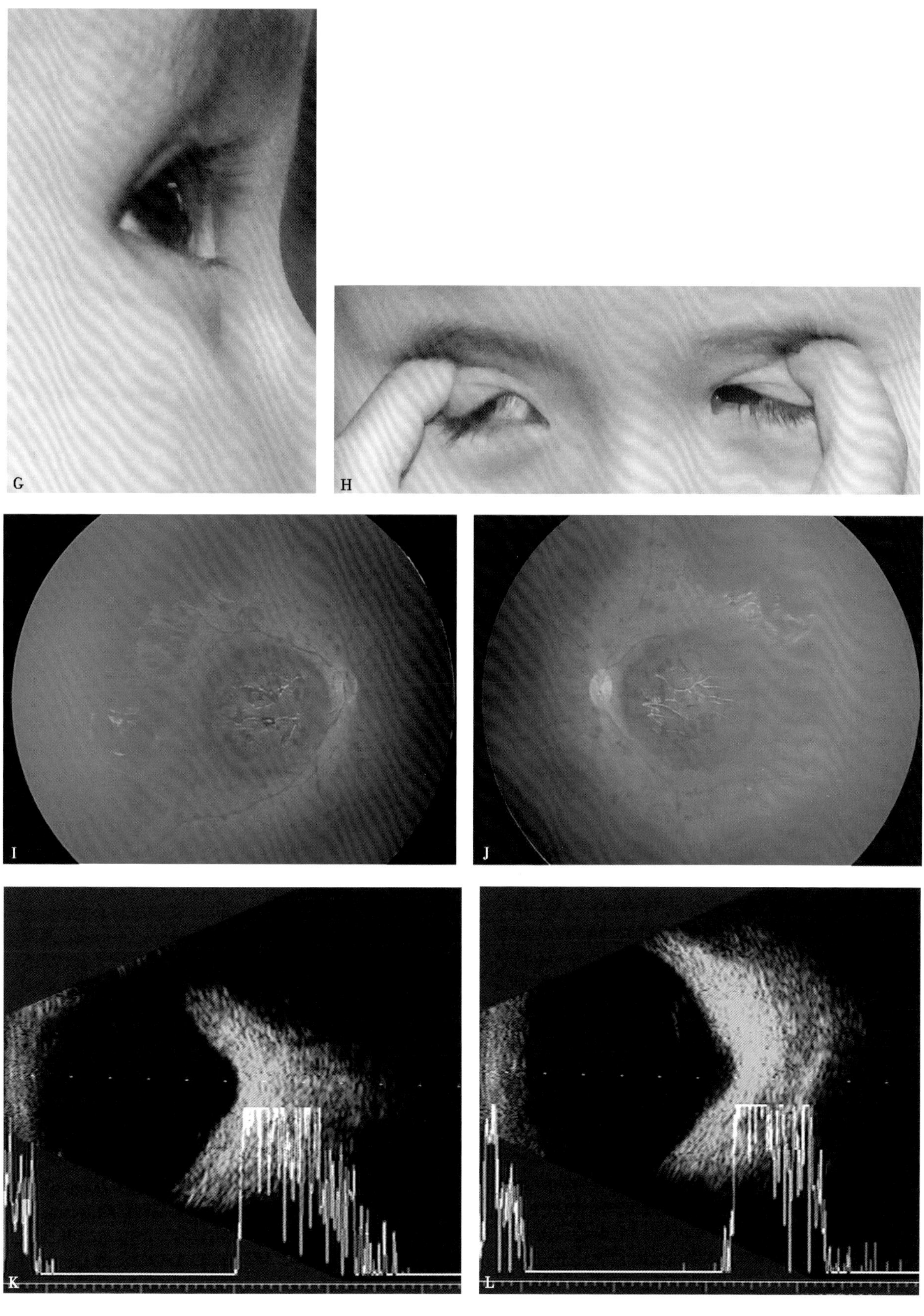
G
H
I
J
K
L

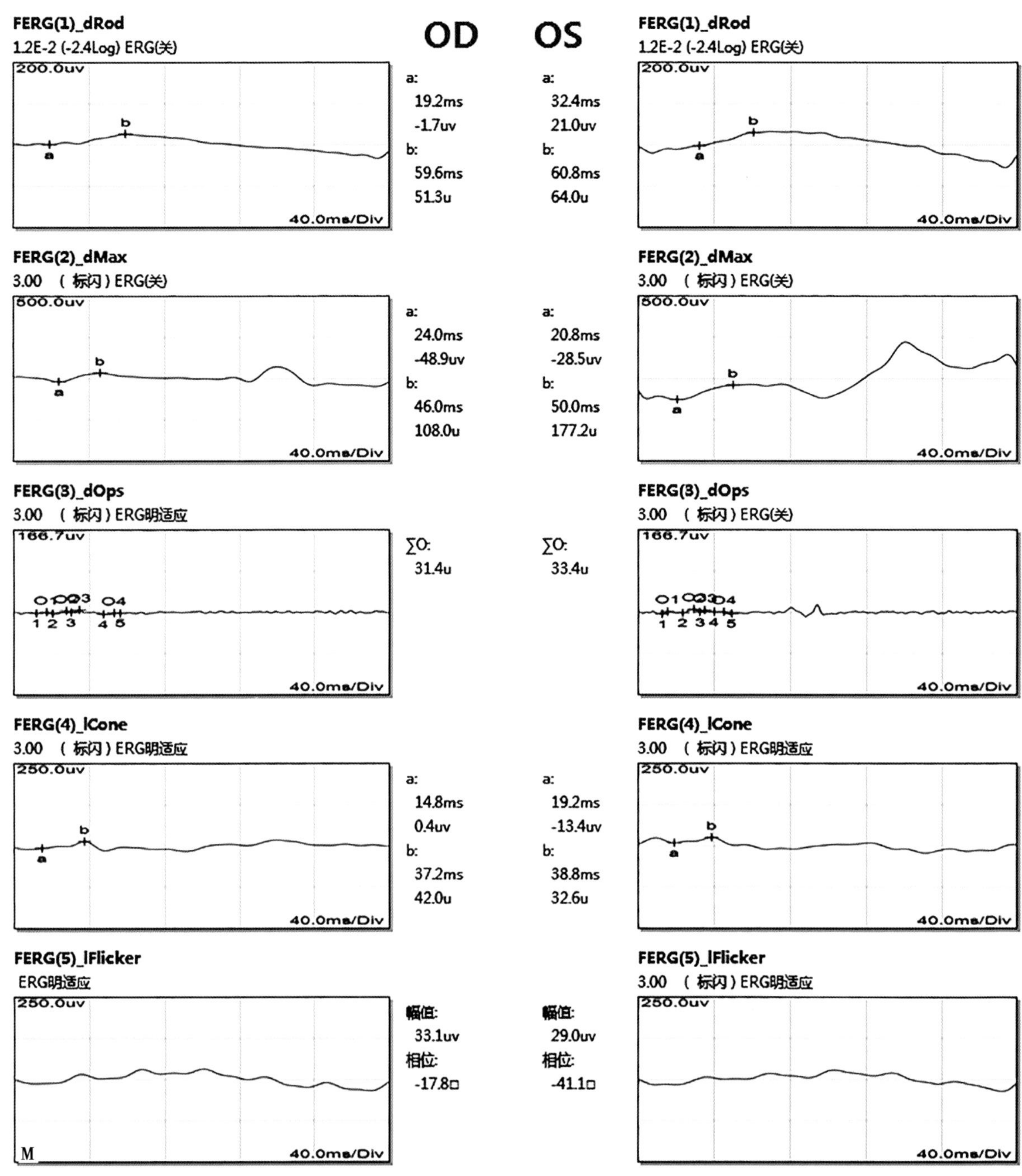

图 2-17-2 拟诊双眼 Leber 先天性黑矇

患儿女，生后家长发现不追光于 4 月龄时就诊，足月顺产，无宫内缺氧以及宫内感染病史，否认家族史。A、B. 初诊时双眼眼底像，见黄斑区萎缩斑，中周部视网膜可见色素上皮萎缩区，并散在游离色素沉着，拟诊“视网膜色素变性” C～F. 2 年后复诊双眼眼底像，黄斑区萎缩灶增大，类似黄斑缺损的表现。中周部色素上皮萎缩区增大，伴色素游离。家属诉患儿有指压眼球现象 G、H. 患儿 6 岁时复诊外眼像，可见典型的眼眶凹陷（G），指压眼球征（+）（H），眼球震颤 I、J. 患儿 6 岁时复诊双眼眼底像，可见黄斑区类缺损样表现，色素沉着，大血管显露，后极部色素紊乱向中周部延伸，并有游离色素沉积 K、L. 双眼部 B 超像，提示双眼黄斑区向后方凹陷（A、C、D、I、K 为右眼，B、E、F、J、L 为左眼） M. 视觉电生理检查，提示视杆视锥功能明显下降。临床疑似诊断为双眼 LCA

图点评：本例患儿发现较早，4 个月时即发现眼底有黄斑萎缩和视网膜色素上皮萎缩，但因年龄小，无眼眶凹陷和指压征等特征性表现。随年龄增长，出现特殊面容，同时 ERG 显示视网膜功能明显下降而临床诊断为 LCA。本例患者应与视网膜色素变性（RP）相鉴别，RP 也可出现类似黄斑区萎缩的表现，但 RP 多在中晚期出现黄斑累及，早期一般多表现为周边色素上皮的病变。因此，对于婴幼儿出现类似 RP 表现，同时伴有黄斑萎缩甚至黄斑缺损表现的患儿，要高度怀疑 LCA 可能。虽然本例患儿 ERG 并未完全熄灭，但明显的指压眼球征（+）、眼球震颤以及眼眶凹陷，临床诊断为 LCA，如能再加入基因检查结果，则更能确诊本病。

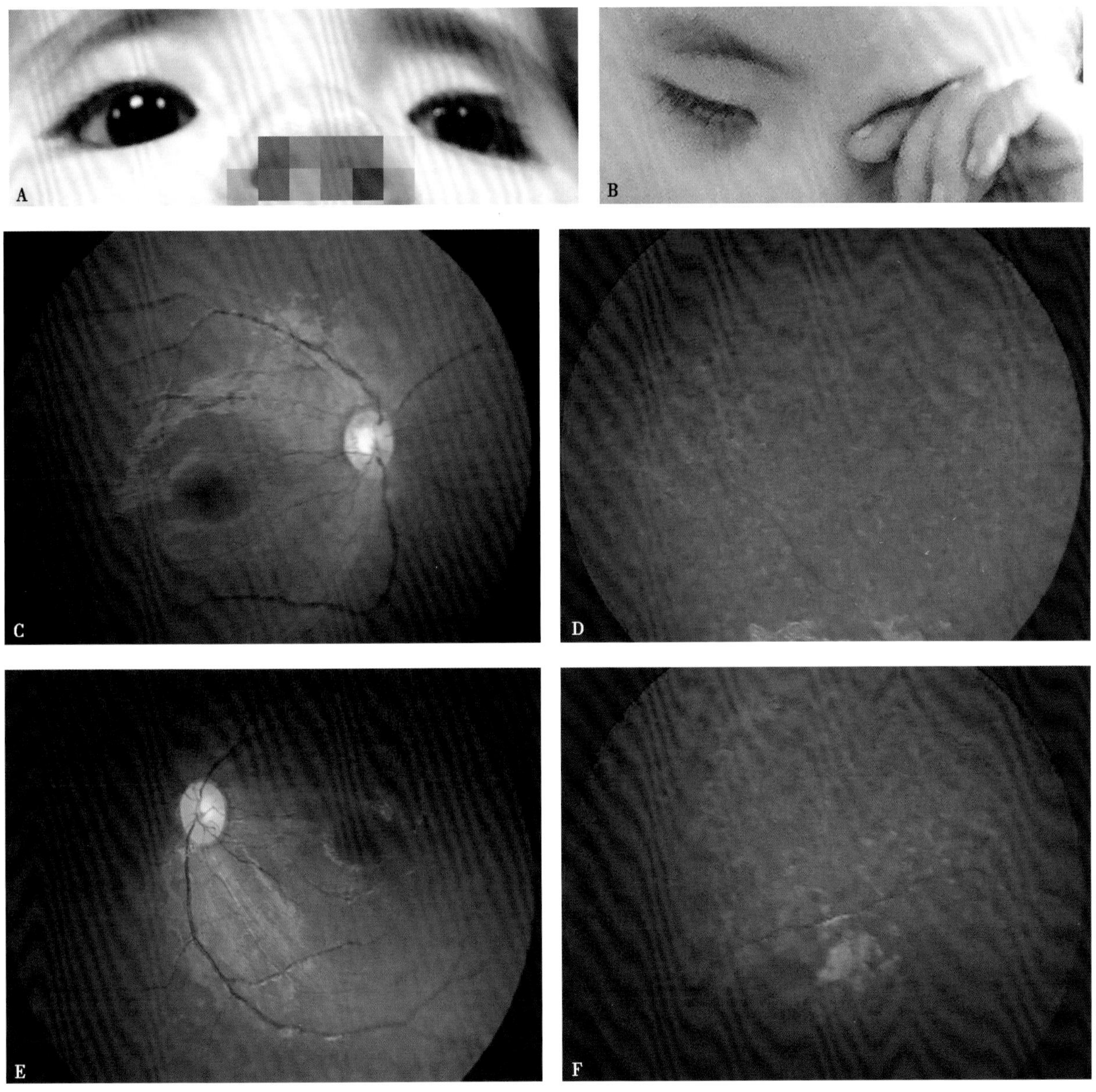

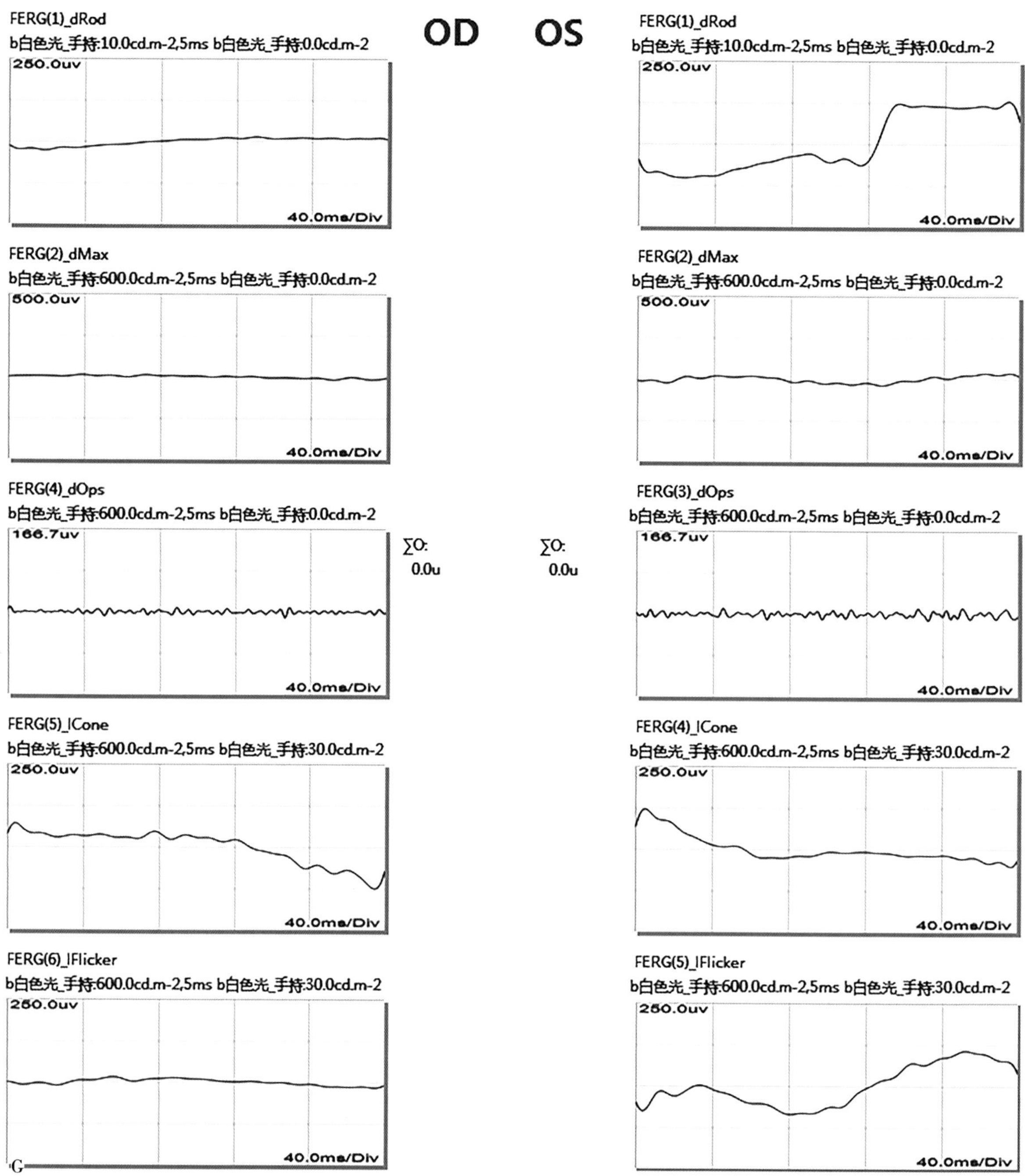

图 2-17-3　**拟诊双眼 Leber 先天性黑矇**

患儿女，3 岁，生后视力差就诊，查视力不合作，瞳孔光反射迟钝，无眼球震颤。A、B. 外眼像，示眼眶凹陷和指压眼球征（+）　C～F. 双眼眼底像，视盘边界清晰，色淡红，后极部视网膜色素分布无明显异常，中周部视网膜可见灰白色点状病灶，位于色素上皮层，远周边部可见游离色素沉积（C 和 D 为右眼，E 和 F 为左眼）　G. ERG 检查，呈熄灭型。临床疑似诊断为双眼 LCA

图点评：本例患儿有典型的眼眶凹陷和指压眼球征（+），熄灭的 ERG 波形可临床诊断为 LCA。中周部视网膜出现色素上皮病变及椒盐样表现。后经遗传学检查确诊，遗传检查结果显示：*RPGRIP1*（NM_020366）exon4 c.518delC，p.A173fs（homo），该患儿具有纯和移码突变，母亲携带相同突变，父亲正常。该型患者多伴有严重视力下降，最初视网膜表现正常，之后逐渐进展为色素性视网膜病变。

● 治疗建议

目前在临床上尚无有效治疗方法。然而，随着 LCA 相关基因研究的深入，基因治疗可能成为 LCA

治疗的希望。对于 *RPE65* 致病基因的2型LCA(LCA2)患者，以腺相关病毒载体介导的基因治疗研究已经取得了Ⅲ期临床试验的结果。2017年12月19日，全球首个用于治疗LCA2的基因治疗药物Luxturna获批上市，这是美国批准的第一个通过弥补缺陷基因达到治疗目的的真正意义上的基因治疗药物，对遗传病治疗具有里程碑的意义。针对其他致病基因的治疗也陆续开展，有望为LCA患者提供复明希望。

(王海燕　李曼红　王雨生)

主要参考文献

1. Reynolds JD，Olitsky SE. 小儿视网膜. 王雨生，主译. 西安：第四军医大学出版社，2013：319-322.
2. 睢瑞芳，赵潺，姜茹欣，等. Leber先天黑矇的临床研究. 中华眼底病杂志，2009，25(6)：443-446.
3. 童绎，杨薇，梁丽娜. Leber先天黑矇临床特征探讨. 中国实用眼科杂志，2014，32(6)：761-763.
4. 致病基因查询地址(RetNet)：http：//www. sph. uth. tmc. edu/retnet/(2016年11月查询).
5. Chung DC，Traboulsi EI. Leber congenital amaurosis：clinical correlations with genotypes，gene therapy trials update and future directions. J AAPOS，2009，13(6)：587-592.
6. den Hollander AI，Roepman R，Koenekoop RK，et al. Leber congenital amaurosis：genes，proteins and disease mechanisms. Prog Retin Eye Res，2008，27(4)：391-419.
7. Bainbridge JW，Mehat MS，Sundaram V，et al. Long-term effect of gene therapy on Leber's congenital amaurosis. N Engl J Med，2015，372(20)：1887-1897.
8. Drack AV，Chung D，Russell S，et al. Results of phaseⅢclinical trial subretinal gene therapy for RPE65-mediated Leber congenital amaurosis. J AAPOS，2016，20(4)：e4.

第18章

全 色 盲

Achromatopsia

● 概述

全色盲(achromatopsia)是一种常染色体隐性遗传视锥细胞功能障碍疾病，患病率约为1/30 000，是比较罕见的一种遗传性视网膜疾病。

组织学检查显示，中心凹外的视锥细胞较正常数量减少5%～10%，且中心凹视锥细胞的结构异常。

目前已发现多个全色盲致病基因，包括环核苷酸门控阳离子通道α3(*CNGA3*)、*CNGB3*、鸟嘌呤结合蛋白α转导活性肽2(*GNAT2*)、磷酸二酯酶6C(*PDE6C*)和*PDE6H*，这些基因在光传导通路中发挥重要作用，可导致全色盲的发生。

● 临床特征

主要表现为畏光、眼球震颤、视力低下和色觉异常。全视野ERG的明适应反应严重降低或者记录不到是该病的特征性改变。OCT可显示视网膜全层变薄或黄斑中心凹视网膜异常(图2-18-1～图2-18-4)。临床表现分为两型，即完全型和不完全型。完全型患者主要表现为色觉的完全丧失，不完全型者保留一定程度的色觉。

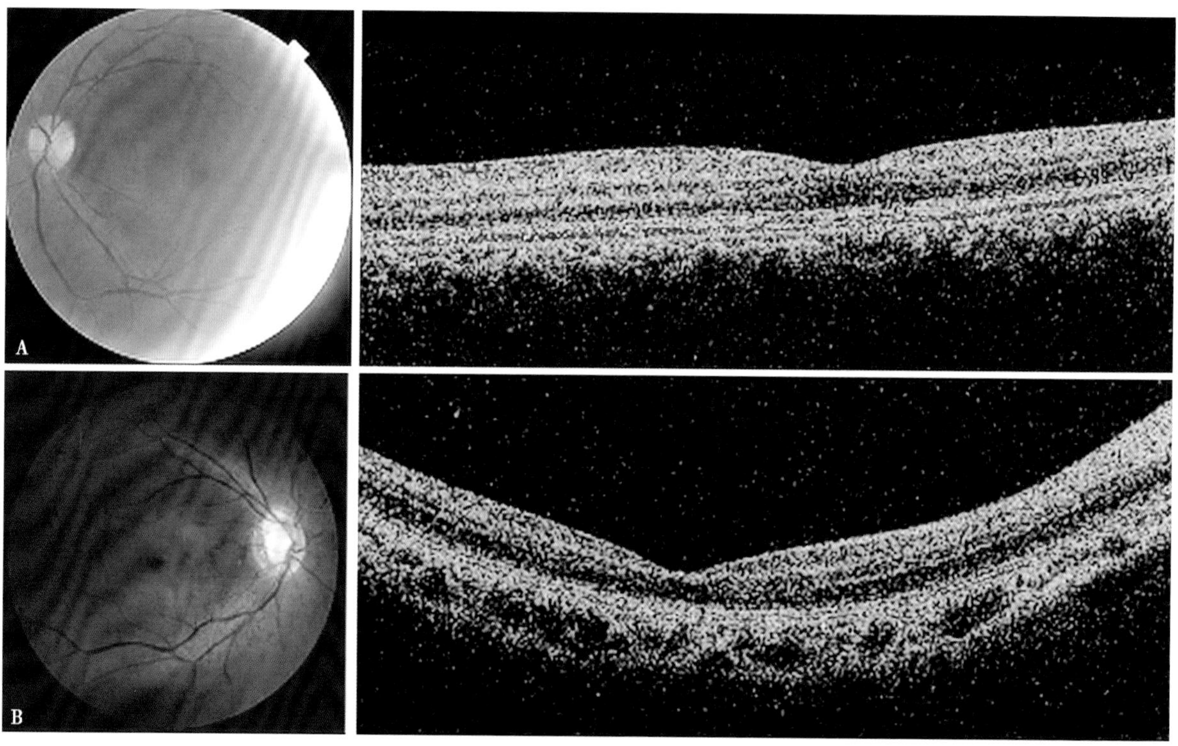

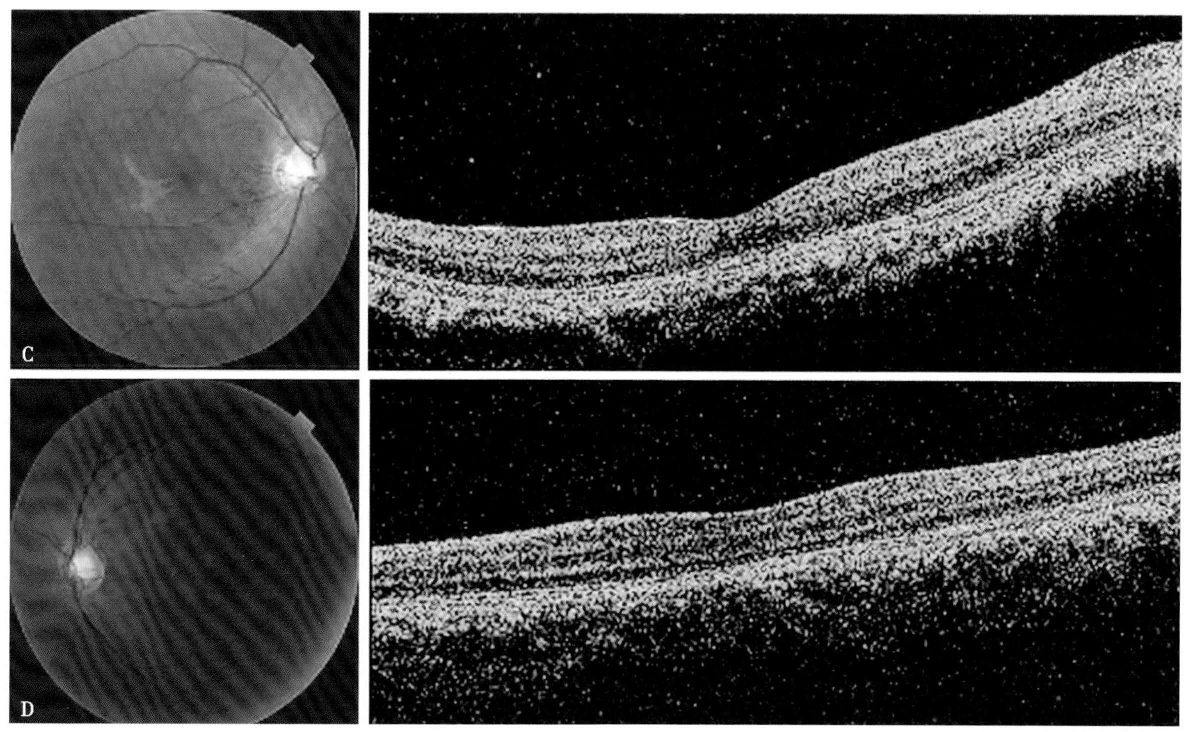

图 2-18-1 **不同年龄全色盲患者的眼底像和OCT图**

患者均自幼视力差，不能辨别颜色，畏光，不同程度眼球震颤和屈光不正。A. 患儿女，14 岁，眼底正常，OCT 显示只有黄斑区的椭圆体带（IS/OS）缺失 B. 患儿女，4 岁，近视眼底，OCT 显示椭圆体带（IS/ OS）不连续，视网膜全层变薄 C. 患者男，18 岁，高度近视眼底改变，OCT 显示椭圆体带（IS/OS）不连续 D. 患者男，22 岁，正常眼底，OCT 显示有椭圆体带（IS/OS）不连续和中心凹形状扁平

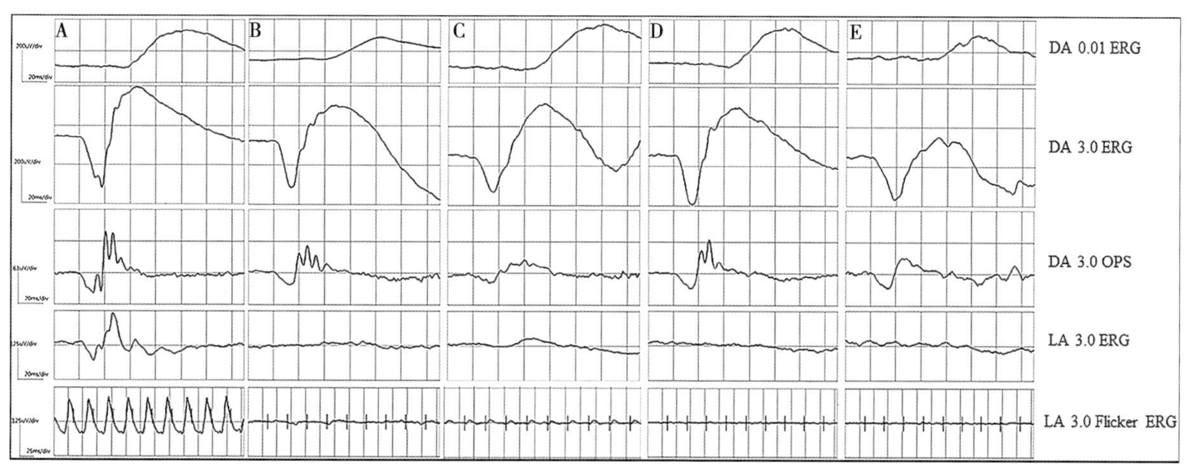

图 2-18-2 **图 2-18-1 中四名患者和正常人全视野ERG结果**

A. 正常人 B～E. 依次为图 2-18-1 中 A～D 患者的结果。视杆反应、混合反应振幅正常，震荡电位振幅轻度到中度降低，视锥反应及闪烁光反应均呈重度降低或者记录不到波形

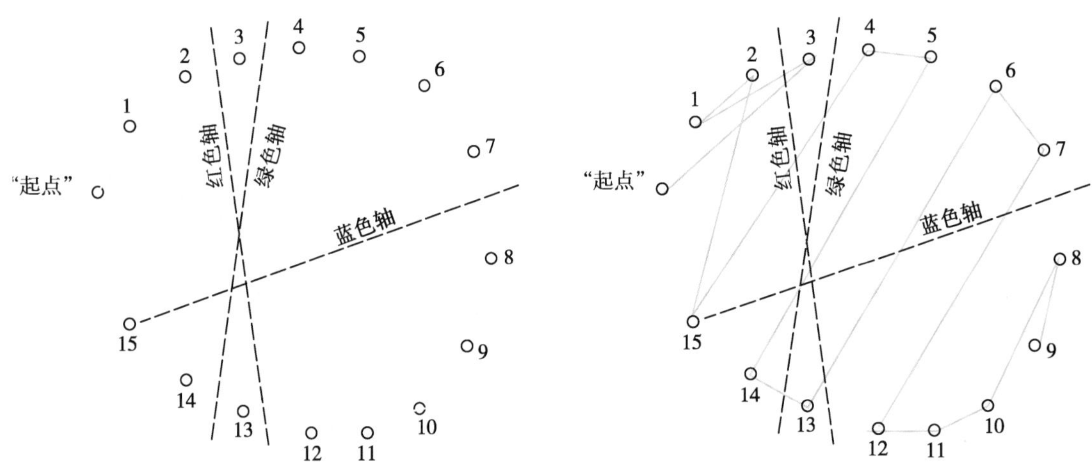

图 2-18-3　**全色盲患者 Panel D-15 色觉测试**

图 2-18-1 中患者 C 显示红绿蓝均不能辨认。

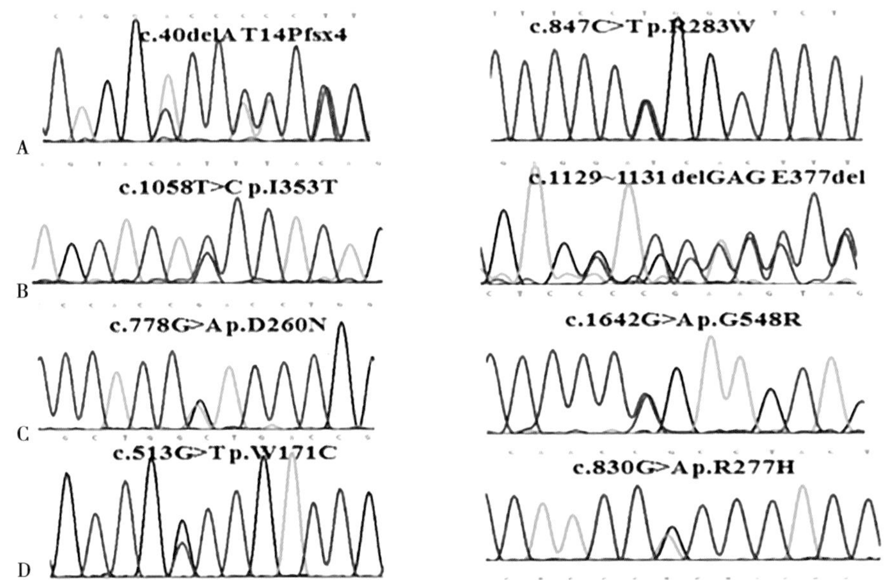

图 2-18-4　**全色盲患者基因测序结果**

A～D. 与图 2-18-1 中 A～D 对应的 4 位患者均发现 *CNGA3* 基因突变

图点评：全色盲患者自幼视力低，畏光严重，同时伴有眼球震颤和屈光不正，也有合并斜视。通常在出生后半年内家长就能观察到孩子在室外明显视力异常，不睁眼，而在室内或暗处好转。由于没有特殊的眼底表现，易误诊。全视野 ERG 检查是该病诊断的重要依据。P-15 色觉检测简单易行，作为临床初步检查很实用。

- 治疗建议

该病为非进展性，配戴矫正眼镜及有色眼镜可以改善患者的视力和生活质量。我国患者最多见的致病基因突变位于 *CNGA3* 基因，高加索人最多见的致病基因突变位于 *CNGB3* 基因。目前这两种基因的小鼠疾病模型均已获得，基因治疗研究显示出较好的功能改善。期待不久的将来，新的治疗方法能够给患者的视功能带来改善，使他们从黑白模糊的世界走出来，体验到多彩明亮的生活。

（李　蕙　睢瑞芳）

主要参考文献

1. Falls HF，Wolter JR，Alpern M. Typical total monochromacy：a histological and psychophysical study. Arch Ophthalmol，1965，74（5）：610-616.
2. Wiszniewski W，Lewis RA，Lupski JR. Achromatopsia：the CNGB3p. T383fsX mutation results from a founder effect and is responsible for the visual phenotype in the original report of uniparental disomy 14. Hum Genet，2007，121（3-4）：433-439.
3. Reuter P，Koeppen K，Ladewig T，et al. Mutations in CNGA3 impair trafficking or function of cone cyclic nucleotide-gated channels，resulting in achromatopsia. Hum Mutat，2008，29（10）：1228-1236.
4. Kohl S，Baumann B，Rosenberg T，et al. Mutations is the cone photoreceptor G-protein alpha-subunit gene GNAT2 in patients with achromatopsia. Am J Hum Genet，2002，71（2）：422-425.
5. Poloschek CM，Kohl S. Achromatopsia. Ophthalmologe，2010，107（6）：571-580；quiz 581-582.
6. Liang X，Dong F，Li H，et al. Novel CNGA3 mutations in Chinese patients with achromatopsia. Br J Ophthalmol，2015，99（4）：571-576.

第19章

先天性静止性夜盲

Congenital Stationary Night Blindness

● 概述

先天性静止性夜盲（congenital stationary night blindness，CSNB）是一种罕见的遗传性视网膜病变，以自幼起病的非进行性夜盲、屈光不正和及视力异常为临床特点。部分患者可合并眼球震颤和（或）斜视。患病率约为 1/30 000。

根据遗传方式，CSNB 可分为常染色体显性遗传、常染色体隐性遗传及 X 连锁隐性遗传三种类型。目前已经发现 14 种致病基因（https://sph.uth.edu/retnet/sum-dis.htm）。

● 临床特征

患者出生时即有夜盲症状，但眼底结构正常，使临床医生易误诊为弱视或者屈光不正。

- 眼底检查：可为正常，也可表现为豹纹状眼底、视盘倾斜及盘周萎缩。OCT 检查大多表现为黄斑区大致正常。
- 分型：根据视觉电生理改变，CSNB 分为两型，即 Schubert-Bornschein 型（负波型）和 Riggs 型。①Schubert-Bornschein 型：全视野 ERG 有特征性改变，表现为视锥视杆混合反应 a 波正常或接近正常，而 b 波振幅下降，b 波振幅 /a 波振幅小于 1，称为负波型。该型最常见，根据 ERG 表现的不同可进一步分为两个亚型，即视杆反应无波形而视锥反应、30Hz 闪烁光反应接近正常的完全型（CSNB1）和视杆反应振幅降低及视锥反应、30Hz 闪烁光反应降低的不完全型（CSNB2）（图 2-19-1、图 2-19-2）；②Riggs 型：ERG 表现为视锥视杆混合反应为 a、b 波振幅均下降，但 b 波振幅常大于 a 波振幅，不呈负相波。该型较少。

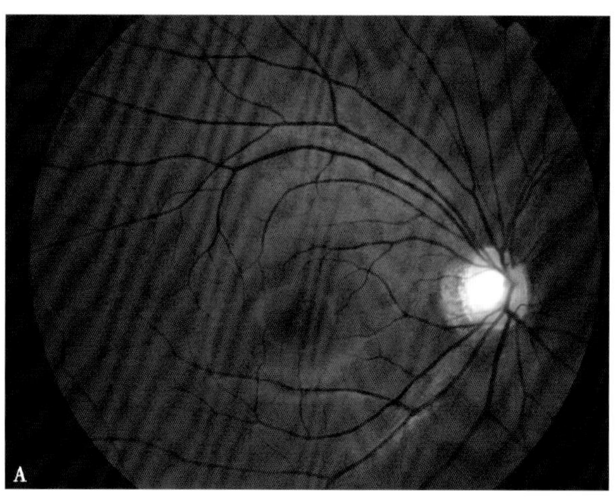

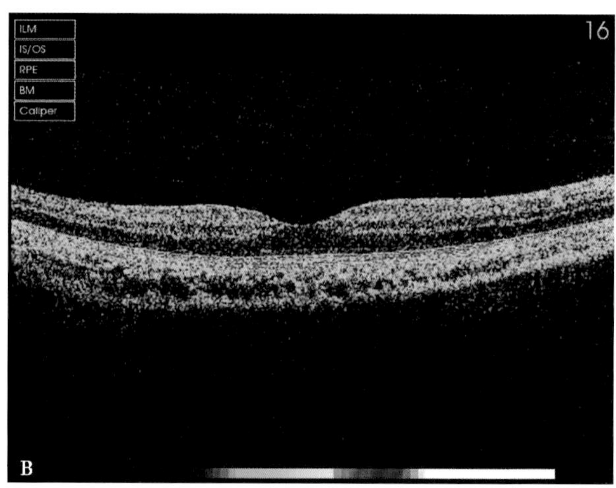

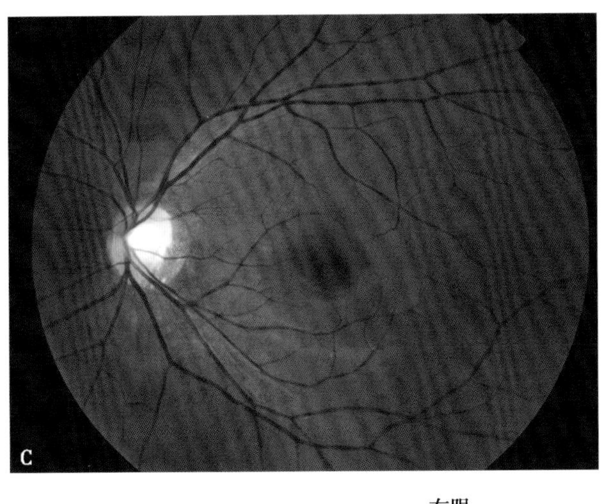

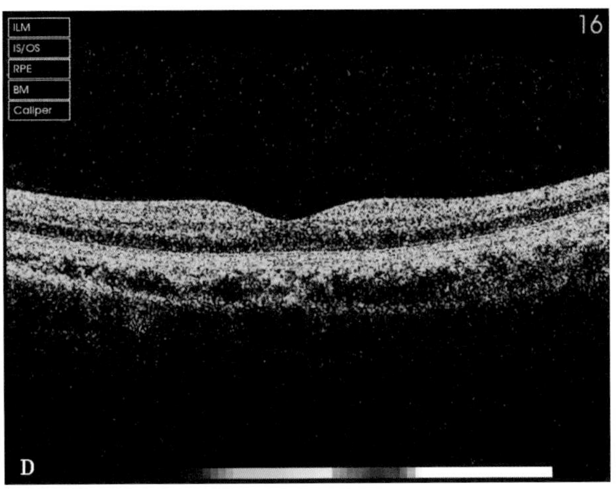

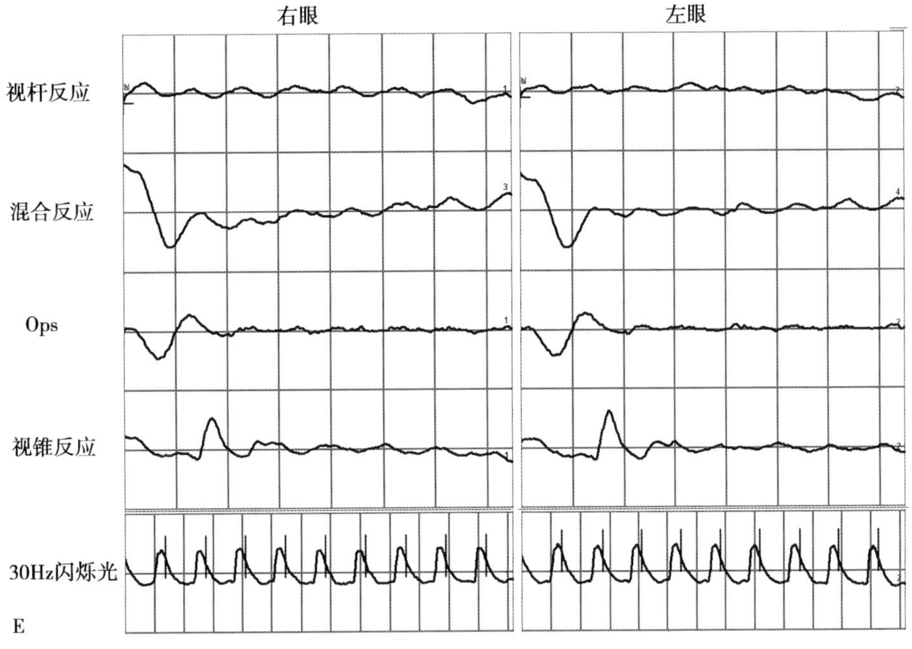

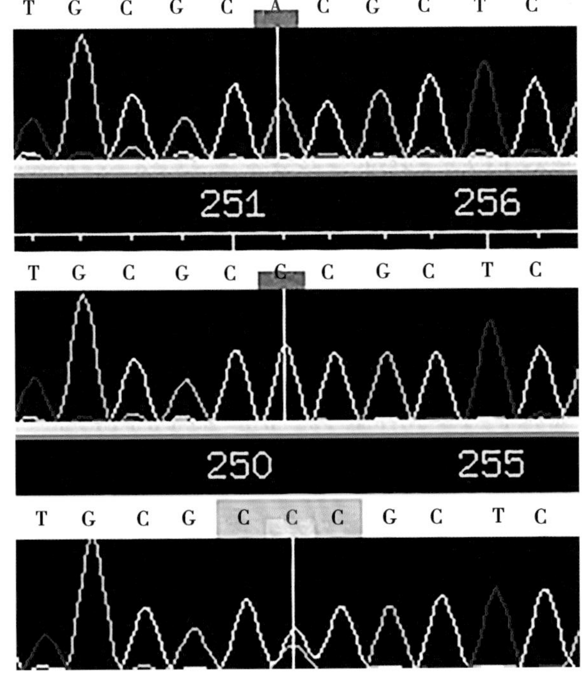

图 2-19-1　**完全型先天性静止性夜盲**

患者男，6 岁，双眼自幼夜间视物不见。矫正视力右眼 0.4，左眼 0.5。双前节正常。A、B. 右眼眼底像及 OCT，未见明显异常　C、D. 左眼眼底像及 OCT，未见明显异常　E. 全视野 ERG，显示暗视视杆反应呈平坦波形，混合反应 a 波隐含时振幅大致正常，而 b 波振幅重度降低且小于 a 波，呈典型负波型。OPs 组波数目减少。明视 ERG 视锥反应 a 波隐含时延长，呈现宽底、振幅轻度降低，b 波振幅大致正常。30Hz 闪烁反应隐含时和振幅大致正常　F. *NYX* 基因测序结果。通过对患者及其家属进行基因分析，确定了致病基因突变为 *NYX* 基因核苷酸第 772 位由 C（胞嘧啶）取代了 A（腺苷），编码的氨基酸由苏氨酸改为脯氨酸

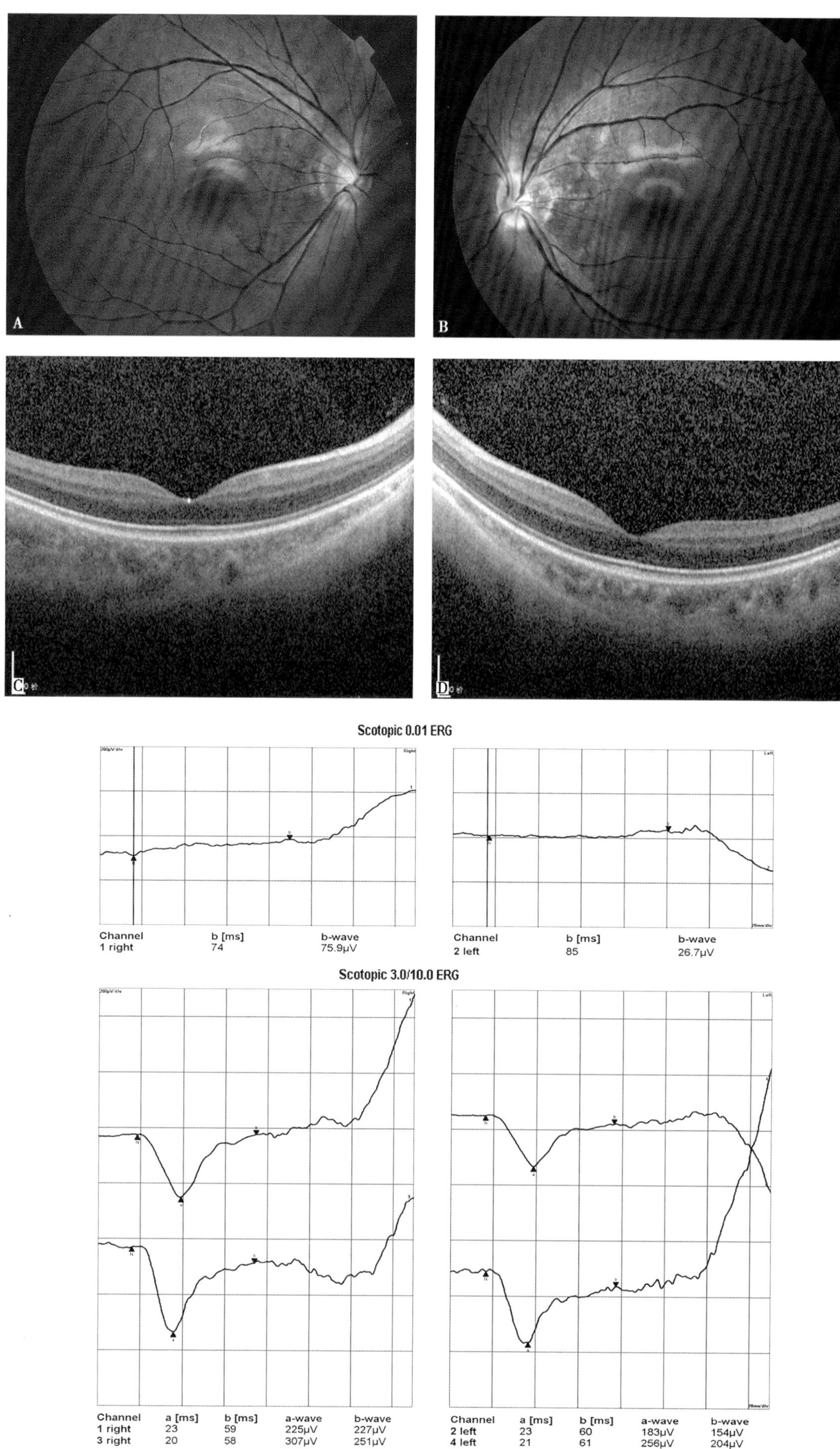
A
B
C
D
Scotopic 0.01 ERG
Channel
1 right
b [ms]
74
b-wave
75.9μV
Channel
2 left
b [ms]
85
b-wave
26.7μV
Scotopic 3.0/10.0 ERG
Channel
1 right
3 right
a [ms]
23
20
b [ms]
59
58
a-wave
225μV
307μV
b-wave
227μV
251μV
Channel
2 left
4 left
a [ms]
23
21
b [ms]
60
61
a-wave
183μV
256μV
b-wave
154μV
204μV

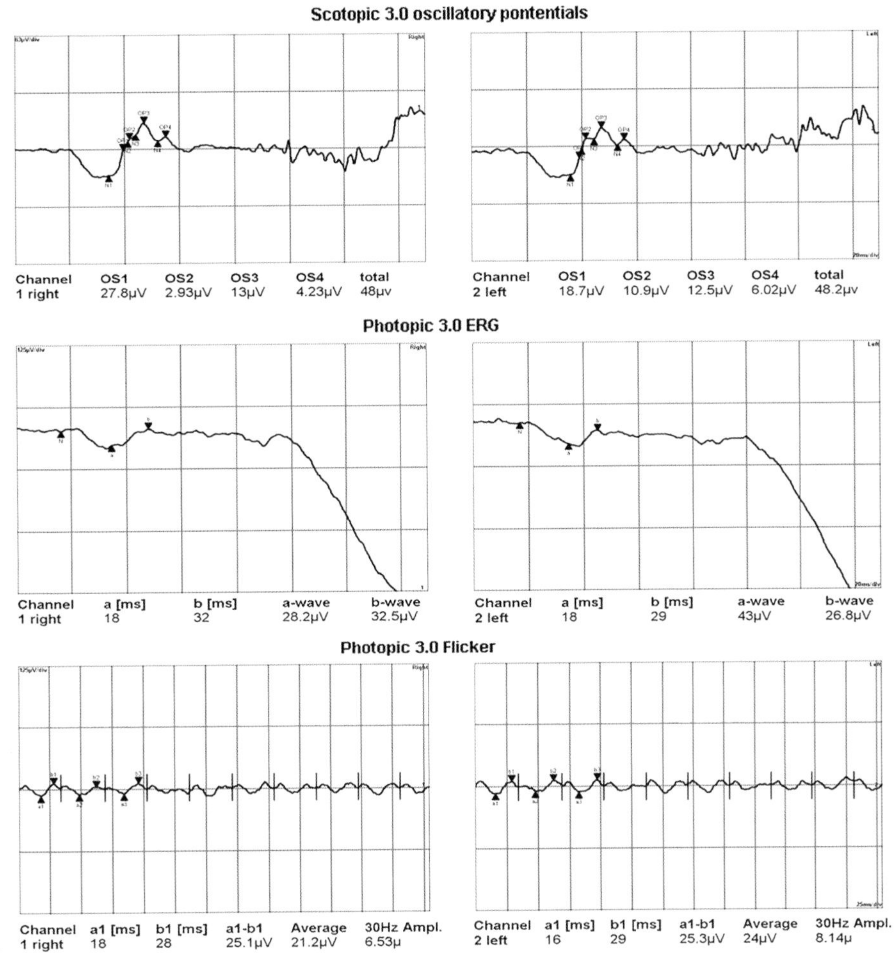

图 2-19-2　不完全型先天性静止性夜盲

患者男，8 岁，弱视训练 5 年视力提高不明显。视力右 0.3（−2.00D），左 0.25（−2.00D）。A、B. 双眼眼底像，未见明显异常　C、D. 双眼 OCT，未见异常　E. 全视野 ERG，视杆反应重度降低，混合反应 a 波轻度降低，b 波反应重度降低，且 b 波振幅 <a 波振幅，呈负波型。OPs 组波数目正常，振幅降低。视锥反应 a 波轻度降低，b 波重度降低。30Hz 闪烁反应重度降低

图点评：CSNB 是引起儿童视力异常、并且发病较早的遗传性眼病。完全型 CSNB 患者自小即可表现明显的夜盲症状，而有些不完全型 CSNB 患者夜盲症状不明显。该病对大多数眼科大夫来说是比较陌生的，误诊率很高。无论哪种类型 CSNB，患儿视力不能矫正到正常，并且眼底没有特殊表现，易被误诊为斜视、弱视和无色素性视网膜病变等。有些患者因合并眼球震颤而被误诊为特发性眼球震颤。

● 诊断

最关键的是进行全视野闪光 ERG。

● 治疗建议

该病患者临床症状稳定，一般视力不会随年龄进一步降低，通过屈光矫正，多数患儿视力可以提高，无需其他特殊治疗。通过对 CSNB 的相关基因的检测可以确定致病基因突变，是患者家庭遗传咨询的基础。

（李　蕙　睢瑞芳）

主要参考文献

1. 睢瑞芳，李凤荣，赵家良，等. 完全型 X 连锁先天性静止性夜盲临床和基因研究. 中华眼底病杂志，2007，23（3）：184-188.

2. 吴德正，徐西京，吴乐正，等. 先天性静止性夜盲的视网膜电图特征. 中华眼科杂志，1989，25(4)：203-205.
3. Bech-Hansen NT，Naylor MJ，MaybaumTA，et al. Mutations in NYX，encoding the leucine-rich proteoglycan nyctalopin，cause X-linked complete congenital stationary night blindness. Nat Genet，2000，26(3)：319-323.
4. Jacobi FK，Andréasson S，Langrova H，et al. Phenotypic expression of the complete type of X-linked congenital stationary night blindness in patients with different mutations in the NYX gene. Graefes Arch Clin Exp Ophthalmol，2002，240(10)：822-828.
5. Sustar M，Stirn-Kranjc B，Hawlina M，et al. Photopic ON-and OFF-responses in complete type of congenital stationary night blindness in relation to stimulus intensity. Doc Ophthalmol，2008，117(1)：37-46.
6. Miyake Y. Establishment of the concept of new clinical entities：complete and incomplete form of congenital stationary night blindness. Nihon Ganka Gakkai Zasshi，2002，106(12)：737-756.
7. Raghuram A，Hansen RM，MoskowitzA，et al. Photoreceptor and postreceptor responses in congenital stationary night blindness. Invest Ophthalmol Vis Sci，2013，54(7)：4648-4658.
8. Sui R，Li F，Zhao J，et al. Clinical and genetic characterization of a Chinese family with CSBN1. Adv Exp Med Biol，2008，613：245-252.
9. Zeitz C，Robson AG，Audo I. Congenital stationary night blindness：an analysis and update of genotype-phenotype correlations and pathogenic mechanisms. Prog Retin Eye Res，2015 Mar，45：58-110.

第20章

Stargardt病

Stargardt's Disease

● 概述

Stargardt病（Stargardt's disease）又名少年型黄斑营养不良，是一种常染色体隐性遗传的黄斑萎缩型变性类疾病，常双眼对称发病，男女发病相同，无种族特异性，常在儿童或青少年期发病，也有晚期发病报告。

● 病因

主要为常染色体隐性遗传，病变基因为位于染色体1P21上的ATP结合转运基因（*ABCA4*基因）。其发病机制是*ABCA4*基因突变导致视杆细胞外节膜盘上其编码产物Rim蛋白的缺陷，使外节中N-亚视黄基磷脂酰乙醇胺（N-RPE）积聚，RPE细胞吞噬含N-RPE的膜盘后，N-RPE的副产物A2E在RPE细胞中堆积引起RPE细胞的功能障碍或死亡，诱发黄斑区光感受器细胞（视锥和视杆细胞）的变性及萎缩。

● 临床特征

本病具有2种特殊表现，即黄斑椭圆形萎缩区和其周围视网膜的黄色斑点。其临床表现最常见的是双眼视力对称性进行性下降，大部分视力逐渐下降至0.1，无法矫正，部分下降至指数。伴有畏光、色觉异常、中心暗点和暗适应缓慢。早期眼底可完全正常，FFA可显示斑点状透见荧光，视野正常；进展期眼底出现中心凹反光消失，在黄斑区色素上皮层出现黄色斑点沉着物，逐渐形成双眼对称横椭圆形境界清楚的萎缩区，横径约为2PD，纵径约为1.5PD，呈豌豆状或呈“牛眼状改变”，如同被锤击过的青铜片样外观，眼底检查时呈灰黄色或金箔样反光。FFA可见萎缩区呈斑驳样强荧光，其周围与黄色斑点相应处有虫蚀样小荧光斑，少许患者可表现脉络膜背景荧光缺失（脉络膜湮没征）。OCT可见RPE内的脂褐质沉积、光感器缺损及视网膜外层萎缩（图2-20-1～图2-20-3）。视野的改变主要为出现与萎缩区大小相应的中心暗点，周边视野一般无改变。晚期眼底可见黄斑区呈青铜样反光或地图样萎缩，病变区脉络膜硬化、萎缩，并有色素斑，裸露脉络膜大中血管及白色巩膜。FFA示原有的椭圆形透见荧光边界更清楚，甚至呈强荧光。OCT见黄斑中心凹神经上皮层明显变薄，甚至消失，视网膜和脉络膜均变薄。视野出现绝对性中心暗点，在广泛性视网膜萎缩的严重病例，可出现视野缩小。

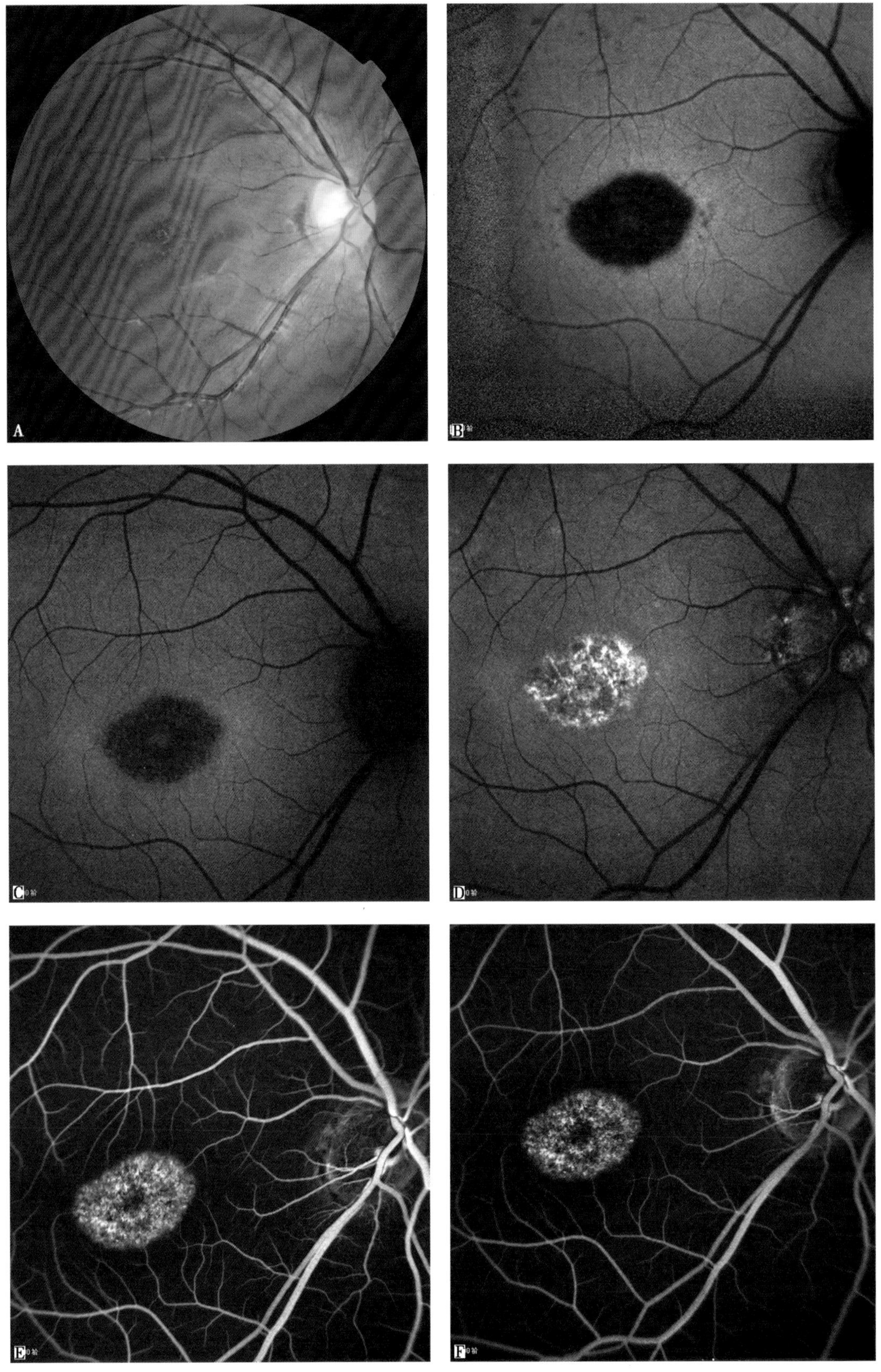

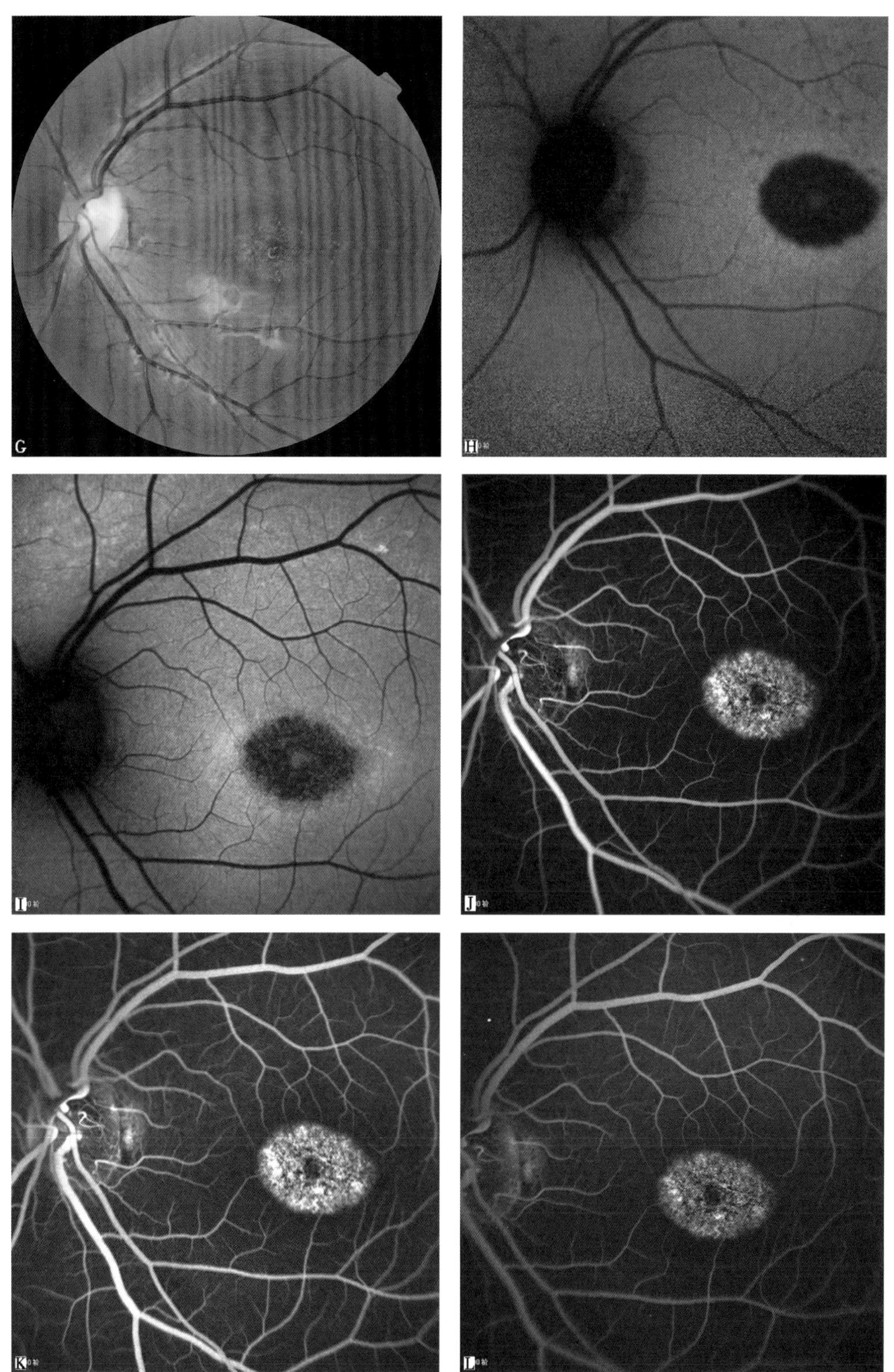

图 2-20-1　**双眼 Stargardt 病**

患者男，16 岁，因“双眼畏光、视力下降一年”就诊。视力右眼 0.15，左眼 0.4。A、G. 双眼眼底像，可见黄斑区横椭圆形病灶，边界清楚，中心凹反光消失　B、H. 双眼眼底近红外自发荧光像，病灶区呈弱荧光　C、I. 眼底短波长自发荧光像，病灶区弱荧光背景下有少许点状强荧光　D～F 和 J～L. 双眼 FFA 早、中、晚期像，病灶呈斑驳状透见荧光（A～F 为右眼，G～L 为左眼）（本病例由空军军医大学西京医院孙董洁医师提供）

图点评：Stargardt 病的特征是好发于青少年、双眼对称、视力轻中度下降。本例患者病程尚短，双眼底病灶对称，FFA 呈典型的透见荧光。尽管尚存留一定视力，但从自发荧光表现可以判定视网膜色素上皮已明显受损，病灶内点状自发荧光可能反映了 RPE 细胞中 A2E 的堆积。

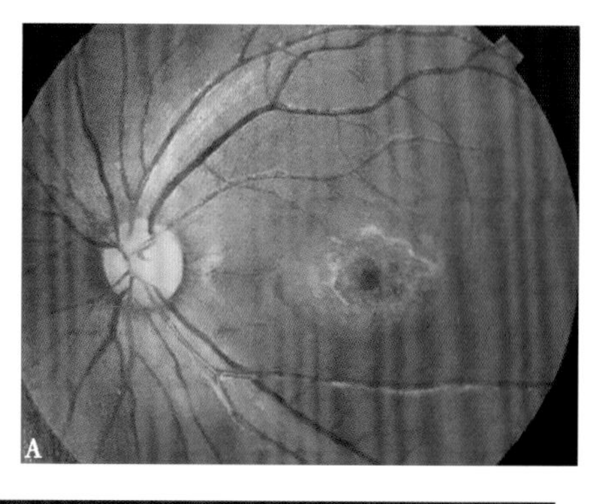

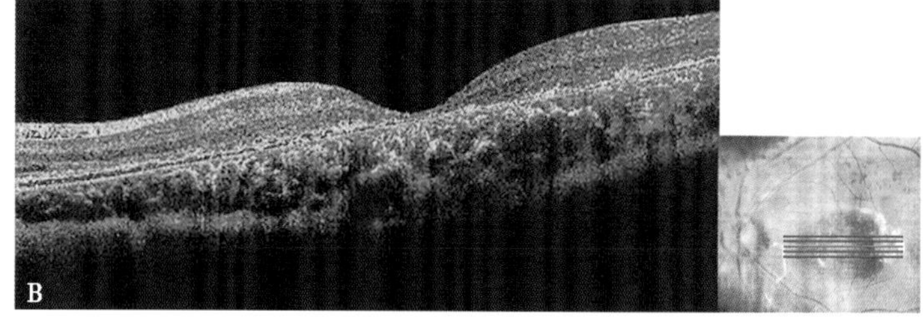

图 2-20-2　**左眼 Stargardt 病**

A. 左眼眼底像，黄斑区萎缩，呈"牛眼征"　B. 左眼 OCT 像，可见与黄斑萎缩区对应处黄斑区神经上皮萎缩

图点评：Stargardt 病早期表现不典型，易误诊和漏诊，临床上常见到误诊为"弱视"而长期进行治疗的患儿。本病例病程较晚，晚期病例通过症状、眼底表现、FFA 和 OCT 等辅助检查诊断并不困难。

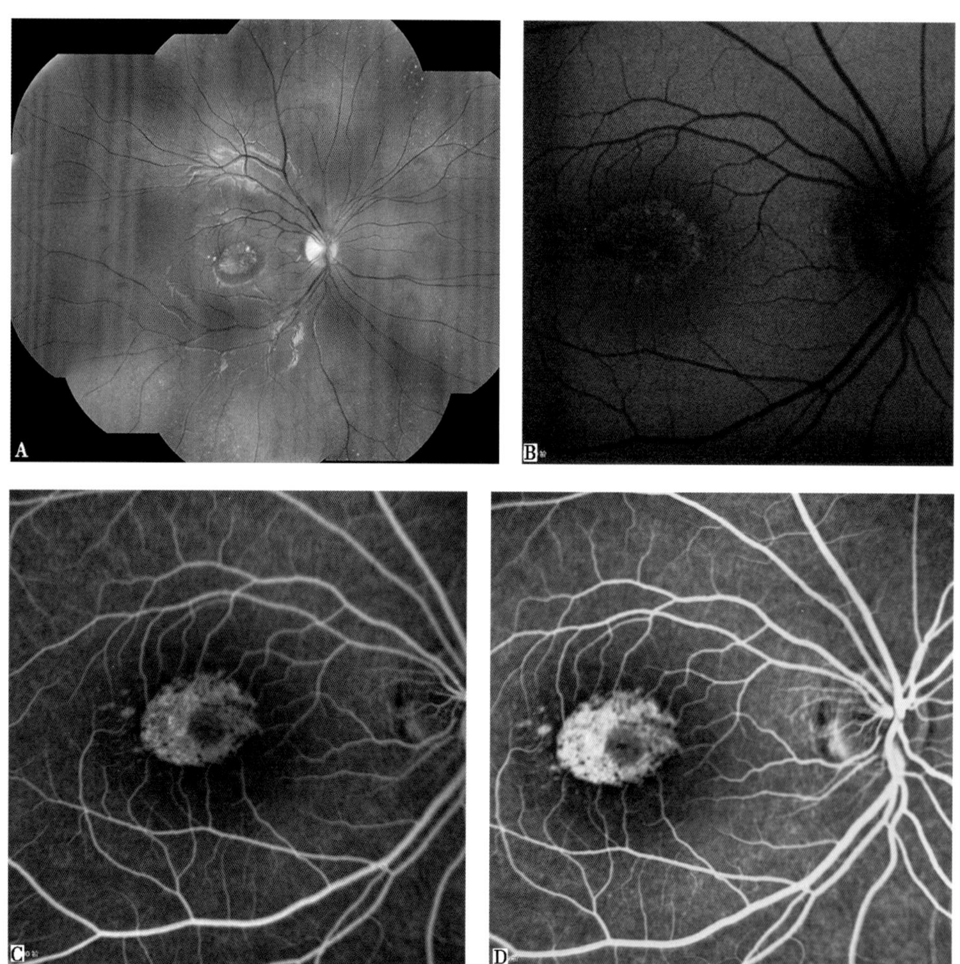

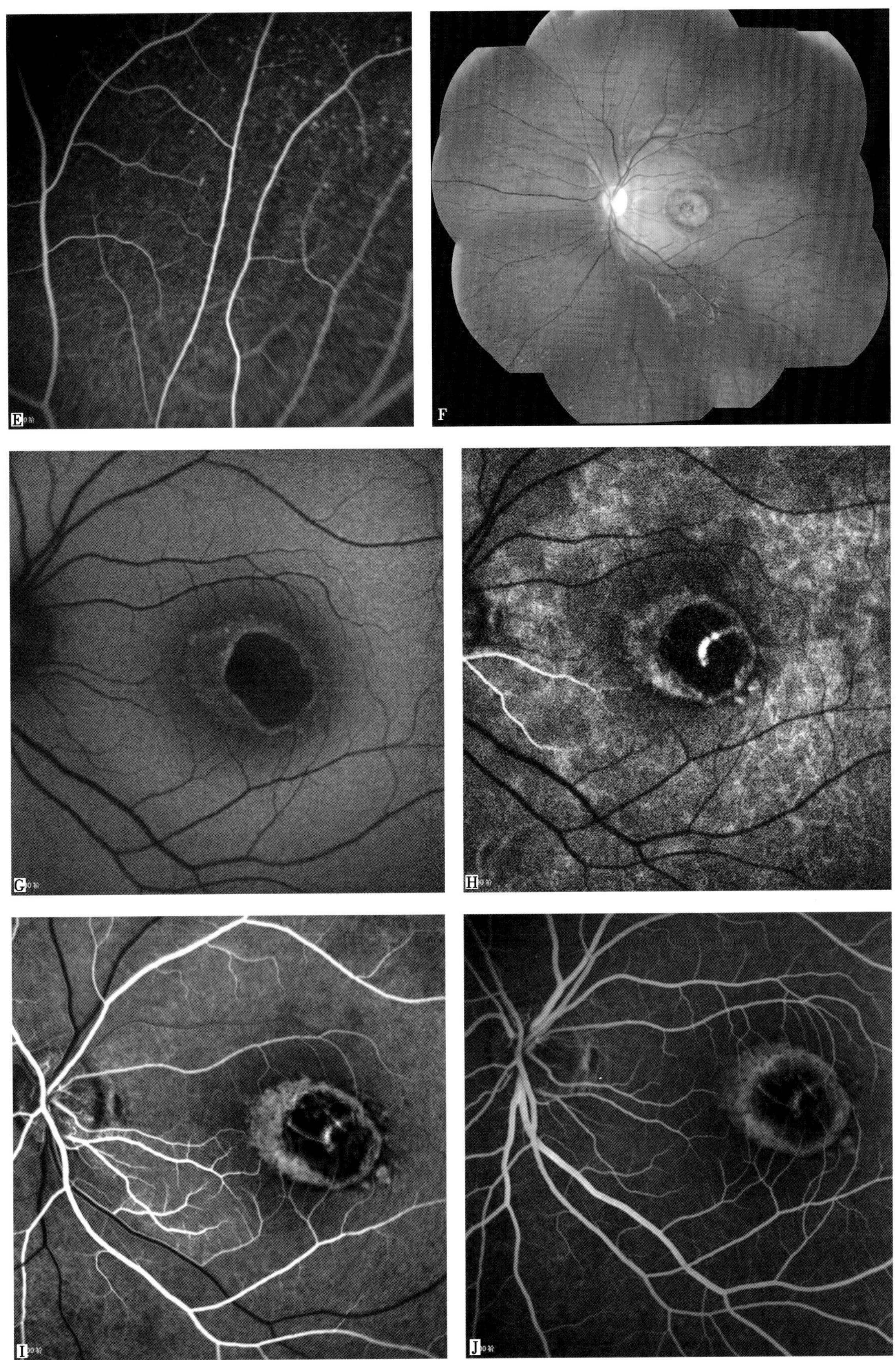
E
F
G
H
I
J

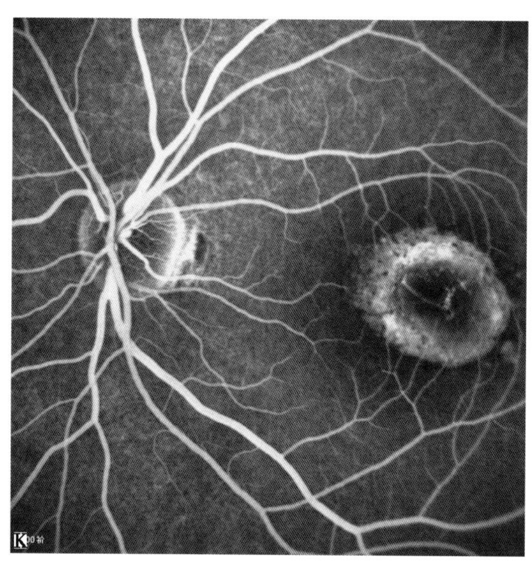

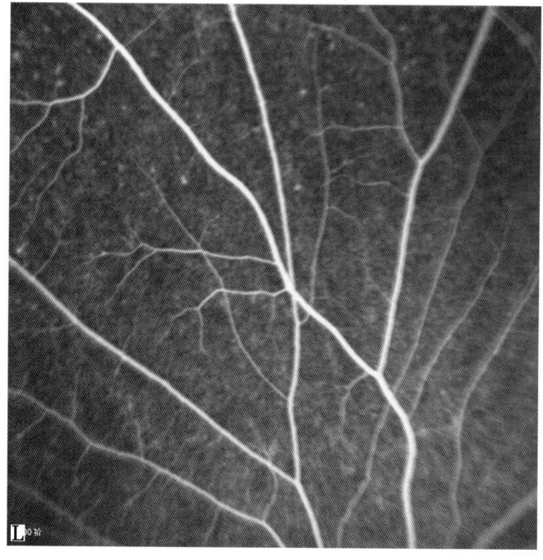

图 2-20-3 双眼 Stargardt 病伴眼底黄色斑点症

患者女，13 岁，自幼视力不好、左眼视力下降加重 2 年就诊。视力右眼 0.3，左眼 0.15。A、F. 双眼眼底像，可见黄斑区横椭圆形病灶，边界清楚，中心凹反光消失，中周部散在分布细小的黄白色斑点（A 为右眼，F 为左眼） B、G. 双眼眼底短波长自发荧光像，右眼黄斑区病灶弱荧光勾勒出病灶范围，其间夹杂少许点状强荧光（B）；左眼病灶自发荧光不均匀，近颞侧约 2/3 区域自发荧光消失，鼻侧 1/3 见新月形弱荧光（G） C～E. 右眼 FFA 中、晚期像，黄斑区病灶呈斑驳状透见荧光，中周部黄白色斑点呈透见荧光（E） H～L. 左眼 FFA 早、中、晚期像，黄斑病灶颞侧区呈窗斑样缺损，可见少许粗大的脉络膜血管。鼻侧新月形部分呈斑驳状透见荧光。中周部斑点呈透见荧光（L）（本病例由空军军医大学西京医院孙董洁医师提供）

图点评：本病例有两个特点，一是虽为双眼发病，但双眼病变程度不对称，左眼明显重于右眼，且左眼病灶内病变程度不一，颞侧重于鼻侧，这可以解释左眼视力较差的表现；二是黄斑变性同时伴有黄色斑点症。关于 Stargardt 病与黄色斑点状眼底是否为同一疾病有争议，但目前多数学者认为二者为同一种疾病的不同亚型。黄色斑点可位于后极部，也可位于中心凹周围，FFA 多表现透见荧光，少数斑点呈遮蔽荧光，但无荧光素渗漏现象。黄色斑点也可不伴黄斑变性病灶而独立表现。

● 治疗建议

目前无有效的治疗方法，避免长时间的户外日光直射，减少对黄斑的损伤，避免补充维生素 A，可给予血管扩张剂、叶黄素、维生素 B、维生素 C 等支持药物。视力严重下降者可以考虑用助视器或低视力康复。

（张国明 陈妙虹 曾爱能 孙董洁 王雨生）

主要参考文献

1. 张承芬. 眼底病学. 北京：人民卫生出版社，2008：418-419.
2. 文峰，易长贤. 临床眼底病内科卷. 北京：人民卫生出版社，2015：414-418.
3. 方艳文，张勇进. Stargardt 病的病因及治疗展望. 国外医学（眼科学分册），2003，27（5）：306-309.
4. 王雨生，王理理，张正心. 23 例 Stargardt 病及黄色斑点状眼底病变的眼底荧光血管造影观察. 中华眼底病杂志，1993，9（2）：93-94.
5. McBain V A，Townend J，Lois N. Progression of retinal pigment epithelial atrophy in Stargardt disease. Am J Ophthalmol，2012，154（1）：146-154.
6. Fujinami K，Zernant J，Chana R K，et al. Clinical and molecular characteristics of childhood-onset Stargardt disease. Ophthalmology，2015，122（2）：326-334.

第21章

Best病

Best's Disease

● 概述

Best病（Best's disease）又称卵黄样黄斑营养不良（vitelliform macular dystrophy，VMD），最先由Adams（1883年）报道。1905年德国人Best描述了一家系59名成员中有8人患此病，并首先提出本病具有遗传倾向。

本病为不规则的常染色体显性遗传病，目前认为*VMD2*基因的突变可能为其发病的基因基础。

● 临床特征

患者多有家族史，也有散发病例。双眼同时或先后发病，平均发病年龄6岁（3～15岁），也可见于成年人。

- 视力：早期在黄斑部神经上皮下形成明亮的黄色隆起，但视力接近或为正常。由于本病进展极为缓慢，早期视力损害较轻微，可稳定于0.4～0.6，易被患者所忽视，常在体检或家系调查时才发现，或者直到视力严重障碍后来就诊才明确。少数病例也可较早出现视力下降，严重者可仅有指数，多为黄斑区萎缩病灶和纤维瘢痕所致。当出现脉络膜新生血管（choroidal neovascularization，CNV）伴视网膜下出血时，会出现严重视力下降，但一般在40岁以后多见。双眼视力常不对称，眼底表现与视力也不平行。常合并远视、内斜视和斜视性屈光不正以及视网膜其他部位的营养不良。
- 辅助检查：FFA显示完整的卵黄样病变呈遮蔽荧光，当进入卵黄破碎期卵黄样物质部分或全部吸收后，由于色素上皮萎缩呈透见荧光和遮蔽荧光相间的征象。萎缩期病变区背景荧光暗，可见粗大的脉络膜血管。有CNV时可见荧光素渗漏。EOG异常是本病的特征，表现为光峰/暗谷比降低，通常在1.1～1.3以下。ERG可正常，局部ERG能检测出b波幅值下降。视野早期有相对性中心暗点，晚期为绝对暗点。OCT因不同疾病分期表现不同，可显示神经上皮下或RPE下的高反射物质（卵黄样病灶），以及卵黄病灶吸收后低反射的视网膜下积液等。
- 分期：根据眼底表现可将本病分为五个阶段：①卵黄病变前期（1期）：早期眼底无病变，或仅在黄斑中心凹有少许黄色小点，类似蜂窝样结构，视力正常。ERG正常，EOG光峰/暗谷比降低。FFA显示透见荧光；②卵黄样病变期（2期）：此期通常发生在3～15岁间，持续4～5年，视力多正常，因此很少就诊。黄斑区可见蛋黄样或橘色边界清楚的圆形病变，轻度隆起，周围有暗色边缘环绕，视网膜血管爬行其上。病变通常一个，大小在0.5～3PD之间。FFA显示在损害区出现强荧光区；③卵黄破碎期（3期）：视力明显下降。眼底检查见卵黄样物质崩解，呈蛋黄被打碎的形状，或似炒蛋样，形态不规则。有时卵黄样物质脱水、凝聚，向下沉降，上方为液体，并出现液平面，形似前房积脓，故称假性积脓（图2-21-1A～D）；④新生血管/瘢痕期（4期）：进而可分为3个亚期：A．4a期：以上病变继续发展，出现黄斑区RPE萎缩。FFA显示强荧光区，但无渗漏；B．4b期：黄斑区纤维瘢痕形成。FFA 显示强荧光区，但无渗漏；C. 4c 期：黄斑区 CNV 形成，并可伴有视网膜下出血。FFA 显示新生血管的强荧光区和明显的荧光素渗漏（图 2-21-1E～J、图 2-21-2）；⑤萎缩期（5 期）：病程晚期视网膜及脉络膜萎缩，有色素脱失或沉着。患者视力永久性损害，并出现绝对性中心暗点。

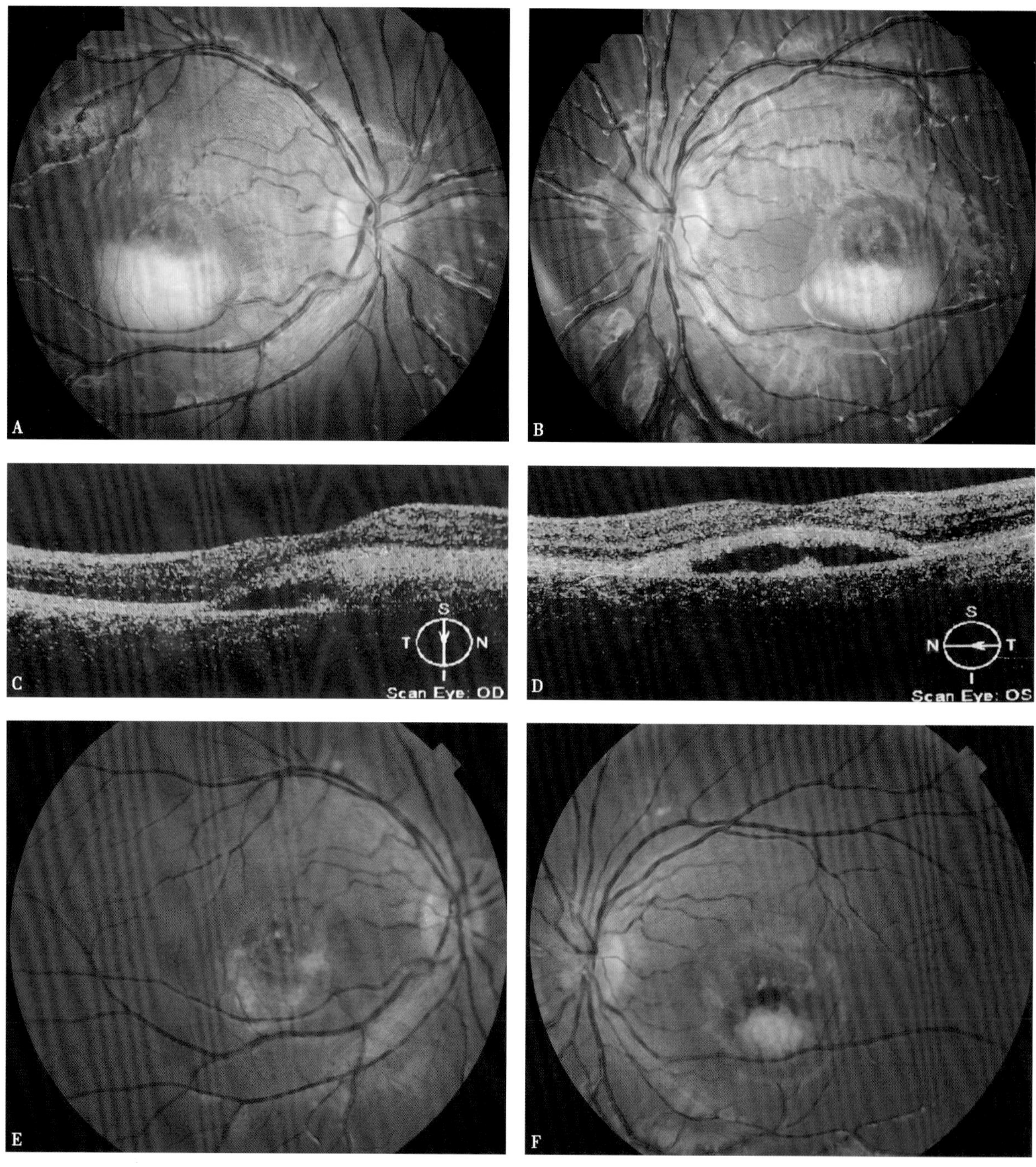

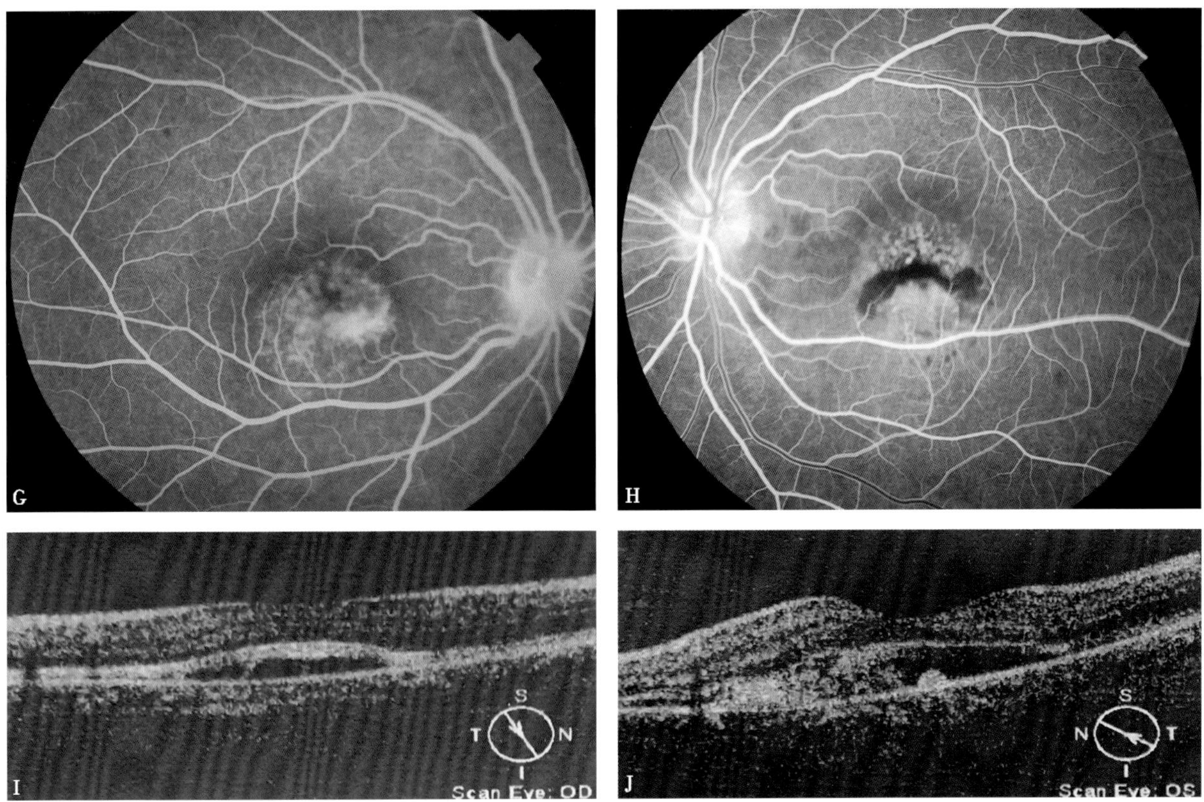

图2-21-1 双眼Best病随访观察

患儿女，4岁，因右眼外斜视就诊。A、B. 双眼眼底像，显示双眼黄斑区见一2PD大小黄白色圆形病灶，卵黄物质破裂，呈假性积脓（3期） C、D. 同期OCT，示右眼视网膜神经感觉层下高反射物质沉积于黄斑下方，黄斑上方视网膜下低反射区域（C）。左眼视网膜下低反射区域，团状高反射物质沉积于RPE层（D） E、F. 3年后随访双眼眼底像，矫正视力右眼0.1，左眼0.2，可见双眼黄斑区卵黄物质部分吸收，仍可见部分沉积于视网膜下。左眼黄斑有出血 G、H. 3年后随访双眼FFA，双眼黄斑区可见异常强荧光病灶，左眼可见黄斑出血遮蔽荧光，其下方荧光素渗漏 I、J. 3年后随访OCT，示双眼黄斑区视网膜下低反射区域，右眼视网膜下高反射物质吸收，左眼视网膜下高反射物质沉积（A、C、E、G和I为右眼，B、D、F、H和J为左眼）。诊断：双眼Best病，右4a期，左4c期

图点评：本例患儿发病早，随访3年中卵黄样物质逐渐吸收，OCT中可看到高反射物质沉积于视网膜下，卵黄样物质吸收后，黄斑区仅存低反射视网膜下积液。随访过程中左眼黄斑区出血，疑似CNV形成，可考虑左眼使用抗VEGF药物进行治疗。

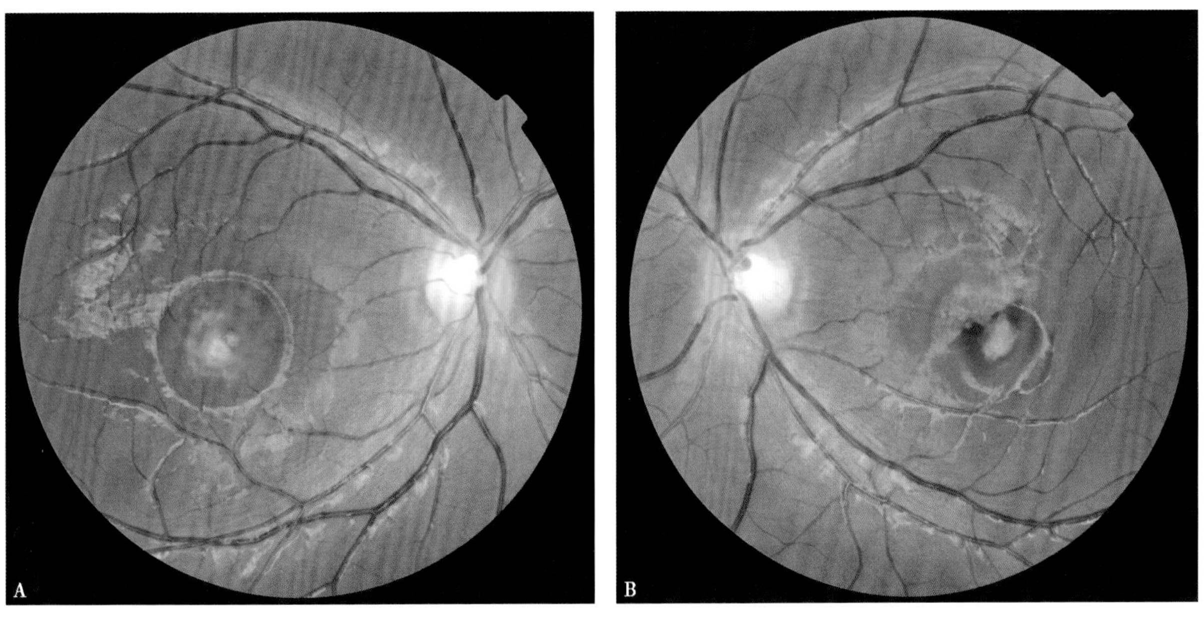

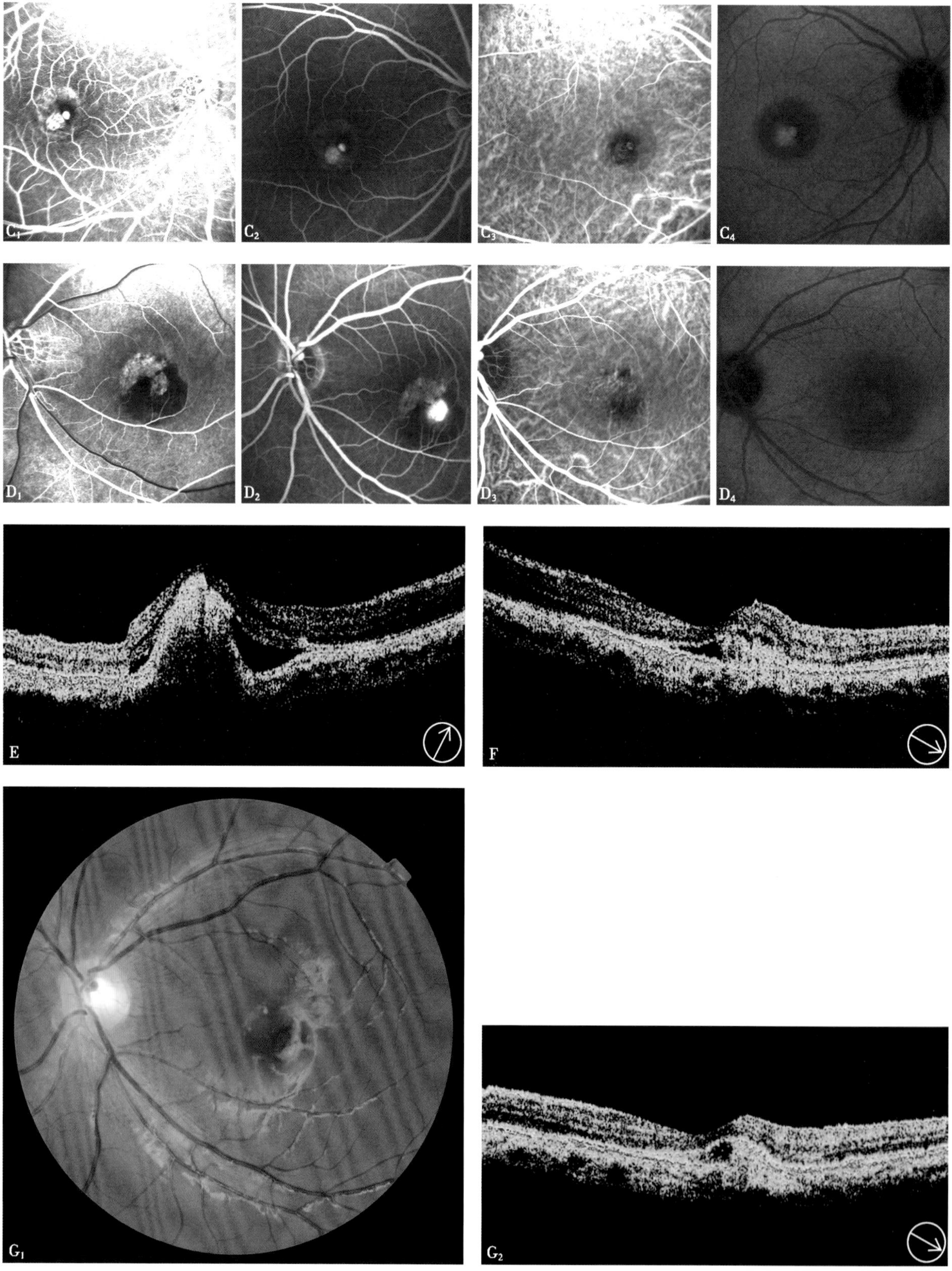

C1
C2
C3
C4
D1
D2
D3
D4
E
F
G1
G2

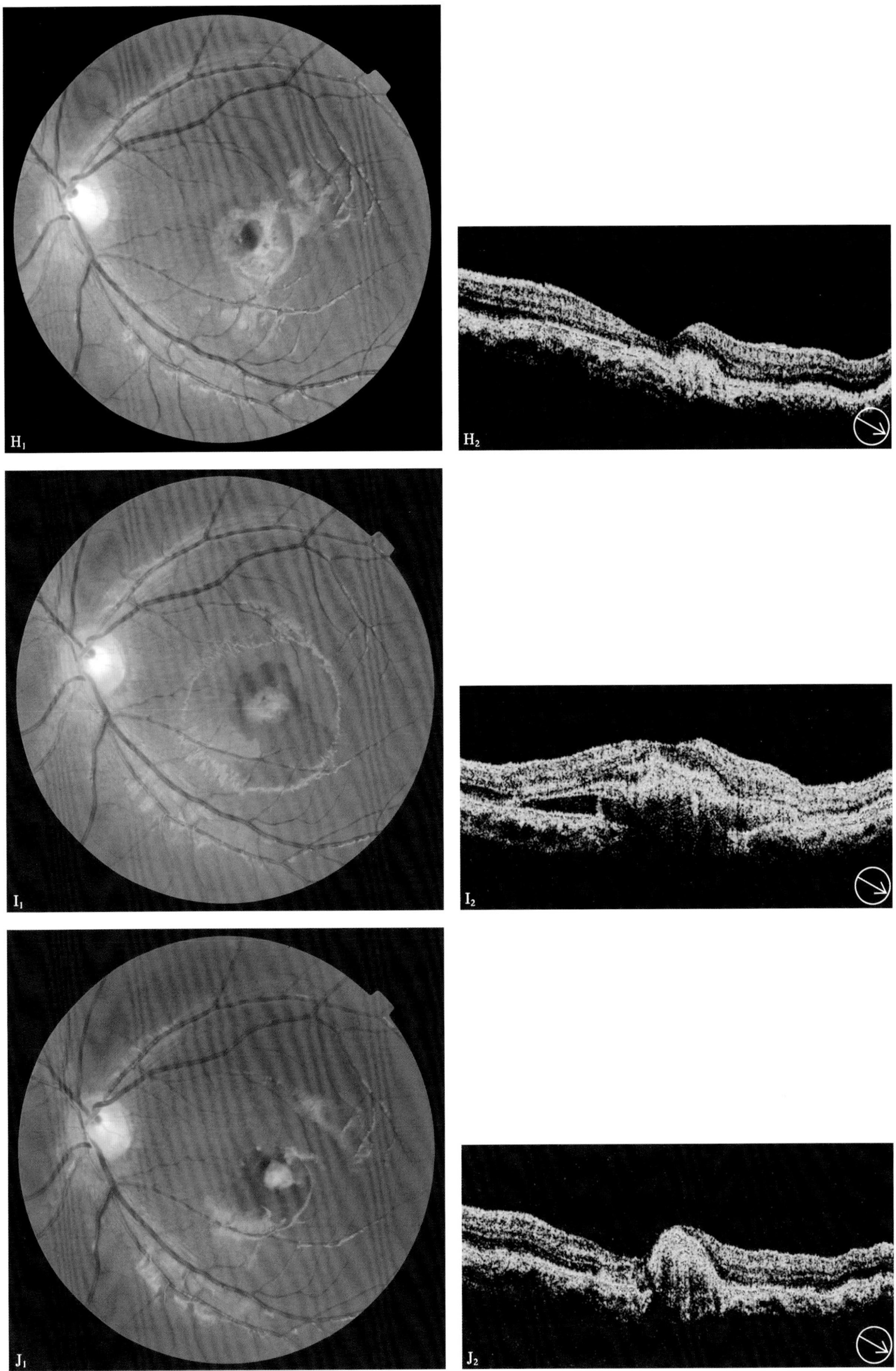
H1
H2
I1
I2
J1
J2

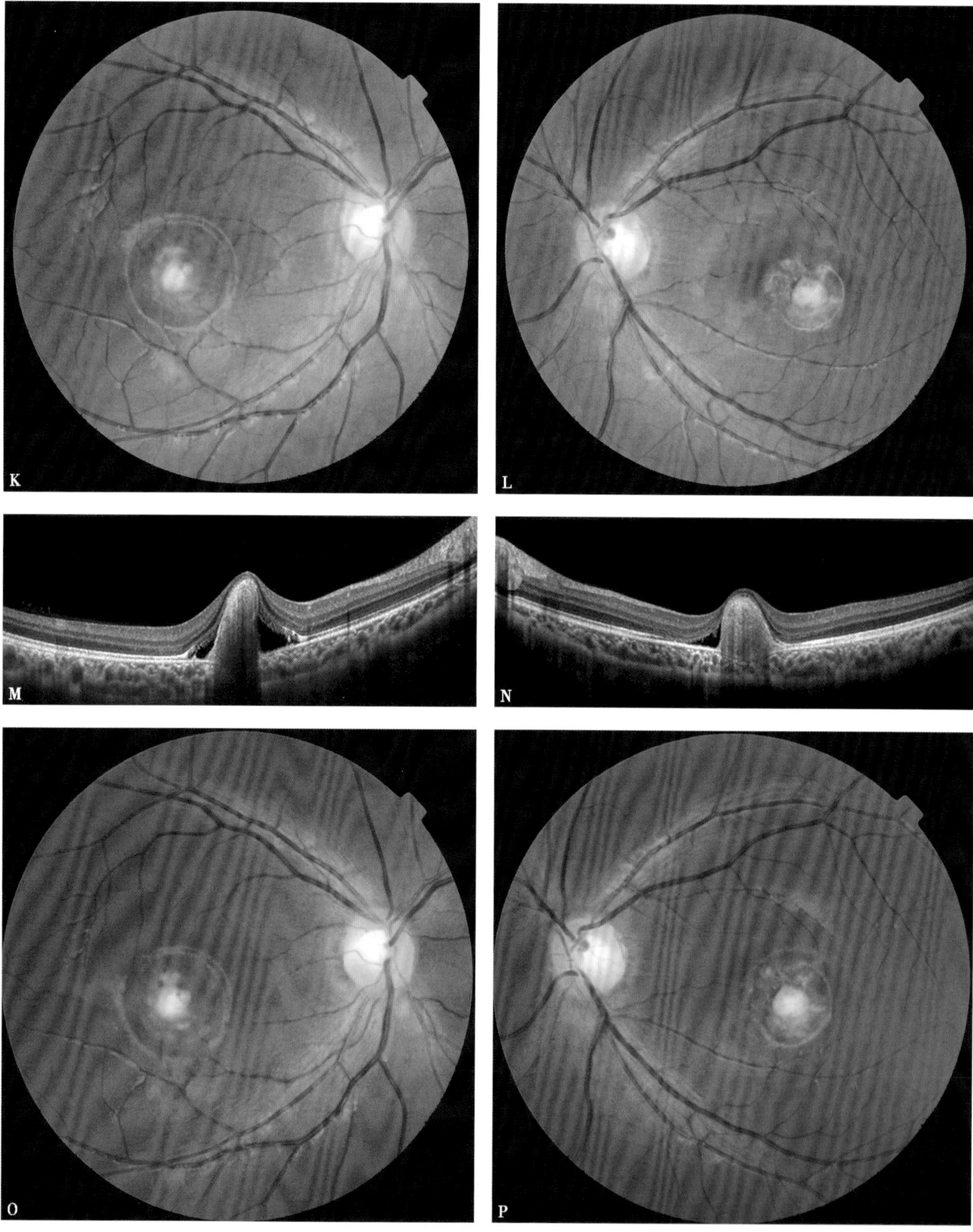
K
L
M
N
O
P

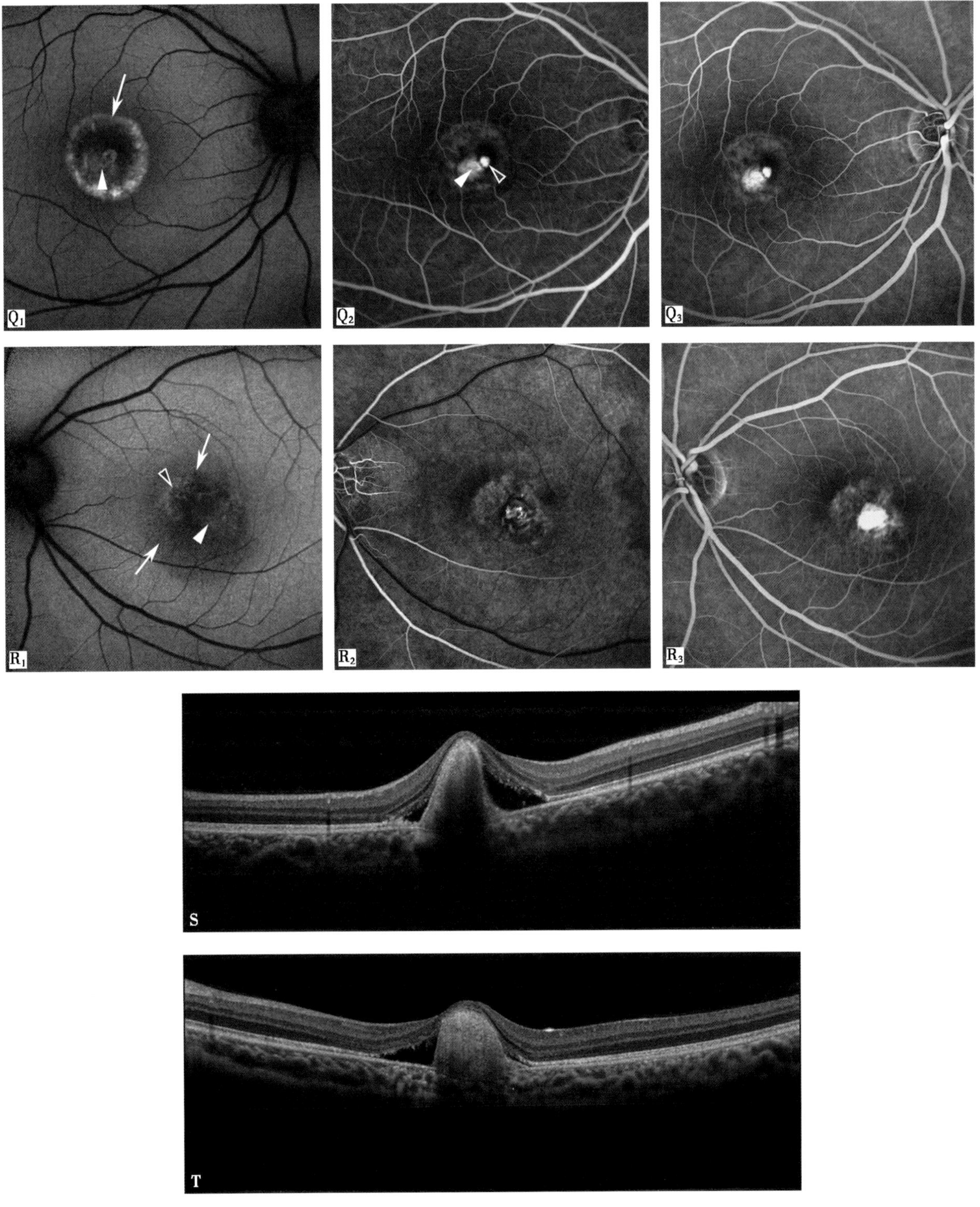
Q1
Q2
Q3
R1
R2
R3
S
T

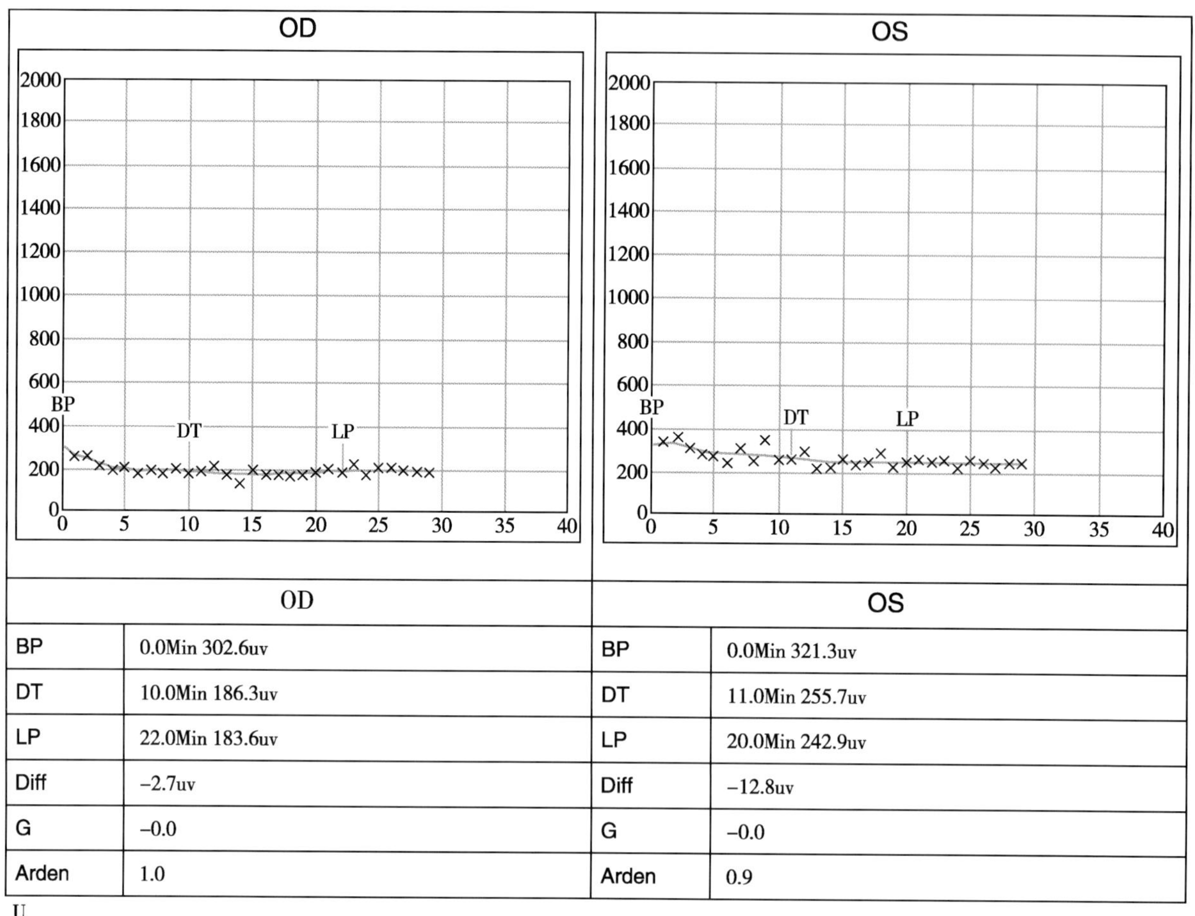

OD		OS	
BP	0.0Min 302.6uv	BP	0.0Min 321.3uv
DT	10.0Min 186.3uv	DT	11.0Min 255.7uv
LP	22.0Min 183.6uv	LP	20.0Min 242.9uv
Diff	–2.7uv	Diff	–12.8uv
G	–0.0	G	–0.0
Arden	1.0	Arden	0.9

U

图 2-21-2 双眼 Best 病长期随访

患儿男，12 岁，因左眼视物不清 2 个月就诊。否认家族史。双眼最佳矫正视力（BCVA）均为 0.6。A、B. 首诊时双眼底像，右眼黄斑区黄色类圆形病灶，位于视网膜下（A）。左眼黄斑区可见出血，其间可见灰黄色 CNV 膜，上方黄斑可见黄色病灶（B） C. 右眼造影像，FFA 早期可见黄斑区团状强荧光，伴周围环形强荧光（C_1），晚期黄斑区强荧光有轻度着染，环形强荧光为透见荧光（C_2）。吲哚青绿血管造影（ICGA）早期可见黄斑区异常血管，黄斑中心有团状强荧光，荧光充盈不均匀，呈中黑外亮型（C_3），晚期可见黄斑区荧光着染，周围可见环形弱荧光，为色素上皮受损表现（C_4） D. 左眼造影像，FFA 早期可见黄斑区片状透见荧光，颞下黄斑可见出血遮蔽荧光，其间可见团状 CNV（D_1），晚期可见 CNV 渗漏荧光素（D_2）。ICGA 早期可见黄斑区异常血管显露，颞下黄斑可见 CNV 病灶（D_3），晚期可见 CNV 病灶区荧光着染（D_4） E、F. 双眼 OCT 像，右眼可见 RPE 层呈帐篷样隆起，其下可见高反射物质，周围可见视网膜下液（E）。左眼可见黄斑区 CNV 病灶突破 Bruch 膜，回声不均匀，周围可见低反射视网膜下液（F）。初步诊断为双眼 Best 病，左眼 CNV，给予左眼 PDT 治疗 G. PDT 治疗一个月后左眼底像（G_1），提示左眼 CNV 病灶较前缩小，OCT（G_2）提示左眼 CNV 病灶较前缩小，视网膜下部分积液吸收 H. PDT 治疗两个月后，左眼底像（H_1）提示 CNV 病灶纤维化，黄斑区出血吸收，RPE 萎缩，OCT（H_2）提示视网膜下液完全吸收，CNV 被 RPE 包裹，边界清晰。一年后因左眼视力再次下降复诊，BCVA 0.1 I. 左眼底（I_1）可见黄斑区椭圆形灰黄色 CNV 病灶，周围视网膜下出血，OCT（I_2）提示左眼黄斑区 CNV 病灶突破 Bruch 膜，进入到神经视网膜下，边界不清，反射不均匀，伴视网膜下积液。给予贝伐单抗 1.25mg 玻璃体腔注射 J. 一个月后随访，左眼底（J_1）可见 CNV 病灶明显收缩，面积减小，周围出血基本吸收，OCT（J_2）提示 CNV 收缩，纤维化，被 RPE 包裹，周围积液吸收，中心凹视网膜变薄。玻璃体腔注药 2 年后随访（总 3 年），BCVA：右 0.6，左 0.1 K、L. 双眼底像，右眼（K）黄斑区黄色类圆形病灶，位于视网膜下。左眼（L）黄斑区瘢痕，周围可见 RPE 萎缩 M、N. 双眼 OCT 图像，右眼（M）可见 RPE 层呈帐篷样隆起，其下可见高反射物质，周围可见视网膜下液。左眼（N）可见 CNV 瘢痕，有 RPE 包裹，周围少许视网膜下液。2 年后随访（总 5 年），BCVA：右 0.6，左 0.1 O、P. 双眼眼底像，右眼（O）黄斑区视网膜下黄色类圆形病灶，与 2 年前（K）相比无明显变化；左眼（P）黄斑区瘢痕伴周围 RPE 萎缩，与 2 年前（L）相比无明显变化 Q. 右眼造影像，自发荧光（Q_1）可见黄斑区环形强荧光病灶，此处有脂褐素的积累（白箭），中间有较强自发荧光病灶（箭头）。FFA 早期（Q_2）可见黄斑区一大（白箭头）一小（红箭头）两个团状强荧光，伴周围环形强荧光，造影晚期（Q_3）黄斑区强荧光有轻度着染，环形强荧光为 RPE 损害致透见荧光 R. 左眼造影像，自发荧光（R_1）可见黄斑区弱自发荧光病灶（白箭头），荧光分布不均匀，其鼻上可见不均匀强弱相间自发荧光（红箭头），病灶周围可见较弱自发荧光区域（白箭）。FFA 早期（R_2）可见黄斑区纤维化性 CNV 病灶，周围 RPE 萎缩，造影晚期（R_3）CNV 病灶荧光着染，周围 RPE 损害致透见荧光 S、T. 双眼 OCT 图像，右眼（S）可见 RPE 层呈帐篷样隆起，其下可见高反射物质，周围可见视网膜下液。左眼（T）可见 CNV 瘢痕，有 RPE 包裹，周围少许视网膜下液 U. EOG 检查，提示双眼 Arden 比下降，右眼为 1.0，左眼为 0.9

图点评：本例Best病患儿以左眼并发CNV导致视力下降就诊，而右眼长期保持较好视力（0.6），提示此类患者多因发生并发症后才就诊。而少儿发生CNV类疾病需注意其原发疾病，特别是变性疾病的诊断。EOG具有重要价值，本例患者虽家族中无人发病，但EOG提示Arden比异常，可确诊。OCT及自发荧光也有特征性表现。其并发CNV病灶经PDT治疗后虽然明显减小，但治疗后RPE萎缩，瘢痕化导致视力继续下降，并且复发几率大，后经抗VEGF治疗后得以控制。右眼病灶与纤维化CNV病灶无法区分，推测其曾经有CNV发生发展的历史，但患者并无症状，长期保持较好视力，可能与病灶上方较完整椭圆体带的存留有关。

● 诊断

根据典型临床表现及视觉电生理学检测可明确诊断，其中EOG检查对诊断和鉴别诊断价值较大，即使眼底表现还不明显时已出现EOG异常。EOG检查还可用于区别家族成员中的基因携带者，在遗传咨询中具有重要价值。高分辨率OCT对诊断具有参考意义。

● 治疗建议

目前尚无有效治疗方法，大部分患者至少可有一只眼终生保持阅读视力。对于无症状的基因携带者，可进行遗传咨询。可针对并发症进行治疗。对于中心视野改变的患者要立即进行FFA检查，以早期发现和积极治疗CNV等并发症。

（李建军 王海燕 王雨生）

主要参考文献

1. 王雨生. 脉络膜新生血管性疾病. 北京：人民卫生出版社，2007：585-586.
2. 钱海滨，刘晓玲. Best病的分子遗传学研究进展. 国际眼科纵览，2011，36（6）：351-354.
3. 欧阳艳玲，张勇进，徐格致，等. Best卵黄样黄斑营养不良的临床特点分析. 中华眼科杂志，2007，43（12）：1089-1092.
4. 薛莹，张勇进. 卵黄样黄斑营养不良的OCT表现. 国际眼科纵览，2012，36（1）：41-46.
5. 郑红梅，邢怡桥，陈长征，等. 光动力疗法治疗卵黄样黄斑营养不良并发脉络膜新生血管临床观察. 中华眼底病杂志，2011，27（6）：538-541.
6. Boon CJ，Theelen T，Hoefsloot EH，et al. Clinical and molecular genetic analysis of Best vitelliform macular dystrophy. Retina，2009，29（6）：835-847.
7. Boon CJ，Klevering BJ，Leroy BP，et al. The spectrum of ocular phenotypes caused by mutations in the BEST1 gene. Prog Retin Eye Res，2009，28（3）：187-205.
8. Tian R，Yang G，Wang J，et al. Screening for BEST1 gene mutations in Chinese patients with bestrophinopathy. Mol Vis，2014 Nov 11，20：1594-1604.
9. Meunier I，Sénéchal A，Dhaenens CM，et al. Systematic screening of BEST1 and PRPH2 in juvenile and adult vitelliform macular dystrophies：a rationale for molecular analysis. Ophthalmology，2011，118（6）：1130-1136.
10. Parodi MB，Iacono P，Del Turco C，et al. Functional assessment of the fundus autofluorescence pattern in Best vitelliform macular dystrophy. Graefes Arch Clin Exp Ophthalmol，2016，254（7）：1297-1302.
11. Parodi MB，Iacono P，Campa C，et al. Fundus autofluorescence patterns in Best vitelliform macular dystrophy. Am J Ophthalmol，2014，158（5）：1086-1092.
12. Querques G，Zerbib J，Georges A，et al. Multimodal analysis of the progression of Best vitelliform macular dystrophy. Mol Vis，2014 Apr 27，20：575-592.
13. Kay CN，Abramoff MD，Mullins RF，et al. Three-dimensional distribution of the vitelliform lesion，photoreceptors，and

retinal pigment epithelium in the macula of patients with best vitelliform macular dystrophy. Arch Ophthalmol，2012，130（3）：357-364.

14. Sodi A，Murro V，Caporossi O，et al. Long-term results of photodynamic therapy for choroidal neovascularization in pediatric patients with Best vitelliform macular dystrophy. Ophthalmic Genet，2015，36（2）：168-174.
15. Ozdek S，Ozmen MC，Tufan HA，et al. Photodynamic therapy for Best disease complicated by choroidal neovascularization in children. J Pediatr Ophthalmol Strabismus，2012，49（4）：216-221.
16. Mimoun G，Caillaux V，Querques G，et al. Ranibizumab for choroidal neovascularization associated with adult-onset foveomacular vitelliform dystrophy：one-year results. Retina，2013，33（3）：513-521.
17. Chaudhary KM，Mititelu M，Lieberman RM. An evidence-based review of vascular endothelial growth factor inhibition in pediatric retinal diseases：part 2. Coats' disease，Best disease，and uveitis with childhood neovascularization. J Pediatr Ophthalmol Strabismus，2013，50（1）：11-19.

第22章

回旋状脉络膜萎缩

Gyrate Atrophy of the Choroid

● 概述

回旋状脉络膜萎缩（gyrate atrophy of the choroid）是由于先天性代谢障碍引起的一种罕见的常染色体隐性遗传性脉络膜视网膜萎缩性疾病，患者多双眼发病，无性别差异。该病是鸟氨酸转氨酶的缺乏所致，并且已经证实与 *OAT* 基因异常有关。

● 临床特征

患儿多患有高度近视、夜盲以及视野缩窄。眼部检查多伴有不同程度的晶状体混浊，眼底表现为中周部界限清楚的环状脉络膜视网膜萎缩带。幼年时症状较轻，眼底改变较轻微，但是全视野 ERG 常已有显著下降或无波形（图 2-22-1）。黄斑区通常受累较晚。在疾病的晚期可出现视盘苍白、玻璃体混浊和视网膜血管狭窄。

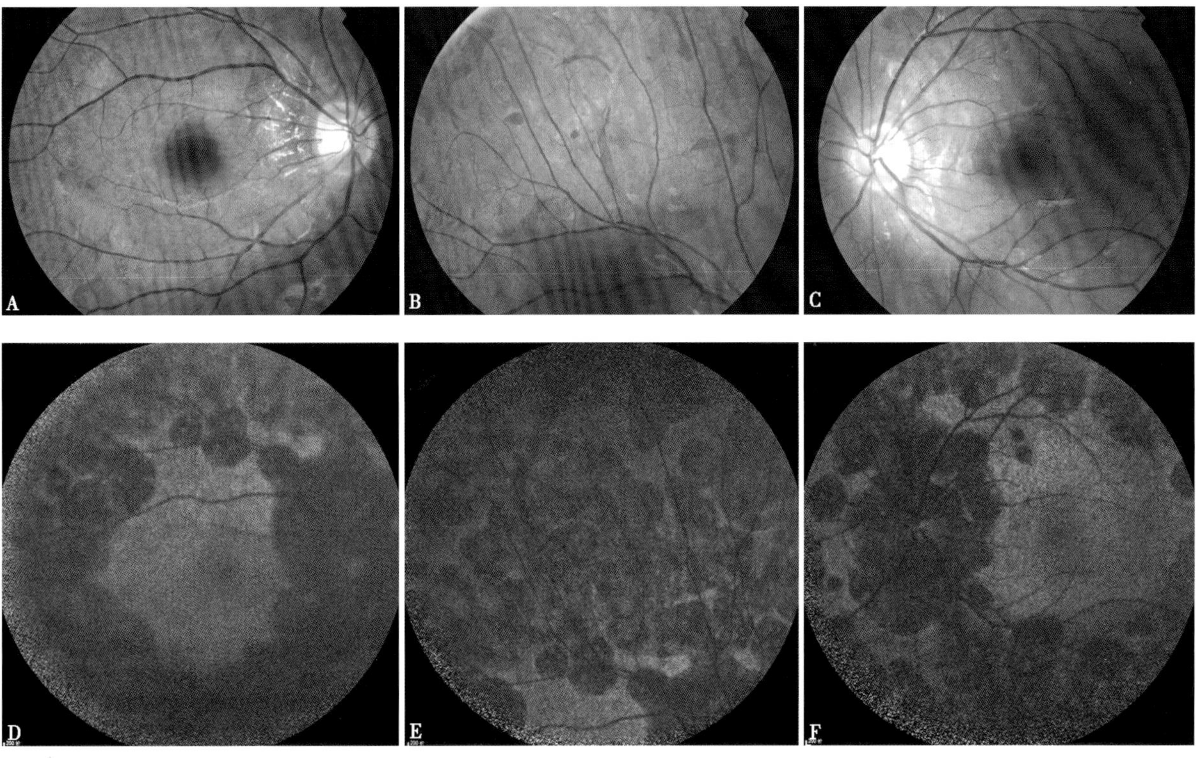

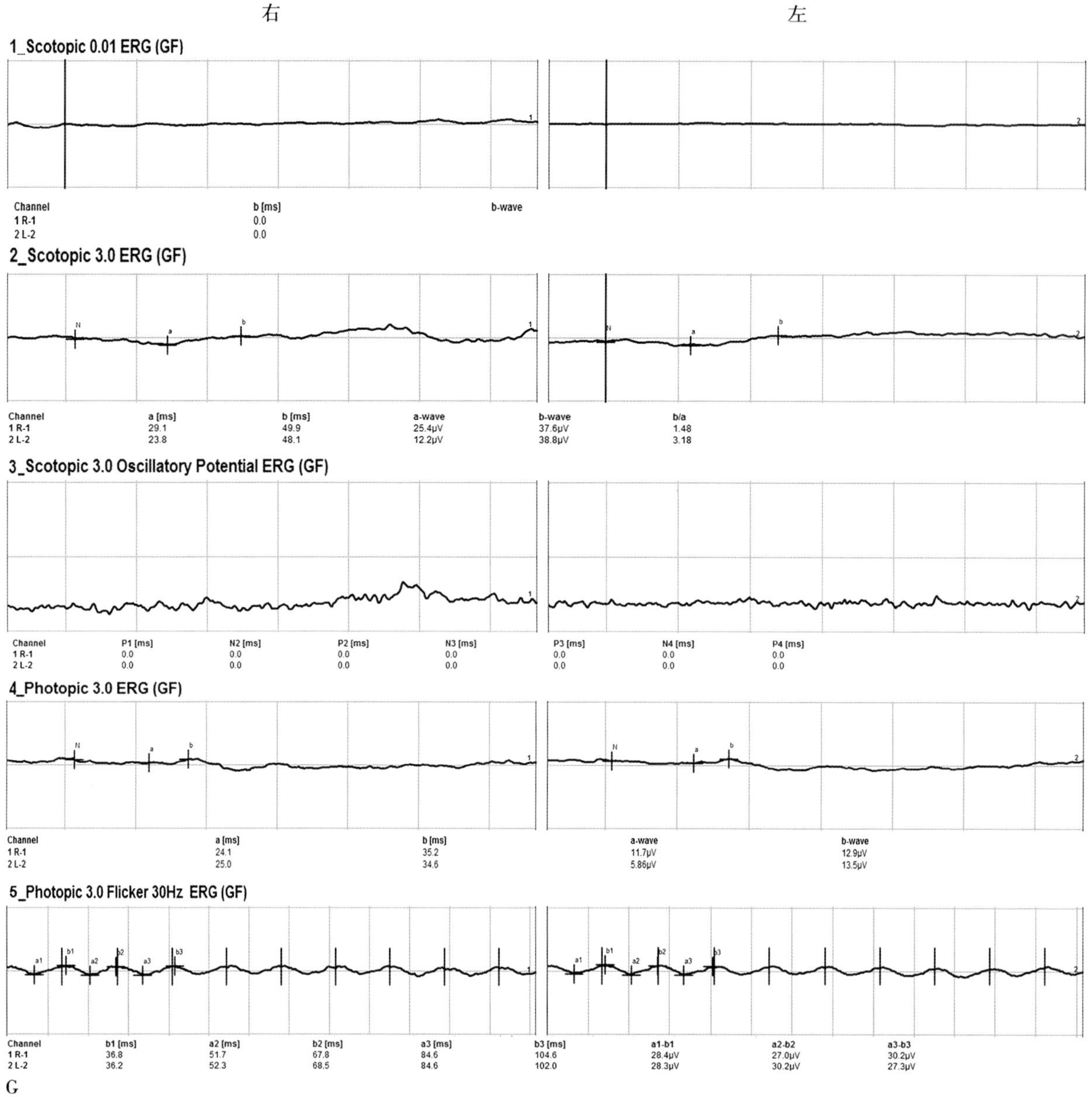

图 2-22-1　**双眼回旋状脉络膜萎缩**

患者男，14 岁。矫正视力右 0.8，左 0.9，双眼前节正常。A、B. 右眼眼底像，示眼底中周部环状脉络膜视网膜萎缩带（A），萎缩斑之间有部分正常视网膜残留（B）　C. 左眼眼底像，与右眼相似　D～F. 双眼眼底自发荧光，中周部与眼底萎缩区相对应处呈圆片状弱荧光区（D 和 E 为右眼，F 为左眼）　G. 全视野 ERG，双眼各项反应重度降低

图点评：回旋状脉络膜萎缩患者夜盲出现早，眼底后极部围绕大血管弓见大片状萎缩斑，萎缩斑之间存在正常视网膜，萎缩区内有色素沉着。FFA 可见后极部萎缩区内残余的脉络膜大血管。病灶可向后极部和周边部缓慢进展。同时患者出现并发性白内障也较早。该病在临床上最需要鉴别的是无脉络膜症。后者也表现为夜盲、屈光不正和眼底团片样萎缩，临床特征非常相似。但后者是 X 连锁隐性遗传，男性患病多；前者为常染色体隐性遗传，男女均可患病。

● 治疗建议

通过大剂量补充维生素 B_6 治疗和限制精氨酸饮食可降低血浆鸟氨酸浓度，从而减缓病变的进展速度。研究发现，氨基咪唑 -4- 甲酰胺核苷（AICAR）能增加线粒体的生物合成，促进 *OAT* 基因的表达，从而达到治疗目的。

（李　蕙　睢瑞芳）

主要参考文献

1. Takki KK，Milton RC. The natural history of gyrate atrophy of the choroid and retina. Ophthalmology，1981，88（4）：292-301.
2. Weleber RG，Kennaway NG. Clinical trial of vitamin B6 for gyrate atrophy of the choroid and retina. Ophthalmology，1981，88（4）：316-324.
3. Doimo M，Desbats MA，Baldoin MC，et al. Functional analysis of missense mutations of OAT，causing gyrate atrophy of choroid and retina. Hum Mutat，2013，34（1）：229-236.
4. Michel M，Blatsios G，Scholl-Bürgi S，et al. Gyrate atrophy in 2 siblings-ophthalmological findings and a new mutation. Klin Padiatr，2015，227（5）：296-298.
5. Kim SJ，Lim DH，Kim JH，et al. Gyrate atrophy of the choroid and retina diagnosed by ornithine-δ-aminotransferase gene analysis：a case report. Korean J Ophthalmol，2013，27（5）：388-391.

第23章

白 化 病

Albinism

● 概述

白化病（albinism）是一种因酪氨酸酶基因变异所致的氨基酸代谢异常的遗传病，表现为由黑色素合成障碍导致的眼、皮肤和毛发黑色素缺乏。

● 分型

根据黑色素缺乏受累部位及有无其他异常可分为三种类型：①眼、皮肤和毛发均呈色素缺乏的眼－皮肤白化病（oculocutaneous albinism，OCA）（图 2-23-1）；②仅有眼色素缺乏的眼白化病（ocular albinism，OA）（图 2-23-2）；③既有 OCA 表现，又有其他系统症状的白化病相关综合征。

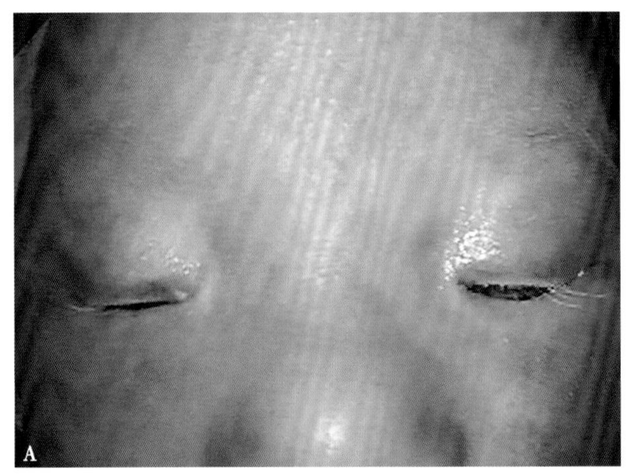

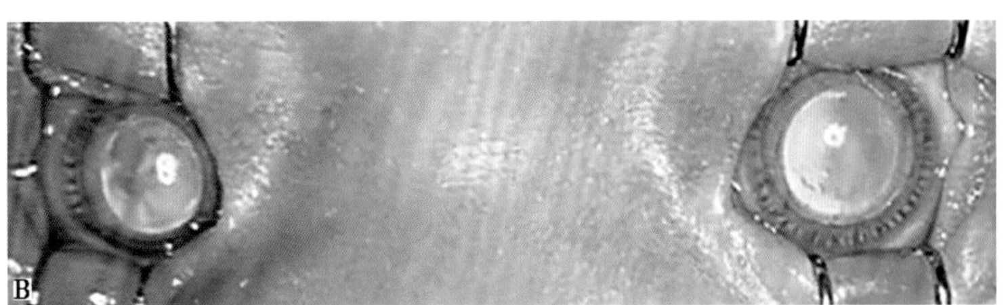

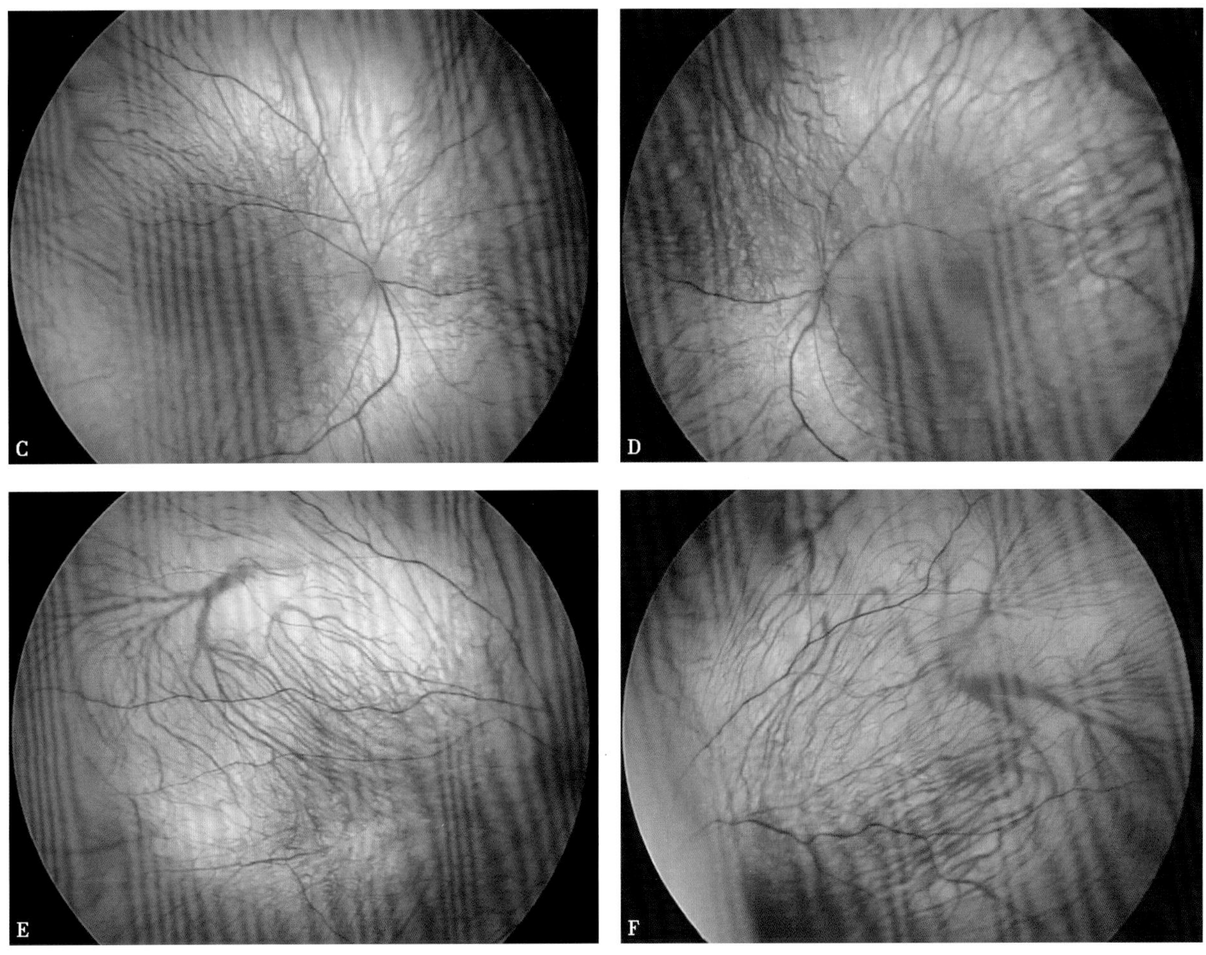

图 2-23-1 **眼 - 皮肤白化病**

患儿女，2 月龄，家长发现其畏强光半个月就诊。患儿足月顺产，出生体重 3450g，否认家族性遗传病史以及妊娠期特殊疾病和治疗用药史。A. 颜面部像，示皮肤色淡，毛细血管明显，眉毛睫毛呈黄白色 B. 外眼像，示虹膜因色素减少，透明度增加，瞳孔区呈红色反光 C～F. 双眼眼底像，示视盘边界欠清，因色素缺乏，脉络膜血管清晰可见，呈网状分布于视网膜血管深层，中周部可见粗大的涡静脉呈回旋状分布，黄斑区脉络膜血管相对丰富，中心凹光反射消失（C 和 E 为右眼，D 和 F 为左眼）

图点评：OCA 属常染色体隐性遗传，酶基因定位于 11q14-q21（酶阴性）或 15q11.2-12（酶阳性），发病率约为 1/35 000～1/15 000。OCA 患者典型的眼部表现包括：①畏光：为白化病患者的突出症状，白天阳光下畏光明显，夜间月光下活动自如，故有"月童"之称；②视力低下：白化病患者视力多介于 0.05～0.8 之间，通常为 0.1，远视并散光多见；③眼球震颤：患者多有不同程度的眼球震颤，通常出现在出生后的两三个月内，随年龄增长可有所减轻。眼球震颤方式包括水平方向、垂直方向、混合式和周期交替式，以水平性震颤为多；④虹膜透明度增加：白化病患者因虹膜色素沉着不足通常是蓝色或灰色。虹膜的透明度增加使得进入眼内的光线发生散射，引起注视困难，虹膜透明度低者，视力相对较好。虹膜的透明度增加可只发生在虹膜的周边部或中央部，或两者均有；⑤视网膜色素上皮色素缺乏：使脉络膜血管清晰可见。根据脉络膜血管在眼底各象限的可见度和清晰度，可对眼底色素缺乏程度进行评分，眼底色素严重缺乏时，四个象限的脉络膜血管均清晰可见；⑥黄斑发育不良：白化病患者的黄斑在发育过程中分化不成熟，中心凹处压迹消失，界限不清，视网膜增厚，反光点消失，甚至中心凹可见视网膜血管；⑦视觉传导通路异常：视网膜神经节细胞轴突在视交叉处的异常交叉（即许多颞侧神经节细胞的轴突投射到了对侧的外侧膝状体），使得白化病患者一侧视皮质不仅接受来自对侧眼鼻侧视网膜神经纤维传入的视觉信息，也接收对侧眼颞侧视网膜神经纤维传入的视觉信息。视觉诱发电位检测可反映几乎各种类型的白化病都有这种特异性表现，因此将其视为白化病的特异性诊断标准。

本患儿具备OCA特征性的眼、皮肤和毛发先天性色素沉着不足，眼内色素严重不足，致使虹膜透光增强，眼底清晰显现脉络膜的血管结构。OCA可依致病分子基础以及皮肤和毛发色素沉着程度不同而细分出不同亚型，但都表现为色素减少。

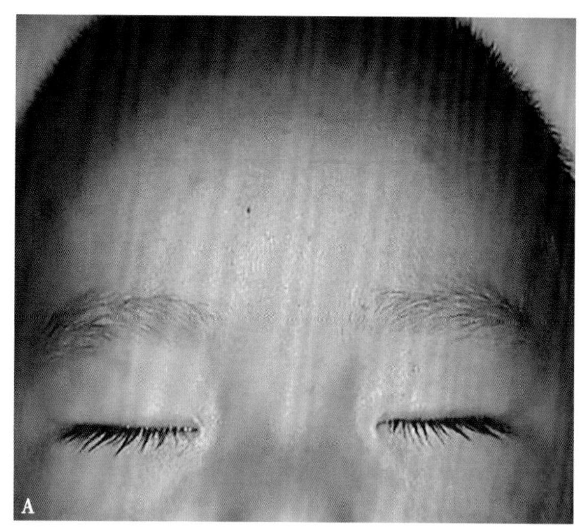

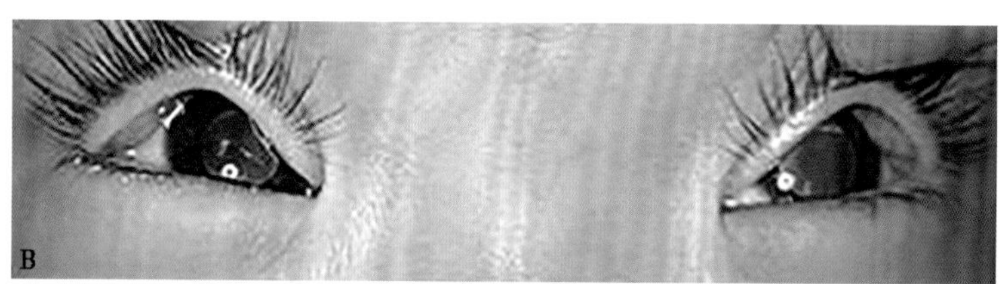

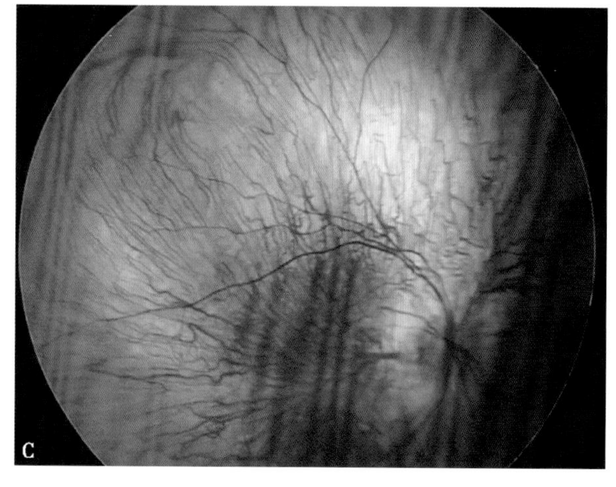

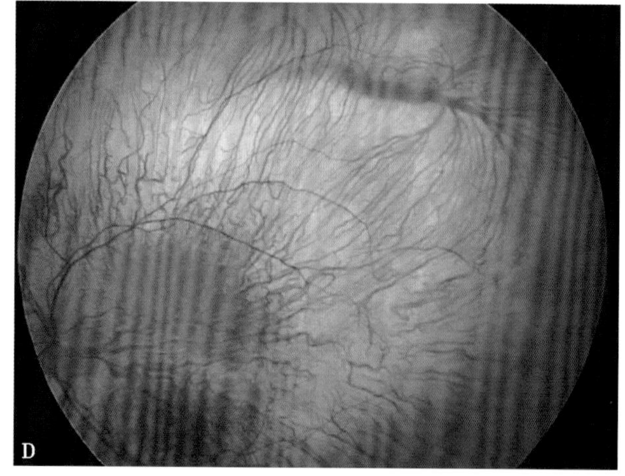

图2-23-2 **眼白化病**

患儿男，1岁2月龄，因家长发现其固视较差就诊。患儿足月剖宫产，出生体重3300g，否认近亲结婚史、家族性遗传病史，以及妊娠期内疾病及外伤史。A. 颜面部像，示患儿皮肤颜色正常，头发、眉毛和睫毛色黑有光泽 B. 外眼像，示虹膜颜色不淡，呈棕褐色 C、D. 双眼眼底像，示视盘边界欠清，色素缺乏致视网膜血管深层之脉络膜血管清晰可见，中周边部见呈回旋状分布的涡静脉（C为右眼，D为左眼）

图点评：OA的发病率约为1/50 000，属性连锁隐性遗传，基因定位于Xq26.3-27.1。临床表现与OCA患者具有类似的眼部表现，包括畏光、眼球震颤、视力低下、虹膜透明度增加、眼底视网膜色素上皮色素缺乏、黄斑中心凹发育不良和视觉传导通路异常等，但患者的皮肤和毛发色素基本正常，通常在正常范围内偏低，与其未患病的兄弟姐妹相比，患者的肤色要浅一些。

该OA患者的皮肤和毛发色泽正常，虹膜色素正常，唯视盘边界欠清晰，眼底色素不足，使脉络膜血管结构显露。符合OA诊断。

■ 白化病相关的全身综合征：主要包括 Hermansky-Pudlak 综合征和 Chediak-Higashi 综合征。①Hermansky-Pudlak 综合征：为 OCA 伴有溶酶体内蜡样脂褐质蓄积和血小板功能缺陷，可引起小肠纤维化和肉芽肿性结肠炎及轻度凝血功能障碍；②Chediak-Higashi 综合征：除具有 OCA 的特征性表现外，还伴有以自然杀伤细胞活性障碍和趋化不良所致为特征的免疫系统缺陷，可致患者频发细菌感染。

● 诊断

白化病的诊断一般是依据临床表现，如果需要，对某些类型的白化病可用 DNA 检测，对可疑 OA 患者行皮肤组织电镜检查有助于诊断，视觉诱发电位检查也有助于新生儿期确诊 OCA。OA 尚需与其他视网膜脉络膜变性所致的脉络膜和色素上皮萎缩性疾病相鉴别，后者一般多有眼部原发疾病史，眼底改变色素脱失或萎缩灶多不是均匀一致的弥漫性分布，且可夹杂形态颜色不等的色素沉着灶。

● 治疗建议

治疗方法包括转诊至皮肤科进行适当的皮肤处置，必要时矫治屈光不正，如需要时使用低视力助视器。鉴于各种类型白化病都具有遗传特性，因此相关的遗传咨询是有益且必要的。

（张自峰　李曼红　王雨生）

主要参考文献

1. 赵堪兴，杨培增. 眼科学，第 8 版. 北京：人民卫生出版社，2013：331.
2. 李凤鸣，谢立信. 中华眼科学，第 3 版. 北京：人民卫生出版社，2014：2206.
3. 王雨生. 小儿视网膜. 西安：第四军医大学出版社，2013：159-160.
4. 张自峰，王雨生，张鹏，等. 婴幼儿白化病二例. 眼科，2010，19（6）：366-367.
5. Ray K，Chaki M，Sengupta M. Tyrosinase and ocular diseases：some novel thoughts on the molecular basis of oculocutaneous albinism type 1. Prog Retin Eye Res，2007，26（4）：323-358.
6. Shen B，Samaraweera P，Rosenberg B，et al. Ocular albinism type 1：more than meets the eye. Pigment Cell Res，2001，14（4）：243-248.

第24章

樱 桃 红 斑

Cherry-red Spot

● 概述

黄斑樱桃红斑(cherry-red spot)通常用于描述典型的视网膜中央动脉阻塞,但还可见于多种鞘磷脂代谢异常和糖蛋白异常性疾病。

● 临床特征

■ 可表现樱桃红斑的鞘磷脂代谢异常性疾病:①神经节苷脂贮积症(gangliosidoses),是一组由神经节苷脂降解所需的特定蛋白质缺乏导致的遗传性、代谢性神经变性疾病(图 2-24-1)。临床表现主要有癫痫发作、肌肉痉挛、肌强直、腱反射亢进、四肢瘫痪、视力下降和失明等,分为 GM1 型和 GM2 型。GM1 型约半数出现樱桃红斑;GM2 型包括 B 型(Tay-Sachs 病)、O 型(Sandhoff 病)和 AB 型(GM2 激活蛋白缺陷型),其中 B 型和 O 型均可见樱桃红斑;②尼曼匹克病(Niemann-Pick disease),由神经鞘磷脂和胆固醇在肝、脾、肺、脑、骨髓及中枢细胞内大量沉积所致,典型临床表现为肝脾巨大、身体发育障碍、肌张力减退、进行性神经退行性变、皮肤干燥呈蜡黄色以及半数可见眼底樱桃红斑;③克拉伯病(Krabbe disease),亦称为婴儿家族性弥漫性硬化(infantile familial diffuse sclerosis),由半乳糖脑苷 -β- 半乳糖苷酶缺乏所致;④Farber 病(Farber disease),由神经酰胺酶或酰基鞘氨醇酶缺乏所致;⑤异染性脑白质营养不良(metachromatic leukoencephalopathy),亦称异染色性白质萎缩或异染色性白质脑病,由芳基硫脂酶 A 缺乏所引起。以上疾病均为常染色体隐性遗传。

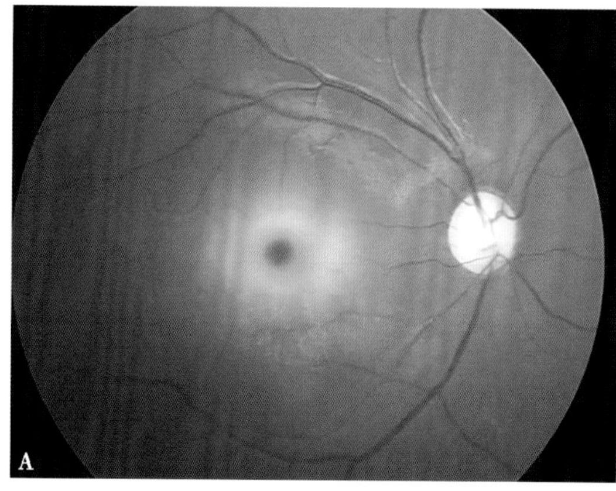

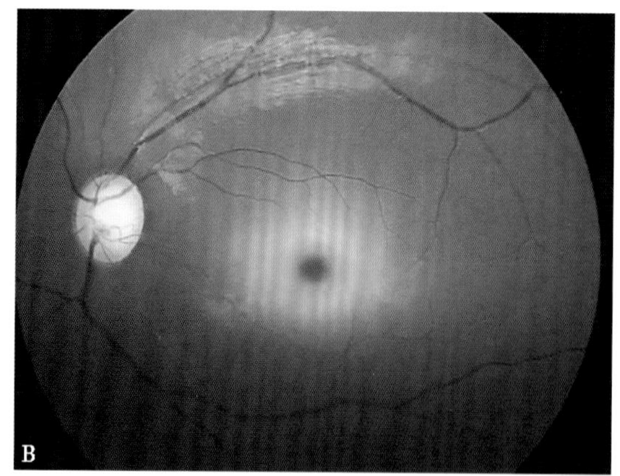

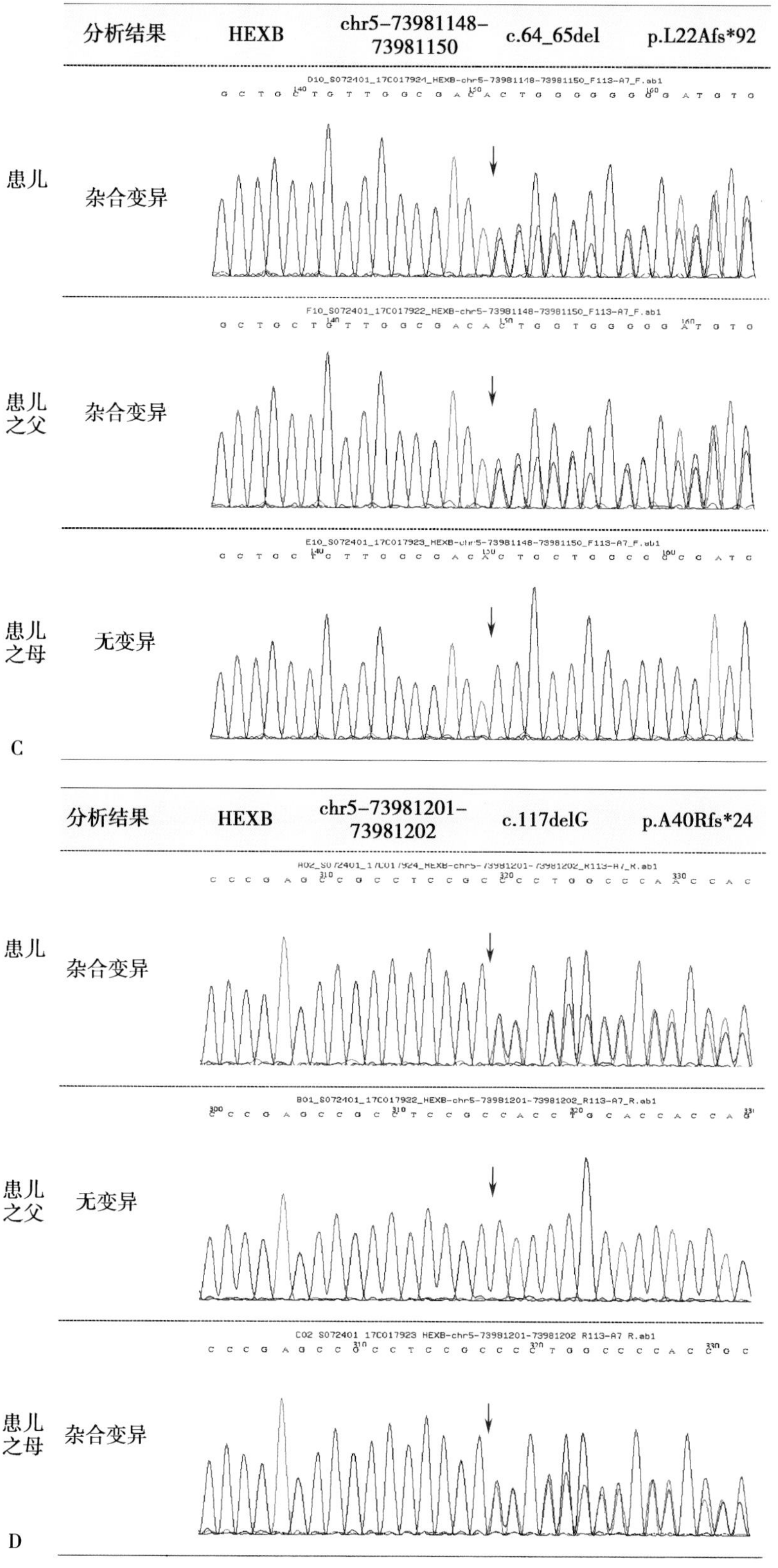

图 2-24-1 **神经节苷脂贮积症**

患儿男，9月龄，家长发现患儿眼睛不追物就诊。患儿足月单胎，剖宫产，出生体重3600g，家族遗传病史不详。对外周环境反应差，吞咽无力，食欲差，不能竖头，肌张力降低，自主活动少，腱反射亢进。外院头颅MRI示双颞侧、额部、蝶骨间隙增宽，蝶骨呈鞋型，儿科诊断为GM1型（重度）。现随访至1岁3个月，家长述患儿仍不能爬行和行走。A、B. 双眼眼底像，可见视盘色略浅，边界清。黄斑中心呈典型樱桃红斑，围以2～3个视盘直径大小的灰白色混浊区。双眼眼底改变对称（A为右眼，B为左眼） C、D. 基因分析，检测到患儿第5号染色体的*HEXB*基因有2个杂合突变；c. 64_65del（缺失），导致氨基酸改变p. L22Afs*92（移码突变），受检人之父该位点杂合变异（C）；c. 117delG（缺失鸟嘌呤），导致氨基酸改变p. A40Rfs*24（移码突变），受检人之母该位点杂合变异（D）。2个变异都不属于多态性位点，在人群中发生频率极低图点评：儿童及婴幼儿的视网膜樱桃红斑主要见于鞘磷脂代谢和糖蛋白代谢异常性疾病，多有中枢神经运动系统的发育异常或退行性改变，眼部查见樱桃红斑可作为疾病早期的临床体征，有助于疾病的诊断和鉴别，但一般不作为诊断标准。确诊需要进行血清学、相关酶活性检测以及基因检测等。本例检测到的基因变异为复合杂合变异，在人类基因突变数据库（HGMD）专业版数据库中未见报道，尚不能作为最终诊断结果。

- 可见樱桃红斑的糖蛋白异常性疾病：主要为唾液酸沉积症（sialidosis），是唾液酸苷酶基因缺陷引的常染色体隐性遗传病，分为Ⅰ型和Ⅱ型。唾液酸沉积症Ⅰ型又称樱桃红斑肌阵挛综合征，主要临床症状为进行性视力下降、视神经萎缩、眼底樱桃红斑、肌阵挛、癫痫以及小脑共济失调等。
- 其他：表现樱桃红斑的视网膜中央动脉阻塞也可见于儿童，但少见，通过眼底检查较容易与上述代谢性疾病鉴别。

● 治疗建议

目前对于鞘磷脂代谢和糖蛋白代谢异常性疾病尚无特效疗法，临床采用支持对症治疗为主。产前遗传咨询对于此类代谢异常性疾病具有重要意义。

（徐文芹　李曼红　张自峰　宋晓瑾　王雨生）

主要参考文献

1. Reynolds JD，Olitsky SE. 小儿视网膜. 王雨生，主译. 西安：第四军医大学出版社，2013：352-353.
2. Bateman JB. Ophthalmic manifestations of defects in metabolism. In：Tasman WJE（edited）. Duane's Ophthalmology［DVD-ROM］. Philadelphia：Lippincott Williams & Wilkins；2010.
3. Chen H，Chan AY，Stone DU，et al. Beyond the cherry-red spot：ocular manifestations of sphingolipid-mediated neurodegenerative and inflammatory disorders. Surv Ophthalmol，2014，59（1）：64-76.
4. Patterson MC. Gangliosidoses. Handb Clin Neurol，2013，113：1707-1708.
5. Cogan DG，Kuwabara T，Kolodny E，et al. Gangliosidoses and the fetal retina. Ophthalmology，1984，91（5）：508-512.
6. Sandhoff K，Harzer K. Gangliosides and gangliosidoses：principles of molecular and metabolic pathogenesis. J Neurosci，2013，33（25）：10195-10208.
7. Hofman KJ，Naidu S，Moser HW，et al. Cherry red spot in association with galactosylceramide-beta-galactosidase deficiency. J Inherit Metab Dis，1987，10（3）：273-274.
8. Franceschetti S，Canafoglia L. Sialidoses. Epileptic Disord，2016，18（S2）：89-93.
9. Guseva MR，Pavliuk Elu. The cherry-red spot is an early sign of Farber's lipogranulomatosis. Vestn Oftalmol，2008，124（3）：51-53.

第25章

视网膜海绵状血管瘤

Cavernous Hemangioma of the Retina

● 概述

视网膜海绵状血管瘤（cavernous hemangioma of the retina）是一种常染色体显性遗传的视网膜血管错构瘤，是一种少见的先天性血管畸形。出生即患病，多为单眼发病，双眼发病罕见。家族性海绵状血管瘤是由于 7q11.2-q21 上的 *CCM1*、7p13 上的 *CCM2*、3q26 上的 *CCM3* 者三种基因中的任何一种突变导致。

● 临床特征

■ 眼部表现：患者常无自觉症状，若病灶累及黄斑区或发生玻璃体积血可有视力下降、视物变形或眼前飘黑影的症状。其特征表现为簇状分布的囊样动脉瘤内填充满黑色的血液，呈“葡萄簇状”（图 2-25-1）。部分陈旧病变可继发纤维增生，牵拉血管导致视网膜下出血或玻璃体积血。罕见的并发症有自发性血栓形成和出血。

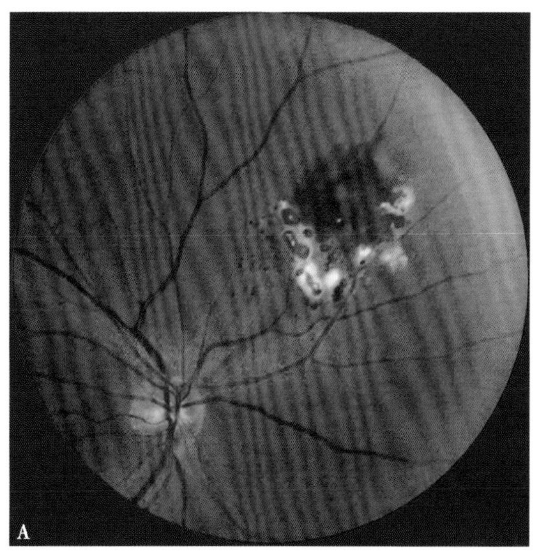

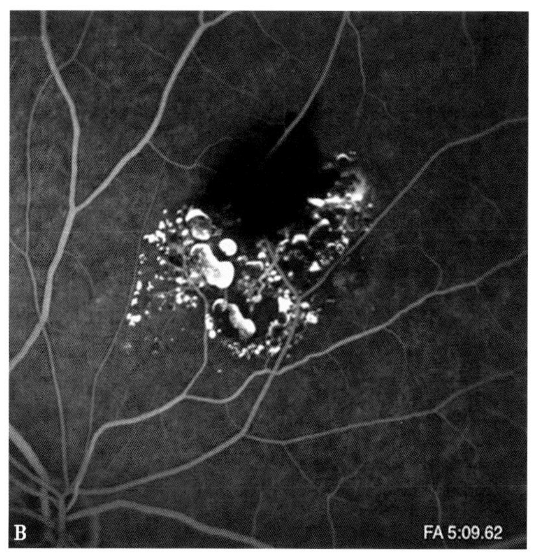

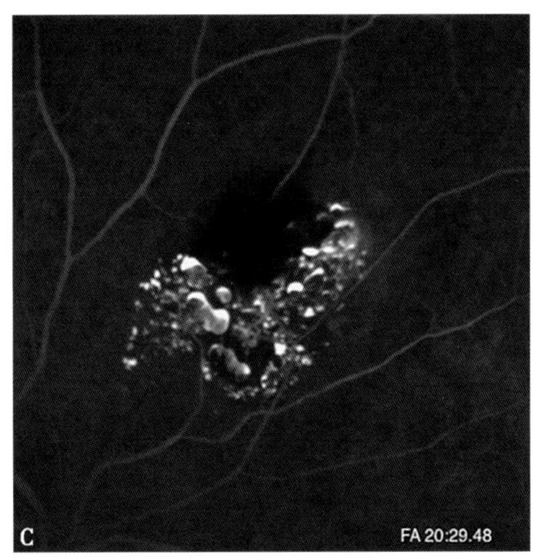

图 2-25-1 **右眼视网膜海绵状血管瘤**
患者男，55 岁，因双眼视物不清 1 年就诊，2 型糖尿病病史 3 年，就诊时视力：右眼 0.7，左眼 1.0。A. 右眼眼底像，见视盘鼻上方视网膜可见多个囊样动脉瘤，呈葡萄簇样改变，内部充满暗红色血液，表面可见灰色纤维膜 B、C. 右眼 FFA 检查，在瘤体相应部位可见多个典型的“帽样荧光”出现，晚期无明显渗漏（C）（本病例由北京同仁医院高丽琴和纪海霞医师提供）

图点评：视网膜海绵状血管瘤的特征是位于视网膜内层暗红色、轻微隆起、大小不一的薄壁囊状的血管瘤样扩张，瘤体无供养血管，无脂质渗出物，以此可与视网膜毛细血管瘤相鉴别。瘤体内填充满暗红色或黑色血液，呈“葡萄簇状”外观，表面可有视网膜前膜覆盖。该病可引起视网膜下、视网膜内和视网膜前出血。由于病灶内血流缓慢，有时可见囊腔内血浆与血细胞的分界线，在瘤体内形成液平面，FFA 显示得更为明显，早期瘤体充盈非常迟缓，且遮蔽荧光，荧光从瘤体周边部开始向血管囊腔内缓慢充盈，中晚期由于囊腔内血浆和血细胞分离的液平面表现为下方血细胞遮蔽荧光，上方血浆荧光积存，即典型“帽状荧光”。造影全程瘤体无荧光素渗漏。其特征性的表现有确诊意义。本病罕见，且多无自觉症状，较难在婴幼儿发现，在此以成人病例显示其典型表现。

- 全身表现：若合并有皮肤和中枢神经系统的类似病变，称为神经－眼－皮肤综合征。最常见的皮肤改变为皮肤毛细血管发育不良，中枢神经系统的海绵状血管瘤以癫痫发作、进行性局部神经性病变最为常见，最常见的并发症是颅内出血。

● 治疗建议

大多数视网膜海绵状血管瘤不发展，无需治疗。对瘤体行光凝、冷凝或经瞳孔温热疗法（transpupillary thermotherapy，TTT）治疗的方法尚有争议，反对者认为治疗后发生纤维增生、瘢痕收缩导致玻璃体积血可使视力下降。若继发大量玻璃体积血且长时间无法吸收者，可行玻璃体视网膜手术。有研究报道，静脉注射 TNF-α 抗体可以使瘤体退化。该病患者大多病情稳定，若合并中枢神经系统的海绵状血管瘤，则可威胁生命。

（卢 海 马 燕）

主要参考文献

1. 魏文斌，陈积中. 眼底病鉴别诊断学. 北京：人民卫生出版社，2012：483-496.
2. Reynolds JD，Olitsky SE. 小儿视网膜. 王雨生，主译. 西安：第四军医大学出版社，2013：190-191.
3. Gass JD. Cavernous hemangioma of the retina. A neuro-oculo-cutaneous syndrome. Am J Ophthalmol，1971，71（4）：799-814.
4. Kavoussi SC，Brinton GS. Epiretinal membrane demonstrated by optical coherence tomography in a patient with retinal cavernous hemangioma. JAMA Ophthalmol，2015，133（8）：e151163.
5. Shields JA，Eagle RC Jr，Ewing MQ，et al. Retinal cavernous hemangioma：fifty-two years of clinical follow-up with clinicopathologic correlation. Retina，2014，34（6）：1253-1257.
6. Japiassú RM，Moura Brasil OF，de Souza EC. Regression of macular cavernous hemangioma with systemic Infliximab. Ophthalmic Surg Lasers Imaging，2010 Mar 9：1-3.

第26章

先天性视网膜动静脉畸形

Congential Arteriovenous Malformations of the Retina

● 概述

先天性视网膜动静脉畸形(arteriovenous malformations，AVM)曾被称为视网膜蔓状血管瘤，属于先天性血管瘤样畸形。同时伴有中脑血管畸形者，称为 Wyburn-Mason 综合征(Wyburn-Mason syndrome)，是一种罕见的视网膜血管和脑血管的先天性动静脉畸形，为非遗传性散发疾病。

视网膜 AVM 的患者颅内 AVM 的发病率为 30%，但颅内 AVM 的患者视网膜 AVM 的发病率为 8%。故对于首诊眼科的视网膜 AVM 患者有必要检查以排除颅内 AVM。

Wyburn-Mason 综合征系原始血管中胚层发育异常导致，是否累及多器官与胚胎发育异常的时间有关，若在胚胎 7 周之前开始出现发育异常，则病变累及眼和脑。

● 临床特征

该病多为单眼发病，常于大龄儿童或青年时期确诊。就诊眼科常常是在由于视网膜 AVM 并发视网膜静脉阻塞、视网膜缺血和继发性青光眼等而出现视力下降时(图 2-26-1、图 2-26-2)。颅内 AVM 常于中青年时颅内出血导致头痛、颈项强直、意识丧失及相关的神经眼科症状等而就诊。颅内 AVM 可自发出血，但视网膜 AVM 一般不会出血。

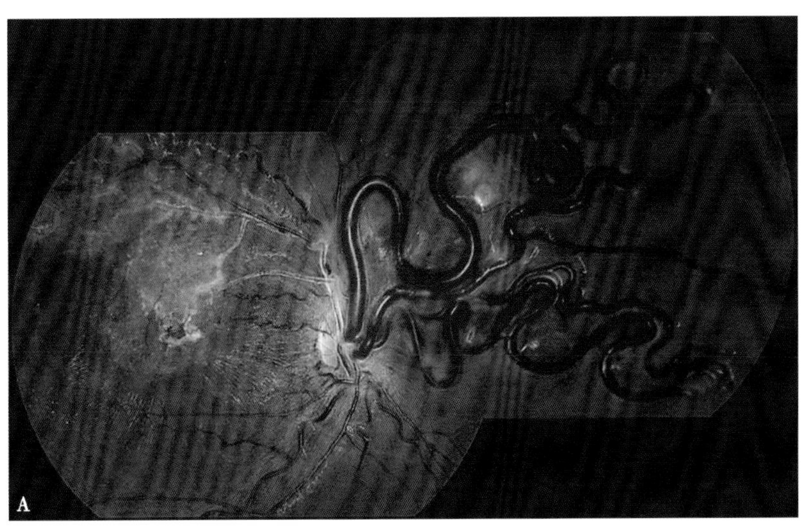

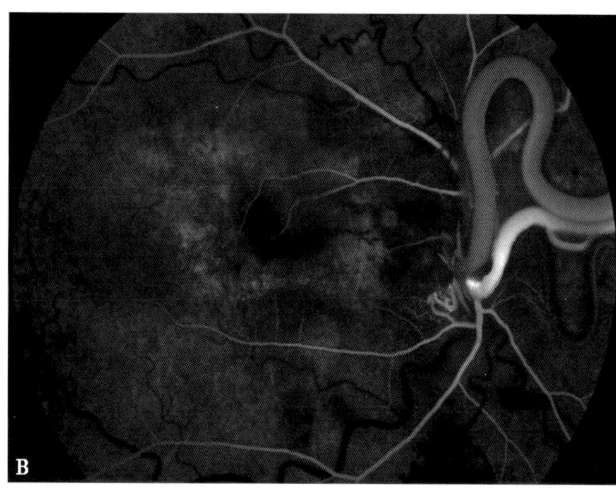
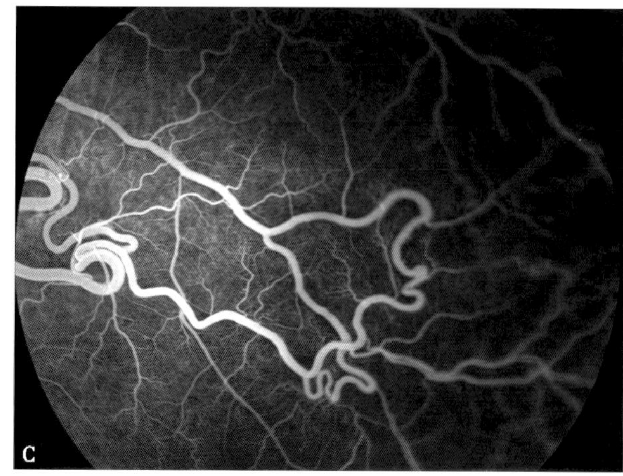

图 2-26-1　右眼先天性视网膜动静脉畸形

A. 右眼眼底像，视盘鼻上可见从视盘发出的迂曲扩张的血管，如蔓状，动静脉颜色相近不易区分（该患者眼底同时可见视网膜静脉迂曲，颞上支静脉阻塞，黄斑视网膜下黄白色渗出，周围呈星芒状）　B、C. FFA 检查，动脉期可见在异常血管处荧光素几乎同时充盈于动静脉内，蔓状扩张的静脉内荧光强度略弱于动脉，AVM 处可见视网膜动静脉交通袢，未见荧光素渗漏（本病例由北京同仁医院魏文斌和杨丽红医师提供）

图点评：视网膜 AVM 为血管发育异常，患者眼底表现具有特征性，从视盘发出粗大迂曲的视网膜血管向视网膜内延伸与静脉吻合后形成粗大静脉回到视盘。根据血管畸形的严重程度可分为三型。Ⅰ型为视网膜动静脉之间仍有异常的毛细血管丛；Ⅱ型为视网膜动静脉之间无毛细血管连接而直接交通，本例即属此型；Ⅲ型为迂曲扩张的血管难以分辨动静脉，具有广泛而复杂的视网膜动静脉交通。FFA 检查可显示异常的动静脉交通以及中间是否存在毛细血管网，故对该病的确诊及分型具有重要意义，其特征为早期动脉迅速充盈，经动静脉交通后回到视盘，但异常血管及吻合血管在造影全程均无荧光素渗漏。并发视网膜静脉阻塞的原因与 AVM 改变血流速度导致血栓形成，或与扩张的 AVM 压迫视网膜静脉有关。

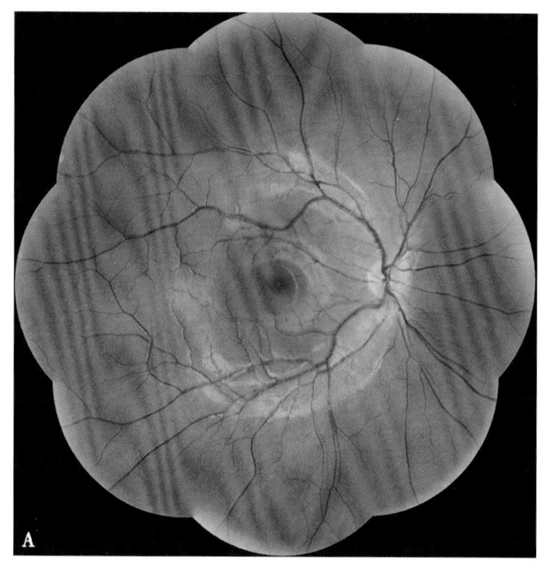
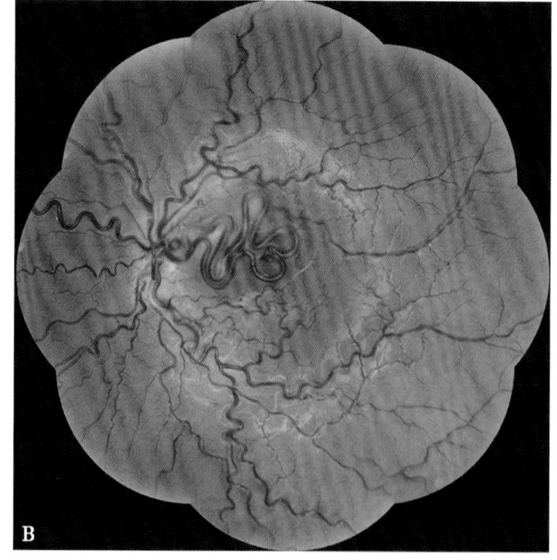

图 2-26-2　左眼先天性视网膜动静脉畸形

患者男，15 岁，因“左眼自幼视力差”就诊。A. 右眼眼底像，未见明显异常　B. 左眼眼底像，视盘可，视网膜动脉和静脉迂曲，静脉尤著。由视盘颞侧伸出两支呈蚯蚓状的粗大血管盘踞在黄斑区，位于上方的一支色浅，二者在黄斑区中心吻合。未见正常的黄斑结构。临床诊断左眼先天性视网膜 AVM（本病例由空军军医大学西京医院孙董洁和王雨生医师提供）

图点评：视网膜AVM患者早期视力可正常，大多于体检时或出现并发症后才被发现，故确诊时间常晚于发病时间。本例视网膜AVM正位于黄斑区，影响到黄斑正常结构的发育，是自幼视力不好的原因。由于未得到眼底血管造影的资料，无法确认异常血管的性质，推测上方色泽较浅的一支可能为动脉性质。本病多为单眼发病，对侧眼无异常。

● 治疗建议

该病对目前所有的治疗都无明显疗效，并发视网膜静脉阻塞的患者遵循视网膜静脉阻塞的治疗原则，即若为缺血型，可行激光光凝无灌注区及新生血管，或行抗VEGF药物联合激光治疗。Ⅲ型患者最易发生视网膜静脉阻塞，故对此型患者应加强随访，防止出现严重的缺血性并发症。

（卢 海 马 燕）

主要参考文献

1. 魏文斌，陈积中. 眼底病鉴别诊断学. 北京：人民卫生出版社，2012：492-493.
2. Reynolds JD，Olitsky SE. 小儿视网膜. 王雨生，主译. 西安：第四军医大学出版社，2013：188-190.
3. 魏文斌，杨丽红. 同仁荧光素眼底血管造影手册. 北京：人民卫生出版社，2014：254-256.
4. Theron J，Newton TH，Noyt WF. Unilateral retinocephalic vascular malformations. Neuroradiology，1974，7（4）：185-196.
5. Schmidt D，Pache M，Schumacher M. The congenital unilateral retinocephalic vascular malformation syndrome（Bonnet-Dechaume-Blanc syndrome or Wyburn-Mason syndrome）：review of the literature. Surv Ophthalmol，2008，53（3）：227-249.
6. Fileta JB，Bennett TJ，Quillen DA. Wyburn-Mason syndrome. JAMA Ophthalmol，2014，132（7）：805.
7. Hopen G，Smith JL，Hoff JT，et al. The Wyburn-Mason syndrome. Concomitant chiasmal and fundus vascular malformations. J Clin Neuroophthalmol，1983，3（1）：53-62.

第27章

von Hippel-Lindau 病

von Hippel-Lindau's Disease

● 概述

von Hippel-Lindau 病（von Hippel-Lindau's disease）是一种发生于多系统的年龄依赖性常染色体显性遗传疾病，主要表现为发生于眼、中枢神经系统、肾、肾上腺、胰腺和附睾等部位的多种肿瘤和囊肿，其中以视网膜毛细血管瘤最为常见。若单独发生于视网膜的毛细血管瘤称为 von Hippel 病。

von Hippel-Lindau 病系位于 3p25-26 的 *VHL* 基因突变导致功能性 VHL 蛋白丧失，缺氧诱导相关因子表达增高，继而 VEGF、PDGF 和 TGF-α 高表达，诱导微血管结构异常，形成血管瘤。组织病理学检查显示视网膜毛细血管瘤由内皮细胞和周细胞构成的血管通道网织而成。

据国外文献报道，von Hippel-Lindau 病的发病率约为 1/54 000～1/40 000。视网膜毛细血管瘤是其最常见的体征，发病率为 49%～59%。双眼发病占 30%～50%，无性别差异，常于学龄期或青春期确诊。

● 临床特征

- 眼部表现：患者多由体检发现，或出现眼前视物遮挡、视力下降、视物变形、视野缺损，或家长发现患儿斜视前来就诊（图 2-27-1）。大多视网膜毛细血管瘤会逐渐增大，自发退行的病例十分罕见，根据病情轻重和治疗早晚视力预后不一。

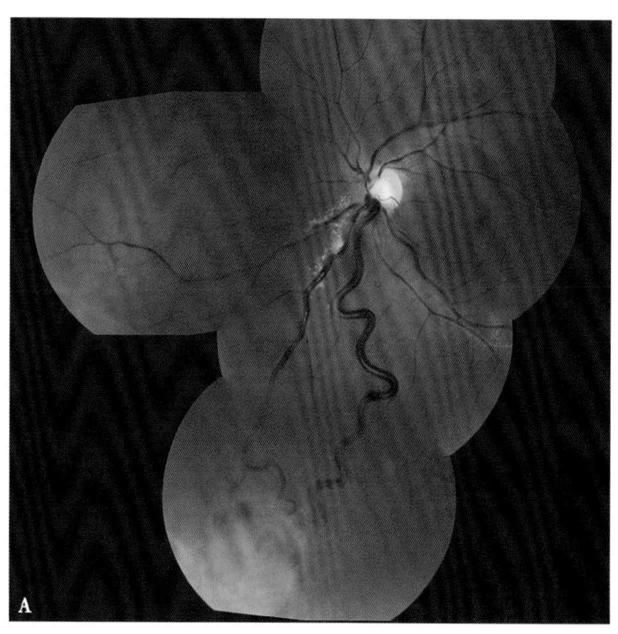

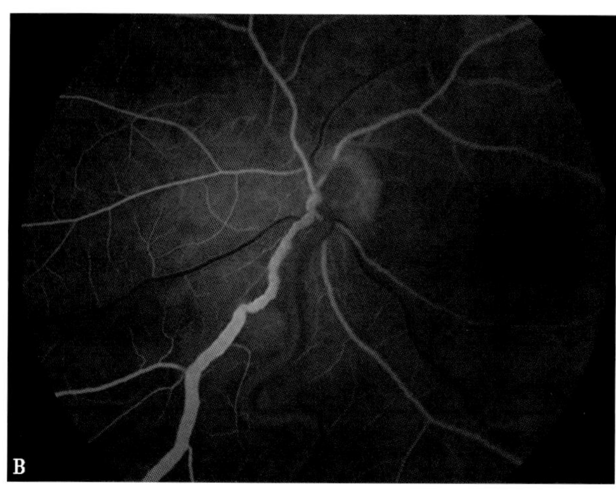
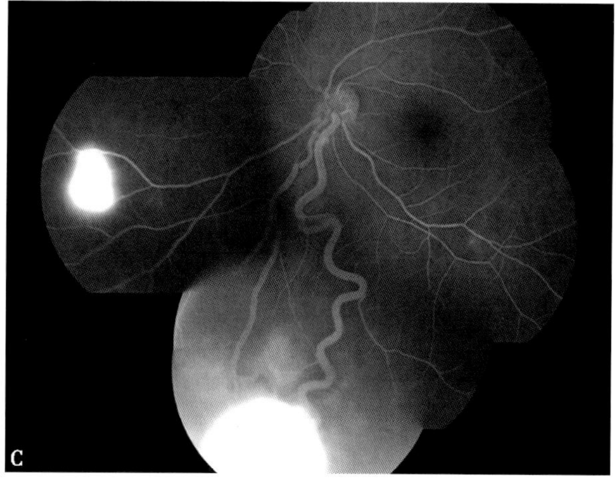

图 2-27-1　左眼 von Hippel-Lindau 病

患儿女，5 岁，因家长发现孩子左眼内斜半年就诊。A. 左眼眼底像，左眼鼻下方和鼻侧可见粗大迂曲的滋养血管和引流血管与周边部视网膜橘红色的球形瘤体相连。瘤体周围局限性渗出性视网膜脱离　B、C. 左眼 FFA 检查，示动脉期滋养血管及瘤体荧光素迅速充盈，正常静脉尚在层流时，瘤体引流血管已经出现均匀荧光（B），瘤体始终呈强荧光团；晚期瘤体及瘤体周围的视网膜微血管瘤和毛细血管扩张，伴有荧光素渗漏（C）（本病例由北京同仁医院高丽琴和纪海霞医师提供）

图点评：瘤体早期可独立存在于周边部视网膜，颞上和颞下象限最为常见，仅为微血管瘤样的红色病灶，甚至间接检眼镜下难以辨认。随着瘤体的增长，眼底检查可见到的典型表现为迂曲扩张的滋养血管及引流血管和与之相连的橘红色瘤体，俗称“红太阳”般的改变。由于瘤体及其周围的视网膜血管内皮屏障功能障碍，可引起出血、脂性渗出、甚至渗出性视网膜脱离等改变。瘤体周围还可继发纤维增殖膜，甚至牵拉导致视网膜脱离。病变晚期还可引起继发性青光眼、并发性白内障等并发症。在 FFA 检查中，动脉期瘤体滋养血管迅速充盈，瘤体引流血管的层流比视网膜其他部位的静脉出现早，静脉期强荧光，周围毛细血管扩张并轻微渗漏荧光素，晚期瘤体内荧光出现“冲刷”现象，部分患者瘤体周围可有无灌注区或出血遮蔽荧光。

- 全身表现：约有 35%～39% 的 von Hippel-Lindau 病合并中枢神经系统的血管瘤，以头痛为最常见症状，还可能表现恶心、眩晕、呕吐、单侧运动失调、颈强直或癫痫等，头颅 CT 和 DSA 检查有助于发现中枢神经系统血管瘤；B 超和 CT 有助于发现肾囊肿、肾细胞癌、嗜铬细胞瘤、胰腺囊腺瘤、胰岛细胞肿瘤和附睾囊腺瘤，常见症状有血尿、蛋白尿、高血压、高血糖和不育等。合并中枢神经系统或其他脏器病变的患者可能会因中枢神经系统并发症而危及生命。

治疗建议

肿瘤小于 500μm，无渗出、出血、牵拉，病情稳定，视力不受影响者无需治疗，随访观察即可。若瘤体大于 500μm 常发生视网膜继发性改变，可早期破坏肿瘤，根据瘤体大小、位置采用激光光凝滋养血管、TTT、冷冻、PDT、巩膜外放液联合冷冻、放射敷贴治疗等。玻璃体视网膜手术和抗 VEGF 治疗在出现并发症有适应证时可以酌情选用。眼部以外的肿瘤应当就诊神经外科、泌尿外科或普外科进行治疗。

（卢　海　马　燕）

主要参考文献

1. Reynolds JD，Olitsky SE. 小儿视网膜. 王雨生，主译. 西安：第四军医大学出版社，2013：177-183.
2. 魏文斌，陈积中. 眼底病鉴别诊断学. 北京：人民卫生出版社，2012：488-492.
3. Neumann HP，Wiestler OD. Clustering of features and genetics of von Hippel-Lindau syndrome. Lancet，1991，338（8761）：258.

4. Maher ER, Iselius L, Yates JR, et al. Von Hippel-Lindau disease: a genetic study. J Med Genet, 1991, 28(7): 443-447.

5. Maher ER, Yates JR, Harries R, et al. Clinical features and natural history of von Hippel Lindau disease. Q J Med, 1990, 77(283): 1151-1163.

6. Lamiell JM, Salazar FG, Hsia YE. von Hippel-Lindau disease affecting 43 members of a single kindred. Medicine (Baltimore), 1989, 68(1): 1-29.

7. Melmon KL, Rosen SW. Lindau's disease. Review of the literature and study of a large kindred. Am J Med, 1964 Apr, 36: 595-617.

8. Choyke PL, Glenn GM, Walther MM, et al. von Hippel-Lindau disease: genetic, clinical, and imaging features. Radiology, 1995, 94(3): 629-642.

第28章

视网膜星形细胞错构瘤

Retinal Astrocytic Hamartoma

● 概述

视网膜星形细胞错构瘤（retinal astrocytic hamartoma，RAH）是一种少见的视网膜良性肿瘤，好发于幼儿。单眼或双眼发病，呈孤立生长，也可表现为多灶性。

● 分型

本病系由胚胎时期视网膜未分化的神经胶质细胞发育而成。按临床表现通常分为3型：①Ⅰ型，呈白色透明或半透明的扁平状隆起，多位于视网膜血管之上（图2-28-1）；②Ⅱ型通常呈黄白色钙化的桑葚状隆起，多位于视盘边缘或周边部视网膜（图2-28-2）；③Ⅲ型极为少见，眼底检查时可见其基底部透明，顶部则因钙化而呈黄白色。

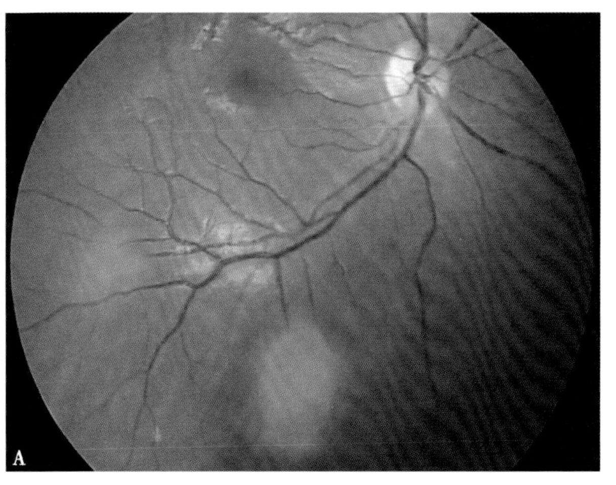

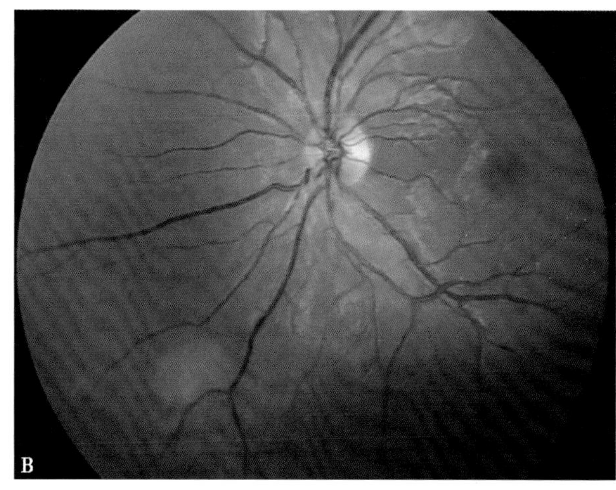

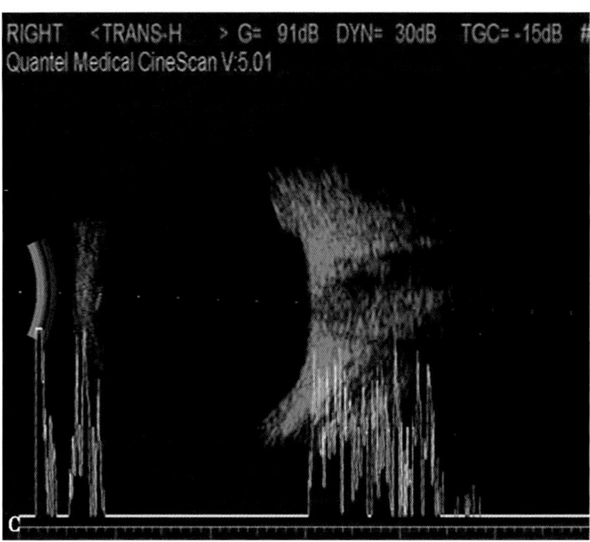

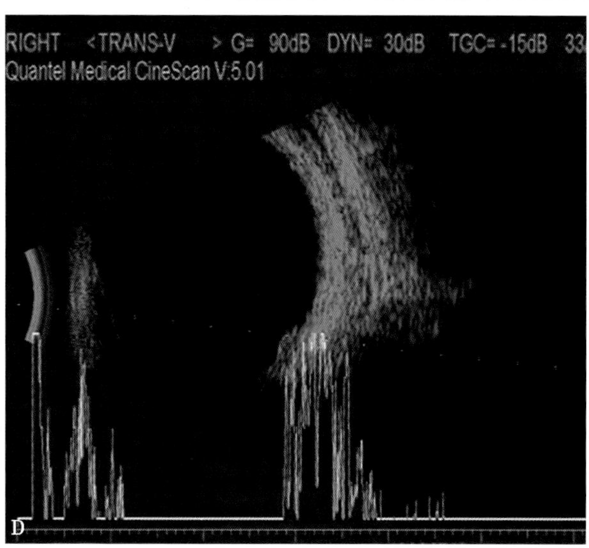

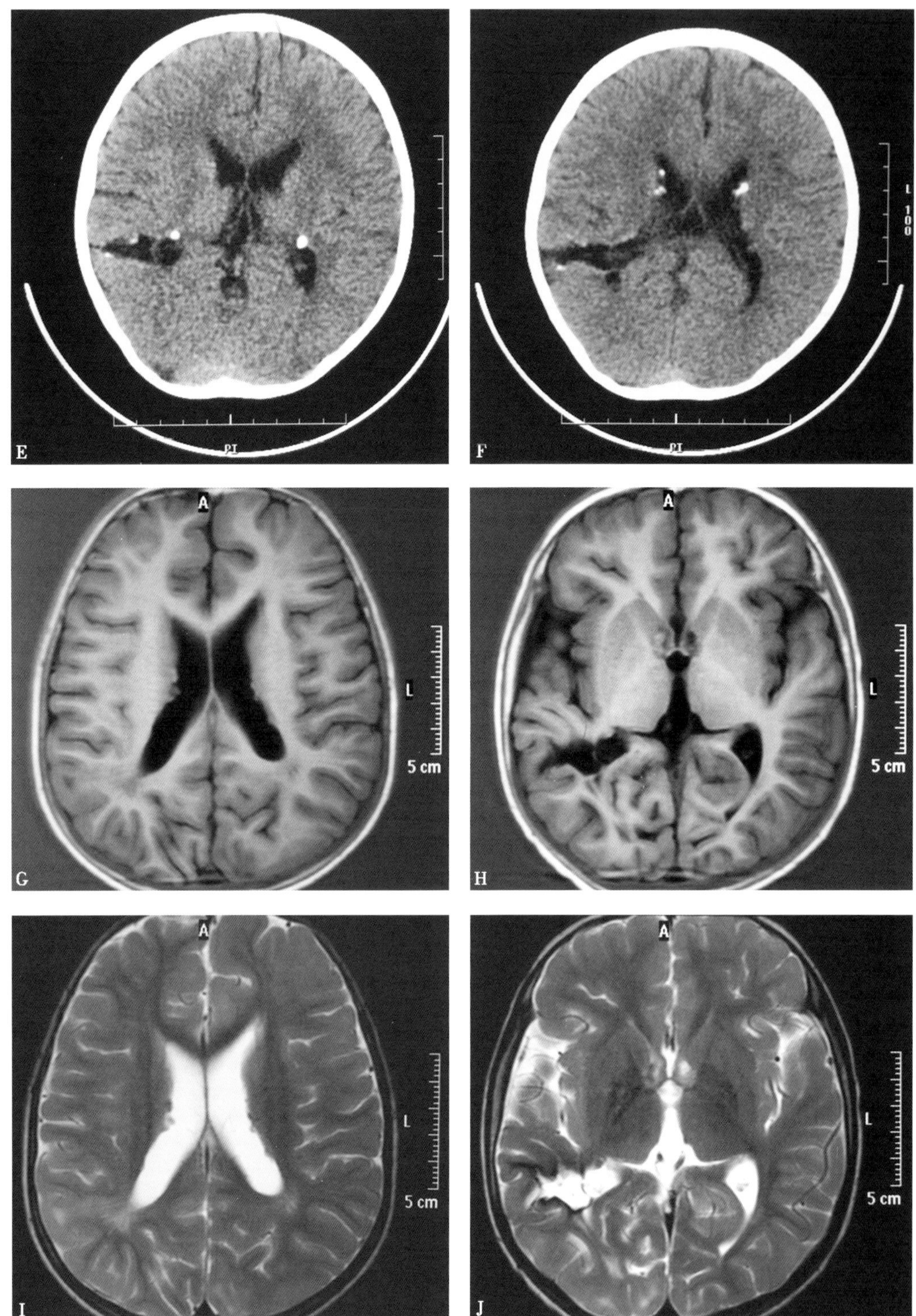

图 2-28-1　I 型视网膜星形细胞错构瘤

患儿男，6 岁，孕 38 周出生，出生体重 3000g，母亲妊娠期间患有妊娠高血压综合征，患儿出生后患缺血缺氧性脑病，自出生后半岁起出现癫痫小发作，偶有自虐，经检查后发现患儿皮肤有脱色斑，其肾脏、双眼及颅内有错构瘤，诊断为结节性硬化症（tuberous sclerosis complex，TSC）。A. 右眼眼底像，可见颞下方视网膜有两处瘤体，其边界欠清，呈白色半透明状扁平隆起，位于视网膜血管之上　B. 左眼眼底像，可见鼻下方视网膜有一处呈白色透明状扁平隆起的病灶　C、D. 右眼 B 超像，示右眼颞侧球壁可见中低回声隆起，边界清，内回声均匀，大小约 4.1mm×1.9mm（C 为水平切面，D 为垂直切面）　E、F. 头颅 CT 平扫，显示双侧室管膜下可见多发大小不等、边缘光整的结节状高密度影，右侧颞叶可见条片状低密度影并与右侧侧脑室相通，考虑结节性硬化伴脑裂畸形　G～J. 头颅 MRI 平扫，显示双侧室管膜下可见多发大小不等、边缘光整的结节状等 T1 等 T2 异常信号影，右侧颞叶可见条片状长 T1 长 T2 异常信号影并与右侧侧脑室相通，考虑结节性硬化伴脑裂畸形（G 和 H 为 T1 加权像，I 和 J 为 T2 加权像）

图点评：Ⅰ型 RAH 与视网膜母细胞瘤均为视网膜神经上皮病变，色泽相似（同为灰白色），二者难于鉴别。但本病呈白色透明或半透明的扁平状隆起，这是其特征性表现，即病灶内主要以神经胶质细胞为主，尚未钙化。RAH 常见于结节性硬化症患者眼内。结节性硬化症是一种常染色体显性遗传疾病，表现为多个器官或组织内出现错构瘤，常见于中枢神经系统、肾脏、皮肤和视网膜。对于伴有神经症状，如癫痫、智力障碍和行为异常的结节性硬化症患者，头颅 CT 多能发现患者颅内存在结节状病灶。本患儿自幼癫痫发作，出现行为异常，并具有皮肤脱色斑、肾脏和双眼等器官内多发性错构瘤以及颅内室管膜下多发结节等特征性临床表现，结节性硬化症诊断明确。患儿随访半年，眼底 RAH 病灶无明显变化。

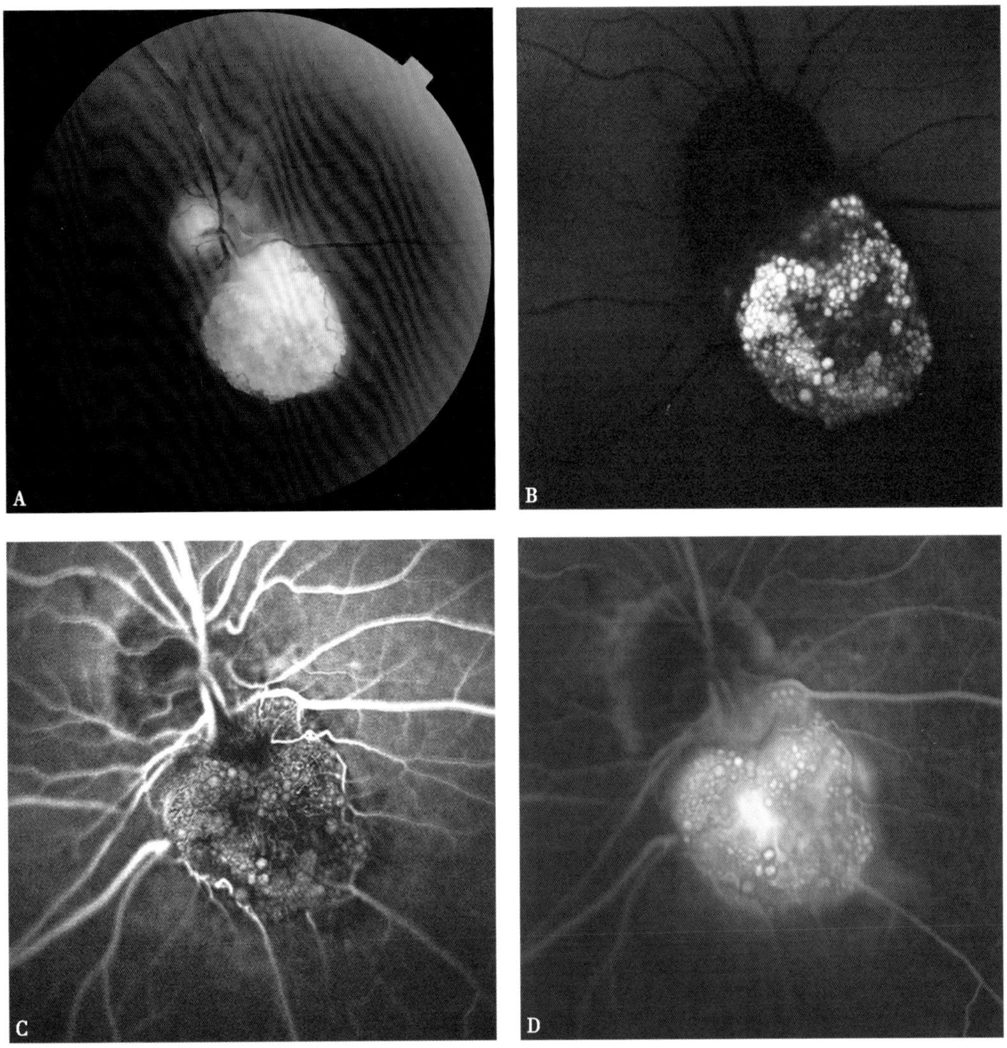

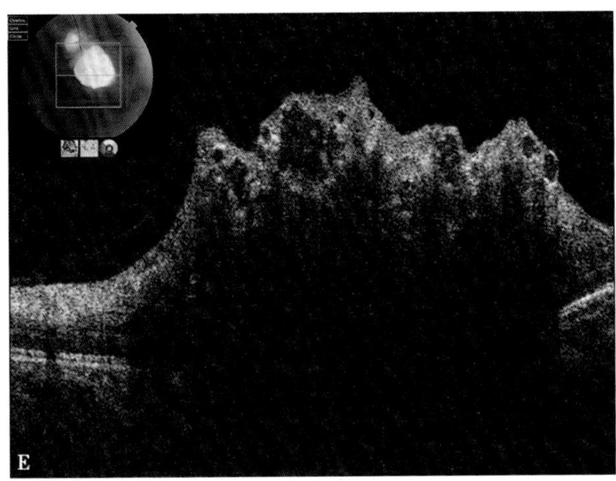

图 2-28-2　Ⅱ型视网膜星形细胞错构瘤

患者男，40 岁，双眼视力均为 1.0，因体检时发现右眼底“肿物”就诊。A. 右眼眼底像，可见视盘旁视网膜有一边界清晰、呈黄白色桑葚状的病灶　B. 右眼短波长眼底自发荧光像，可见瘤体表面密集的颗粒样钙化灶呈现自发荧光　C. 右眼 FFA 早期像，可见瘤体表面有扩张的毛细血管　D. 右眼 FFA 晚期像，可见瘤体因荧光素着染、毛细血管荧光渗漏而呈边界模糊的强荧光团　E. 右眼 OCT 像，显示瘤体表面高低起伏，其浅层有大小不等的颗粒样高反射灶，而其深层呈现光学空腔图点评：Ⅱ型 RAH 的诊断主要依据其特征性眼底表现，如黄白色钙化的桑葚状隆起。由于钙化灶有自发荧光产生，因此短波长眼底自发荧光检查可用于对Ⅱ型 RAH 的辅助诊断。FFA 有助于明确瘤体表面及其内部视网膜循环状态，而 OCT 可用于对本病形态变化进行随访观察。本病甚为罕见，尽管多在儿童和青少年期发病，但因不影响视力而早期很难发现，故在此通过一成人病例展示其典型的临床表现。

● 组织病理学

检查显示 RAH 的组织学构成各不相同，对于面积较小且静止的 RAH 常位于内层视网膜，主要由分化良好的星形胶质细胞构成，可间有钙化灶。对于进展期的 RAH，瘤体内的星形胶质细胞可出现多形性细胞核及有丝分裂像。此外，瘤体内会有坏死灶和钙化球及炎细胞。免疫组织化学染色显示 RAH 表达神经标志特异性烯醇酶及胶原标志胶原纤维酸性蛋白。

● 临床特征

约 50% 的结节性硬化症患者眼内有 RAH 生长，单独发生在视网膜和视神经的 RAH 较为罕见。在极少数神经纤维瘤病患者眼内也可出现 RAH。

多数患眼内的 RAH 非常稳定，很少有增生的倾向。在很少的情况下，RAH 可表现为浸润性生长，造成严重的并发症，如玻璃体积血、视网膜脱离、新生血管性青光眼等。研究显示，恶性表现的 RAH 多发生于 5 岁以下的患儿。

RAH 在患眼内的位置、大小及所造成的并发症不尽相同，患者视力及视野受损的程度各不相同。多数患者的视力影响程度较轻，或出现视野缺损。但对于浸润性生长的 RAH 患眼，其视力可完全丧失。

由于 RAH 可作为结节性硬化症或神经纤维瘤病的眼部表现，对于临床上首诊为 RAH 的病例必须进行细致的全身检查，以明确患者是否患有结节性硬化症及神经纤维瘤病。

此外，因为 RAH 好发于幼儿，RAH 需与视网膜母细胞瘤和视网膜与视网膜色素上皮联合错构瘤进行鉴别诊断。

● 治疗建议

目前针对 RAH 并无特殊治疗，应以长期随访观察为主。对于有增生倾向或已造成眼内严重并发症的病例，可酌情予以视网膜激光光凝、TTT、PDT、瘤体切除、放射敷贴，甚至摘除眼球等治疗。

（张　鹏　张自峰　王雨生）

主要参考文献

1. Reynolds JD，Olitsky SE. 小儿视网膜. 王雨生，主译. 西安：第四军医大学出版社，2013：171-177.
2. Destro M，D'Amico DJ，Gragoudas ES，et al. Retinal manifestations of neurofibromatosis. Diagnosis and management. Arch Ophthalmol，1991，109（5）：662-666.
3. Shields JA，Eagle RC Jr，Shields CL，et al. Aggressive retinal astrocytomas in 4 patients with tuberous sclerosis complex. Arch Ophthalmol，2005，123（6）：856-863.
4. Bui KM，Leiderman YI，Lim JI，et al. Multifocal retinal astrocytic hamartomas：a case series and review of the literature. Retin Cases Brief Rep，2013，7（1）：9-13.
5. Zhang P，Sun DJ，Zhu JT，et al. Image features of retinal astrocytic hamartoma in a patient with tuberous sclerosis complex. Eye Sci，2014，29（4）：223-226.

第29章

视网膜和视网膜色素上皮联合错构瘤

Combined Hamartoma of the Retina and Retinal Pigment Epithelium

● 概述

视网膜和视网膜色素上皮联合错构瘤（combined hamartoma of the retina and retinal pigment epithelium，CHRRPE）是一种少见的眼内良性肿瘤，可累及视盘、黄斑或周边视网膜，常见于儿童，平均发病年龄为 11.9 岁，男女患者比例相当。

● 组织病理学

研究发现，CHRRPE 病灶内组织层次不清，主要由杂乱的视网膜血管、胶质及增生的 RPE 细胞构成。不同 CHRRPE 病灶内胶质或 RPE 细胞的成分各有不同，可能主要以胶质增生为主，也可能以增生的 RPE 细胞为主，但血管成分均较少。这些增生的 RPE 细胞可位于外层视网膜，也可位于内层视网膜或瘤体表面。

● 临床特征

- 眼底表现：典型的 CHRRPE 在眼底呈灰白色扇形隆起，其基底部有色素沉着，表面紧密附着一层纤维组织，视网膜大血管常因纤维膜牵拉而呈螺旋样扭曲。
- 辅助检查：OCT 检查可见 CHRRPE 所在部位视网膜隆起，呈强反射信号，其间视网膜组织紊乱、层次不清；光感受器的椭圆体区（ellipsoid zone）及 RPE 也可受累，在 OCT 图像上表现为反射信号减弱或不连续。短波长眼底自发荧光（short-wave fundus autofluorescence，SW-FAF）显示 CHRRPE 及其周围沉着的色素导致其所在部位 SW-FAF 亮度减弱。CHRRPE 及其周围沉着的色素在 FFA 早期可遮蔽脉络膜荧光（背景荧光）。CHRRPE 表面及其周围迂曲的视网膜血管在静脉期清晰可辨，并伴有视网膜毛细血管扩张、荧光素渗漏（图 2-29-1）。借助 FFA 还可发现部分病灶内存在的视网膜微动脉瘤、新生血管、滋养血管等异常。

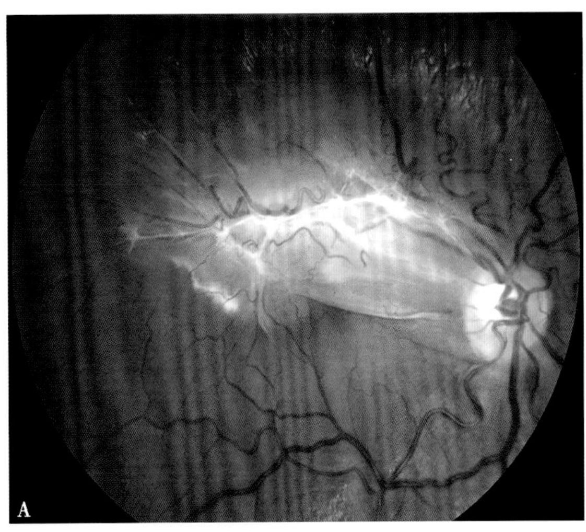

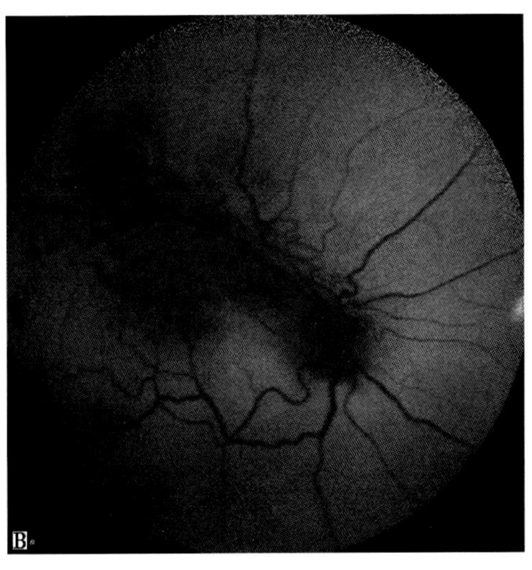

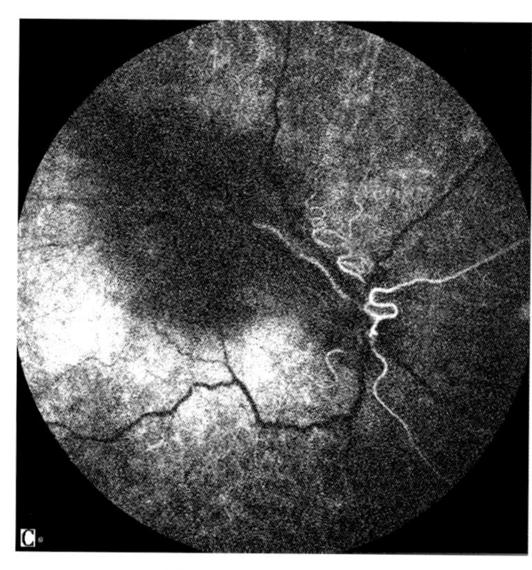

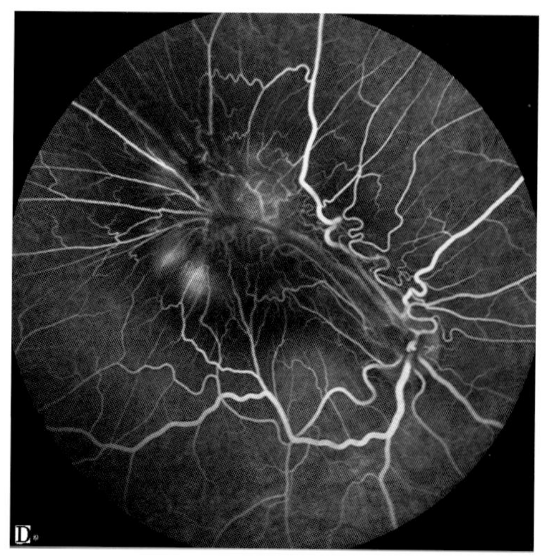

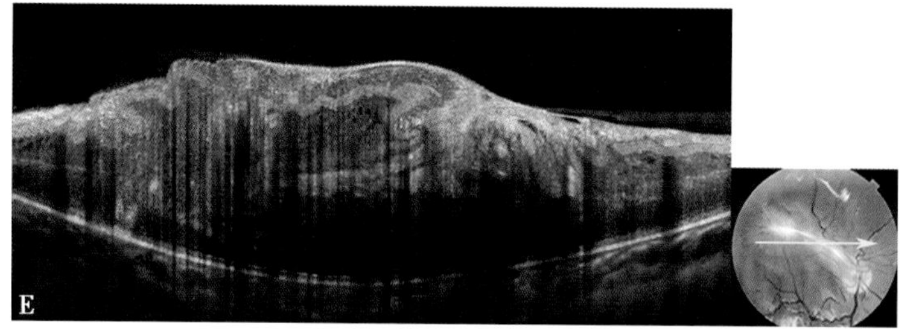

图 2-29-1　**右眼视网膜和视网膜色素上皮联合错构瘤**

患儿女，9 岁，因家长发现其右眼自幼斜视而就诊。矫正视力：右眼 0.12，左眼 1.0。A. 右眼眼底像，示病灶位于黄斑区呈黄白色隆起，其周围深层视网膜色素沉着，病灶表面有纤维膜与视盘相连，视网膜血管迂曲　B. 右眼 SW-FAF 像，病灶及其周围视网膜色素沉着区域荧光亮度降低　C. 右眼 FFA 早期像，病变部位背景荧光明显减弱　D. 右眼 FFA 晚期像，病灶表面及其周围视网膜动、静脉走行迂曲，毛细血管荧光渗漏　E. 右眼 OCT 像，病灶对应部位视网膜隆起，其间组织结构紊乱，呈强弱不均匀反射信号，其表面纤维膜则呈强反射信号，而病灶下方的椭圆体带及 RPE 反射信号减弱

图点评：CHRRPE 的诊断主要依据其特征性眼底表现，如病变呈黄白色隆起及表面纤维增殖。FFA 可清晰显示因胶质纤维收缩、牵引导致的视网膜血管异常。OCT 可用于对 CHRRPE 内部组织结构的观察，其揭示的瘤体内部强弱不均匀反射信号可能与胶质纤维及 RPE 细胞的成分不均匀有关。

- 与全身疾病的相关性：目前已知与 CHRRPE 有确切关系的危险因素是神经纤维瘤病，无论是Ⅰ型或是Ⅱ型神经纤维瘤病均有伴发 CHRRPE 的可能。与单纯性 CHRRPE 病例比较，神经纤维瘤病相关的 CHRRPE 病例有其鲜明特点，如病变多发生在双眼、可有家族病史。

● 鉴别诊断

在临床上，表现为视网膜隆起、色素增生以及胶质增生性疾病均需要与 CHRRPE 相鉴别，包括特发性视网膜前膜、脉络膜黑色素瘤、视网膜和视神经星形细胞错构瘤、脉络膜色素痣、先天性 RPE 肥大等。其中，特发性视网膜前膜是最容易与 CHRRPE 相混淆的疾病，虽然二者均有视网膜前纤维增殖、血管迂曲，但特发性视网膜前膜周围色素沉着少见，且病变主要位于视网膜内表面。根据 OCT 图像上显示膜性病变的位置以及是否有视网膜内组织增生可对特发性视网膜前膜与 CHRRPE 相鉴别。

● 治疗建议

因 CHRRPE 累及黄斑可造成视力永久性下降，但其属于错构瘤范畴，可随患者年龄的增长而静止。目前认为，对于婴幼儿患者应进行玻璃体切除联合视网膜前膜剥除，以减少胶质纤维对视网膜的牵引，

使视网膜结构得到一定程度的恢复，有利于稳定或提高患眼视力。但术后视网膜前膜有复发的可能（图 2-29-2），应对患者进行长期的随访观察，必要时进行再次手术。

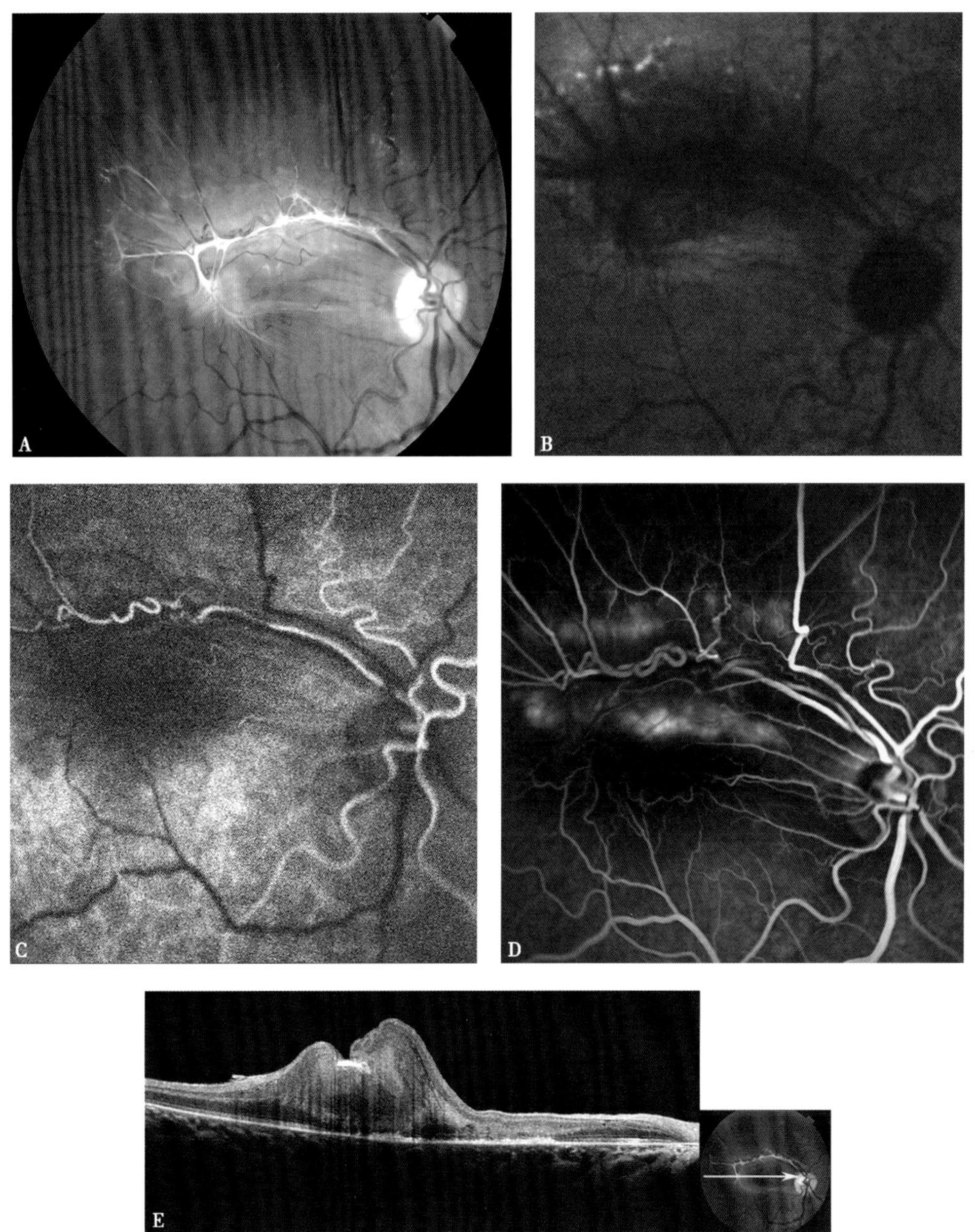

图 2-29-2 右眼视网膜和视网膜色素上皮联合错构瘤术后随访

图 2-29-1 CHRRPE 患儿接受玻璃体切除联合视网膜前膜剥除术后 3 个月随访，右眼矫正视力为 0.2。A. 右眼眼底像，CHRRPE 位于黄斑区呈黄白色隆起，其表面纤维膜明显减少，但视网膜血管仍迂曲 B. 右眼 SW-FAF 像，病灶对应区域 AF 亮度减弱，但其周围有斑、点状强 AF 灶 C. 右眼 FFA 早期像，病灶对应区域背景荧光明显减弱 D. 右眼 FFA 晚期像，病灶表面及其周围视网膜动、静脉走行迂曲，毛细血管荧光素渗漏 E. 右眼 OCT 像，显示病灶对应区域视网膜隆起，其间组织结构紊乱，呈强弱不均匀反射信号，其表面纤维膜呈强反射信号，而 CHRRPE 下方的椭圆体带部分消失

图点评：目前对于 CHRRPE 的治疗仅限于剥离其表面增生的纤维膜，虽然对视网膜组织结构有所改善，但视网膜内 CHRRPE 病灶仍存在，且存在增殖膜复发可能。

（张　鹏　张自峰　王雨生）

主要参考文献

1. 张鹏，惠延年，张自峰，等．视网膜和视网膜色素上皮联合错构瘤的眼底影像特征．中华眼底病杂志，2014，30（6）：554-557.

2. 张潇，董方田，戴荣平，等．拟诊视网膜和视网膜色素上皮联合错构瘤的临床特征分析．中华眼科杂志，2009，45（5）：406-441.

3. Gass JDM. An unusual hamartoma of the pigment epithelium and retina simulating choroidal melanoma and retinoblastoma. Retina，2003，23（6 Suppl）：171-183.

4. Shields CL，Thangappan A，Hartzell K，et al. Combined hamartoma of the retina and retinal pigment epithelium in 77 consecutive patients visual outcome based on macular versus extramacular tumor location. Ophthalmology，2008，115（12）：2246-2252.

5. Cohn AD，Quiram PA，Drenser KA，et al. Surgical outcomes of epiretinal membranes associated with combined hamartoma of the retina and retinal pigment epithelium. Retina，2009，29（6）：825-830.

6. Zhang X，Dong F，Dai R，et al. Surgical management of epiretinal membrane in combined hamartomas of the retina and retinal pigment epithelium. Retina，2010，30（2）：305-309.

第30章

Sturge-Weber 综合征

Sturge-Weber Syndrome

● 概述

Sturge-Weber 综合征（Sturge-Weber syndrome）即脑三叉神经血管瘤病，是一种罕见的皮肤、眼和脑血管畸形的先天性神经皮肤综合征，主要表现为累及软脑膜、面部三叉神经支配区及眼脉络膜的血管瘤。本病多于 10 岁前发病，常为单侧，偶见双侧，发病率约为 1/50 000，无性别和种族差异。多为散发病例，部分呈家族性发病。

● 分型

本病分为 3 型：①Ⅰ型为颜面部、脑膜及脉络膜均有血管瘤，可伴有典型青光眼；②Ⅱ型仅有面部血管瘤，无明显颅内病变；③Ⅲ型仅有脑膜血管瘤。主要临床表现为面部血管瘤、癫痫、智力障碍、偏瘫及青光眼等。其中颜面血管瘤、癫痫病和青光眼为该病的三大特征。

● 临床特征

可表现为患病侧颜面及眼睑皮肤鲜红或暗紫色斑痣，结膜、巩膜、虹膜睫状体和脉络膜的血管瘤、青光眼、继发性视网膜脱离等。B 型超声波、荧光素眼底血管造影、吲哚青绿脉络膜血管造影、超声生物显微镜等眼科辅助检查有助于眼部并发症的诊断（图 2-30-1～图 2-30-5）。

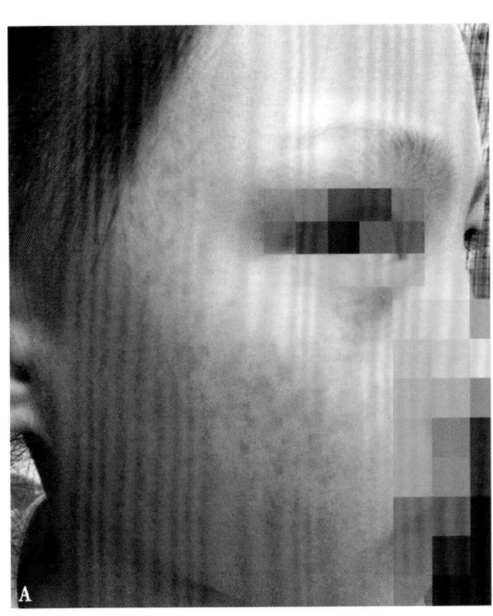

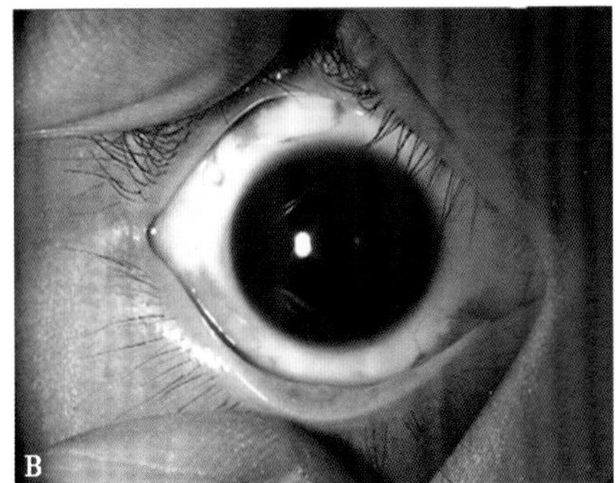

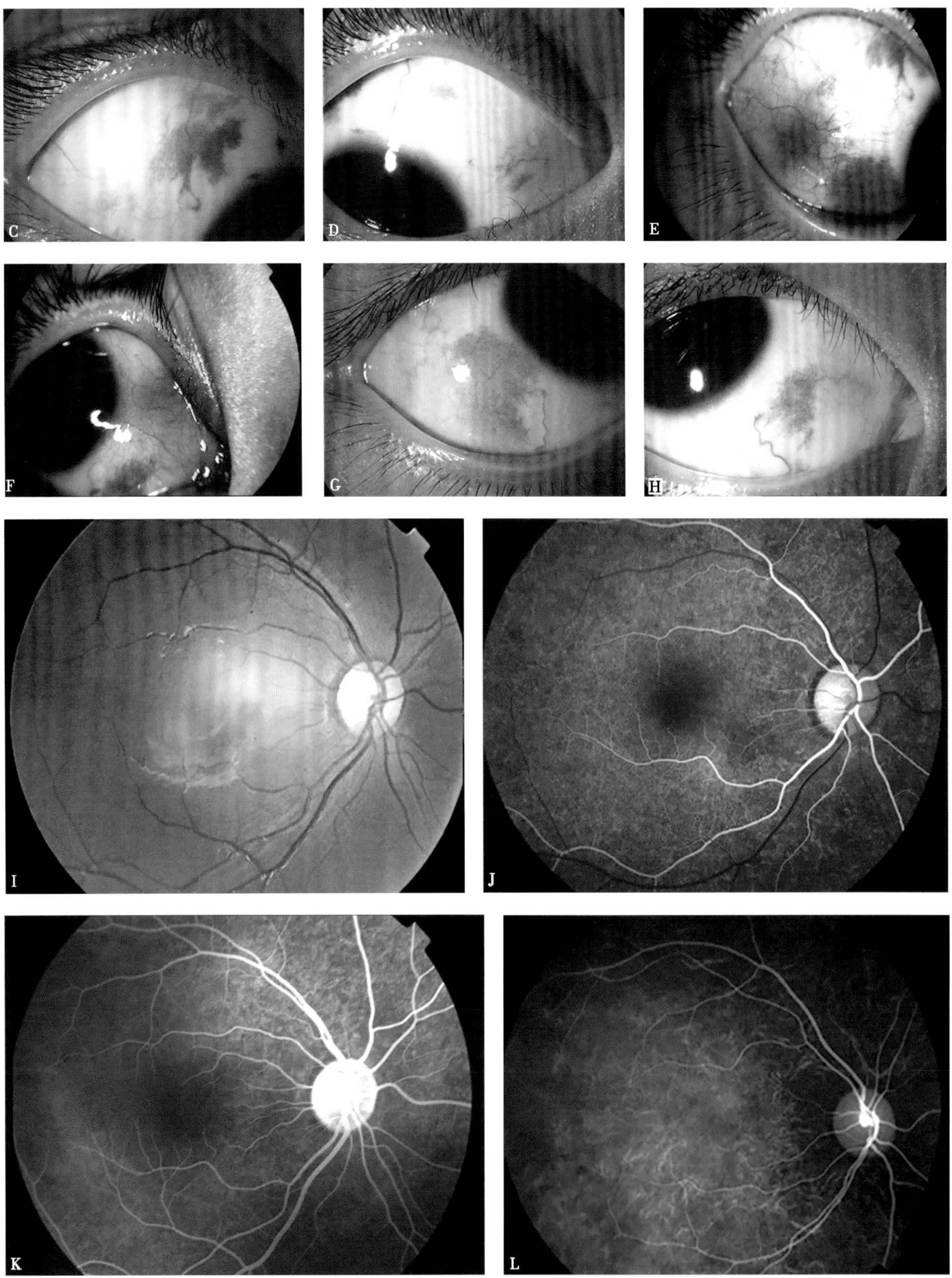
C
D
E
F
G
H
I
J
K
L

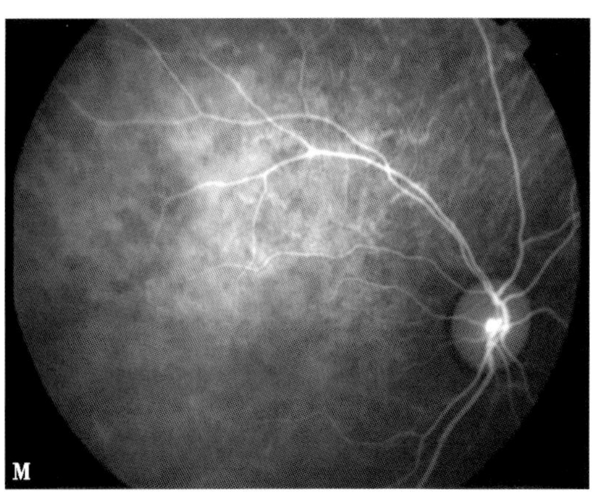

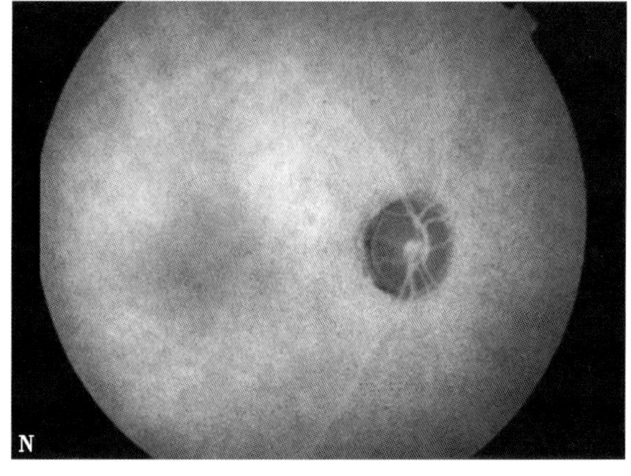

图 2-30-1　Sturge-Weber 综合征

患儿女，6 岁，因发现右侧面部斑痣 6 年、右眼白长黑斑 1 年就诊。患儿出生后不久即出现右眼睑下方紫红色血管痣，1 年前右眼结膜出现暗紫色色素沉着。无癫痫发作史。家族史无特殊。眼部检查：双眼视力 1.0，双眼眼压 14.6mmHg。眼球无突出。A. 颜面及外眼像，示右眼睑和面颊皮肤可见暗紫色皮肤血管瘤　B～H. 右眼外眼像，显示不同部位球结膜和浅层巩膜可见血管扩张，浅层巩膜见暗紫色色素沉着。角膜透明，前房深浅正常，房角为宽角，晶状体透明，玻璃体未见混浊　I. 右眼眼底像，示视盘边界清，色泽正常，C/D=0.3，视网膜未见明显异常　J、K. FFA 检查，示右眼后极部背景荧光略增强，但未见脉络膜血管瘤样荧光征象（J 和 K 分别为造影早期和中期）　L～N. ICGA 检查，示右眼早期后极部出现弥漫性脉络膜血管瘤样强荧光，晚期后极部出现弥漫性强荧光，未见“冲刷现象”，视网膜中周部未见异常荧光（L、M 和 N 分别为造影早、中和晚期）。该患儿眼部 A/B 超及头颅 CT 未见异常。结合临床诊断为右侧 Sturge-Weber 综合征

图点评：该患儿仅发现颜面部血管瘤、巩膜色素沉着和结膜血管扩张，眼底未出现典型的“西红柿样”外观，B 型超声波及 FFA 均未发现脉络膜血管异常，但 ICGA 能清晰显示血管瘤样改变的位置和大小，提示 ICGA 是诊断本病的一种特异性方法。该病例未发现青光眼和视网膜脱离征象，可能尚处于疾病早期，需定期复诊观察。

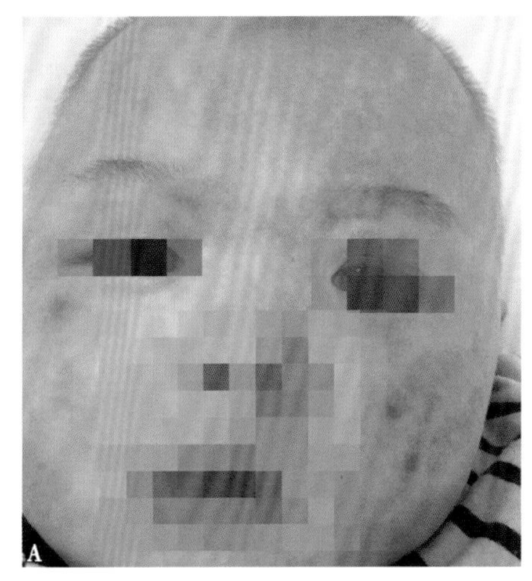

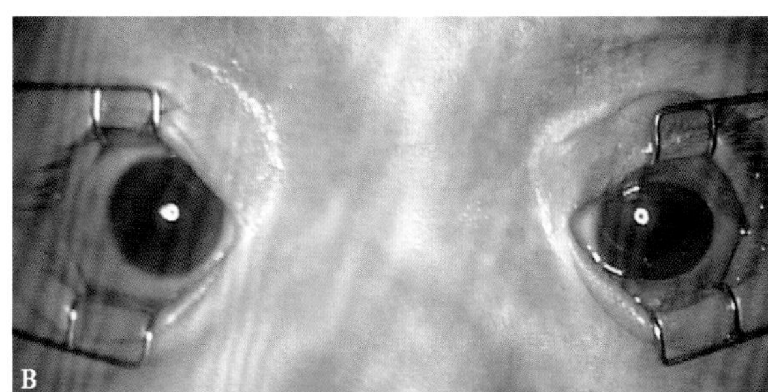

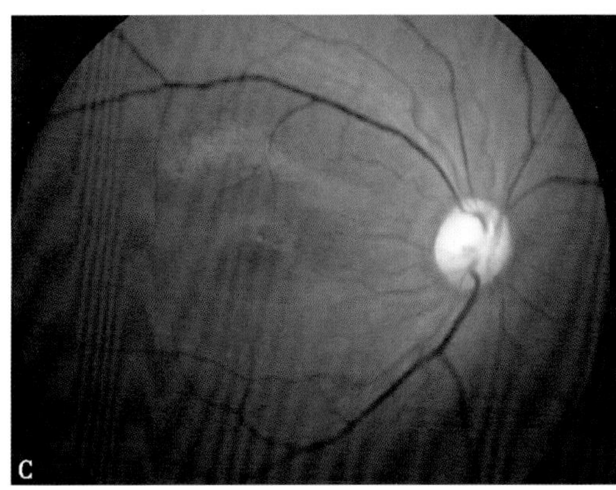

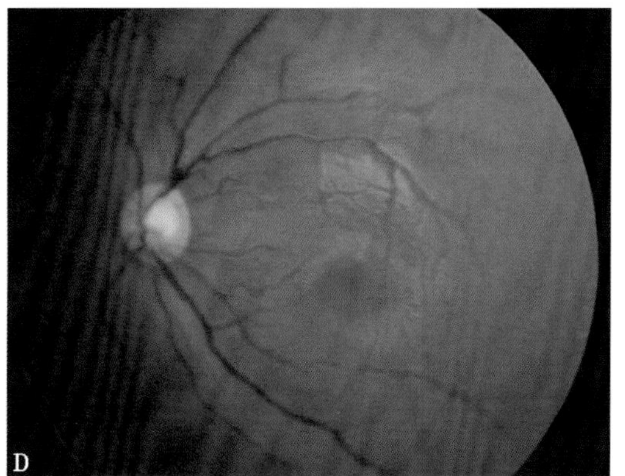

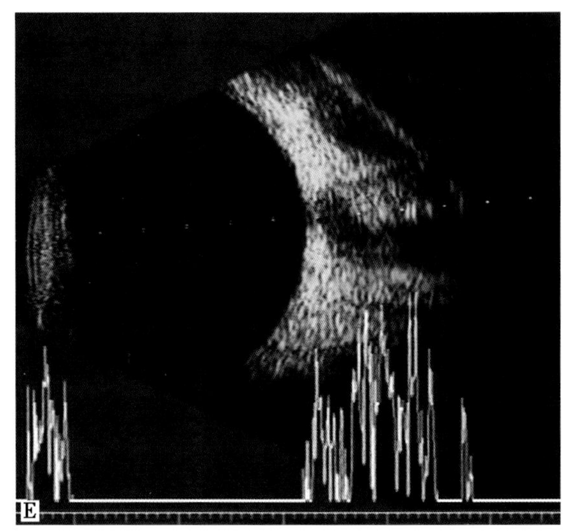

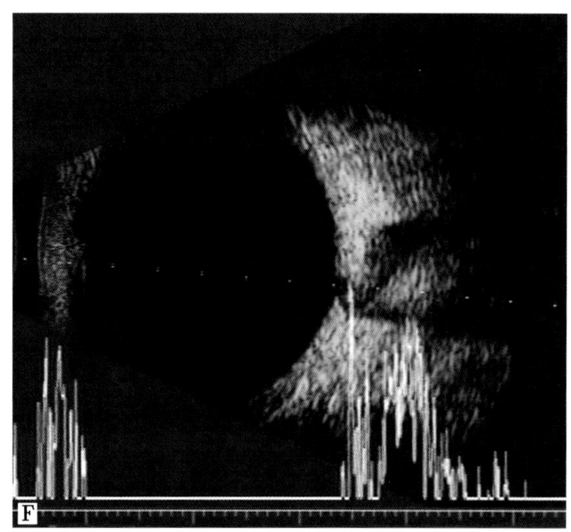

图 2-30-2　Sturge-Weber 综合征

患儿男，7 月龄，因家长发现左眼颜面部血管瘤 7 个月就诊。患儿出生后家长即发现左眼睑及颜面部皮肤出现紫红色血管痣状物，无癫痫发作史。无特殊家族遗传史。眼部检查：视力双眼可追光；眼压：右眼 11mmHg，左眼 15mmHg。双眼球无突出。A、B. 颜面及外眼像，示左额面部和眼睑皮肤可见紫红色血管瘤，左眼球结膜轻充血，角膜轻雾状混浊，直径约 13mm（右角膜直径 11mm）；前房深度正常，瞳孔圆，晶状体透明　C. 右眼眼底像，视盘色稍淡，C/D=0.3，黄斑区未见明显异常，视网膜平伏，血管走行可　D. 左眼眼底像，略模糊，视盘色稍淡，C/D=0.5，黄斑区未见明显异常，视网膜血管走行可，视网膜平伏　E、F. 双眼部 A/B 超，右眼轴长 20.8mm，前房深度 2.6mm，晶状体厚度 3.5mm，球壁光滑未见明显异常回声。左眼轴长 21.8mm，前房深度 2.8mm，晶状体厚度 3.6mm，视盘凹陷，球壁光滑，未见明显异常回声。结合临床诊断：Sturge-Weber 综合征，左眼继发性青光眼（本病例由空军军医大学西京医院李曼红、张自峰和王雨生医师提供）

图点评：该患儿发现左侧颜面部血管瘤，并见左眼角膜雾状混浊、角膜直径大、眼轴较对侧长、视杯凹陷等青光眼的表现，但眼底未见典型血管瘤样外观，无明显颅内病变。因患儿家长拒绝，故未做眼底血管造影检查。尽管左眼具有青光眼损害表现，但测得的眼压尚在正常范围，这正是小儿青光眼特点之一。需要进一步治疗青光眼，定期做眼底检查。

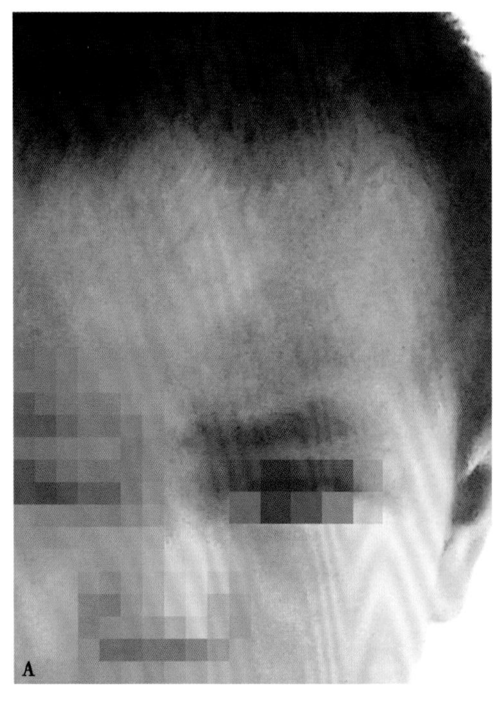

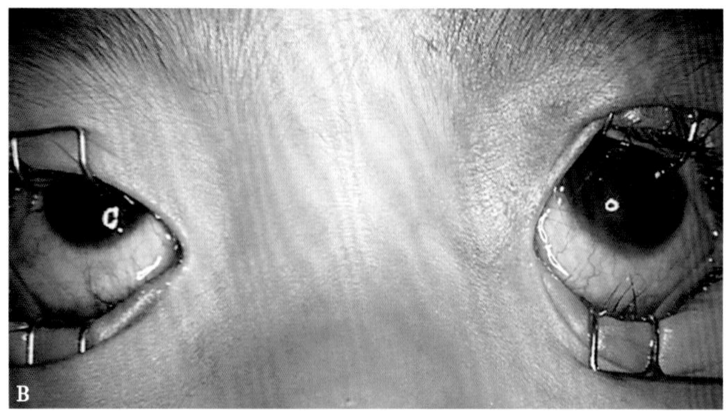

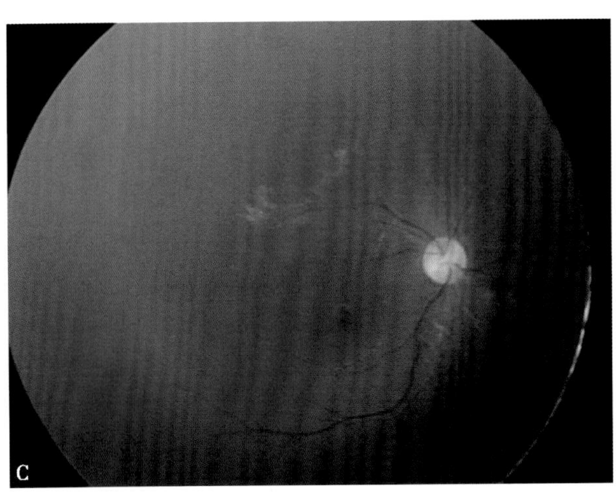

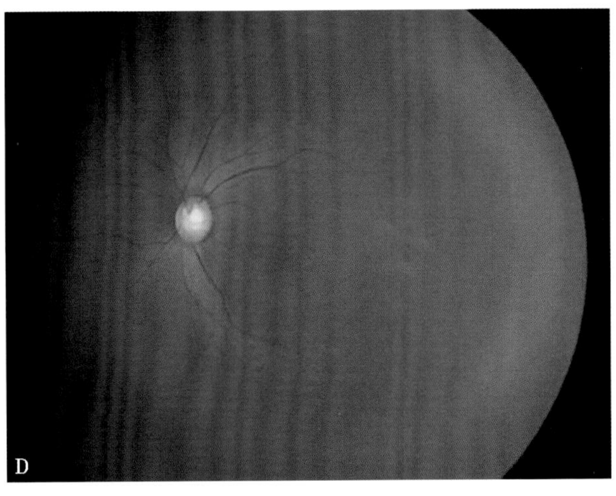

图 2-30-3 Sturge-Weber 综合征

患儿男，2 岁 4 个月，因发现左侧额部血管瘤 2 年余就诊。患儿母亲诉出生后即发现左眼睑及额部皮肤紫红色血管痣状物，无癫痫发作史。无特殊家族遗传史。眼部检查：双眼可视物，查视力不配合。眼压：右眼 12mmHg，左眼 20mmHg。双眼球无突出。A、B. 颜面及外眼像，示左眼上睑和左侧额部皮肤紫红色斑痣，左眼球结膜轻充血，角膜轻雾状混浊，直径约 13mm（右眼角膜直径约 11mm）；前房深度正常，瞳孔圆，晶状体透明 C. 右眼眼底像，视盘色淡红，C/D=0.2，黄斑区未见明显异常，视网膜平伏，血管走行可 D. 左眼眼底像，眼底稍模糊，视盘色稍淡，C/D=0.5，视盘周围脉络膜可见橘红色微隆起，视盘周围血管轻隆起爬行，黄斑区未见明显异常，周边视网膜平伏，血管走行可。结合临床诊断：Sturge-Weber 综合征，左眼继发性青光眼，左眼脉络膜血管瘤（本病例由空军军医大学西京医院李曼红、张自峰和王雨生医师提供）

图点评：该患儿左侧额部及上眼睑血管瘤，并见青光眼和脉络膜血管瘤表现，Sturge-Weber 综合征临床诊断明确。本病合并的脉络膜血管瘤多为弥漫性，不同于孤立性脉络膜血管瘤，隆起轻微，只有仔细对比观察病灶与周围的色泽才可发现，因而容易漏诊。临床上以治疗青光眼为主，定期观察脉络膜血管瘤变化，适时行眼底血管造影，以确诊并观察其变化，必要时进行干预。

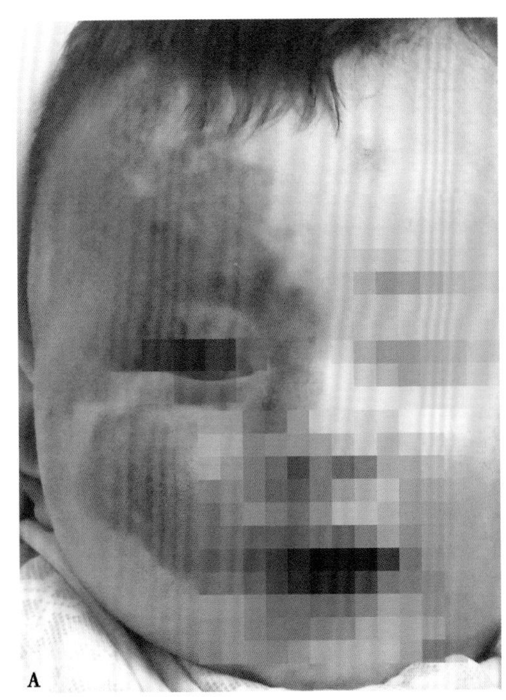

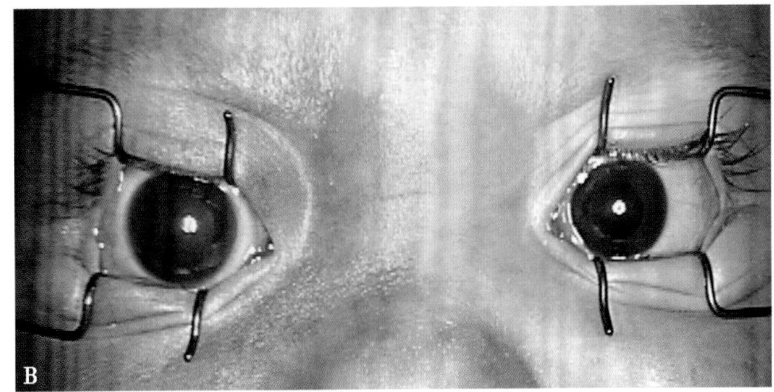

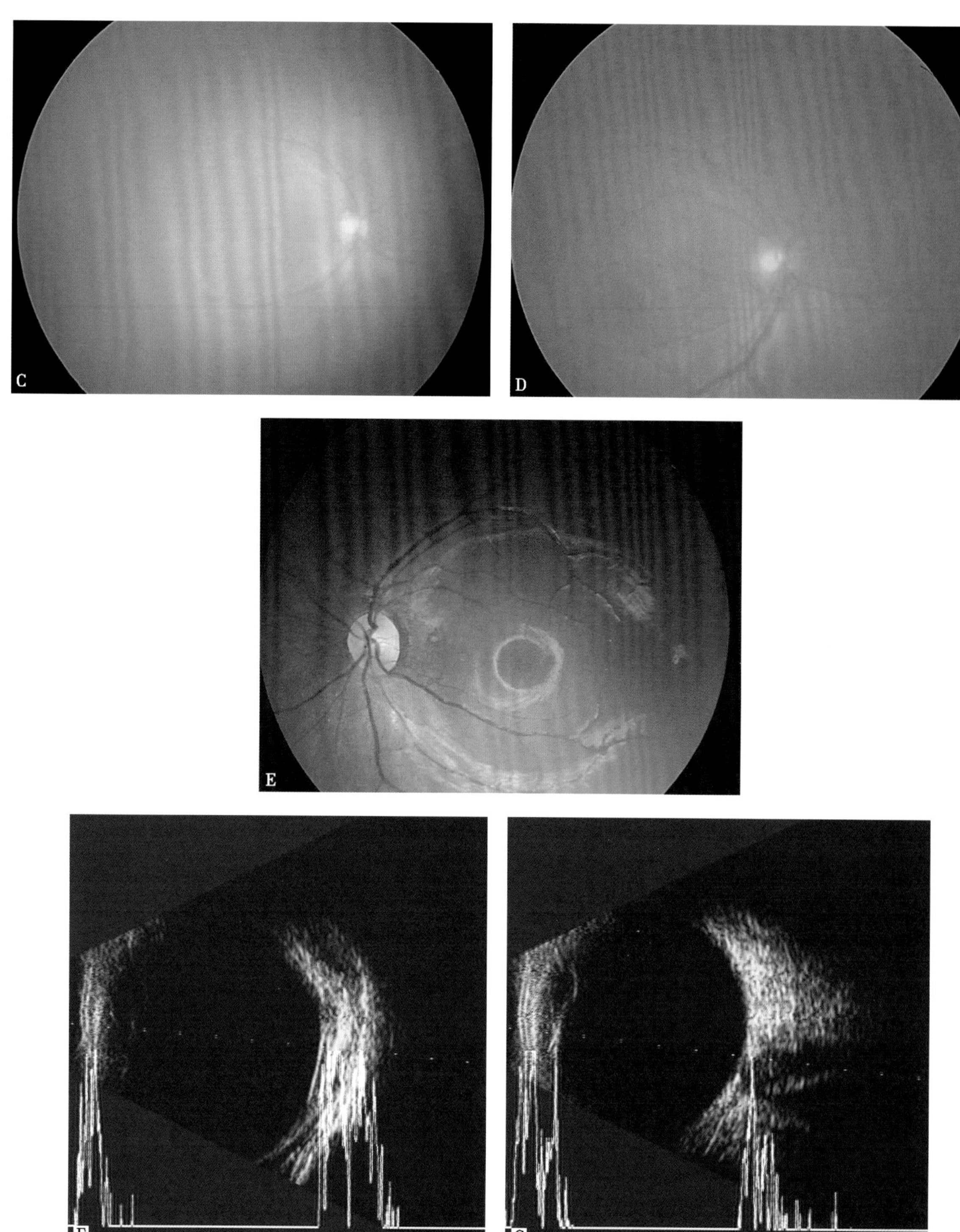

图 2-30-4　Sturge-Weber 综合征

患儿男，9 月龄，因家长发现右侧面部血管瘤 9 个月余来诊。患儿母亲诉出生后即发现右侧面部皮肤约上 2/3 区域出现鲜红色血管痣状物，无癫痫发作史。无特殊家族遗传史。眼部检查：双眼可追物，眼压：右眼 29mmHg，左眼 13mmHg。双眼球无突出。A、B. 颜面及外眼像，示包括右眼上下睑的右侧约上 2/3 额面部皮肤可见鲜红色斑痣，球结膜无充血，角膜轻雾状混浊，直径约 13mm（左眼球角膜直径约 11mm）；前房深度正常，瞳孔圆，晶状体透明　C、D. 右眼眼底像，眼底略模糊，视盘色稍淡，C/D=0.4，视盘周围至黄斑区可见橘红色微隆起，呈西红柿样外观，视盘周围血管轻隆起爬行，周边视网膜平伏，血管走行可（C 为广角像，D 为后极部像）　E. 左眼眼底像，视盘色淡红，C/D=0.2，黄斑区未见明显异常，视网膜平伏，血管走行可　F. 右眼部 A/B 超，眼轴长 20.8mm，前房深度 2.7mm，晶状体厚度 3.6mm，后极部球壁增厚，稍粗糙，视盘凹陷，可见不规则低回声　G. 左眼部 A/B 超，眼轴长 19.1mm，前房深度 2.4mm，晶状体厚度 3.5mm，眼球壁光滑，未见异常回声。结合临床诊断：Sturge-Weber 综合征，右眼继发性青光眼，右眼脉络膜血管瘤（本病例由空军军医大学西京医院李曼红、张自峰和王雨生医师提供）

图点评：该患儿具有右侧颜面大范围血管瘤、右眼继发性青光眼表现和眼底典型的呈"西红柿样"外观的广泛的弥漫性脉络膜血管瘤等特征，Sturge-Weber 综合征诊断明确。临床上以治疗青光眼为主，密切观察眼底变化。

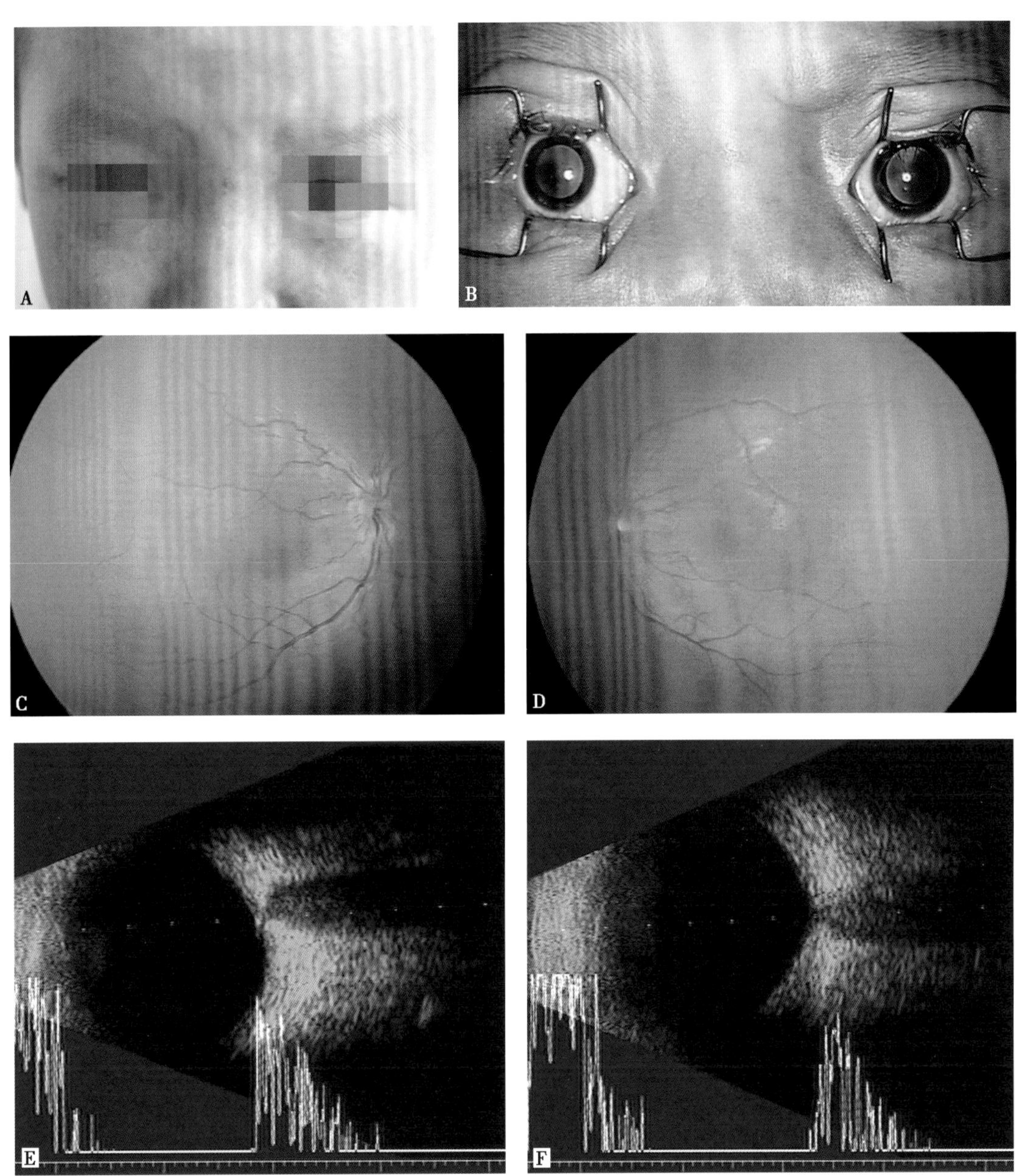

图 2-30-5 Sturge-Weber 综合征

患儿男，3 岁 3 月龄，因双侧额面部血管瘤激光治疗后 2 年就诊。患儿母亲诉出生后即发现双侧额面部皮肤约 2/3 区域出现鲜红色血管痣状物，当地医院诊为"双侧颜面部血管瘤"，1 岁时于皮肤科多次行颜面部激光治疗，恢复良好，仅留色素斑。无癫痫发作史。无特殊家族遗传史。眼部检查：视力：双眼均为 0.15。眼压：右眼 18mmHg，左眼 17mmHg。双眼球无突出。A、B. 颜面及外眼像，双侧额面部皮肤可见色素斑，双眼角膜直径约 11mm　C. 右眼眼底像，玻璃体轻混浊，眼底略模糊，视盘色可，C/D=0.2，视盘周围至黄斑区可见橘红色微隆起，呈西红柿样外观，视网膜血管迂曲扩张，周边视网膜平伏　D. 左眼眼底像，玻璃体轻混浊，眼底略模糊，视盘色可，C/D=0.3，视盘周围及后极部可见橘红色微隆起，呈西红柿样外观，视网膜血管走行可，周边视网膜平伏　E. 右眼部 A/B 超像，眼轴长 16.8mm，前房深度 2.5mm，晶状体厚度 3.7mm，后极部球壁增厚，稍粗糙，眼球壁光滑，可见不规则低回声　F. 左眼部 A/B 超像，眼轴长 18.8mm，前房深度 2.8mm，晶状体厚度 3.6mm，视盘轻凹陷，未见异常回声。结合临床疑似诊断：Sturge-Weber 综合征，双眼脉络膜血管瘤（本病例由空军军医大学西京医院李曼红、张自峰和王雨生医师提供）

图点评：该患儿双侧颜面部血管瘤激光治疗后淡色素斑、眼底典型的“西红柿样”外观、视网膜血管迂曲扩张等特征，符合 Sturge-Weber 综合征临床表现。但本综合征双侧发病者少见，需要定期观察眼压及眼底变化，眼底血管造影检查对明确诊断十分有益。

● 治疗建议

目前尚无根治性疗法，主要采用对症支持性治疗，如抗癫痫、治疗青光眼和偏头痛等，主要防止病变发展及产生继发性损害。对于脉络膜血管瘤有采取激光、冷凝或 PDT 等进行治疗的报道，尽量保存中心视力。对于继发性视网膜脱离，往往保守治疗。

（苏　钰　陈长征　李曼红　侯　旭　王雨生）

主要参考文献

1. 陈长征，佘运娴，郑红梅. Sturge-Weber 综合征吲哚青绿血管造影一例. 眼科研究，2004，22（3）：324.
2. 易细香，傅培，周紫霞. Sturge-Weber 综合征眼部合并症研究进展. 中国实用眼科杂志，2013，31（7）：814-817.
3. 张新康. 我国有关 Sturge-Weber 综合征的记载. 中华眼科杂志，2008，44（5）：476-477.
4. Van Emelen C，Goethals M，Dralands L，et al. Treatment of glaucoma in children with Sturge-Weber syndrome. J Pediatr Ophthalmol Strabismus，2000，37（1）：29-34.

第31章

脉络膜血管瘤

Hemangioma of the Choroid

● 概述

脉络膜血管瘤(hemangioma of the choroid)属于先天性错构瘤，其确切的病因尚不明确。根据病变的范围，脉络膜血管瘤可以分为孤立性和弥漫性。Witschel 和 Font 总结了 71 例脉络膜血管瘤的病例，63% 是孤立性脉络膜血管瘤，37% 是弥漫性脉络膜血管瘤。

● 临床特征

孤立性脉络膜血管瘤通常不合并皮肤和其他系统的改变，病变多位于后极部(图 2-31-1)，主要占据脉络膜大中血管层。多为单眼发病，男性多于女性。弥漫性脉络膜血管瘤多见于 Sturge-Weber 综合征(图 2-31-2)，又称为脑颜面血管瘤综合征、大脑 - 眼 - 颜面血管瘤、脑三叉神经血管瘤病，系胚胎早期终脑泡和神经外胚层之间的间叶组织内胚胎血管丛发育异常所致。通常在孕 5～8 周时，由于这些区域的血管引流系统发育受阻，继而影响面部、眼、软脑膜及脑部。Sturge-Weber 综合征为非遗传性，无性别差异，多为单眼发病。

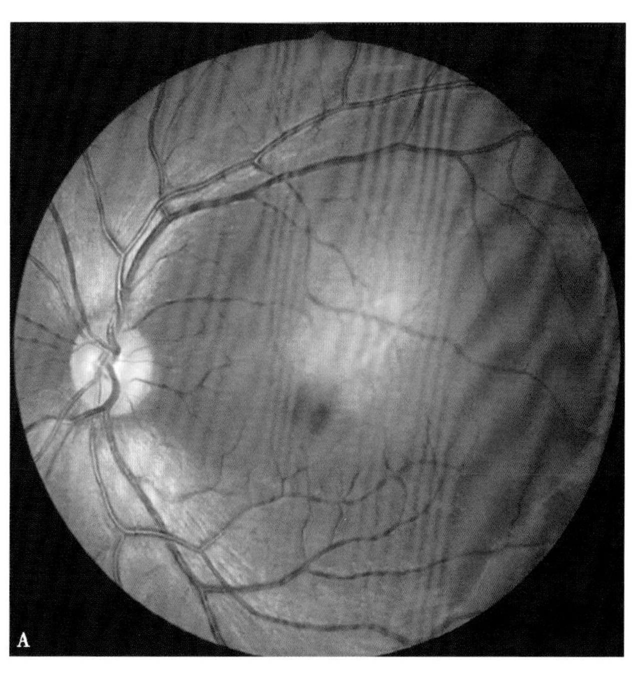

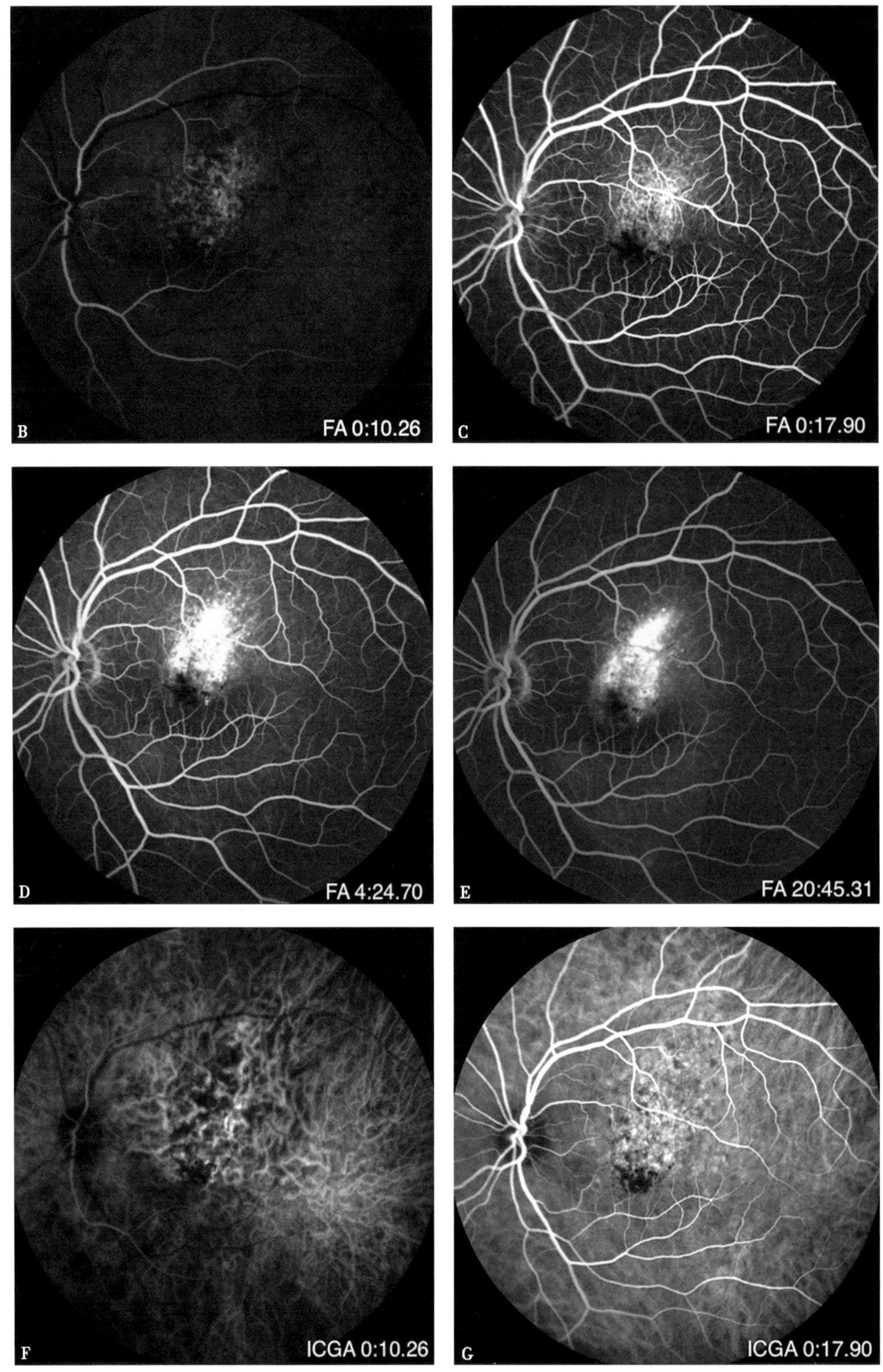
B
FA 0:10.26
C
FA 0:17.90
D
FA 4:24.70
E
FA 20:45.31
F
ICGA 0:10.26
G
ICGA 0:17.90

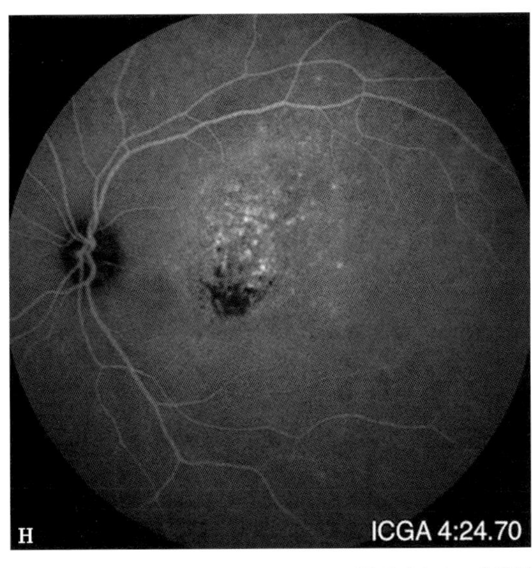

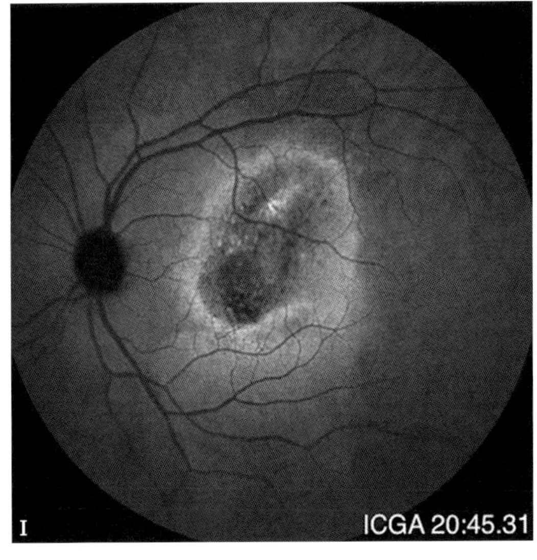

图 2-31-1　**左眼孤立性脉络膜血管瘤**

患者男，29 岁，因左眼视力逐渐下降 7 个月就诊。既往体健，就诊时视力右眼 1.2，左眼 0.05。A. 左眼眼底像，示左眼后极部橘红色隆起的瘤体，边界清楚　B～E. 左眼 FFA 检查，在动脉早期出现不规则丛网状荧光，动静脉期荧光迅速渗漏并融合扩大，晚期持续强荧光　F～I. 左眼 ICGA 检查，在脉络膜荧光刚开始出现时可清晰显示瘤体由脉络膜血管团组成，随后荧光渗漏呈强荧光灶，晚期染料自瘤体内快速清除（本病例由北京同仁医院周海英和纪海霞医师提供）

图点评：孤立性脉络膜血管瘤瘤体多位于后极部，肿瘤呈橘红色隆起，边界清楚，瘤体表面可有色素沉着，病程长的患者瘤体表面色素上皮可化生为纤维组织甚至骨化。瘤体周围可见视网膜变性或视网膜劈裂。大部分患者均并发渗出性视网膜脱离，起初多局限于瘤体周围，后期可有大量视网膜下液。ICGA 是目前对脉络膜血管瘤最具诊断价值的检查。CT 和 MRI 提示球后壁局限性增厚或向球内隆起的占位性病变，增强明显。MRI 检查为 T1WI 低信号，T2WI 高信号的病灶。本病很难在小儿发现，故此以一成人病例展示其典型特征。

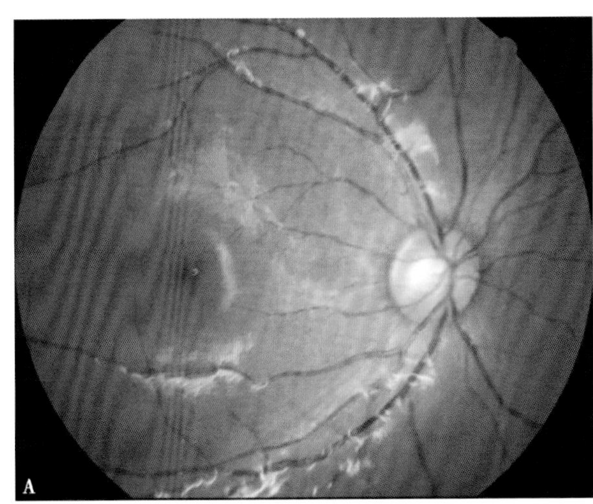

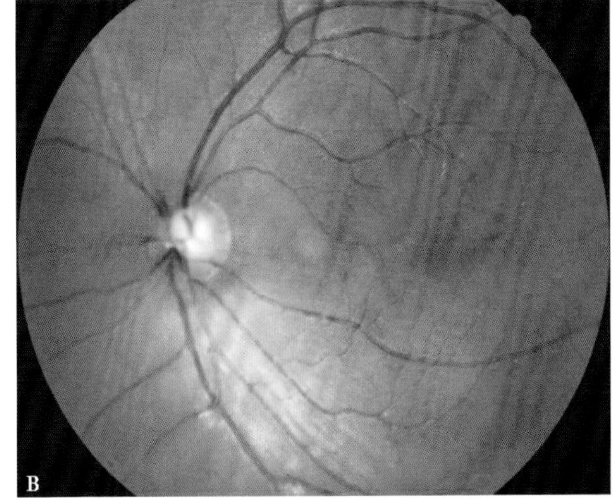

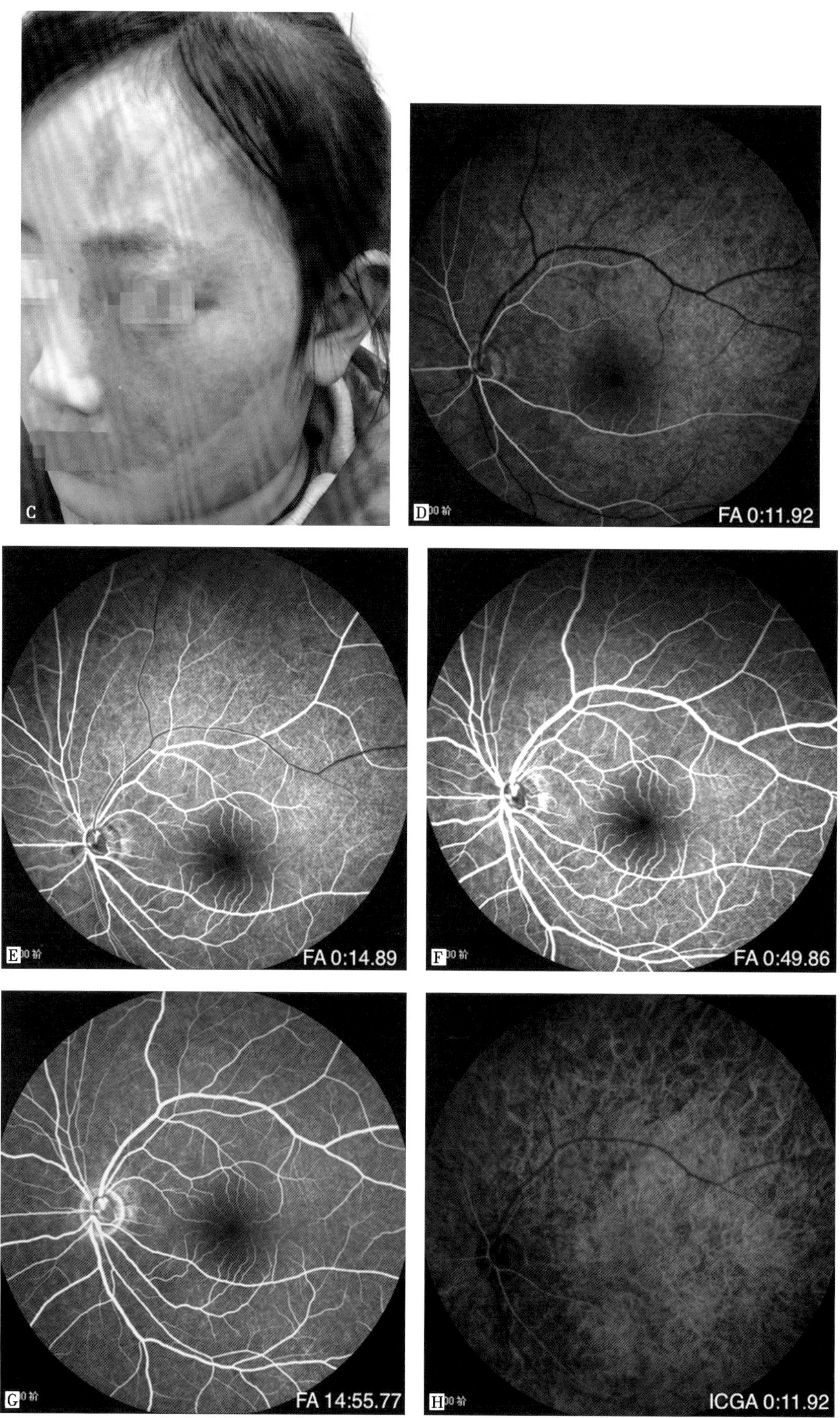
C
D
FA 0:11.92
E
FA 0:14.89
F
FA 0:49.86
G
FA 14:55.77
H
ICGA 0:11.92

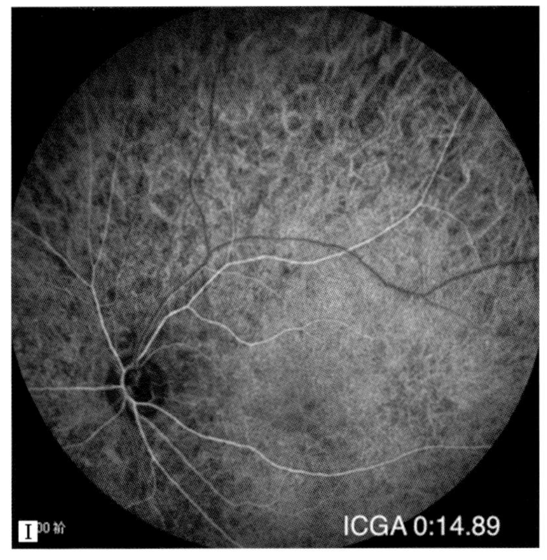

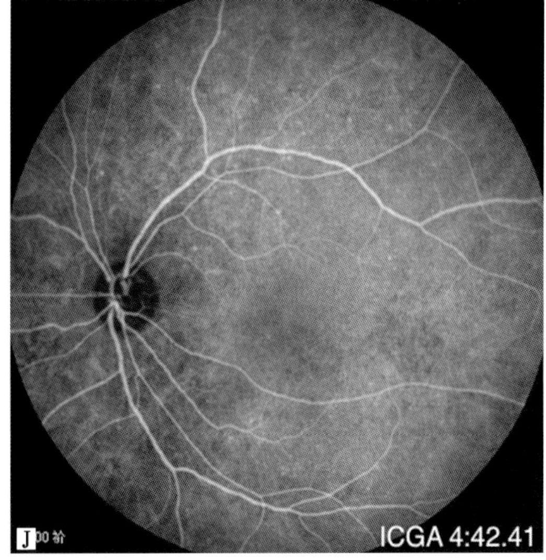

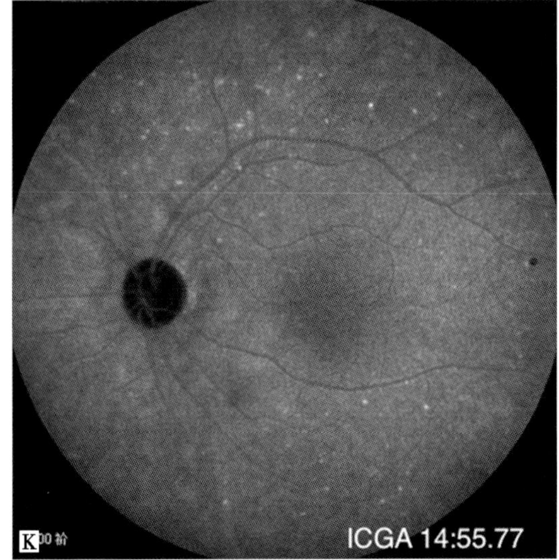

图 2-31-2 **左眼弥漫性脉络膜血管瘤**

患儿女，8 岁，因出生后家长发现左侧颜面部皮肤血管瘤就诊。A、B. 双眼眼底像，右眼底正常（A），左眼眼底呈暗红色“西红柿样”，无明显圆形或卵圆形橘红色隆起的肿物（B） C. 颜面部彩像，颜面皮肤可见沿三叉神经分布的皮肤血管瘤，病灶累及眼睑，压之褪色，不过中线 D～G. 左眼 FFA 检查，可见脉络膜荧光弥漫性增强，但无明显的瘤体边界 H～K. 左眼 ICGA 检查，可见脉络膜荧光不均匀，高灌注呈现强荧光状态，灌注不良显示为弱荧光，后期可见病灶有强荧光斑点（本病例由北京同仁医院周海英和纪海霞医师提供）

图点评：弥漫性脉络膜血管瘤没有明显隆起的肿物，和对侧眼比较更易发现“西红柿样”眼底，有时可见虹膜异色、脉络膜和视网膜血管扩张迂曲。弥漫性血管瘤多为 Sturge-Weber 综合征患者。约 70% 的 Sturge-Weber 综合征患者患有青光眼，若鲜红斑痣累及眼睑，则青光眼的发生率更高，其发病机制可能与房角发育不良以及巩膜上腔静脉压升高有关。该综合征患者的软脑膜血管瘤可表现为癫痫、头痛、偏头痛、同侧脑膜血管瘤、颅内钙化、智力低下等，对比增强型颅脑 MRI 最适于发现患者的神经系统病灶。

- 孤立性和弥漫性脉络膜血管瘤的异同：二者均为先天性疾病。孤立性脉络膜血管瘤的患者往往成年后方来就诊，这与幼年时肿瘤较小、无自觉症状难以察觉有关。弥漫性脉络膜血管瘤的患者就诊年龄较小，Sturge-Weber 综合征患儿多由于出生后发现颜面部皮肤血管瘤后前来眼科就诊，较年长儿童也可以眼胀痛、头痛、视力下降为主诉前来就诊。

● 诊断

出现渗出性视网膜脱离的患者应行眼部超声检查，以免由于肿瘤较小或视网膜下液较多导致漏诊。在与无色素脉络膜黑色素瘤和脉络膜骨瘤鉴别时，注意观察肿瘤的生长速度和全身其他部位的改变等，必要时使用相应的辅助检查以鉴别。

● 治疗建议

孤立性脉络膜血管瘤可采用激光、TTT、PDT 或放射敷贴治疗，若视网膜下液较多、肿瘤难以定位时，可采用巩膜外放液引流视网膜下液后再进行光凝或冷凝治疗。有相关报道，使用抗 VEGF 药物也可促进视网膜下液吸收。弥漫性脉络膜血管瘤的治疗视瘤体范围和继发性视网膜脱离状况而定。小范围视网膜脱离可考虑激光光凝治疗。大范围视网膜脱离可以选择玻璃体手术联合激光光凝治疗。外放射治疗和局部敷贴放射治疗在保存视力和预防新生血管性青光眼方面具有一定的价值。继发性青光眼根据眼压情况选择不同的抗青光眼治疗方法，多数患者药物控制不良，需要手术治疗。中枢神经系统对症治疗，难治性癫痫除药物治疗外，常需要手术治疗。颜面部皮肤血管瘤可行激光治疗。

（卢 海 马 燕）

主要参考文献

1. 魏文斌，陈积中. 眼底病鉴别诊断学. 北京：人民卫生出版社，2012：484-485.
2. Reynolds JD，Olitsky SE. 小儿视网膜. 王雨生，主译. 西安：第四军医大学出版社，2013：186-187.
3. 佘海澄，李栋军，杨文利，等. 脉络膜血管瘤的超声造影特征. 中华实验眼科杂志，2015，33（1）：51-54.
4. Witschel H，Font RL. Hemangioma of the choroid. A clinicopathologic study of 71 cases and a review of the literature. Surv Ophthalmol，1976，20（6）：415-431.
5. Sullivan TJ，Clarke MP，Morin JD. The ocular manifestations of the Sturge-Weber syndrome. J Pediatr Ophthalmol Strabismus，1992，29（6）：349-356.
6. Van Emelen C，Goethals M，Dralands L，et al. Treatment of glaucoma in children with Surge-Weber syndrome. J Pediatr Ophthalmol Strabismus，2000，37（1）：29-34.
7. Schilling H，Sauerwein W，Lommatzsch A，et al. Long-term results after low dose ocular irradiation for choroidal haemangiomas. Br J Ophthalmol，1997，81（4）：267-273.
8. Zografos L，Egger E，Bercher L，et al. Proton beam irradiation of choroidal hemangiomas. Am J Ophthalmol，1998，126（2）：261-268.

第32章

脉络膜骨瘤

Choroidal Osteoma

● 概述

脉络膜骨瘤（choroidal osteoma）又称为脉络膜骨性迷芽瘤，是一种先天性的良性肿瘤。文献报道的发病年龄在 2 月龄至 71 岁之间。虽然该病在婴儿期就有异常的眼底表现，但是由于肿瘤生长相对缓慢，往往到成年才被确诊，多为体检发现或中心视力下降后就诊发现。该病常见于女性，单眼发病居多，也可双眼发病，双眼发病者病灶多为对称分布。

病因不明，无明确的致病基因。

● 组织病理学

研究显示，脉络膜骨瘤由致密的骨小梁及衬以内皮细胞的大血窦和毛细血管组成，可见大量的成骨细胞、骨细胞和破骨细胞。骨小梁间的髓腔可见疏松的纤维血管成分、肥大细胞和泡沫间质细胞。覆盖在瘤体表面的 RPE 变性，Bruch 膜上可见聚集的含色素颗粒的噬黑色素细胞，脉络膜毛细血管变薄或消失。

● 临床特征

本病发展缓慢，根据瘤体位置的不同，患者的症状有所不同。脉络膜骨瘤常见于后极部，邻近视盘或位于黄斑区（图 2-32-1）。如果瘤体波及黄斑区，可有中心视力下降、视物变形等症状。若瘤体邻近黄斑区，患者早期无自觉症状，随着肿瘤增大、视网膜变性或 CNV 形成，可表现为视力障碍。

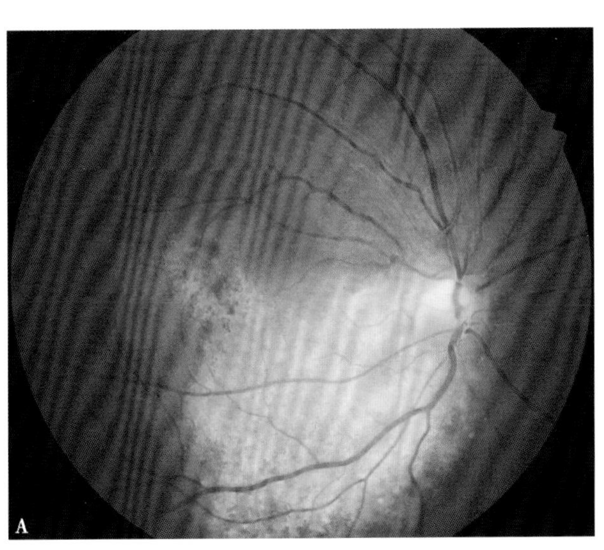

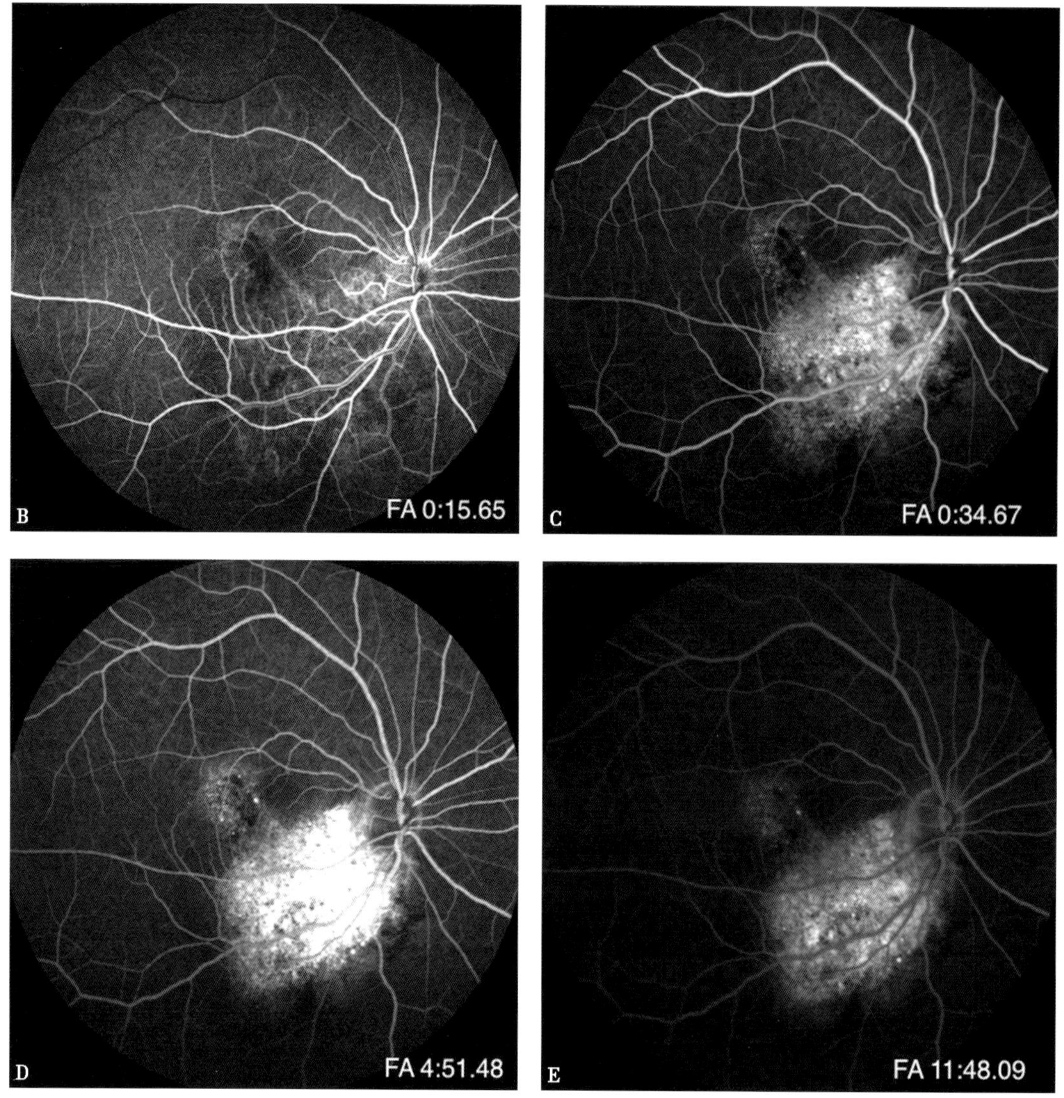

图 2-32-1 **右眼脉络膜骨瘤**

患者男，35 岁，因右眼视力下降伴视物变形 4 个月就诊。既往体健，就诊时视力右眼 0.2，左眼 0.4。A. 右眼眼底像，后极部可见一边界清晰的扁平状黄白色肿物，呈椭圆形，肿物表面色素紊乱，部分 RPE 脱色素和色素游离 B～E. 右眼 FFA 检查，RPE 脱色素的部位呈现强荧光，色素聚集处呈荧光遮蔽。瘤体强荧光逐渐增强，晚期荧光素轻度着染。此例患者未合并 CNV，未见荧光素渗漏（本病例由北京同仁医院张风和纪海霞医师提供）

图点评：脉络膜骨瘤常见于后极部，瘤体呈黄白色或橙红色，近似圆形或椭圆形，也可呈扇形或不规则的地图状。肿瘤边界清楚，多呈扁平状生长，常有圆钝的伪足状突出。病程长的瘤体的表面呈丘陵状起伏，可有色素斑块。本病女性多发，而本例患者为男性。病灶已侵及黄斑，故引起视觉症状。尽管本病为先天性疾病，在婴儿期就可有异常的眼底表现，但很难遇到典型病例。因肿瘤生长相对缓慢，往往到成年体检才发现，或出现中心视力下降而就诊被发现。在此以一成人病例展示其眼底表现。

- 辅助检查：超声检查可见肿瘤形成强回声，球后大部分软组织被遮挡，降低增益至眼内其他组织回声消失，但肿瘤回声仍然存在。CT 检查可见眼球后极部眼环上呈光滑锐利的弧形致密影，其密度与眶骨一致。
- 病程和预后：约 50% 患者疾病发展缓慢，文献报道临床上也有肿瘤迅速增长和肿瘤自行退化的病例。约有 60% 的患者在诊断为脉络膜骨瘤后的 20 年之内视力降至 0.1 以下，导致视力下降的主要原因是 CNV 的形成，瘤体直接累及黄斑中心凹也会导致视力下降，如图 2-32-1 所示病例。根据文献报道，约有 1/3 的患者会继发 CNV（图 2-32-2），其中仅有 25% 的 CNV 能得到有效控制。黄斑继发 CNV 可表现为黄斑水肿、视网膜下出血及渗出，FFA 可见瘤体强荧光逐渐增强，CNV 荧光素渗漏，出血和色素遮蔽荧光。ICGA 的特征性表现为 RPE 变薄后瘤体弱荧光区内很多细小血管分支，呈“蜘蛛样”。

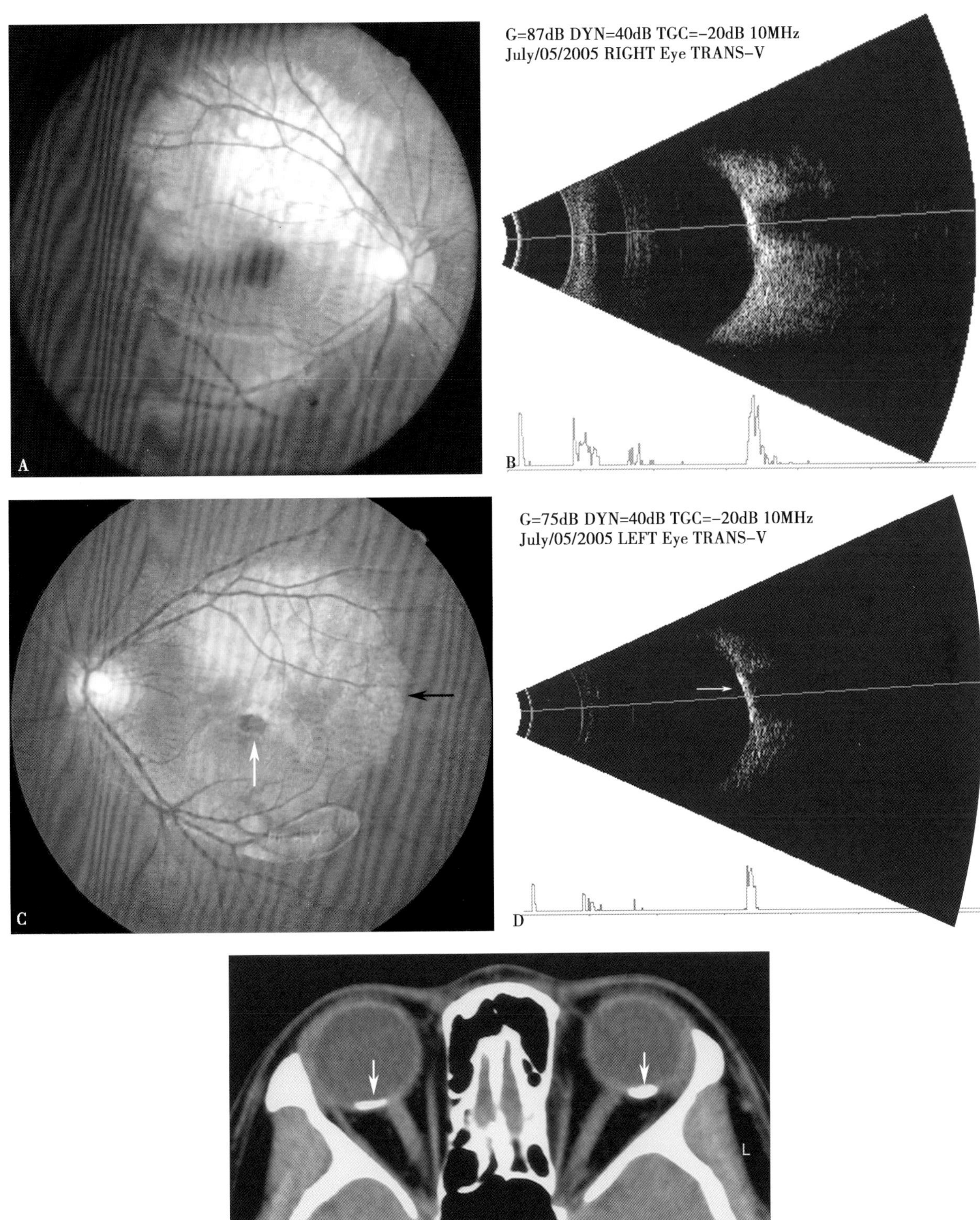

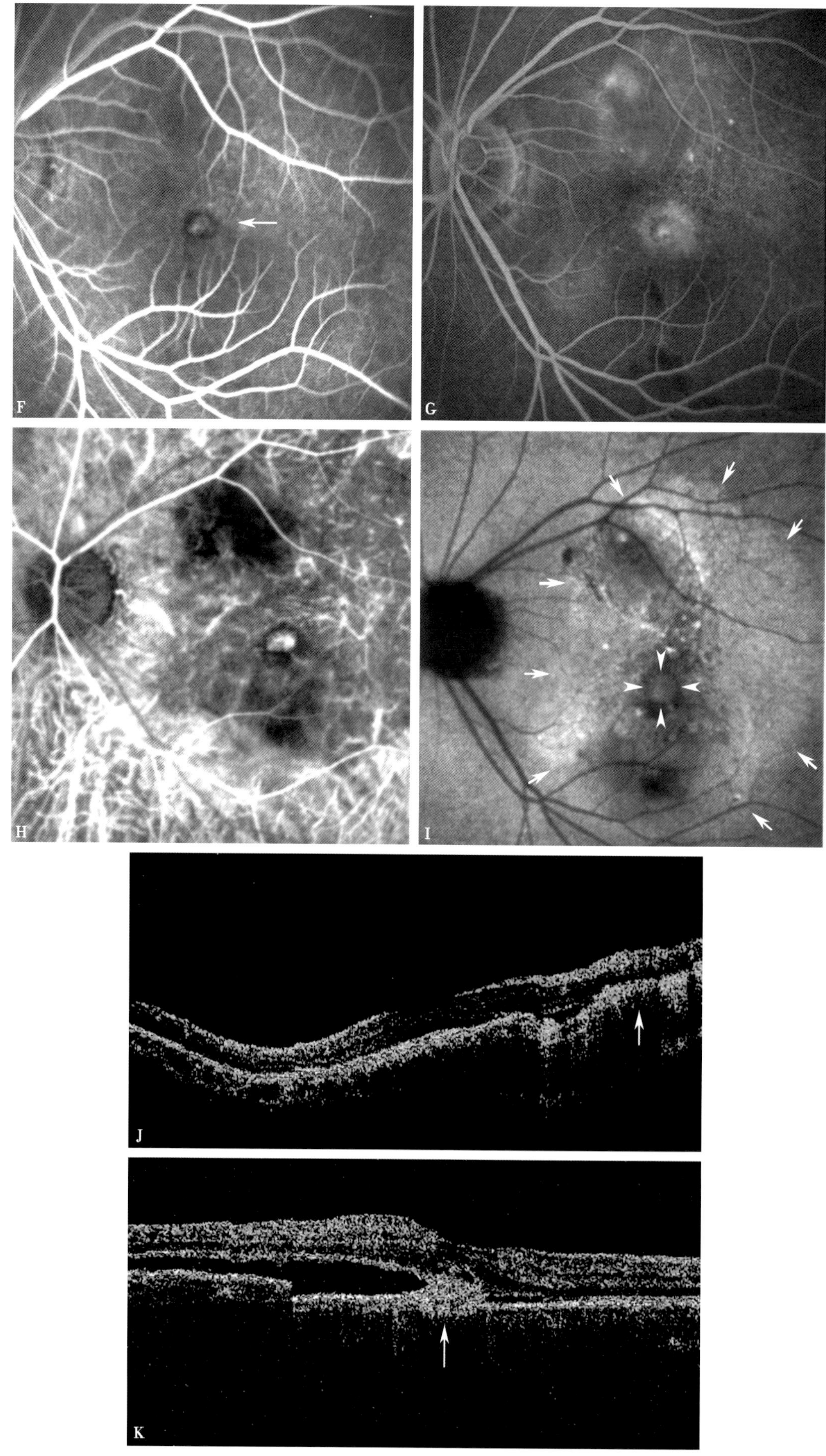
F
G
H
I
J
K

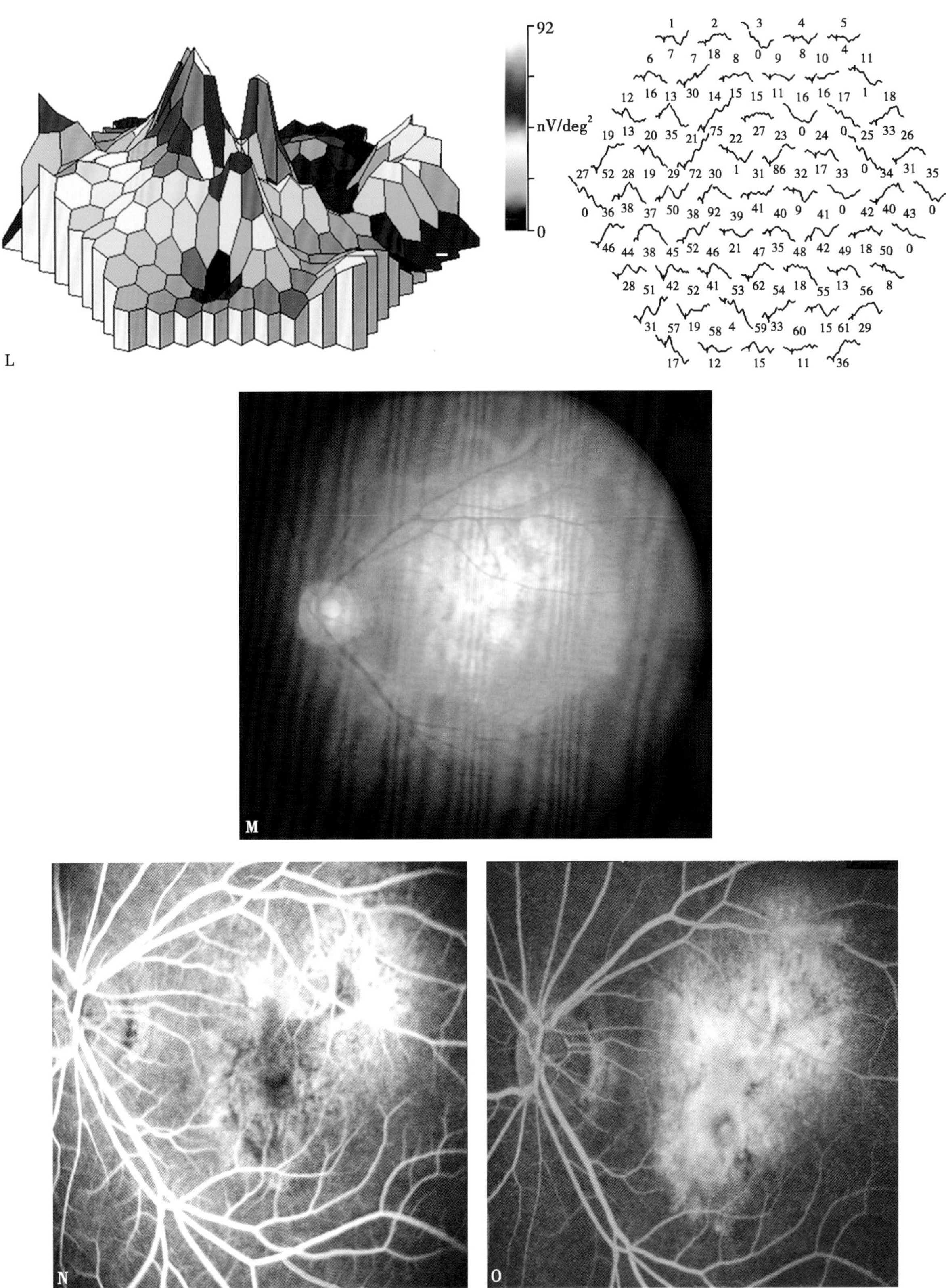
L
92
nV/deg²
0
M
N
O

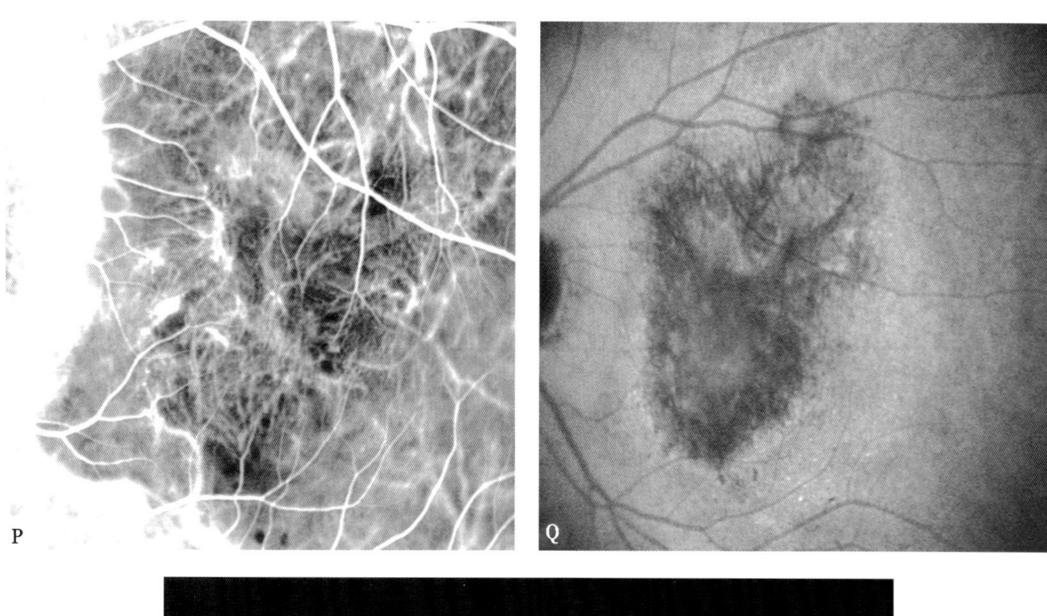

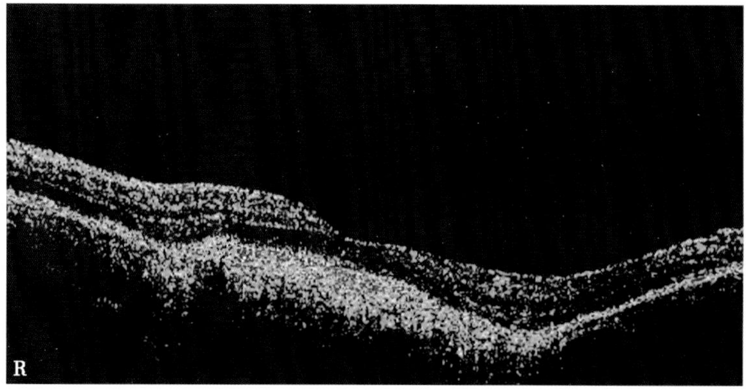

图 2-32-2　双眼脉络膜骨瘤伴左眼脉络膜新生血管

患者女，27 岁，因左眼视物变形 20 余天就诊。矫正视力右眼 0.8（−11.00D），左眼 0.5（−12.50D）。A. 右眼眼底像，可见颞上血管弓处有一约 3PD×2PD 大小黄白色视网膜下病灶，接近黄斑中心　B. 右眼 A/B 超像，可见后极部球壁不规则的条形强回声，表面不光滑，后方可见声影　C. 左眼眼底像，见后极部有一约 3PD×3PD 大小的橘黄色、类圆形轻微隆起的脉络膜肿物（黑箭），边界不规则。黄斑区有新鲜出血病灶（白箭），瘤体下方边缘处可见神经感觉层下的积液　D. 左眼 A/B 超像，可见后极部球壁不规则的条形强回声，表面不光滑（白箭），后方可见声影；E. CT 像，显示双眼后极部与骨质密度相同的高密度病灶（白箭）　F. 左眼 FFA 早期像，示后极部瘤体呈不均匀的点片状较强荧光，黄斑中心可见强荧光团（白箭），周围有弱荧光环　G. 左眼 FFA 晚期像，后极部荧光素渗漏，以黄斑上方为著。黄斑中心荧光素渗漏　H. 左眼 ICGA 早期像，后极部瘤体部分呈弱荧光，其间可见有异常肿瘤血管，黄斑中心可见强荧光团　I. 左眼 ICGA 晚期像，后极部瘤体范围内荧光增强（白箭范围内所示），间杂有异常血管渗漏；黄斑区 CNV 荧光着染（白箭头范围内所示）　J. 右眼 OCT 像，示后极部 RPE 萎缩，鼻侧近视盘部位可见外层视网膜呈不规则盘状增厚的高反射区（白箭），后方有多个低反射的轨道痕迹　K. 左眼 OCT 像，示黄斑区高反射团（白箭），周围有神经感觉层的浆液性脱离　L. 左眼 mfERG，示黄斑区 CNV 的部位 N1 波、P1 波振幅降低（左图为 3D 模型，右图为波形阵列图）　M～R 示左眼接受 PDT 治疗后随访 1 年结果，矫正视力 0.4。M. 左眼眼底像，显示黄斑区出血消失，局部有 RPE 萎缩　N. 左眼 FFA 早期像，可见原黄斑中心凹 CNV 部位为弱荧光　O. 左眼 FFA 晚期像，可见中心凹 CNV 荧光素着染，无明显渗漏，周围有 RPE 萎缩，荧光素着染　P. 左眼 ICGA 早期像，示黄斑中心凹下 CNV 病灶呈纤维化趋势，瘤体血管显露　Q. 左眼 ICGA 晚期像，治疗区域呈弱荧光　R. 左眼 OCT 像，显示黄斑区 RPE 及脉络膜毛细血管反射层增厚，反射增强，视网膜神经感觉层未见明显浆液性脱离（本病例由空军军医大学西京医院王海燕和王雨生医师提供）

图点评：本病女性多发，单眼者居多，黄斑部 CNV 形成是视力下降的主要原因。本患者特殊之处是双眼患病，首诊时左眼伴发 CNV，经 PDT 治疗后视力稳定，视物变形症状改善，CNV 渗漏消失。脉络膜骨瘤有不断生长的特征，其间极易发生 CNV。Shields 等报告了 61 例脉络膜骨瘤患者，随访 1 年即有 21% 的患者发生 CNV，10 年时有 31%，20 年时有 46% 的患者发生 CNV。Aylward 等报告 36 例脉络膜骨瘤患者，随访 10 年有 47%、20 年有 56% 的患者发生 CNV。

● 鉴别诊断

根据发病年龄、性别、眼底表现、超声和CT等特征可与钙化的脉络膜血管瘤、无色素脉络膜黑色素瘤和脉络膜转移癌等相鉴别。在老年患者中，还应与年龄相关性黄斑变性相鉴别，必要时行OCT、FFA和(或)ICGA。根据眼部既往史、外伤史，可与长期眼球萎缩导致的眼内骨化相鉴别。

● 治疗建议

无症状的脉络膜骨瘤以临床观察为主，若继发CNV且临近黄斑中心凹时，可以考虑PDT或抗VEGF治疗。有文献报道针对进展性的脉络膜骨瘤使用质子束放射治疗有较好疗效。

（卢　海　马　燕　周海英　魏文斌　王海燕　王雨生）

主要参考文献

1. 魏文斌，陈积中. 眼底病鉴别诊断学. 北京：人民卫生出版社，2012：482-483.
2. 王雨生. 脉络膜新生血管性疾病. 北京：人民卫生出版社，2007：603-608.
3. Hartnett ME(ed). Pediatric Retina, second edition. Wolter Kluwer: Lippincott Williams & Wilkins, 2013: 365-367.
4. Browning DJ. Choroidal osteoma: observations from a community setting. Ophthaolmolgy, 2003, 110(7): 1327-1334.
5. Kadrmas EF, Weiter JJ. Choroidal osteoma. Int Ophthalmol Clin, 1997, 37(4): 171-182.
6. Aylward GW, Chang TS, Pautler SE, et al. A long-term follow-up of choroidal osteoma. Arch Ophthalmol, 1998, 116(10): 1337-1341.
7. Pámer Z, Kovács B. A case of a fast-growing bilateral choroidal osteoma. Retina, 2001, 21(6): 657-659.
8. Buettner H. Spontaneous involution of a choroidal osteoma. Arch Ophthalmol, 1990, 108(11): 1517-1518.
9. Yoshikawa T, Takahashi K. Long-term outcomes of intravitreal injection of bevacizumab for choroidal neovascularization associated with choroidal osteoma. Clin Ophthalmol, 2015 Mar, 9: 429-437.
10. Lipski A, Bornfeld N, Jurklies B. Photodynamic therapy with verteporfin in paediatric and young adult patients: long-term treatment results of choroidal neovascularisations. Br J Ophthalmol, 2008, 92(5): 655-660.
11. Süsskind D, Altpeter EK, Moser L, et al. Proton beam radiotherapy of progressive pediatric choroidal osteoma: First experience. Can J Ophthalmol, 2014, 49(5): e123-e127.

第33章

视网膜母细胞瘤

Retinoblastoma

● 概述

视网膜母细胞瘤（retinoblastoma，RB）是婴幼儿最常见的原发性眼内恶性肿瘤，目前多认为是 RB 基因“二次突变”引起。新生儿发病率为 1/15 000～1/20 000，其中 60% 为非遗传型，多为单眼发病；40% 为遗传型，多为双眼发病。

临床表现呈多样性及隐匿性，最常表现为白瞳症，其次为斜视、眼红、畏光流泪、视力下降和眼球萎缩等。

● 分期

RB 眼内期目前主要采用国际分级标准（International Intraocular Retinoblastoma Classification，IIRC）（表 2-33-1），眼外期肿瘤参照 TNM 临床分期标准（图 2-33-1～图 2-33-12）。

表 2-33-1　视网膜母细胞瘤眼内期国际分期标准（IIRC）

分期	临床特征
A	远离中心凹（黄斑）和视盘（视神经）的视网膜内小肿瘤。所有瘤体最大直径≤3mm，距离黄斑>3mm，距离视神经>1.5mm
B	不属于 A 组的所有局限在视网膜内的肿瘤，无玻璃体或视网膜下的种植，任何与肿瘤相关的视网膜下液（subretinal fluid，SRF）不超出瘤体边缘 5mm 以内
C	伴轻微视网膜下或玻璃体种植的散在局限性病变。SRF 超出瘤体边缘 5mm；局限性视网膜下种植，距离肿瘤<5mm；邻近单个肿瘤的局限性微小玻璃体种植
D	伴明显的玻璃体或视网膜下种植的弥漫性病变
E	符合下述任意一种或多种特征：肿瘤达到玻璃体前界膜或触及晶状体；肿瘤累及睫状体或眼前节；新生血管性青光眼；大量眼球出血；弥漫浸润型 RB；眼球痨；无菌性眶蜂窝织炎；影像学显示可疑视神经侵犯、脉络膜或巩膜侵犯及眼眶侵犯

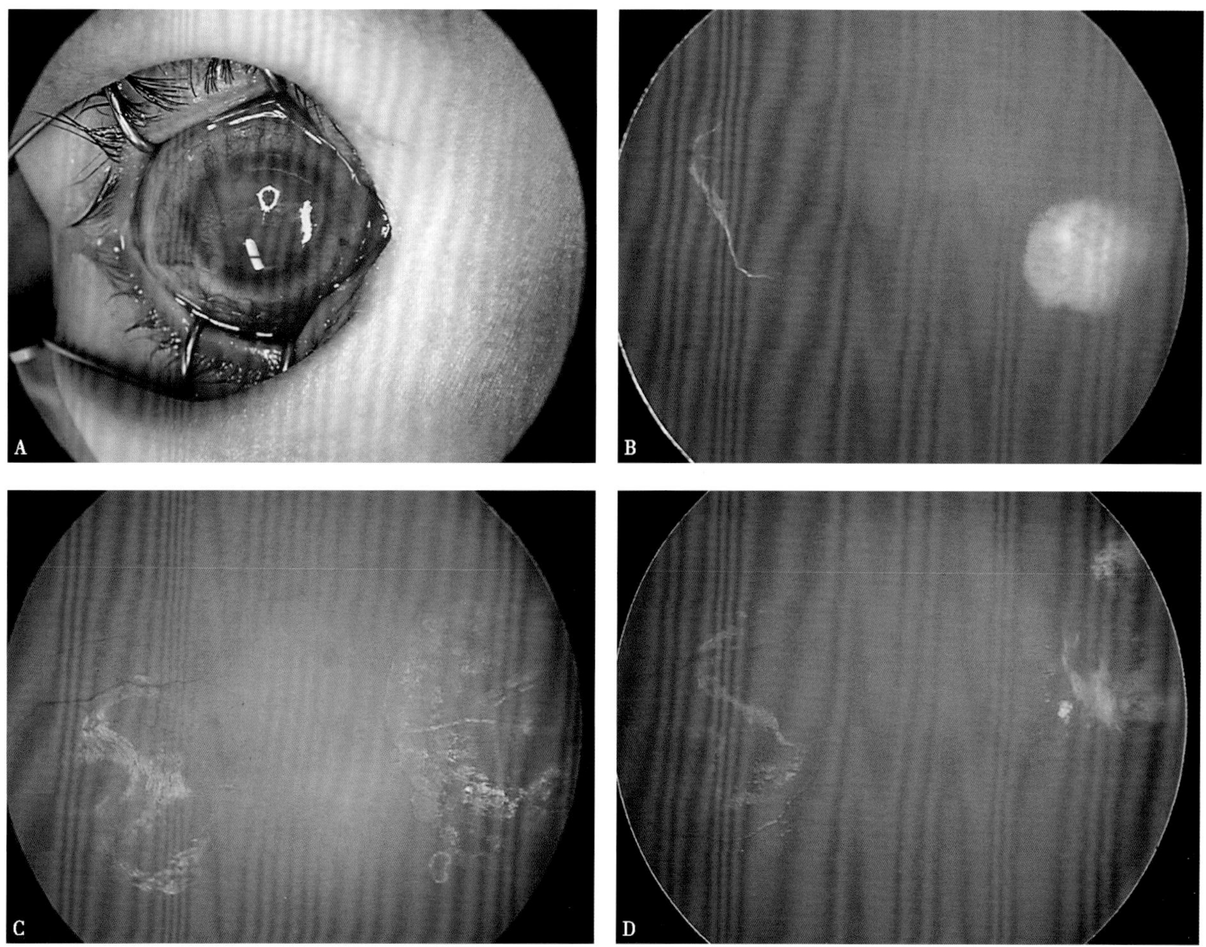

图 2-33-1　**双眼视网膜母细胞瘤**（右眼 E 期，左眼 A 期）

患儿男，1.5 岁，因家长发现右眼球变小 1 年余就诊。约一年前因右眼“白瞳”在外院诊断为“右眼 RB”，建议手术治疗，家长未予采纳。A. 右眼外眼像，示眼球萎缩变小，结膜混合充血，瞳孔散大、变形，眼底窥不清　B. 左眼眼底像，左眼颞侧周边可见约 1.5PD×1.5PD 隆起肿瘤灶。行右眼眼球摘除术，左眼冷凝治疗，复查期间肿瘤出现点状复发，行全身化疗 2 次，并联合局部激光光凝术　C. 左眼治疗后 3 个月眼底像，肿瘤消退，病灶稳定　D. 左眼联合治疗后 2 年眼底像，病灶处瘢痕稳定

图点评：本例患儿因“右眼白瞳”就诊于外院，虽然发现 RB 较早，但未及时有效干预，导致最终右眼发展为 E 期。眼球摘除术适用于所有 IIRC 分期为 E 期者或 D 期伴或不伴有对侧眼病变者，故行右眼眼球摘除术。左眼发现时为远离后极部的小肿瘤。冷凝术适用于赤道部或赤道前的肿瘤，基底部直径≤4mm，高度≤2.0mm，无玻璃体腔种植者，主要用于 A 期、B 期及晚期 RB 肿瘤的联合治疗。本例患儿左眼采用冷凝联合全身化疗和局部激光光凝术，治疗后效果明显，随访 2 年，瘤体消退，病灶处瘢痕稳定。

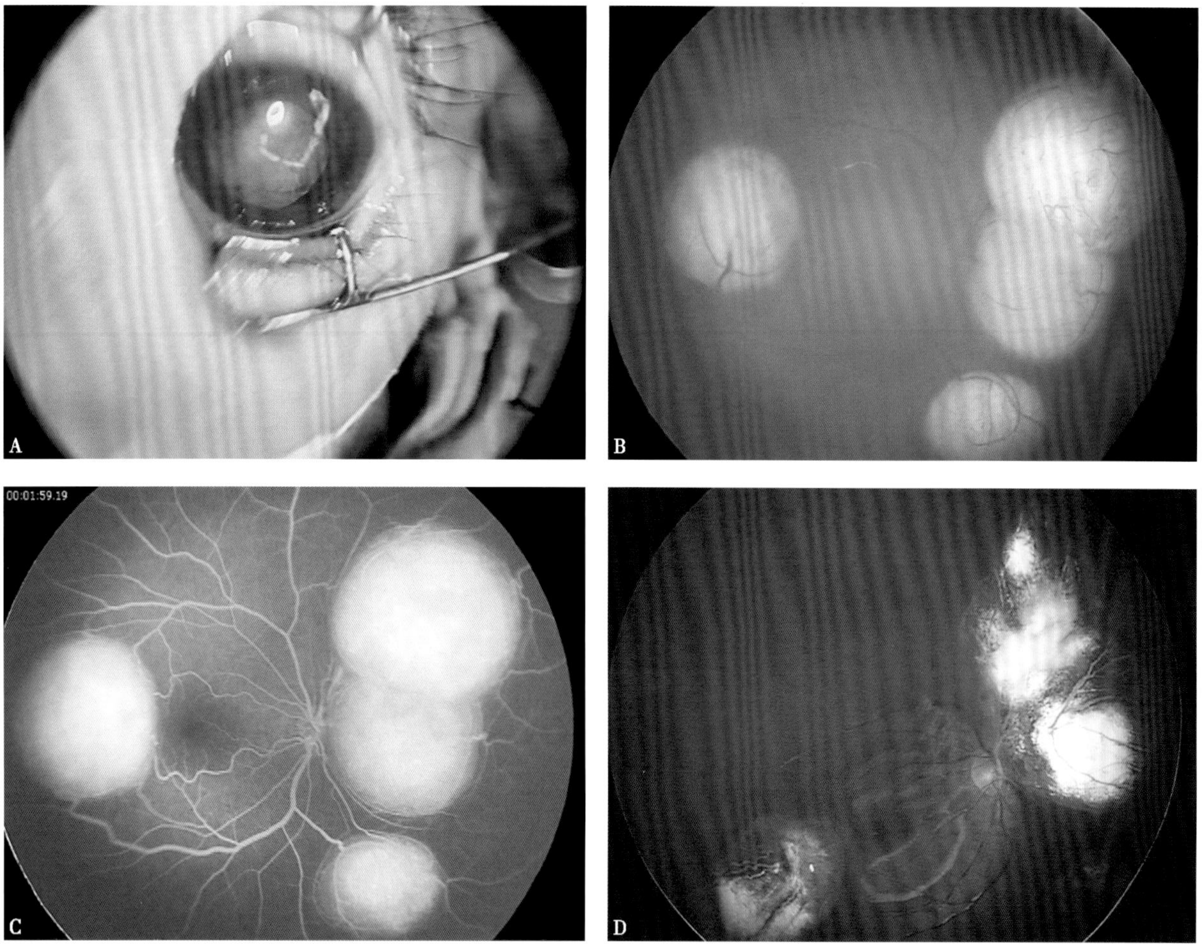

图 2-33-2　**双眼视网膜母细胞瘤**（右眼 B 期，左眼 E 期）

患儿女，1 岁，因家长诉左眼瞳孔区发白 2 个月就诊。A. 左眼外眼像，透过瞳孔可见玻璃体混浊，玻璃体腔内可见巨大瘤体，视网膜大范围漂浮隆起　B. 右眼眼底像，可见后极部多发性类圆形肿瘤　C. 右眼 FFA 中期像，B 图中肿瘤对应部位呈团状强荧光，边界尚清。左眼行眼球摘除术，右眼在行 6 次激光光凝和 1 次冷凝的基础上辅以 4 次全身 CEV 方案（长春新碱 + 依托泊苷 + 卡铂）化疗　D. 右眼治疗后 6 年眼底像，可见肿瘤病灶萎缩，病情稳定

图点评：患儿左眼为 E 期，眼球摘除后病理学检查显示无视盘和脉络膜上腔侵犯。右眼虽为 B 期，但考虑到肿瘤为多发，且瘤体较大，故行联合治疗。激光光凝术适用于赤道部或赤道部后尚未累及黄斑及视盘的肿瘤，基底部直径≤4mm，高度≤2mm，无玻璃体种植，主要用于 A 期、B 期及晚期 RB 肿瘤的联合治疗。全身化疗适用于双眼 IIRC 分级属于 B 期、C 期或 D 期者，或单眼出现眼外转移者。本例治疗效果较好，患儿现已 7 岁，眼底病灶一直稳定。

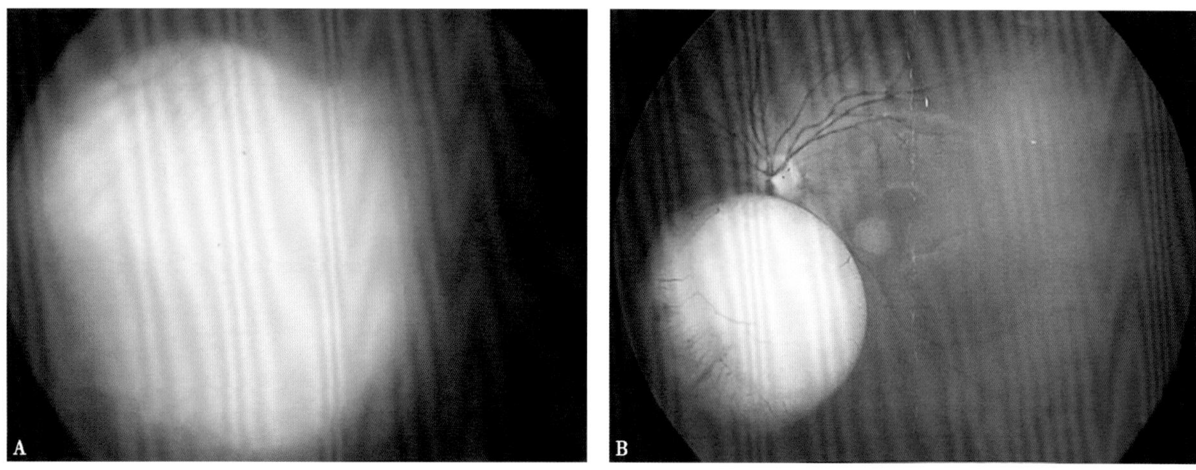

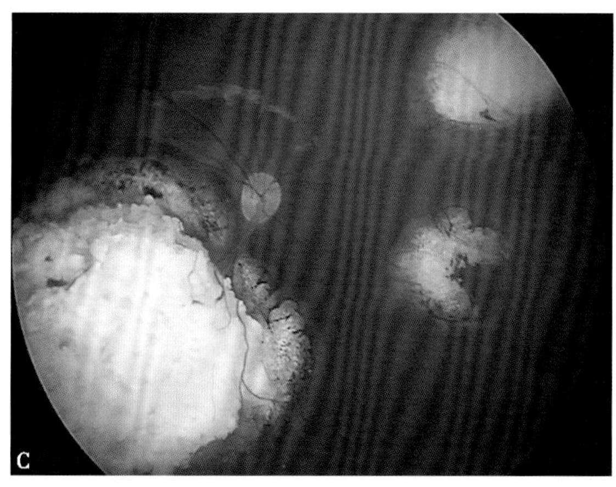
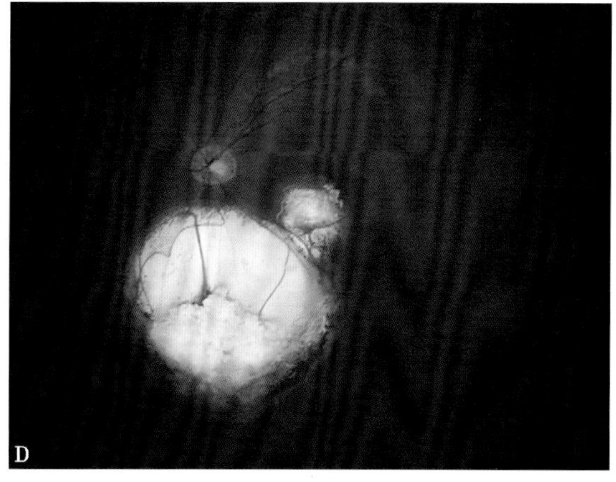

图 2-33-3　**双眼视网膜母细胞瘤**(右眼 D 期，左眼 B 期)

患儿女，4 月龄，因家长无意间发现右眼“猫眼”样反光 2 个月就诊。外院 CT 提示双眼球后壁均可见高密度肿块影，RB 可能。A. 右眼眼底像，示玻璃体混浊明显，眼底模糊见黄斑区巨大肿瘤　B. 左眼眼底像，见视盘下方类圆形肿瘤隆起，约 4PD×4PD 大小。患儿行 7 次全身 CEV 方案化疗，联合 5 次激光光凝和 3 次冷凝治疗　C. 右眼治疗后 8 年眼底像，后极部肿瘤灶均钙化，瘢痕稳定　D. 左眼治疗后 8 年眼底像，后极部肿瘤钙化，瘢痕稳定

图点评：该患儿发现较早，确诊后家长积极配合治疗。行联合治疗后，双眼病灶均钙化稳定，随访 8 年未见明显复发倾向。虽然双眼病灶均在后极部，且右眼覆盖黄斑区，但至今患儿双眼视力均为 0.6，可正常学习生活。早期发现、规范综合治疗、定期随访，RB 患儿可获得较好的生活质量。

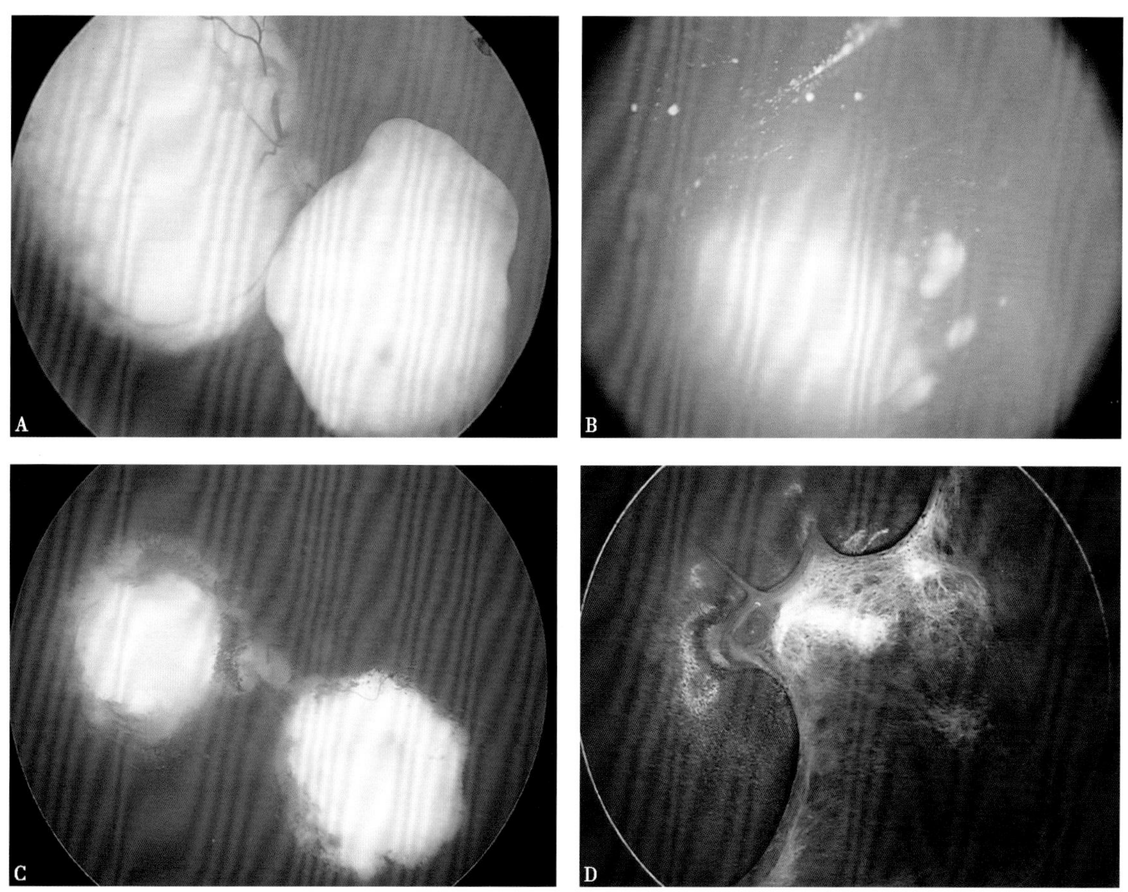

图 2-33-4　**双眼视网膜母细胞瘤**(右眼 C 期，左眼 D 期)

患儿女，1 岁，因家长发现双眼追物差 1 月余就诊。外院 CT 示双眼球内占位病变。A. 右眼眼底像，靠近视盘处可见 2 个相互靠近的巨大瘤体　B. 左眼眼底像，玻璃体混浊，可见较多瘤体种植，视盘颞侧可见巨大瘤体　C. 3 次全身化疗联合 3 次眼底激光光凝术后 2 年眼底像，右眼底瘤体减小，病灶稳定　D. 左眼行玻璃体切除术后 1.5 年眼底像，可见脉络膜裸露，其前方大量增殖膜形成

图点评：患儿双眼发病，右眼为 C 期，左眼 D 期玻璃体种植严重。首选全身化疗联合局部治疗。行 3 次 CEV 方案化疗联合 3 次眼底激光光凝后，右眼病情得到控制，而左眼眼底变化不明显，故考虑行左眼玻璃体切除术。玻璃体切除手术适用于 IIRC 分期 D 期或伴有明显玻璃体和视网膜下种植者。术后随访至 1.5 年，病情稳定，未见肿瘤复发。

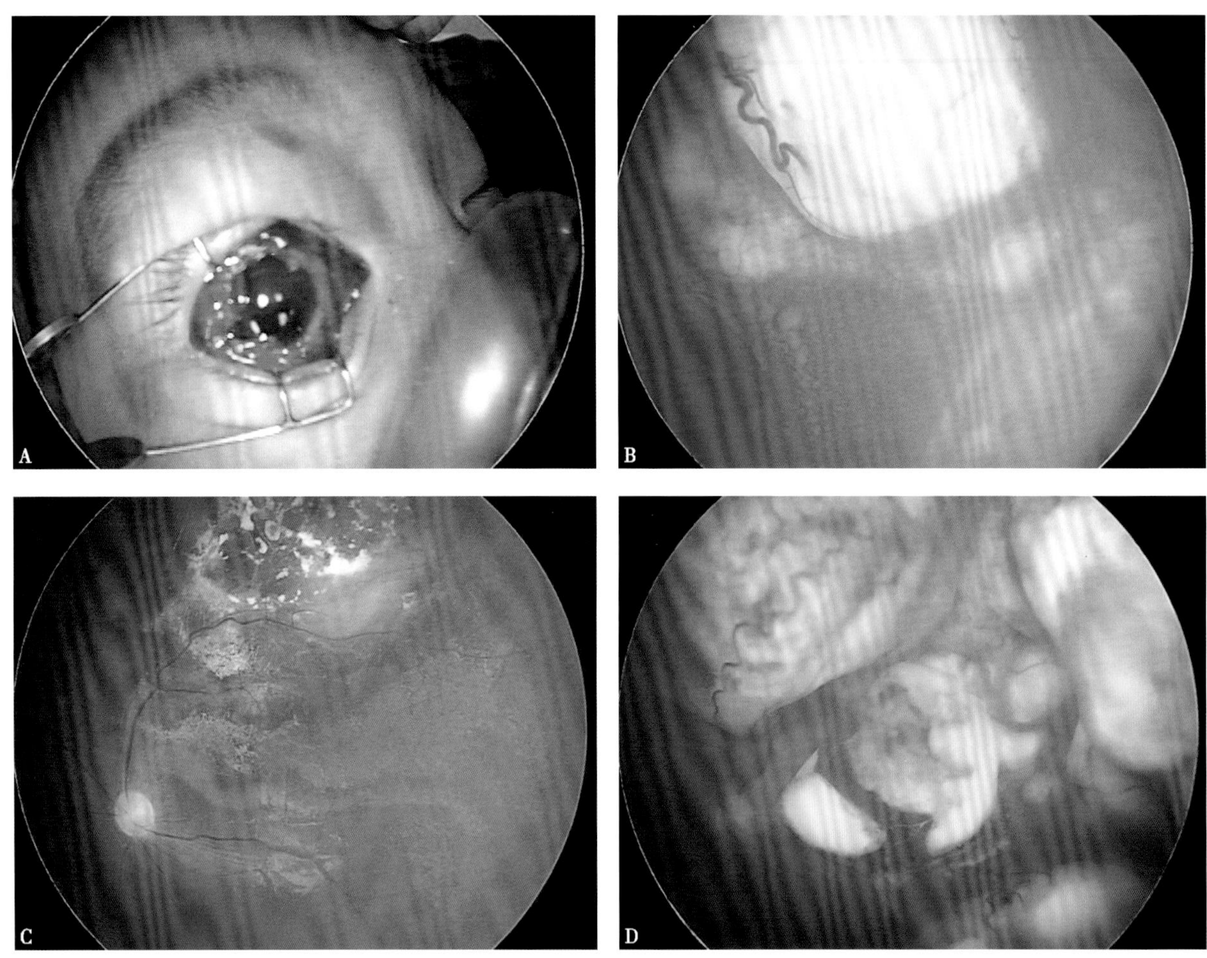

图 2-33-5 **双眼视网膜母细胞瘤**（右眼 E 期，左眼 C 期）

患儿男，3 岁，因家长诉右眼红肿 3 天就诊。A. 右眼外眼像，示结膜充血水肿，角膜水肿混浊，眼内窥不清 B. 左眼眼底像，视盘颞上方可见巨大瘤体，其上视网膜血管迂曲扩张，周围视网膜脱离 C. 左眼玻璃体切除联合 4 次全身化疗和 4 次激光光凝术后眼底像，肿瘤病灶消退，瘢痕稳定，视网膜平伏 D. 左眼术后 14 个月复查眼底像，见眼底多发高度隆起的巨大肿瘤病灶，累及黄斑

图点评：患儿就诊时诊断为双眼 RB，右眼 E 期，左眼 C 期。右眼行眼球摘除术，术后病理检查结果显示视网膜母细胞瘤，未见周围侵犯。因左眼瘤体较大，且玻璃体腔种植明显，故行左眼玻璃体切除联合激光光凝治疗，并联合全身 CEV 方案化疗。治疗后病情控制，眼底稳定。14 个月时病情再次加重，左眼肿瘤大量复发。考虑患儿右眼已摘除，左眼继续保守治疗，予激光光凝联合冷凝术。目前尚在随访中。对于单眼 RB，一般不考虑行玻璃体切除术，因存在肿瘤播散的风险。而此患儿右眼已摘除，且左眼玻璃体腔种植严重，故选择了玻璃体切除术。14 个月后肿瘤大量复发是否与玻璃体切除术有关，仍有待考证。

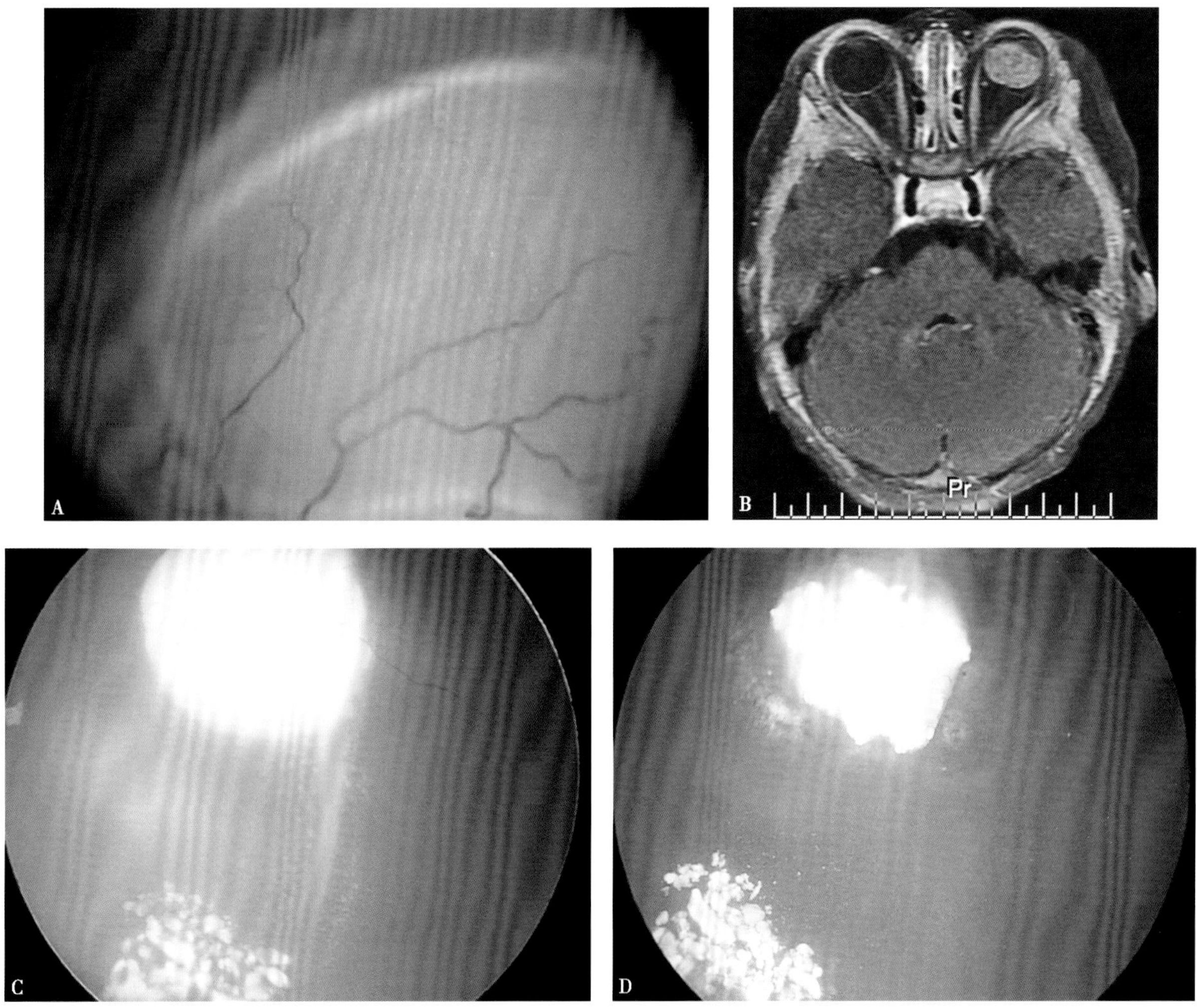

图 2-33-6　**左眼视网膜母细胞瘤**（D 期）

患儿女，9 月龄，因家长发现左眼瞳孔区白色反光 2 个月就诊。外院 CT 提示左眼球内占位，钙化斑可见。A. 左眼眼底像，示后极部一黄白色巨大肿瘤，视网膜广泛脱离　B. 左眼 MRI，T1 示眼球玻璃体后部异常高信号，考虑 RB 可能　C. 1 次化疗联合激光光凝术后眼底像，瘤体明显减小，视网膜基本复位。周边小瘤体处激光斑清晰，病灶稳定　D. 3 次化疗联合 2 次激光光凝术后随访 1 年眼底像，后极部瘤体明显钙化减小，周边瘤体处瘢痕稳定，视网膜平伏

图点评：此患儿右眼眼底正常，左眼为 D 期，且无明显玻璃体种植，故首选全身化疗。行 1 次 CEV 化疗联合周边激光光凝术后，病情明显好转。后续行 2 次化疗和 1 次激光光凝治疗。随访 1 年病情稳定。此为 D 期保守治疗效果较好的病例。对此类病情较重的患儿，可根据实际情况先行综合治疗，之后密切随访，部分患儿可成功保住眼球，甚至保存一定视力。

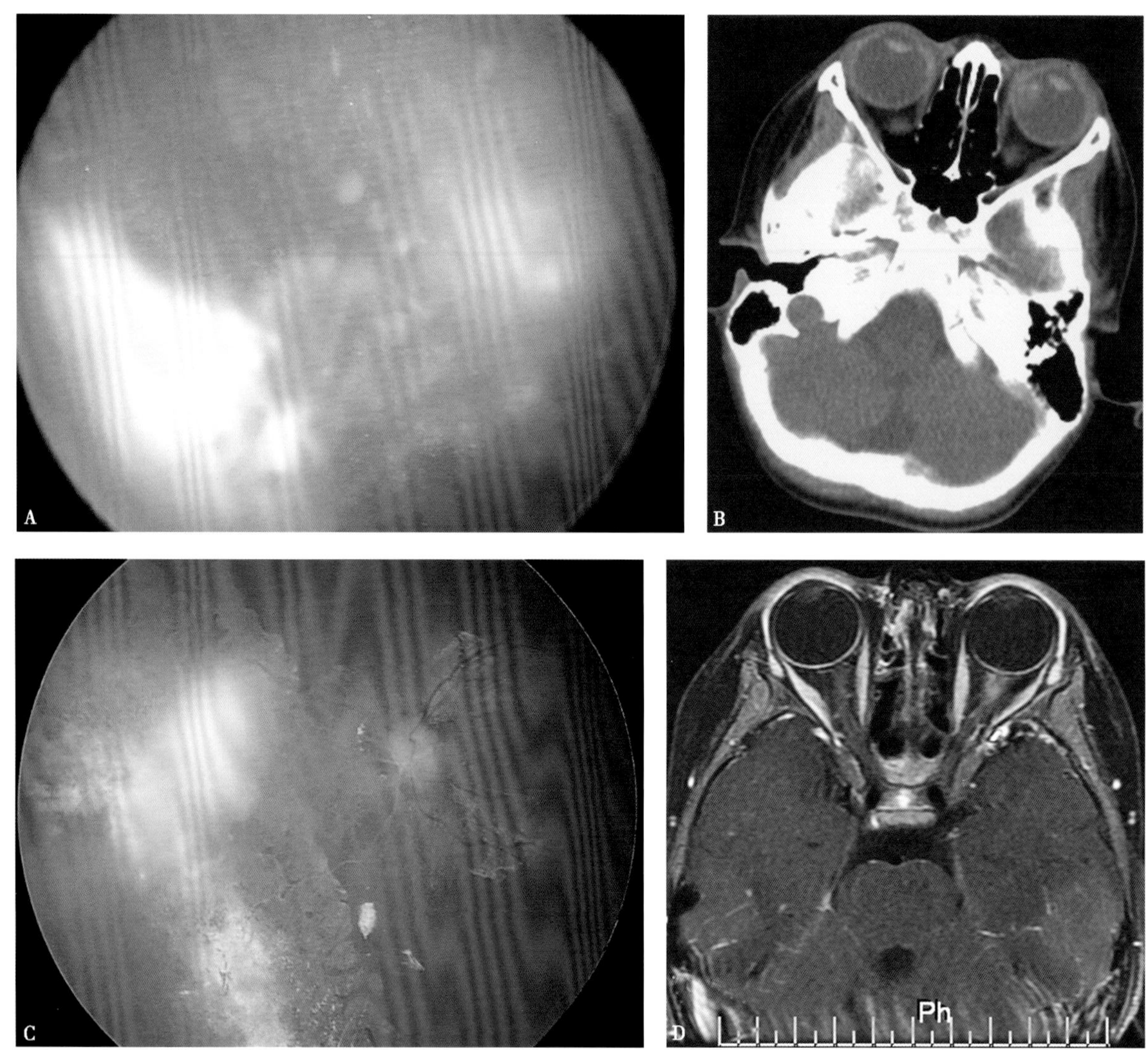

图 2-33-7　**左眼视网膜母细胞瘤**（D 期）

患儿女，4 岁，因发现左眼瞳孔区发白 1 个月就诊。A. 左眼眼底像，玻璃体混浊，大量肿瘤种植，眼底模糊　B. 眼眶 CT，示左眼内斑点状钙化斑，占位病变可能　C. 2 次超选眼动脉介入灌注化学疗法（简称介入疗法）联合左眼玻璃体切除术后 2 年眼底像，玻璃体种植减少，眼底较前清晰，视盘边界欠清，视盘鼻侧瘢痕稳定　D. 与 C 图同期眼眶 MRI，示左眼视神经局限性增粗

图点评：RB 最常见的临床表现为白瞳症，其次为斜视、眼红、流泪和视力下降等。本例患儿出现单眼白瞳症，行眼眶 CT 提示 RB 可能。眼底检查进一步验证该诊断。右眼眼底正常。外院行 2 次介入疗法联合左眼玻璃体切除术。介入疗法适用于不适合全身化疗或全身化疗疗效欠佳的患儿，注入的药物为马法兰（Melphalan）。随访 2 年，病灶稳定，肿瘤种植减少，但视盘边界模糊，眼眶 MRI 结果示左眼视神经增粗，考虑肿瘤复发可能性大，遂转入神经外科治疗。后经颅内于左侧视神经管处切断视神经并行左眼球摘除术，术后病理结果提示 RB，视神经残端可见肿瘤细胞浸润。该患儿眼科治疗后眼底稳定，而肿瘤往视神经发生转移，不排除治疗前视神经内已有肿瘤细胞，而介入及玻璃体切除术均未能控制病情进展。

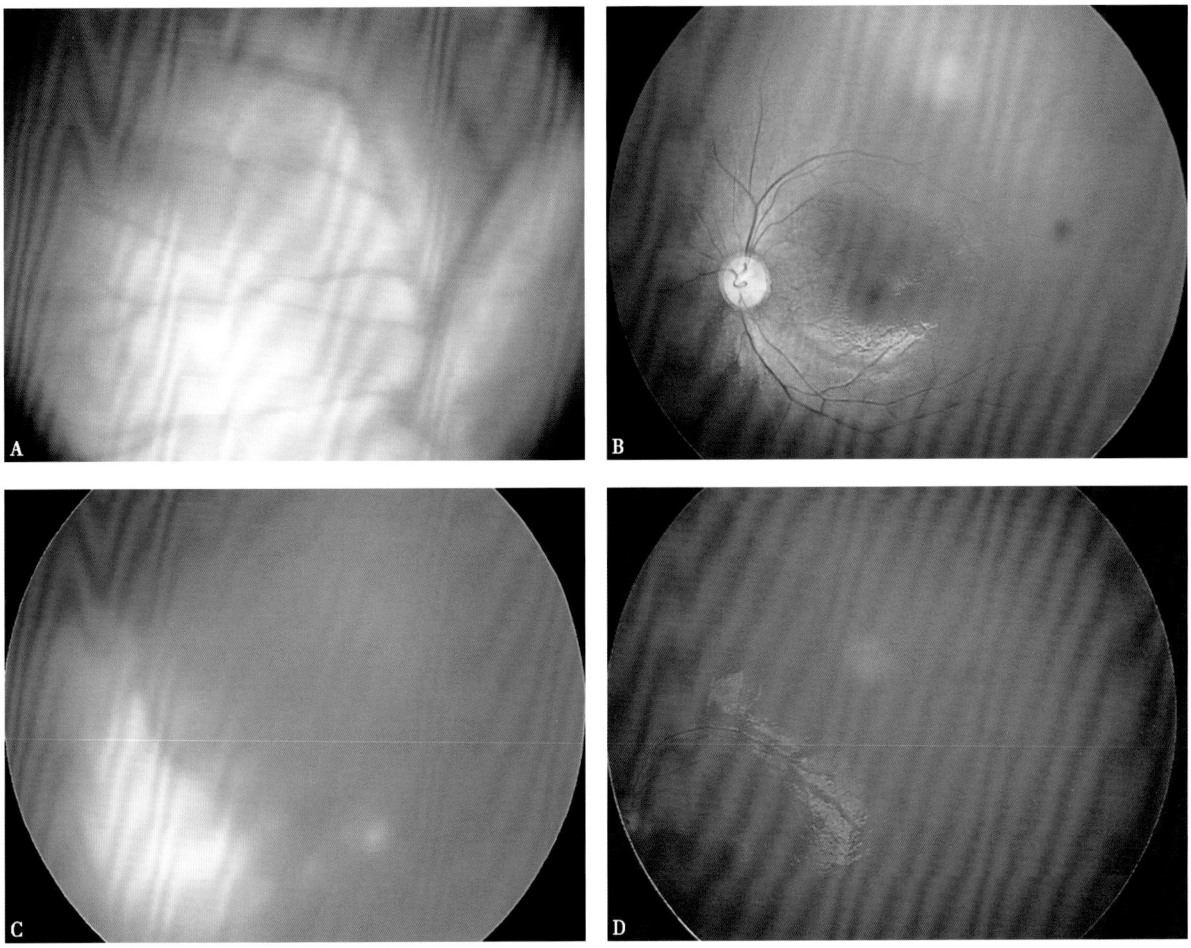

图 2-33-8　**视网膜母细胞瘤**(右眼 D 期，左眼 RB 可疑)

患儿男，1 岁，因家长诉右眼瞳孔区泛白光 2 个月就诊。A. 右眼眼底像，示后极部巨大肿瘤，视网膜广泛脱离漂浮　B. 左眼眼底像，玻璃体腔内可见一可疑白色圆形病灶，约 1PD 大小　C. 5 次 CEV 化疗后眼底像，右眼视网膜较前平伏，但玻璃体混浊明显，后极部巨大肿瘤未见消退　D. 随访 4 年左眼眼底像，可疑病灶未见明显变化。

图点评：患儿的母亲及哥哥均有 RB 病史，哥哥已因颅内转移死亡。对于此类有家族史的患儿，出生后应尽早筛查并定期复查。此患儿发现较晚，行 5 次化疗后效果欠佳，终行右眼眼球摘除术。左眼可疑病灶因一直未见明显改变，故未予以处理。

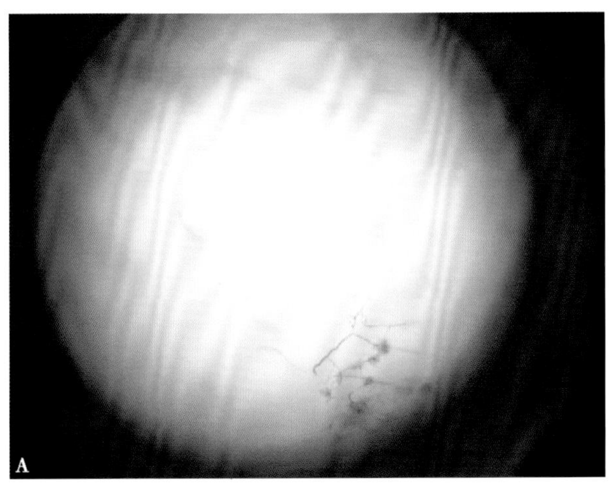

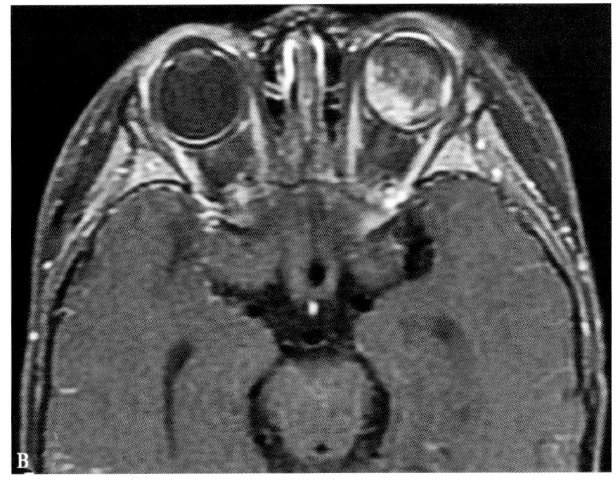

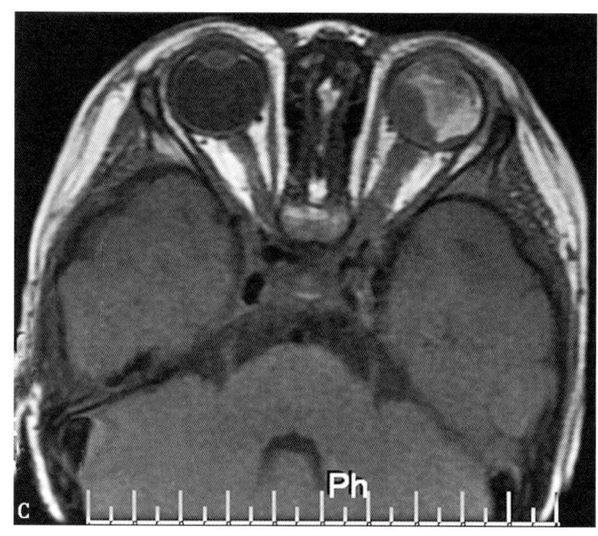

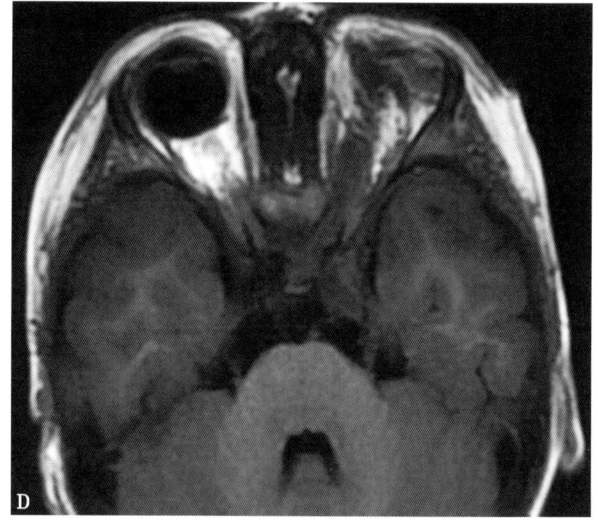

图 2-33-9　**左眼视网膜母细胞瘤**（E 期）

患儿男，4 岁，因家长诉发现左眼瞳孔泛白光 1 个月就诊。A. 左眼眼底像，玻璃体腔见一巨大圆形瘤体，直达晶状体后部　B. 眼眶及头颅 MRI，示左眼 RB 可能　C. 半年后眼眶 MRI，示左眼 RB，视神经眶内及颅内段不规则增粗　D. 眼球摘除术后 1 个月眼眶及颅脑 MRI，示左眼球后及鞍区贯通性肿瘤性病变，幕上脑室扩大

图点评：患儿发病时肿瘤巨大，达晶状体后方，而 MRI 未提示视神经及颅内侵犯。建议患儿家长行眼球摘除术，家长拒绝。发病半年后再次来院就诊，此时肿瘤已侵犯视神经，建议完善检查，尽快行全身化疗联合局部放疗，但家长强烈要求摘除眼球，沟通无效，遂行眼球摘除术。术后一个月复查发现肿瘤已往颅内进展，目前仍在随访中。此为延误治疗导致病情加重的典型病例。

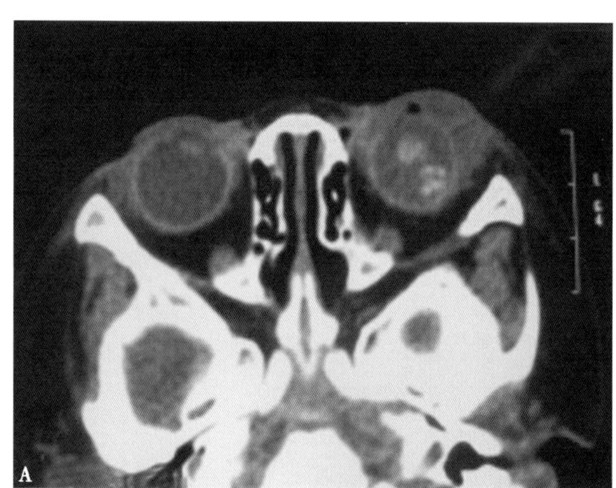

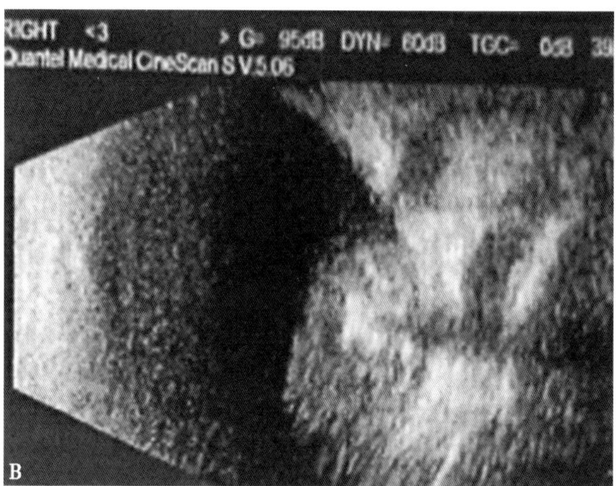

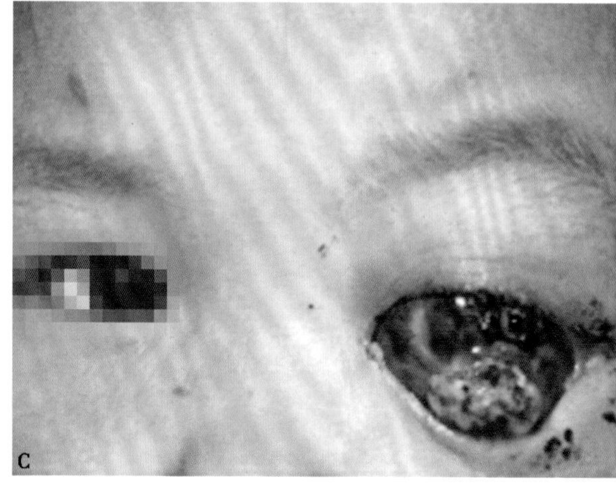

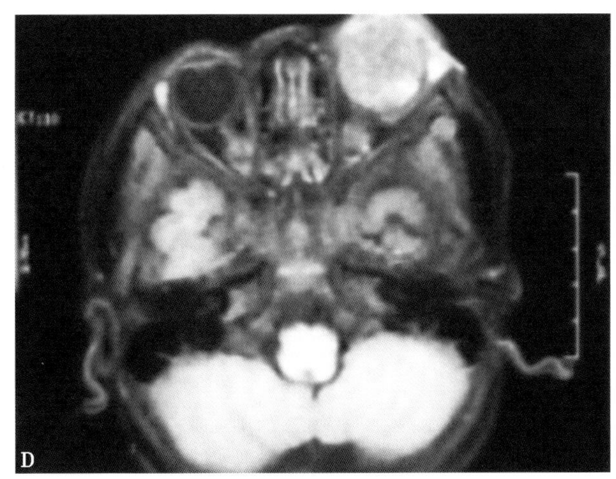

图 2-33-10　**左眼视网膜母细胞瘤**（眼外期）
患儿男，1 岁，因家长发现左眼瞳孔区发白 3 个月就诊。A. 眼眶及头颅 CT，示左眼球内占位性病变，并多发斑片状钙化　B. 左眼 B 超像，可见视网膜中等信号实性隆起，其内可见块状高密度影　C. 放弃治疗后 1 年外眼像，左眼肿胀，下睑后方团状肿瘤隆起，前房积血　D. 与 C 图同期眼眶 MRI，左眼球内病灶呈明显强化，眼球外肿瘤浸润

图点评：该患儿就诊时病情已较重，与家长沟通后其不能理解并拒绝治疗，最终发展成眼外期，后该患儿失访。对初诊病情重的患儿，应积极进行综合治疗，控制病情进展。

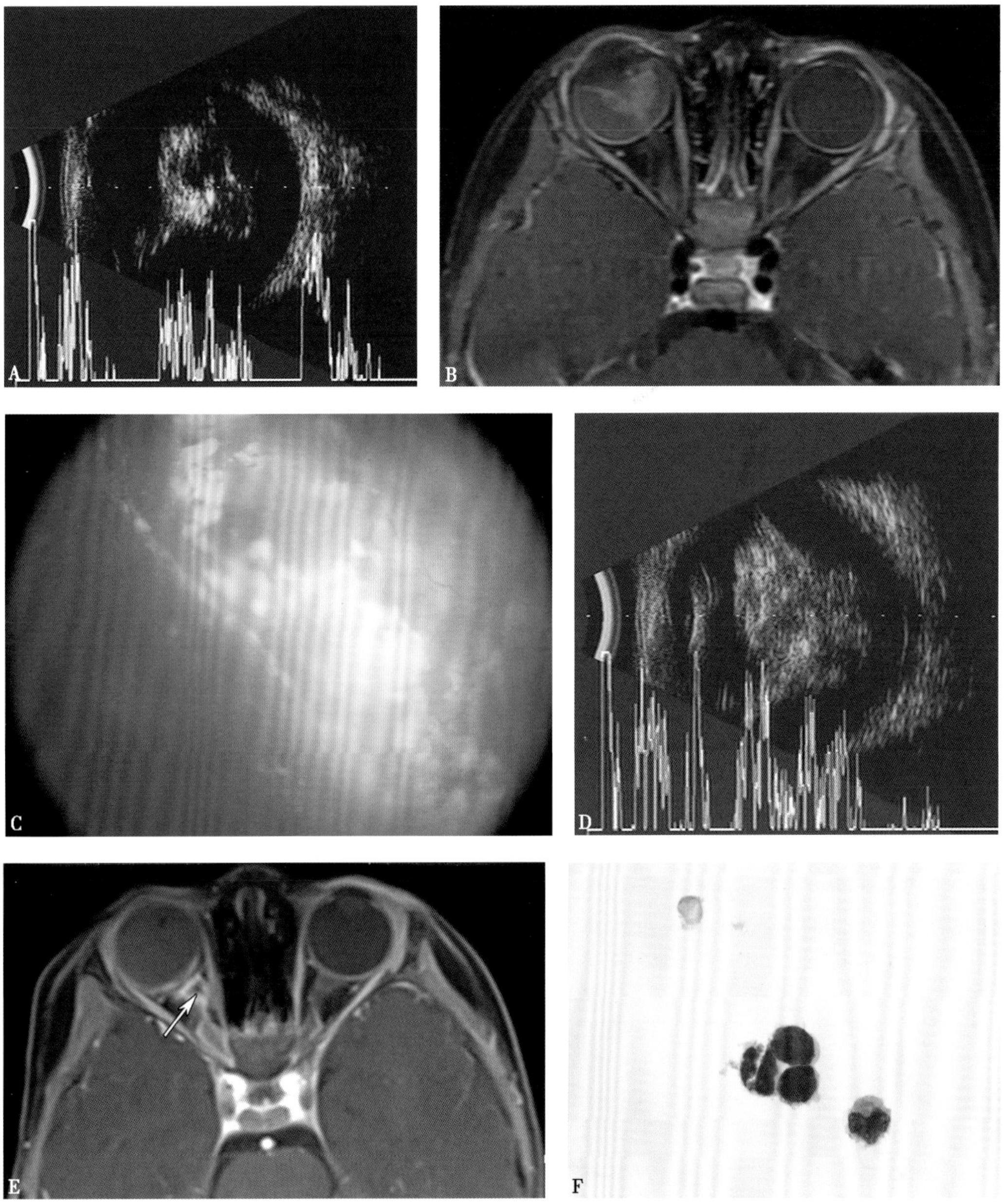

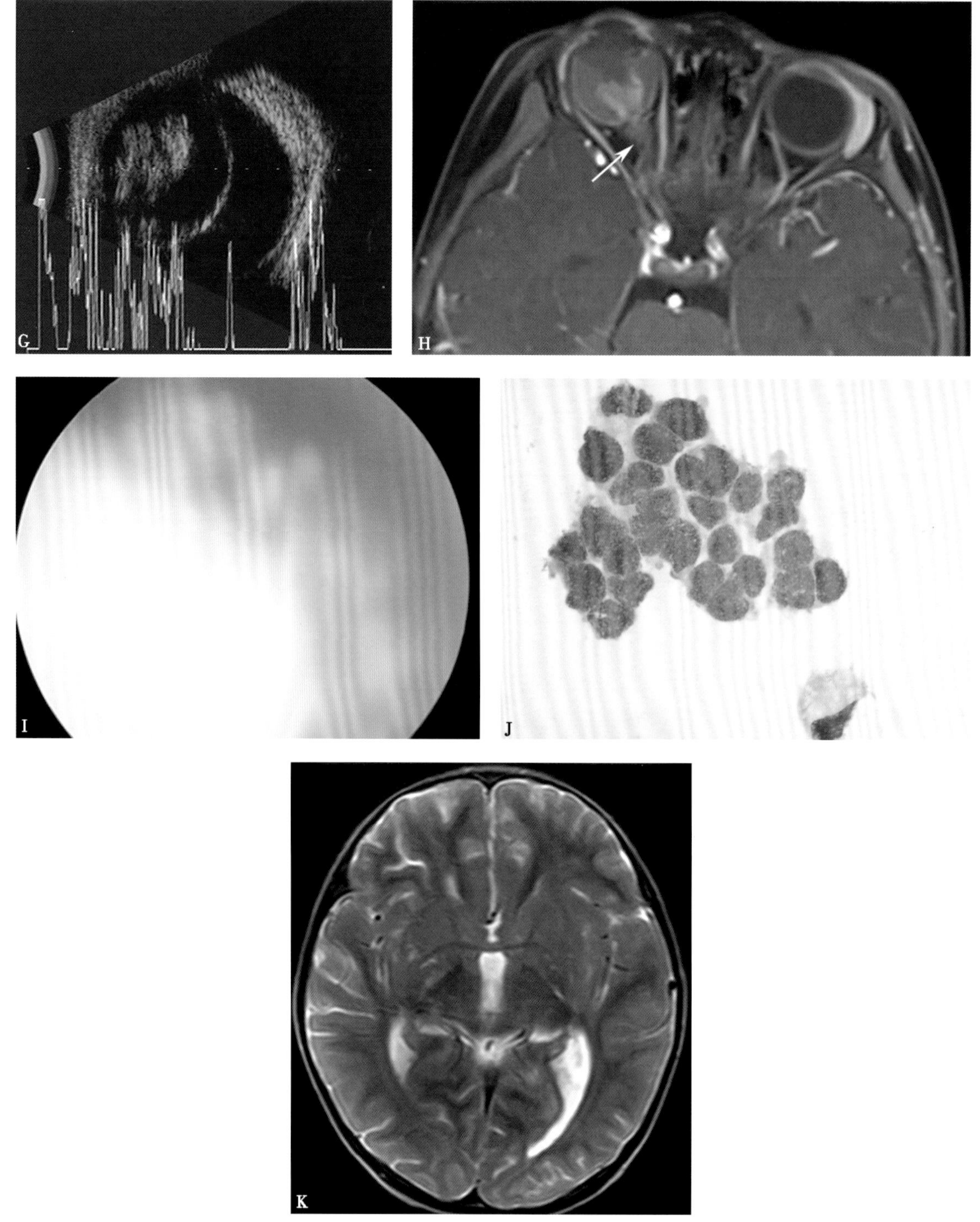

图 2-33-11　**右眼视网膜母细胞瘤视神经转移和颅内转移**

患儿男，1.5 岁，因发现右眼白瞳 2 个月就诊。A. 右眼 A/B 超，提示球内占位，并伴有钙化和视网膜脱离　B. 增强 MRI，提示右眼内异常强化信号，双侧视神经对称，粗细均匀，未见明显强化　C. 右眼眼底像，玻璃体混浊，可见大量瘤细胞种植，眼底模糊。患儿父母未同意对患儿予以治疗，9 个月后患儿出现眼红眼痛时再次就诊，眼底窥不清　D. A/B 超像，提示右眼内瘤体较前增大　E. 增强 MRI 显示右眼内充满瘤体，右侧视神经增粗（白箭），并有强化现象　F. 脑脊液细胞学检查，可见核大深染的异常细胞，考虑为肿瘤细胞。经 3 次高剂量短间隔全身化疗和一次眼眶内放疗（36Gy）后一个月复查　G. 右眼 A/B 超像，示眼内瘤体缩小，伴有视网膜脱离　H. 增强 MRI，显示右眼内瘤体较前缩小，视神经增粗现象减轻（箭头），增强后强化不明显　I. 右眼眼底像，玻璃体腔大量种植，眼底模糊不清　J. 脑脊液细胞学检查，脑脊液异常细胞增多，核染色质增粗。再给予 4 次椎管内注射化疗药物，脑脊液异常细胞未见减少　K. 头颅 MRI，自治疗开始 7 个月，复查 MRI 显示脑组织水肿，中线移位（本病例由空军军医大学西京医院王海燕、李曼红和王雨生医师提供）

图点评：该例患儿发病时肿瘤已达 E 期，建议行眼球摘除术，但家长拒绝，9 个月后再次就诊，已有视神经转移和脑脊液转移，经每三周一次的高剂量化疗药物全身化疗（10 次）和放疗后，眼内病变和眶内病变有所控制，但脑脊液内肿瘤细胞难以控制，后经椎管内注射化疗药物仍无法延缓疾病进展，而且骨髓抑制明显，无法坚持完成椎管内化疗疗程，最后因脑疝不幸死亡。此患者发展到后期也未出现颅内实体占位病灶，提示发现视神经侵犯时应及时进行脑脊液检查，以免漏诊；而发现视神经侵犯时，应首先进行化疗和放疗，病情控制情况下进行长节段视神经切断的眼球摘除术，否则容易加速颅内转移。然而，一旦患儿出现颅内转移，预示疾病恶性进展，现有的治疗手段难以控制。此例患者最终预后与家长延误治疗有密切关系，提示应与家长详细讲解病情和预后，反复沟通，以期患者能得到及时有效的治疗。

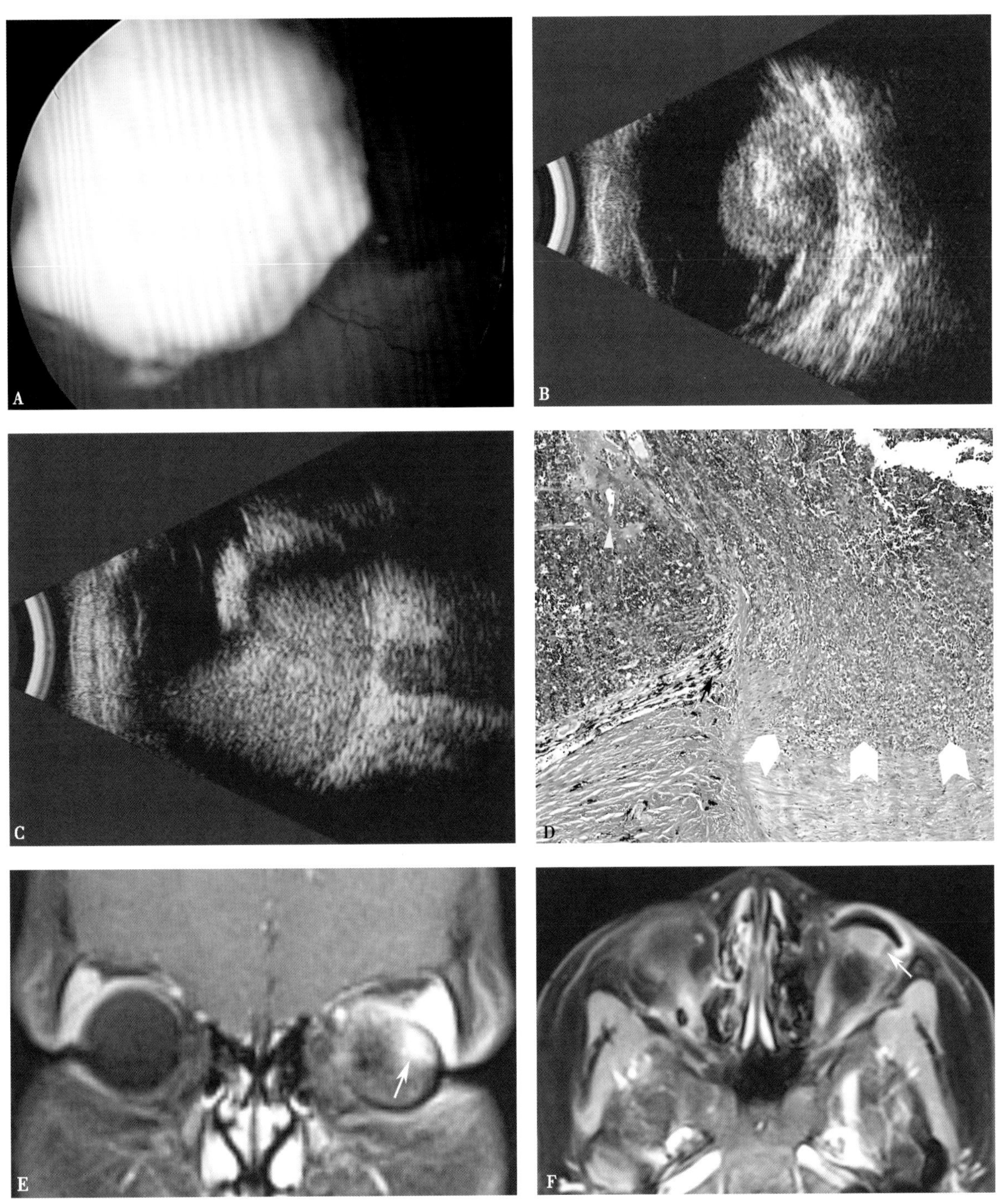

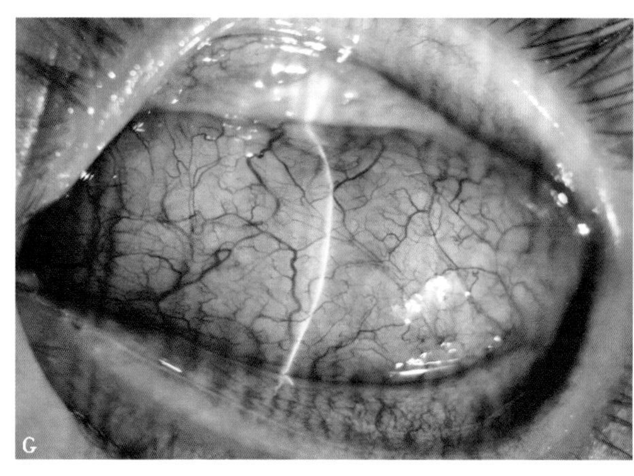

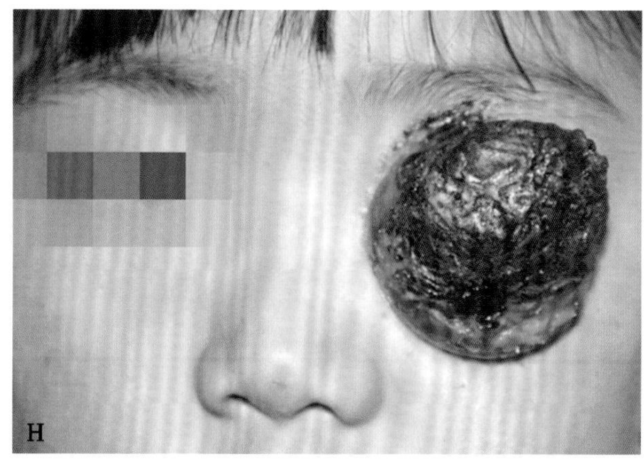

图 2-33-12 左眼视网膜母细胞瘤眼球摘除术后眶内转移

患儿女，4 岁，因发现左眼白瞳 1 个月就诊。A. 左眼眼底像，玻璃体腔内和视网膜下可见瘤体 B. 左眼 A/B 超，提示球内占位，并伴有钙化和视网膜脱离。经高剂量全身化疗 7 次和 2 次眼动脉内化疗，疾病反复复发 C. 左眼 A/B 超，提示左眼内占位伴玻璃体腔内积血和视网膜脱离；进行眼球摘除联合义眼台植入术 D. 病理组织学，显示瘤细胞侵及筛板（黑箭），并跨越筛板累及球后段视神经（白箭头），同时瘤体内见粗大血管（黄箭头）。术后患者家属拒绝给患儿再次全身化疗，术后 3 个月再次复查 E. MRI（冠状位），增强后显示左眼义眼台前颞上方近泪腺部位可见异常强化（白箭） F. MRI（水平位），义眼台与薄壳义眼片之间见异常强化，近下直肌（白箭）不排除术后改变或早期复发 G. 术后 4 个月复查眼前节像，结膜隆起，轻度充血，下方有实性肿块，诊断为眶内复发。患者家属仍拒绝治疗 H. 术后 6 个月复查外眼像，左眼眶内肿块突出于睑裂外，伴出血坏死。1 年后电话随访，患儿不幸死亡（本病例由空军军医大学西京医院王海燕、李曼红和王雨生医师提供）

图点评：该例患儿发病时为 D 期，经全身化疗后控制良好，后随访过程中出现复发，行眼球摘除术，术中见眼球壁完整，未见巩膜侵犯，然而术后仍出现眼眶转移。病理切片可见肿瘤已侵犯视神经球后段，且瘤体内有粗大血管，提示该肿瘤恶性程度高，侵袭性强，术后复发和转移几率大，文献报道可达 25%。术后应及时进行全身化疗，以降低复发和转移几率，但患儿家属拒绝再次化疗。术后三个月即出现早期复发征象，提示增强 MRI 在 RB 患儿随访过程中的重要作用。之后出现眶内明确占位病变，建议患儿行眶内容剜除术联合放疗以控制病情发展，保留患儿生命，经反复沟通后，患儿家属拒绝手术，最终患儿失去生命，提示与患者家属详细沟通的重要性。

● 治疗建议

全身化疗联合局部治疗的综合疗法是 RB 最常见的治疗手段，对于部分 IIRC 分级较重的患儿也能保住眼球，甚至保存视力，故综合疗法应作为 RB 的首选治疗方案。①冷凝术：适用于赤道部或赤道前的肿瘤，基底部直径≤4mm，高度≤2.0mm，无玻璃体腔种植者；②激光光凝术：适用于赤道部或赤道部后尚未累及黄斑及视盘的肿瘤，基底部直径≤4mm，高度≤2mm，无玻璃体种植者；③介入治疗：适用于不适合全身化疗或全身化疗疗效欠佳者；④玻璃体内化疗（intravitreal chemotherapy）：适用于广泛的玻璃体种植或陈旧性玻璃体积血者。所采用药物为马法兰；⑤玻璃体切除手术：目前主要针对 IIRC 分期属于 D 期或伴有玻璃体、视网膜下种植者；⑥全身化疗：适用于双眼 IICR 分级属于 B 期、C 期或 D 期者或单眼出现眼外转移者；⑦放疗：适用于对一线化疗联合局部治疗抵抗的独眼患儿；⑧眼球摘除术：适用于所有 IIRC 分期为 E 期或 D 期伴或不伴有对侧眼病变者；⑨其他：如质子束治疗等。需要说明的是，玻璃体内化疗及玻璃体切除术存在肿瘤转移风险，目前存在争议，建议谨慎开展，并应与患者家属充分沟通。

● 遗传咨询

国际上对于 RB 的基因治疗及遗传咨询工作已逐步应用于临床，如借助产前诊断遗传咨询，指导 RB 家庭生育健康后代、指导 RB 患者治疗等。基因诊断较传统的筛查方法更加经济，在降低 RB 患儿的出生率和提高整体人口素质方面有重要意义。我国的基因诊断及遗传咨询处于起步阶段，有望有助提高 RB 患儿的生存率及 RB 家庭的生活质量。

（戚　沆　陈长征　王海燕　王雨生）

主要参考文献

1. Reynolds JD，Olitsky SE. 小儿视网膜. 王雨生，主译. 西安：第四军医大学出版社，2013：217-245.
2. 陈长征，郁想想. 重视开展视网膜母细胞瘤的基因诊断工作. 中华实验眼科杂志，2013，31（7）：617-620.
3. Dutta LC（ed）. Modern Ophthalmology. New Delhi：Jaypee Brothers，2004，849-859.
4. Munier FL，Gaillard MC，Balmer A，et al. Intravitreal chemotherapy for vitreous seeds in retinoblastoma：Recent advances and perspectives. Saudi J Ophthalmol，2013，27（3）：147-150.
5. Canadian Retinoblastoma Society. National retinoblastoma strategy Canadian guidelines for care：Strategie therapeutique du retinoblastoma guide clinique canadien. Can J Ophthalmol，2009，44（Suppl 2）：S1-S88.

第34章

视盘黑素细胞瘤

Melanocytoma of the Optic Disk

● 概述

视盘黑素细胞瘤（melanocytoma of the optic disk）是一种起源于葡萄膜树突状黑素细胞、原发于视盘的良性肿瘤。肿瘤细胞通常呈圆形或椭圆形，边界清，胞体大，胞质丰富，色素分布密集，细胞核小而圆、形态大小均一，有丝分裂不活跃。

在不同人种本病的患病率无明显差别，多为体检发现视盘肿物（图 2-34-1），偶有患者因肿瘤继发视网膜病变导致视力下降而就诊，因此就诊年龄明显晚于发病年龄。

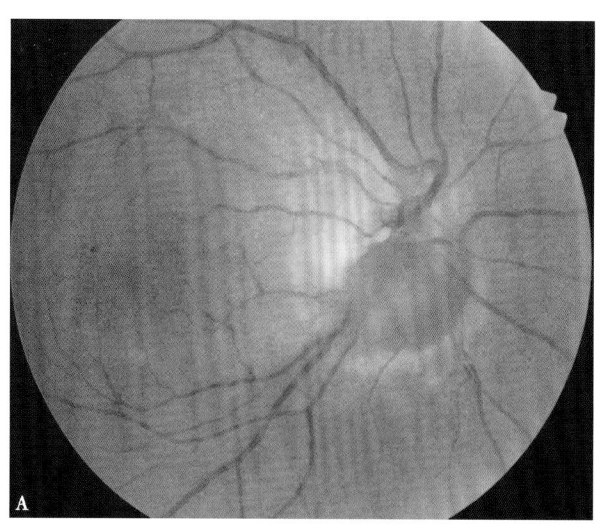

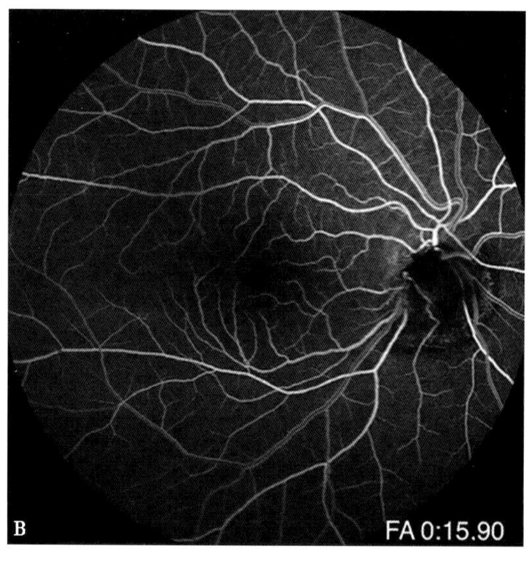

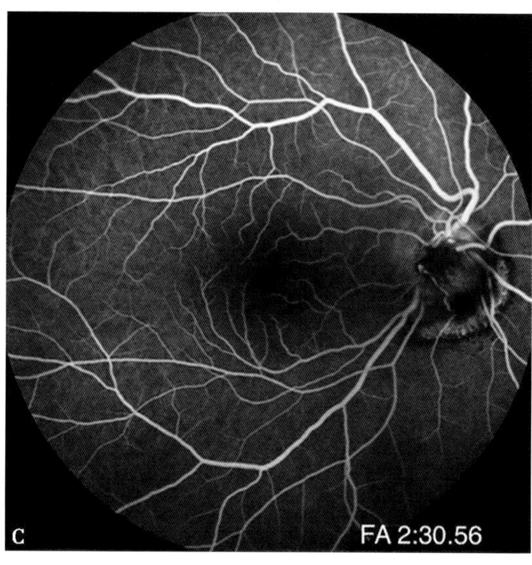

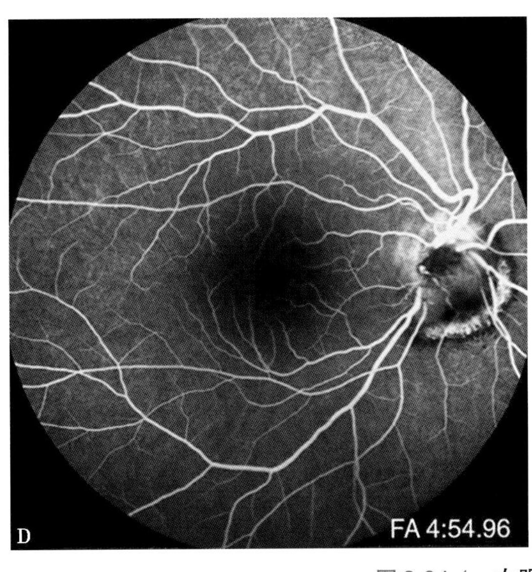

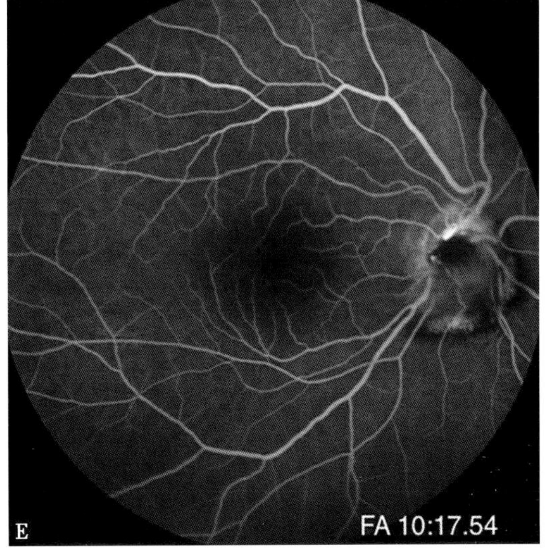

图 2-34-1　**右眼视盘黑素细胞瘤**

患者女，75 岁，因体检发现右眼视盘异常就诊。A. 右眼眼底像，视盘下方可见棕黑色肿物，边缘呈羽毛状，并延伸至视盘外视网膜神经纤维层　B～E. 右 FFA 检查，15 秒时视盘鼻下可见弱荧光区，病灶边缘呈羽毛状，边缘可见强荧光环(B)；造影中期瘤体部位出现不均匀强荧光，随造影时间延长而增强(C、D)；造影晚期，视盘鼻下方瘤体部位荧光着染，边缘强荧光环荧光着染(E)(本病例由北京同仁医院张风和纪海霞医师提供)

图点评：多数视盘黑素细胞瘤表现为视盘表面隆起的深棕色或黑色肿物，若累及全部视盘可遮挡视盘。瘤体边缘呈羽毛状，可沿视网膜神经纤维层生长至视盘外，瘤体向后生长可侵及附近的脉络膜甚至筛板后。视盘黑素细胞瘤可能并发脉络膜黑素细胞瘤，或伴发眼部黑色素细胞增多症。极少数患者还可能出现结膜或虹膜色素痣等体征。本病早期很少有自觉症状，就诊年龄明显晚于发病年龄，在小儿较难发现并确诊，在此以一成人病例展示其眼底表现。

● 临床特征

多为单眼受累，极少双眼发病。大多数患者无明显临床症状，约 18% 的患者在确诊 10 年内视力下降。肿瘤压迫视盘神经纤维可出现相对性传入性瞳孔障碍；轴浆流受阻可能引起视盘水肿，导致与肿瘤生长特点相关的视野改变，如生理盲点扩大等；少数患者因视网膜渗出累及黄斑、瘤体坏死导致视神经视网膜炎或继发视网膜静脉阻塞、视网膜动脉阻塞等，出现视力下降。该病还可合并黑变病、视网膜色素变性等。

- 辅助检查：自发荧光表现为弱荧光团块。FFA 造影全程瘤体表现为弱荧光，视盘水肿则表面毛细血管扩张表现为强荧光，若造影中存在肿瘤血管并伴有荧光素渗漏，提示肿瘤血供丰富、肿瘤增大可能。ICGA 造影中瘤体弱荧光更为明显。OCT 便于了解后极部黄斑区视网膜水肿，视盘扫描可了解微小病灶情况。超声检查可检出隆起度超过 0.5mm 的瘤体，但无法检测肿瘤是否侵及筛板。CT 和 MRI 可判断病变是否累及筛板后部，但对微小病灶无法检出。
- 病程：根据文献报道，多数视盘黑素细胞瘤长期静止，在 5 年内约 11% 的肿瘤缓慢生长，在 10 年内约 32% 的肿瘤缓慢生长。极少数情况下，肿瘤生长迅速、广泛侵袭视盘，伴视力严重下降，提示肿瘤恶变可能。

● 治疗建议

本病属于良性肿瘤，多无症状，故无需治疗。若出现视网膜静脉阻塞、视盘水肿、黄斑水肿和 CNV 等，可选择激光、PDT 或抗 VEGF 等对症治疗。

● 随访

大多数视盘黑素细胞瘤根据其发病位置、生长速度、形态特点比较容易确诊，每次就诊应当记录肿瘤的大小和位置，拍摄彩色眼底照片以便随访对比。在初次拟诊视盘黑素细胞瘤后，建议每半年至一年复查一次。若出现瘤体坏死及其继发表现、生长迅速并明显突入玻璃体腔或侵及筛板时，应当警惕肿瘤恶变。

（卢　海　马　燕）

主要参考文献

1. 魏文斌，陈积中．眼底病鉴别诊断学．北京：人民卫生出版社，2012：463-465.
2. Reynolds JD，Olitsky SE．小儿视网膜．王雨生，主译．西安：第四军医大学出版社，2013：144-145.
3. Shields JA，Demirci H，Mashayekhi A，et al. Melanocytoma of optic disc in 115 cases：the 2004 Samuel Johnson Memorial Lecture，part 1. Ophthalmology，2004，111（9）：1739-1746.
4. Salvanos P，Utheim TP，Moe MC，et al. Autofluorescence imaging in the differential diagnosis of optic disc melanocytoma. Acta Ophthalmol，2015，93（5）：476-480.
5. Rishi P，Venkatesh R. Central retinal artery occlusion secondary to optic disk melanocytoma. Retin Cases Brief Rep，2012，6（2）：212-215.
6. Shukla SY，Shields JA，Eagle RC，et al. Transformation of optic disc melanocytoma into melanoma over 33 years. Arch Ophthalmol，2012，130（10）：1344-1347.
7. Punjabi OS，Lin CF，Chung HS，et al. Melanocytoma of the optic disc associated with visual field defects：clinical features and imaging characteristics. Ophthalmic Surg Lasers Imaging，2011，42（Online）：e75-e80.
8. Osher RH，Shields JA，Layman PR. Pupillary and visual field evaluation in patients with melanocytoma of the optic disc. Arch Ophthalmol，1979，97（6）：1096-1099.
9. Urrets-Zavalia JA，Crim N，Esposito E，et al. Bevacizumab for the treatment of a complicated posterior melanocytoma. Clin Ophthalmol，2015 Mar 6，9：455-459.

第35章

幼年型特发性关节炎相关葡萄膜炎

Juvenile Idiopathic Arthritis-associated Uveitis

● 概述

幼年型特发性关节炎（juvenile idiopathic arthritis，JIA）又称幼年型类风湿性关节炎（juvenile rheumatoid arthritis，JRA）和幼年型慢性关节炎（juvenile chronic arthritis，JCA），是发生于16岁以下的一种以关节炎为主要表现的特发性疾病。

JIA常伴发慢性前葡萄膜炎或者复发性慢性前葡萄膜炎，JIA相关葡萄膜炎是儿童前葡萄膜炎的主要类型之一。

● JIA诊断和分型

JIA的诊断标准为16岁以下患者出现关节肿胀或关节腔渗出液，并且具有活动时疼痛或受限、压痛、局部发热等3项体征中的两项，排除幼年型强直性脊椎炎、幼年型炎症肠道疾病、幼年型银屑病性关节炎即可诊断。JIA通常分为少关节型、多关节型和系统型三种类型，均可伴发葡萄膜炎，其中少关节型最易伴发葡萄膜炎（约20%的患者伴发葡萄膜炎），其次是多关节型（约5%伴发葡萄膜炎）。三种类型JIA伴发的葡萄膜炎类型常有一定的差异：①少关节型，常伴发慢性前葡萄膜炎，大多数发病隐匿，出现尘状、中等大小或羊脂状KP，前房闪辉（+～++），前房细胞（+～++），易发生虹膜后粘连、虹膜周边前粘连，可出现Koeppe结节或Bussaca结节，眼底通常无明显病变，FFA检查显示部分患者可出现视网膜血管渗漏、视盘染色（图2-35-1、图2-35-2），偶可发生急性前葡萄膜炎；②多关节型，伴发葡萄膜炎多为慢性或慢性复发性虹膜睫状体炎，与少关节型引起的相似，偶可见急性虹膜睫状体炎和视网膜血管炎；③系统型，多为慢性或慢性复发性虹膜睫状体炎，可伴发全葡萄膜炎或脉络膜炎。

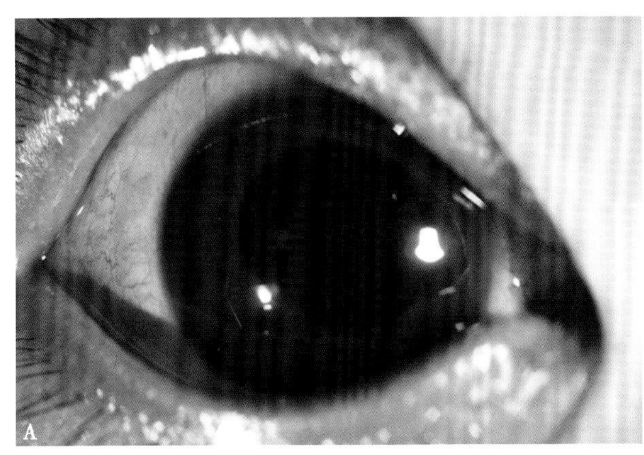

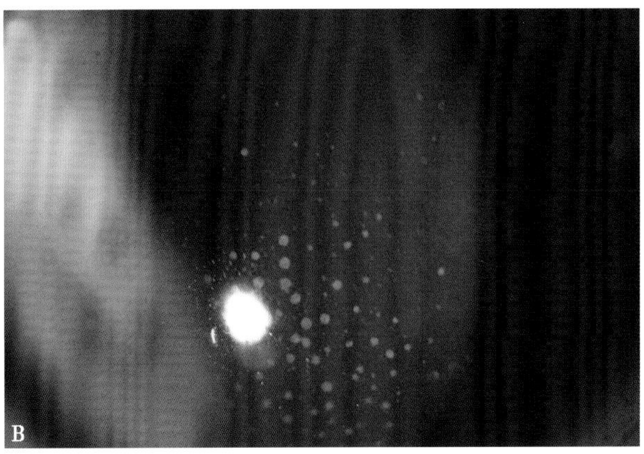

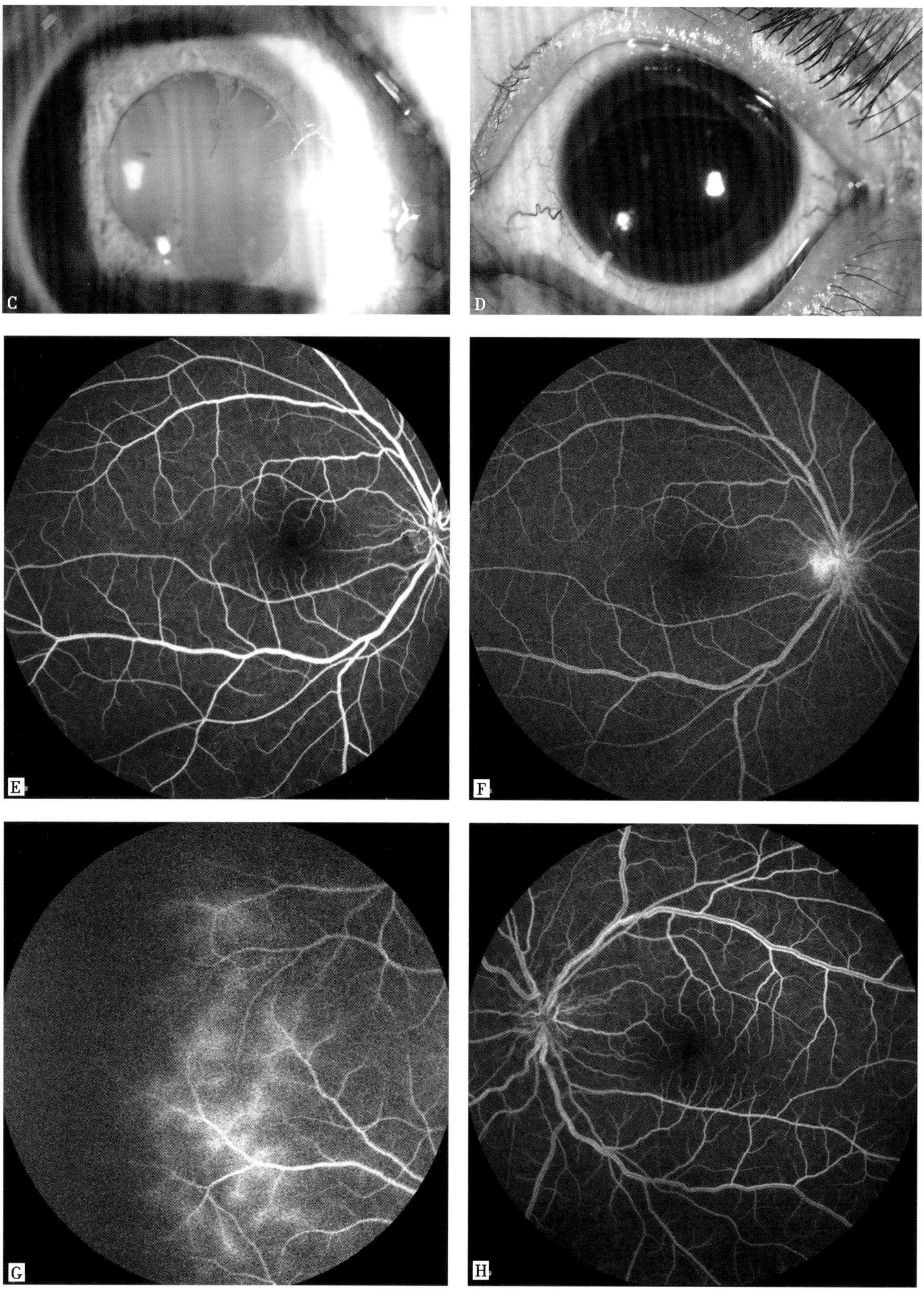
C
D
E
F
G
H

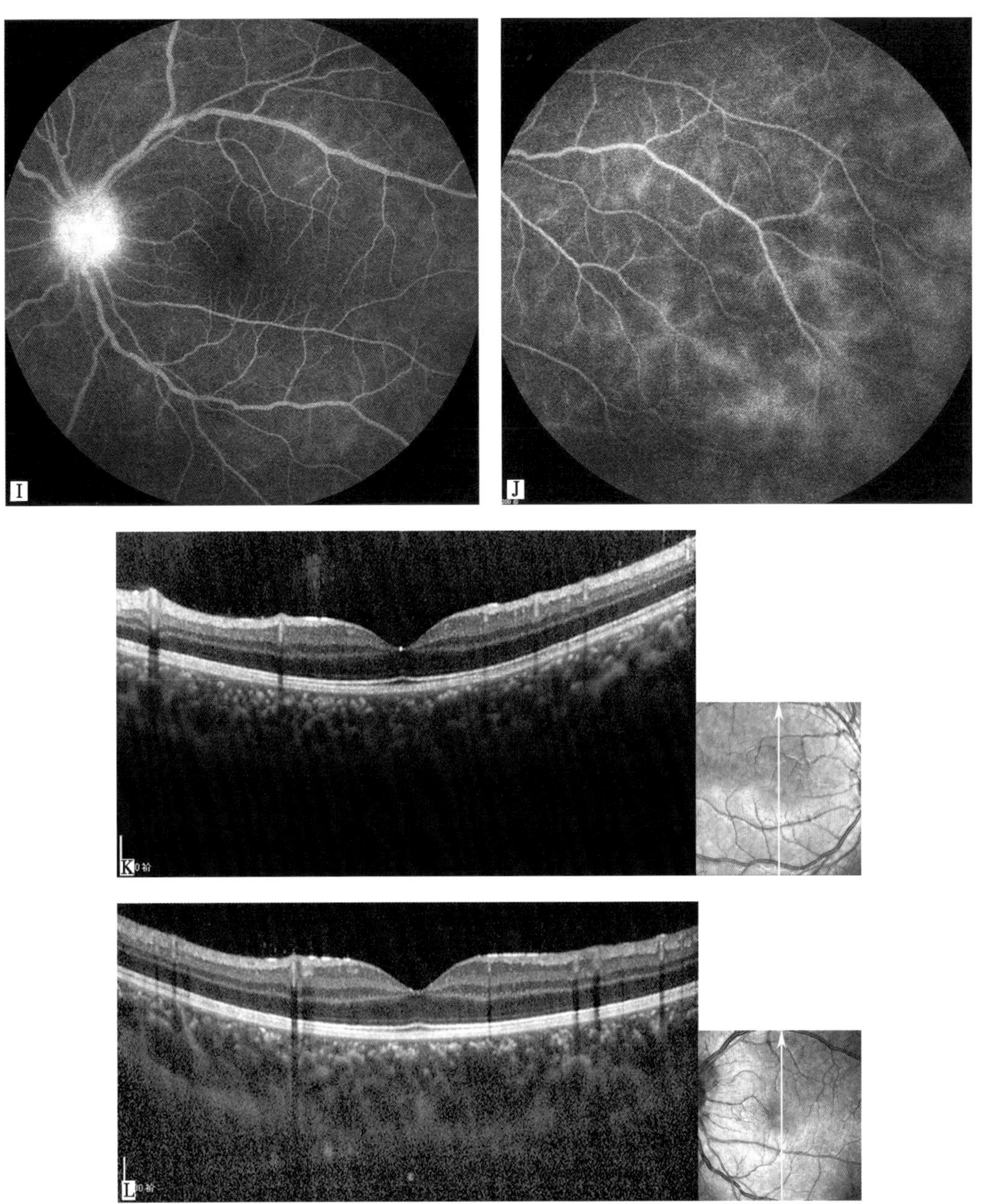

图 2-35-1　少关节型 JIA 相关性葡萄膜炎

患儿女，10 岁，以双眼红、视物模糊反复发作 1 年半就诊。2 个月前因左膝关节红肿、胀痛，影响行走，活动后好转，于某三甲医院免疫学检查显示 ESR、抗 O、RF 和 HLA-B27 为阴性，ANA（+）、CRP 升高，诊断为“右膝关节炎”。A. 右眼外眼和前节像，示睫状充血（+）　B. 右眼前节像，示角膜瞳孔区下方三角形区域中等大小色素 KP（++）　C. 右眼前节像，散瞳后可见呈轮辐样虹膜后粘连　D. 左眼前节像，示睫状充血（+），角膜中等大小羊脂状 KP（+），虹膜纹理尚清，无后粘连　E～J. 双眼 FFA 检查，眼底检查见双眼视盘色红，边界模糊。FFA 显示双眼视盘荧光素渗漏呈强荧光，周边视网膜血管荧光素渗漏（E、F 和 G 为右眼，H、I 和 J 为左眼）　K、L. 双眼黄斑 OCT 像，未见明显异常（K 为右眼，L 为左眼）

图点评：患儿既往出现典型的膝关节肿胀、活动受限，其余各关节未出现病变，RF（−）、ANA（+）、CRP（↑）、HLA-B27（−），提示诊断少关节型 JIA。眼部出现慢性复发性虹膜睫状体炎，除虹膜后粘连外尚未出现其他并发症；FFA 提示视网膜血管炎性改变，诊断为少关节型 JIA 相关性葡萄膜炎。本病发病通常较早（<7 岁），免疫学检查显示为抗核抗体阳性、类风湿因子阴性。

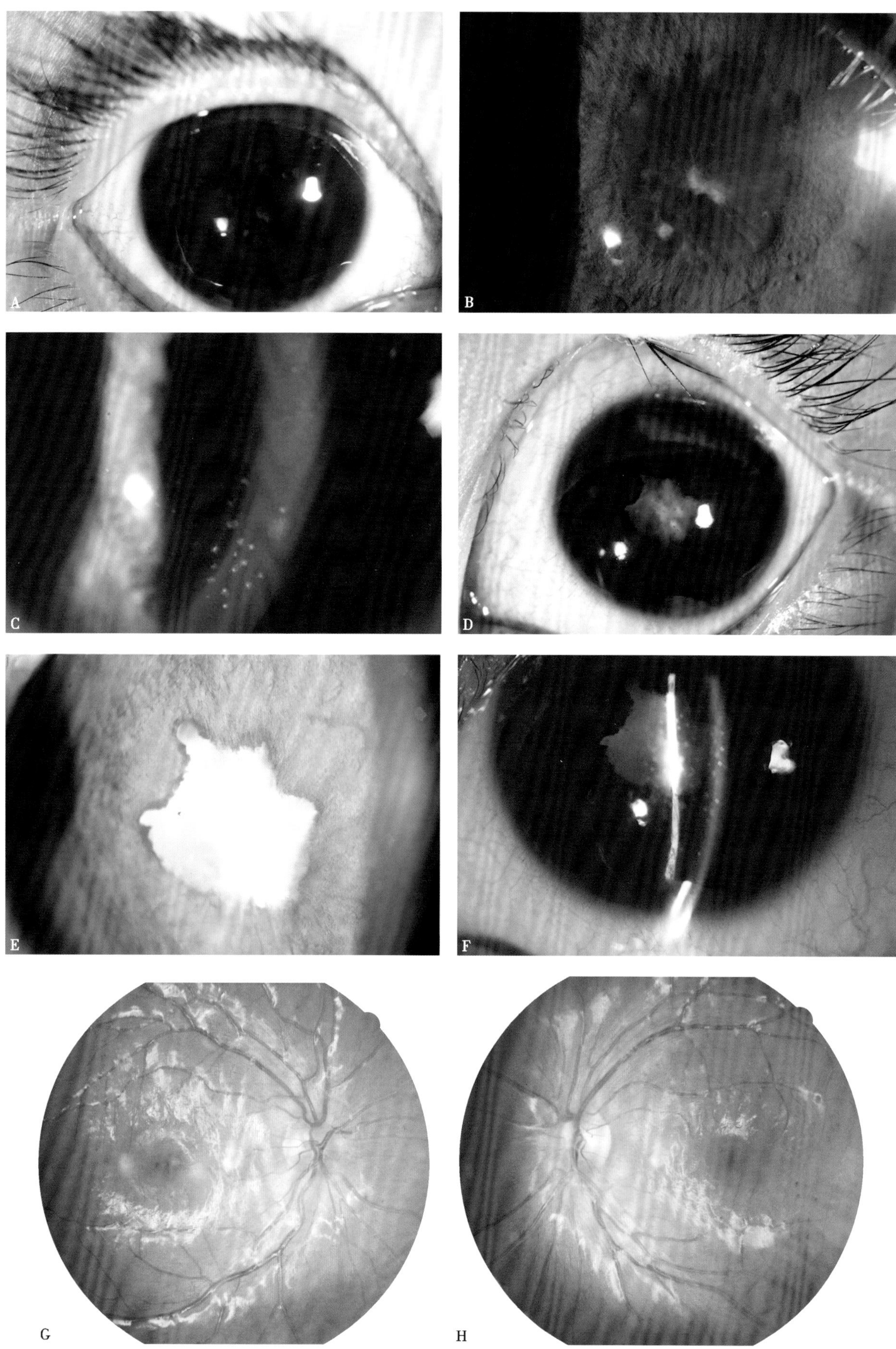
A
B
C
D
E
F
G
H

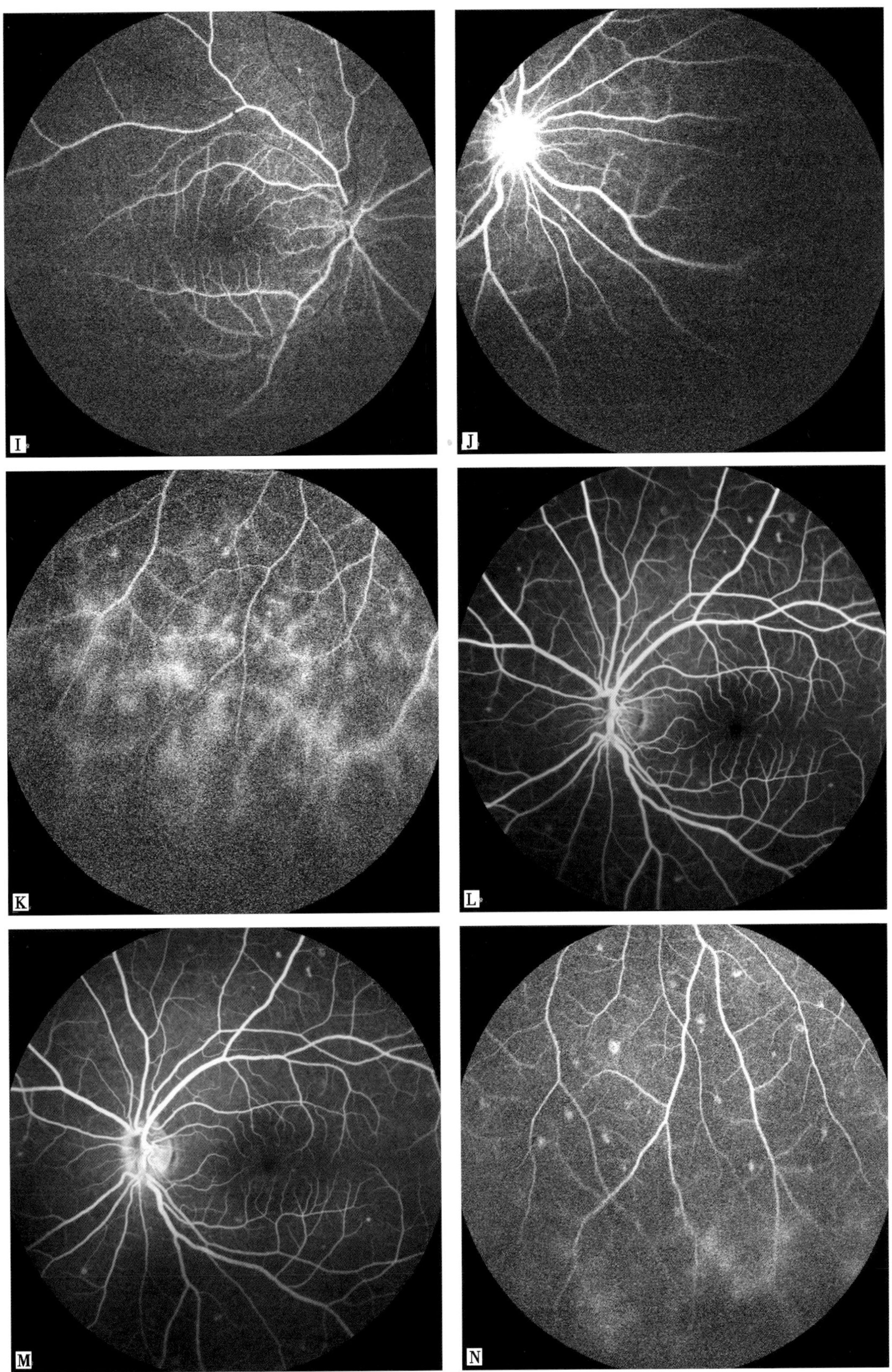

图 2-35-2　少关节型 JIA 相关性葡萄膜炎

患儿女，6 岁，患儿家长发现其视力下降 1 个月余就诊。2 年前因双膝关节和踝关节肿胀不能行走，于某三甲医院免疫学检查显示 ESR、抗 O、RF 和 HLA-B27 为阴性，ANA 阳性，CRP 升高，诊断为“JIA（少关节型）”。A～F. 双眼外眼及前节像，双眼无明显充血（A、D），角膜后中等大小 KP（++）（C、F），虹膜纹理模糊，不规则后粘连，并发性白内障（B、E）。眼底无法窥见（A、B 和 C 为右眼，D、E 和 F 为左眼）。双眼行白内障手术，术后最佳矫正视力右 0.9，左 1.0　G、H. 双眼眼底像，未见明显异常（G 为右眼，H 为左眼）　I～N. 双眼 FFA 检查，显示右眼周边视网膜血管渗漏，左眼视网膜中周部可见点状强荧光（I、J 和 K 为右眼，L、M 和 N 为左眼）

图点评：大多数JIA相关葡萄膜炎的发病较为隐匿，发现时即为典型的三联征，即慢性虹膜睫状体炎、角膜带状变性和并发性白内障：①角膜带状变性尤其常见于慢性或慢性复发性炎症的患者，开始时多发生于3点和9点角膜缘附近，随着病情进展可发展为横跨性带状角膜变性，带状角膜变性区可自发脱钙，形成不规则透明区；②虹膜易发生完全性虹膜后粘连和大片状或广泛的虹膜前粘连；③并发性白内障常见于慢性或慢性复发性炎症患者，常见的类型为晶状体后囊下混浊，也可发生晶状体全混浊；④其他并发症包括继发性青光眼、睫状体脱离、黄斑水肿、视网膜前膜、视网膜脱离和眼球萎缩等。本患儿既往出现典型的膝关节和踝关节肿胀、活动受限，但仍未超过4个关节受累，RF（-）、ANA（+）、CRP（↑）、HLA-B27（-），提示诊断少关节型JIA。眼部出现慢性复发性虹膜睫状体炎、虹膜后粘连和并发性白内障，在双眼白内障摘除后FFA检查显示双眼视网膜血管炎性改变，诊断为少关节型JIA相关性葡萄膜炎。

● 诊断

JIA的诊断标准包括美国风湿病学会制定的标准（表2-35-1）、欧洲抗风湿病联盟制定的标准（表2-35-1）和日本厚生省幼年型慢性关节炎研习班制定的标准（表2-35-2）。病史对JIA相关葡萄膜炎的诊断至关重要，对发生于16周岁以下的慢性或慢性复发性虹膜睫状体炎、角膜带状变性和并发性白内障患者，一定要详细询问病史和进行随访观察，关节炎和全身病史对诊断有重要帮助。鉴别诊断应与特发性葡萄膜炎、伪装综合征（视网膜母细胞瘤、白血病）相鉴别。

表2-35-1　美国风湿病学会和欧洲抗风湿病联盟制定的JIA标准的比较

	ACR*	EULAR**
发病年龄	<16岁	<16岁
关节炎	>6周 关节肿胀或关节腔渗出液，并且具有以下3项中的两项： 关节活动时疼痛或受限、压痛、局部发热	>3个月
发病6个月后分型	少关节型（<5个关节） 多关节型（>4个关节） 系统型（关节炎、发热、皮疹）	少关节型（<5个关节） 多关节型（>4个关节） 系统型（关节炎、发热、皮疹） IgM-RF*** 阴性
其他	排除幼年型强直性脊椎炎、幼年型炎症肠道疾病、幼年型银屑病性关节炎	包括幼年型强直性脊椎炎、幼年型炎症肠道疾病、幼年型银屑病性关节炎，但排除其他类型的幼年型关节炎

* ACR：美国风湿病学会

** EULAR：欧洲抗风湿病联盟

*** IgM-RF：IgM类风湿因子

表2-35-2　日本厚生省幼年型慢性关节炎研习班制定的JCA的诊断标准

1	持续6周以上的关节炎
2	持续不足6周的关节炎尚需以下7项中的1项： A　虹膜睫状体炎 B　类风湿皮疹 C　早晨关节僵硬 D　弛张热 E　肢体屈曲萎缩 F　颈椎疼痛或有阳性X线体征 G　类风湿因子阳性
3	应排除风湿热、系统性红斑狼疮、多发性动脉炎等多种疾病

● 治疗建议

建议关节炎患者至风湿科就诊。前葡萄膜炎患者应使用散瞳剂点眼治疗；存在前段炎症时应给予糖皮质激素滴眼剂点眼治疗，制剂及点眼频度应根据炎症情况确定和调整；慢性和顽固性炎症患者口服糖皮质激素治疗，必要时联合使用环孢素、环磷酰胺和甲氨蝶呤等免疫抑制剂；由虹膜完全后粘连所致的青光眼，应在抗炎治疗和降眼压治疗的前提下，尽快行虹膜激光切开术或虹膜周边切除术；对于虹膜广泛前粘连、房角粘连或小梁瘢痕、硬化所致的眼压升高，应在抗炎、降眼压的同时，尽快行相应抗青光眼手术治疗；炎症控制后才考虑白内障手术治疗，可根据情况联合人工晶状体植入术。

（杨培增　杜利平）

主要参考文献

1. 杨培增. 葡萄膜炎诊断与治疗. 北京：人民卫生出版社，2009：50-55.
2. Garg SJ. Wills 临床眼科彩色图谱及精要：葡萄膜炎. 第 2 版. 杨培增，主译. 天津：天津科技翻译出版有限公司，2015：69-129，276-294.
3. AbuSamra K，Maghsoudlou A，Roohipoor R，et al. Current treatment modalities of JIA-associated uveitis and its complications：literature review. Ocul Immunol Inflamm，2016，24（4）：431-439.
4. Amin RM，Miserocchi E，Thorne JE，et al. Treatment options for juvenile idiopathic arthritis（JIA）associated uveitis. Ocul Immunol Inflamm，2016，24（1）：81-90.
5. Hawkins MJ，Dick AD，Lee RJ，et al. Managing juvenile idiopathic arthritis-associated uveitis. Surv Ophthalmol，2016，61（2）：197-210.
6. Sen ES，Dick AD，Ramanan AV. Uveitis associated with juvenile idiopathic arthritis. Nat Rev Rheumatol，2015，11（6）：338-348.
7. Viswanathan V，Murray KJ. Management of children with juvenile idiopathic arthritis. Indian J Pediatr，2016，83（1）：63-70.

第36章

HLA-B27相关葡萄膜炎

Human Leucocyte Antigen-B27-associated Uveitis

● 概述

人类白细胞抗原(human leucocyte antigen，HLA)-B27相关葡萄膜炎是最常见的葡萄膜炎类型之一，它常常与强直性脊柱炎、炎症性肠病、反应性关节炎、银屑病性关节炎等系统性疾病相关，好发于青壮年，也可在儿童和青少年发病。

HLA-B27阳性率在不同人群中存在差异，西方人群略高，有色人种较低，阳性携带者发生葡萄膜炎或脊柱关节病的风险为25%。半数以上的HLA-B27相关急性前葡萄膜炎患者伴有全身性疾病，而脊柱关节病患者中，葡萄膜炎发生率高达30%以上(图2-36-1、图2-36-2)。尽管本病最常表现为前葡萄膜炎，但眼后节也可受累，表现为视网膜血管炎、视盘炎和黄斑囊样水肿等。认识典型的眼前节表现，有助于此类疾病的诊疗。

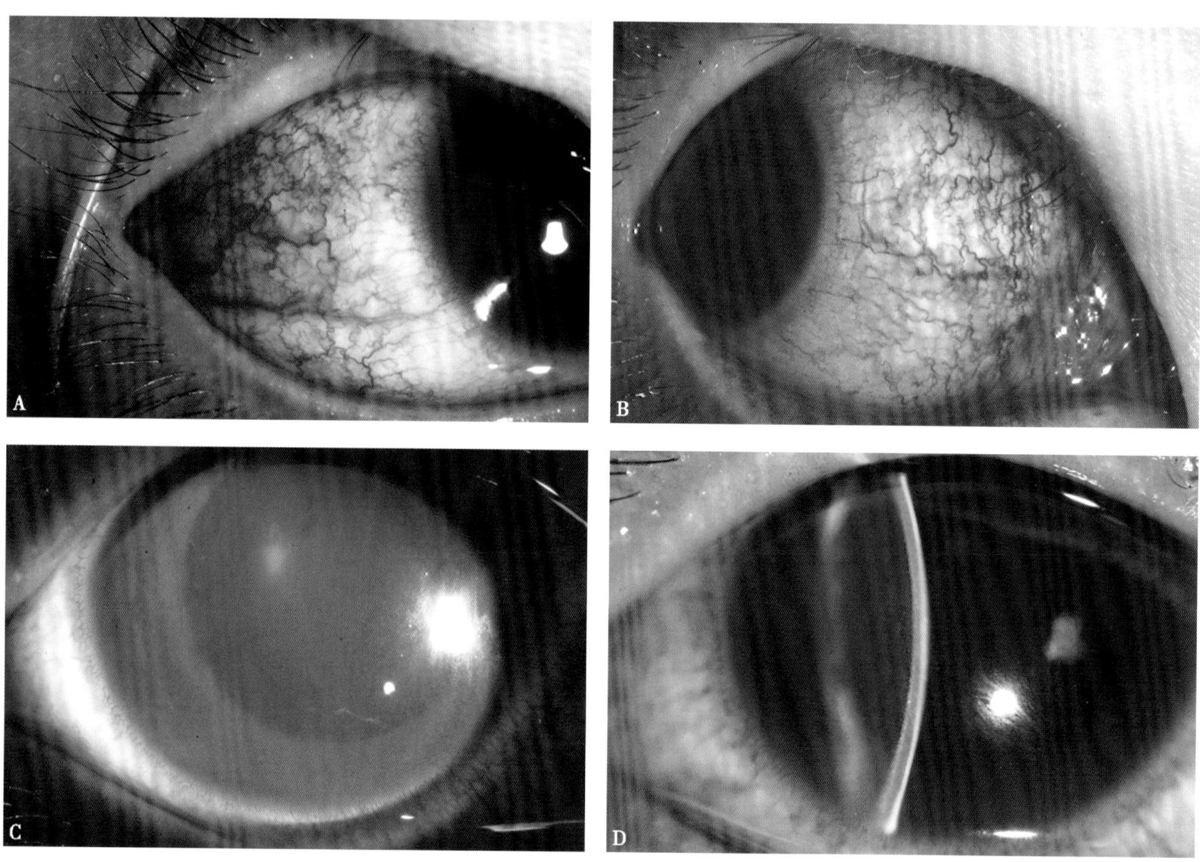

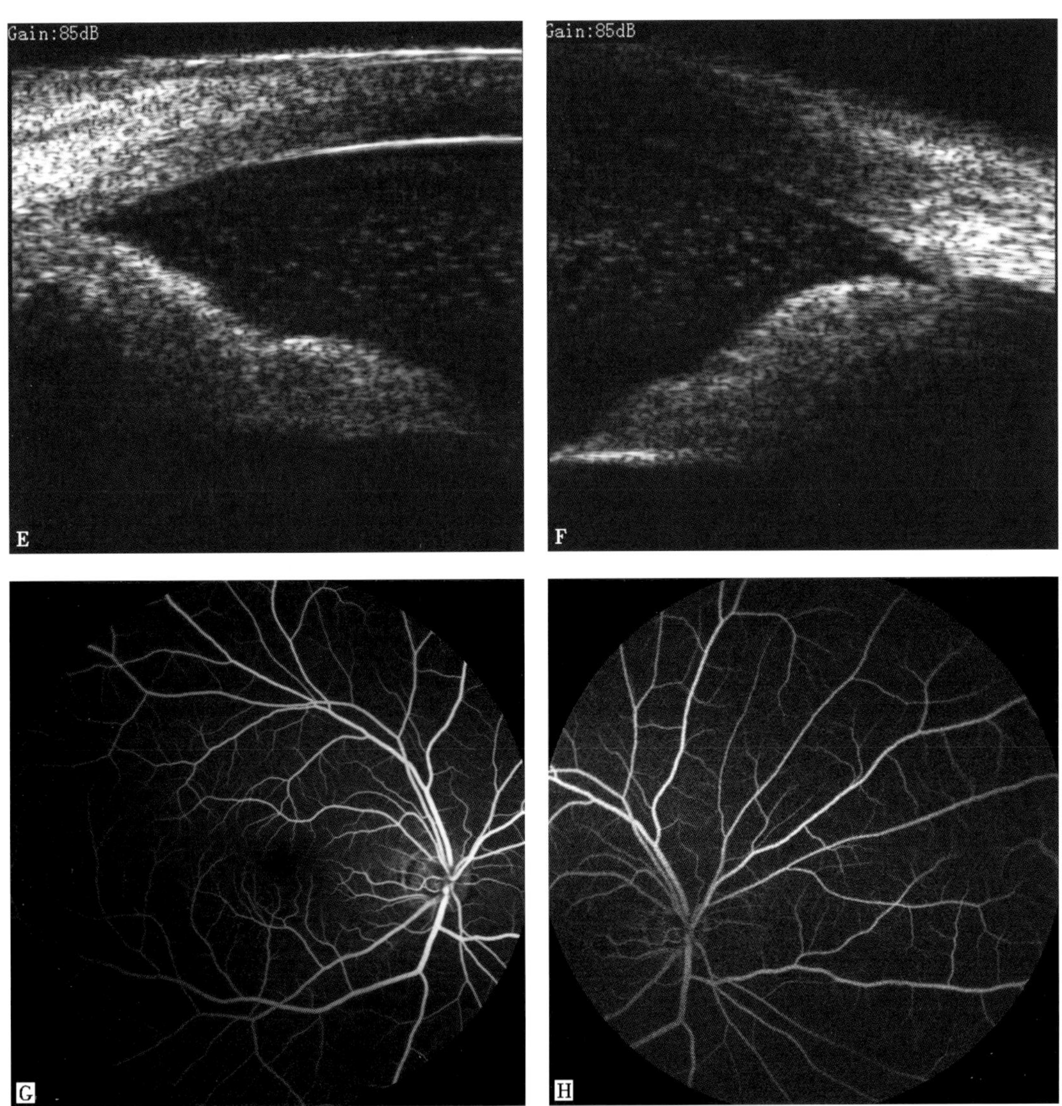

图 2-36-1　右眼 HLA-B27 相关葡萄膜炎

患儿男，13 岁，以双眼反复交替发红、视物模糊 1 年就诊。患儿平素体健，近 1 年出现双髋关节疼痛，但不影响正常活动。免疫学检查显示 ESR、抗 O、RF、ANA、CRP、ANCA 均为阴性，HLA-B27(+)。双髋关节 MRI 平片提示双髋关节少量积液。A、B. 右眼外眼像，示混合充血(+)　C. 右眼前节弥散光像，示角膜下方深层内皮混浊　D. 右眼前节裂隙像，示角膜后尘状 KP，前房闪辉(++)，细胞(+++)，虹膜纹理尚清，无明显后粘连，晶状体透明　E、F. 右眼 UBM 检查，显示右眼前房大量点状强回声　G、H. 右眼 FFA 检查，视网膜血管无明显渗漏。左眼亦未见明显异常

图点评：HLA-B27 相关葡萄膜通常表现为急性前葡萄膜炎，眼部症状为单眼突发眼红、眼痛、畏光及视物模糊，全身不适根据伴发的系统性疾病不同可以出现下背部疼痛、关节炎、银屑病、口腔溃疡、慢性腹泻及尿道炎等。眼部典型地表现为急性和(或)反复发作的非肉芽肿性前葡萄膜炎，通常持续数日至数周，但少数患者表现为慢性前葡萄膜炎。眼部查体可见睫状充血或混合充血，角膜内皮皱褶、尘状 KP 或中等大小 KP，严重患者可以出现纤维素性渗出、纤维渗出膜，甚至前房积脓；常常出现虹膜后粘连，通常眼后段玻璃体、视网膜血管和视盘受累不明显，少数患者可以出现黄斑水肿或血管炎。该病常伴发的系统性疾病包括强直性脊柱炎、炎症性肠病、反应性关节炎以及银屑病性关节炎等。强直性脊柱炎主要症状为下背部疼痛和僵硬；反应性关节炎综合征，又称 Reiter 综合征，典型地表现为乳头状结膜炎、尿道炎和多关节炎三联征，少数患者可以出现急性前葡萄膜炎；炎症性肠病包括溃疡性结肠炎和 Crohn 病，前者伴发葡萄膜炎的概率要远高于后者，发生葡萄膜炎的炎症性肠病患者中 60% 呈 HLA-B27 阳性，该病也可发生骶髂关节疼痛；银屑病性关节炎患者约 1/4 伴发

葡萄膜炎，主要表现为双侧、慢性、眼后节受累明显（黄斑囊样水肿、视网膜血管炎、视盘炎），临床症状较严重。

本患儿既往体健，未曾出现下背部疼痛、关节炎、银屑病、口腔溃疡、慢性腹泻及尿道炎等，HLA-B27 阳性提示可能为 HLA-B27 相关性葡萄膜炎，免疫学检查未见明显异常，双髋关节少量积液（MRI），提示骶髂关节可能处于病变早期，但是多种 HLA-B27 相关疾病包括强直性脊柱炎、炎症性肠病、银屑病性关节炎等均有可能伴发骶髂关节病变，因此，对该患儿病因的明确仍需密切随诊疾病的发展。

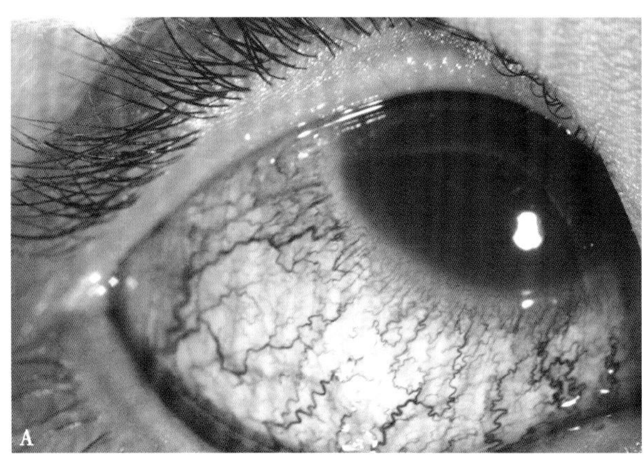

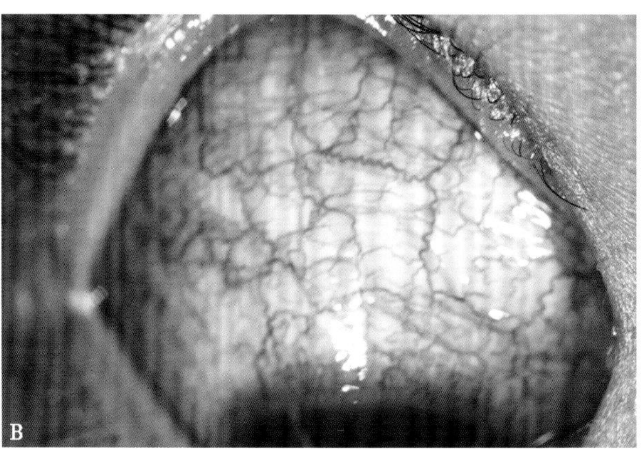

图 2-36-2 **右眼 HLA-B27 相关葡萄膜炎**

患儿男，12 岁，以右眼红、痛、视力下降 9 天就诊。患儿平素体健，否认关节痛。免疫学检查显示 ESR、抗 O、RF、ANA、CRP、ANCA 均正常，HLA-B27（+）。眼部检查见右眼尘状 KP（++），前房闪辉（++），细胞（+++），虹膜纹理尚清，无明显后粘连，晶状体透明，眼底模糊，FFA 提示双眼视网膜血管无明显渗漏，未见明显异常；双髋关节 CT 提示双髋关节面毛糙，小囊状骨质破坏，考虑强直性脊柱炎。A、B. 右眼外眼和前节像，示睫状充血（++），角膜透明

图点评：强直性脊柱炎可以伴发多种眼病，其中最常见的是急性前葡萄膜炎，偶可引起慢性前葡萄膜炎，此外还可引起巩膜炎、结膜炎、玻璃体炎、黄斑囊样水肿、视盘肿胀、视网膜血管炎等。主要症状为下背部疼痛和僵硬，葡萄膜炎可以先于或者晚于关节疼痛的发生，但通常会晚于关节疼痛的发生。发病时双眼受累，但多为单侧发病，复发时多为双眼交替发病，通常表现为急性复发性非肉芽肿性前葡萄膜炎，易发生前房积脓和前房纤维素性渗出，葡萄膜炎的严重程度与强直性脊柱炎的严重程度无明显相关性。强直性脊柱炎伴发葡萄膜炎在婴幼儿期发生率较低，但在年龄稍大时（>12 岁左右）发生率明显增加。

本例患者是明确的强直性脊柱炎伴发的 HLA-B27 相关葡萄膜炎，发病时间短，主要为右眼单眼前段发病，左眼尚未受累，可能随着发病时间的延长出现双眼受累，甚至反复发作，引起反应性的玻璃体细胞、黄斑水肿等，应要求患儿在疾病复发时及时就诊。此外，尽管影像学检查提示髋关节受累，但患儿尚未出现腰骶疼痛和晨僵等临床表现，应注意请风湿科会诊。

● 诊断

HLA-B27 分型是诊断该病的金标准。临床上基于病史、症状和体征也可大致做出诊断，但该病与特发性前葡萄膜炎鉴别诊断较困难。血沉和 C 反应蛋白异常提示系统性活动性炎症，CT 或 MRI 检查发现骶髂关节炎或脊椎病变改变对诊断有重要价值。本病应与特发性前葡萄膜炎、疱疹病毒性葡萄膜炎、梅毒性葡萄膜炎、晶状体相关性葡萄膜炎以及伪装综合征相鉴别。

● 治疗建议

伴有系统性症状的患者应请风湿科医生会诊。使用散瞳剂及睫状肌麻痹剂防止虹膜后粘连，缓解疼痛。应用糖皮质激素滴眼剂局部点眼，根据炎症反应的严重程度决定点眼的频度，可达每小时 1 次，

但是单就葡萄膜炎而言，不宜长期或大剂量使用糖皮质激素，前房炎症细胞消失即可停用糖皮质激素滴眼剂。局部糖皮质激素治疗无效或效果不佳时，应选择糖皮质激素和（或）免疫抑制剂全身治疗。有报道显示，抗TNF-α等生物制剂对糖皮质激素不能耐受或不敏感患者有效。HLA-B27相关性急性前葡萄膜炎易于控制，但目前对其复发尚无有效的预防方法，有研究显示，全身非甾体类抗炎药的使用可以减少复发或减少糖皮质激素的应用。

（杨培增 杜利平）

主要参考文献

1. 杨培增. 葡萄膜炎诊断与治疗. 北京：人民卫生出版社，2009：504-562.
2. Garg SJ. Wills 临床眼科彩色图谱及精要：葡萄膜炎. 第2版. 杨培增，主译. 天津：天津科技翻译出版有限公司，2015：39-40.
3. Loh AR，Acharya NR. Incidence rates and risk factors for ocular complications and vision loss in HLA-B27-associated uveitis. Am J Ophthalmol，2010，150（4）：534-542.
4. Wakefield D，Chang JH，Amjadi S，et al. What is new HLA-B27 acute anterior uveitis? Ocul Immunol Inflamm，2011，19（2）：139-144.
5. Balaskas K，Ballabeni P，Guex-Crosier Y. Retinal thickening in HLA-B27-associated acute anterior uveitis：evolution with time and association with severity of inflammatory activity. Invest Ophthalmol Vis Sci，2012，53（10）：6171-6177.
6. Ji SX，Yin XL，Yuan RD，et al. Clinical features of ankylosing spondylitis associated with acute anterior uveitis in Chinese patients. Int J Ophthalmol，2012，5（2）：164-166.
7. Zheng MQ，Wang YQ，Lu XY，et al. Clinical analysis of 240 patients with HLA-B27 associated acute anterior uveitis. Eye Sci，2012，27（4）：169-172.

第37章

视网膜血管炎

Retinal Vasculitis

- **概述**

视网膜血管炎（retinal vasculitis）是一组累及视网膜血管的炎症性疾病。

- **分型**

本病大致分为三种类型：①原发性视网膜血管炎：患者不伴有全身改变或全身性自身免疫性疾病，视网膜血管炎单独存在；②视网膜血管炎作为全身性血管炎的一部分：如Behcet病、炎症性肠道病、肉芽肿性多血管炎（Wegener肉芽肿）、结节性动脉炎、多肌炎等；③继发性视网膜血管炎：继发于其他眼组织炎症（巨细胞病毒、单纯疱疹病毒、水痘—带状疱疹病毒、人类免疫缺陷病毒、结核杆菌、梅毒螺旋体、弓形虫、立克次体及多种真菌引起的血管炎）或恶性肿瘤（眼内－中枢神经系统淋巴瘤所致的伪装综合征、白血病所致的伪装综合征和恶性肿瘤的眼内转移所致的伪装综合征）。

各种类型的视网膜血管炎均可发生于儿童，其中以原发性视网膜血管炎最为常见。排除全身疾病、感染或肿瘤，以及眼部炎症等，通常将无明确病因的原发于眼部的视网膜血管炎称为特发性视网膜血管炎（图2-37-1、图2-37-2）。

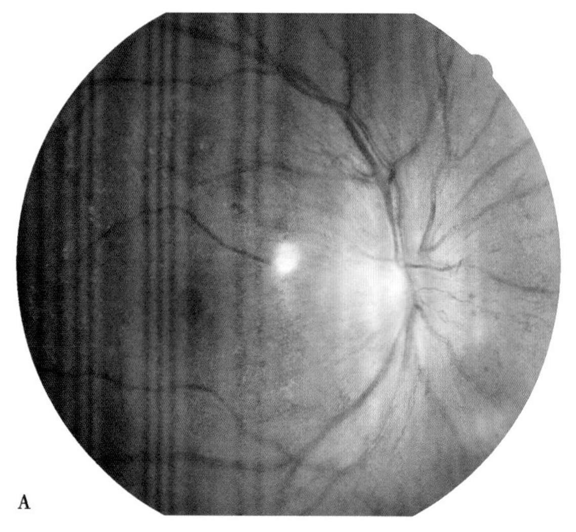
A

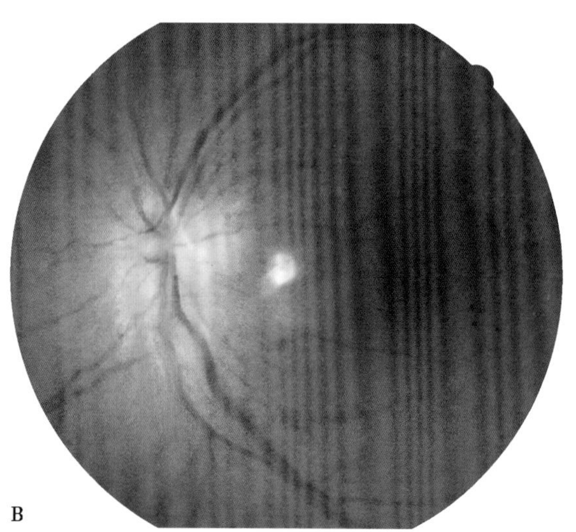
B

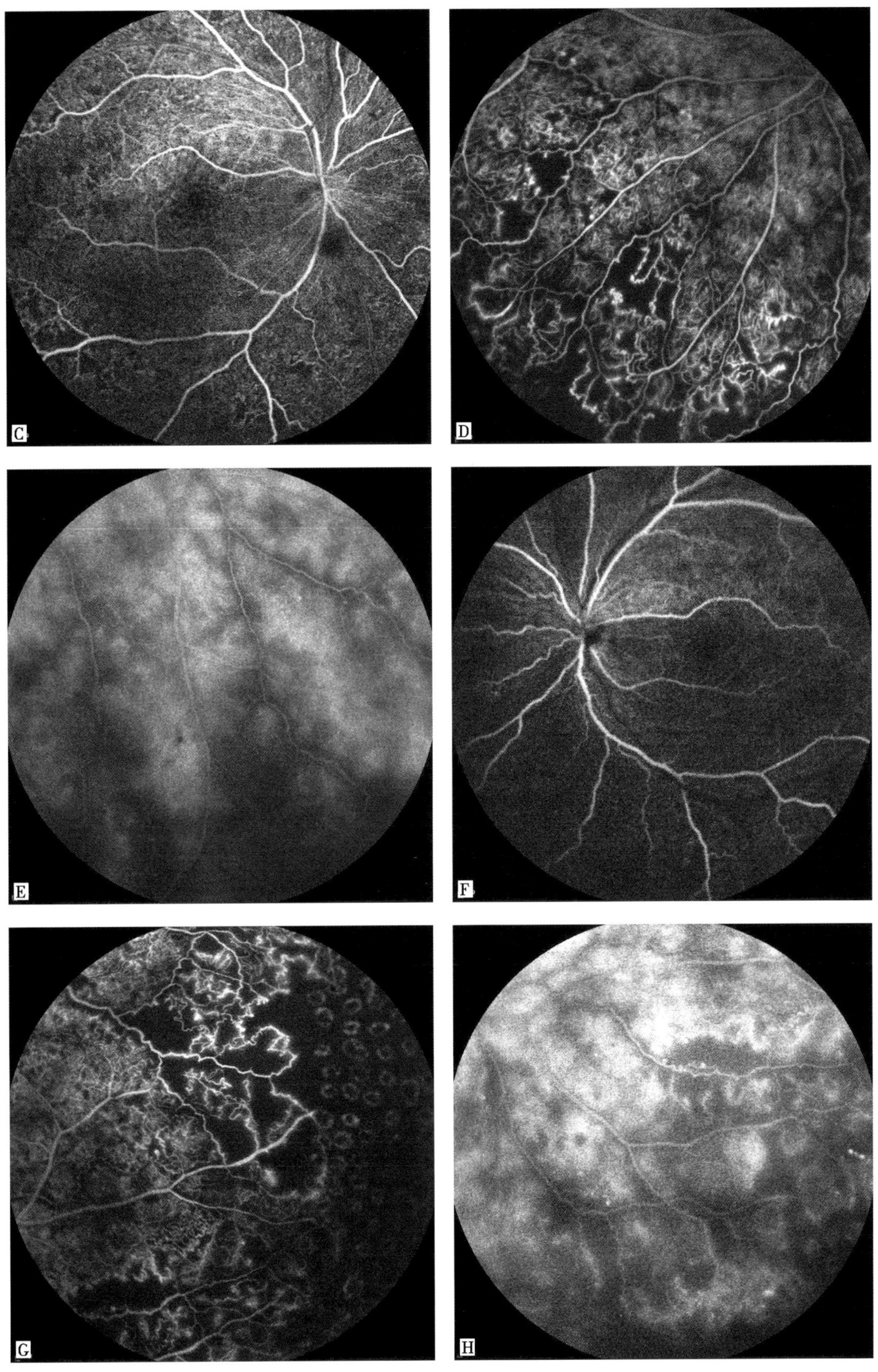
C
D
E
F
G
H

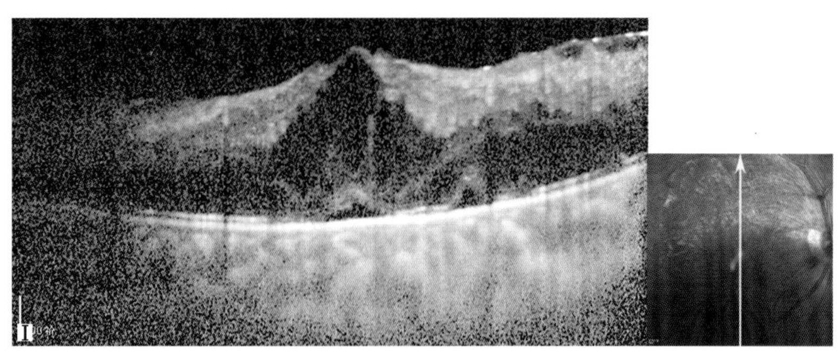

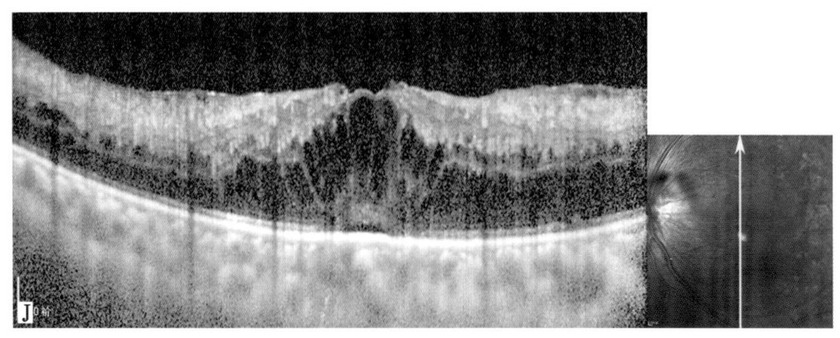

图 2-37-1 双眼特发性视网膜血管炎

患儿男，16 岁，以双眼前黑影漂浮、视力下降 2 年就诊，不伴有眼红、眼痛。平素体健，无关节红肿、胀痛。免疫学检查显示 ESR、抗 O、RF、ANA、CRP 和 HLA-B27 均为阴性，荧光素密螺旋体抗体吸附试验（RPR）阴性、HIV 阴性、病毒感染相关检查阴性。双眼结膜无充血，角膜透明，前房深浅正常，房水清，晶状体透明，玻璃体混浊（++）。A、B. 双眼眼底像，示眼底模糊，中周部视网膜血管变细、消失 C～H. 双眼 FFA 检查，显示视网膜血管渗漏，中周部可见小片状无灌注区，黄斑区呈花瓣样水肿 I、J. 双眼 OCT 检查，提示双眼黄斑前膜，囊样水肿（A、C、D、E 和 I 为右眼，B、F、G、H 和 J 为左眼）

图点评：原发性视网膜血管炎患者多表现为眼前黑影、视物模糊或视力下降，眼前段通常受累不明显，可伴有轻度前房闪辉、少量至中等量前房炎症细胞，眼底可出现轻微视网膜水肿、增殖改变、黄斑渗出、视盘水肿，也可无明确的眼底改变，疾病反复发作后可并发视网膜或视盘新生血管，FFA 检查通常表现为广泛的视网膜微血管渗漏，可伴有黄斑囊样水肿。需要与其鉴别的疾病包括 Eales 病（视网膜静脉周围炎）、Behcet 病性视网膜血管炎、急性视网膜坏死综合征、鸟枪弹样视网膜脉络膜病变、结节性动脉炎伴发的视网膜血管炎（葡萄膜炎）、肉芽肿性多血管炎（Wegener 肉芽肿）伴发的视网膜血管炎、视网膜血管炎改变、结节病性视网膜血管炎、急性后极部多灶性磷状色素上皮病变、炎症性肠病伴发的视网膜血管炎（葡萄膜炎）、霜样树枝状视网膜血管炎、眼内 - 中枢神经系统淋巴瘤所致的视网膜血管炎（伪装综合征）、梅毒性视网膜血管炎（葡萄膜炎）、结核性视网膜血管炎、弓形体引起的视网膜血管炎、多发性硬化等。该病最常见的并发症是视网膜新生血管，其他并发症还包括视网膜出血和玻璃体积血、虹膜红变和新生血管性青光眼、增殖性玻璃体视网膜病变以及牵引性视网膜脱离。本患儿无系统性疾病，眼前段未查及明确的阳性体征，眼底典型地表现为视网膜血管渗漏，中周部因视网膜微血管的闭塞出现小片状的无灌注区，黄斑区因为血管炎症出现黄斑水肿，在未找出明确的系统性疾病或体征时考虑诊断特发性视网膜血管炎。

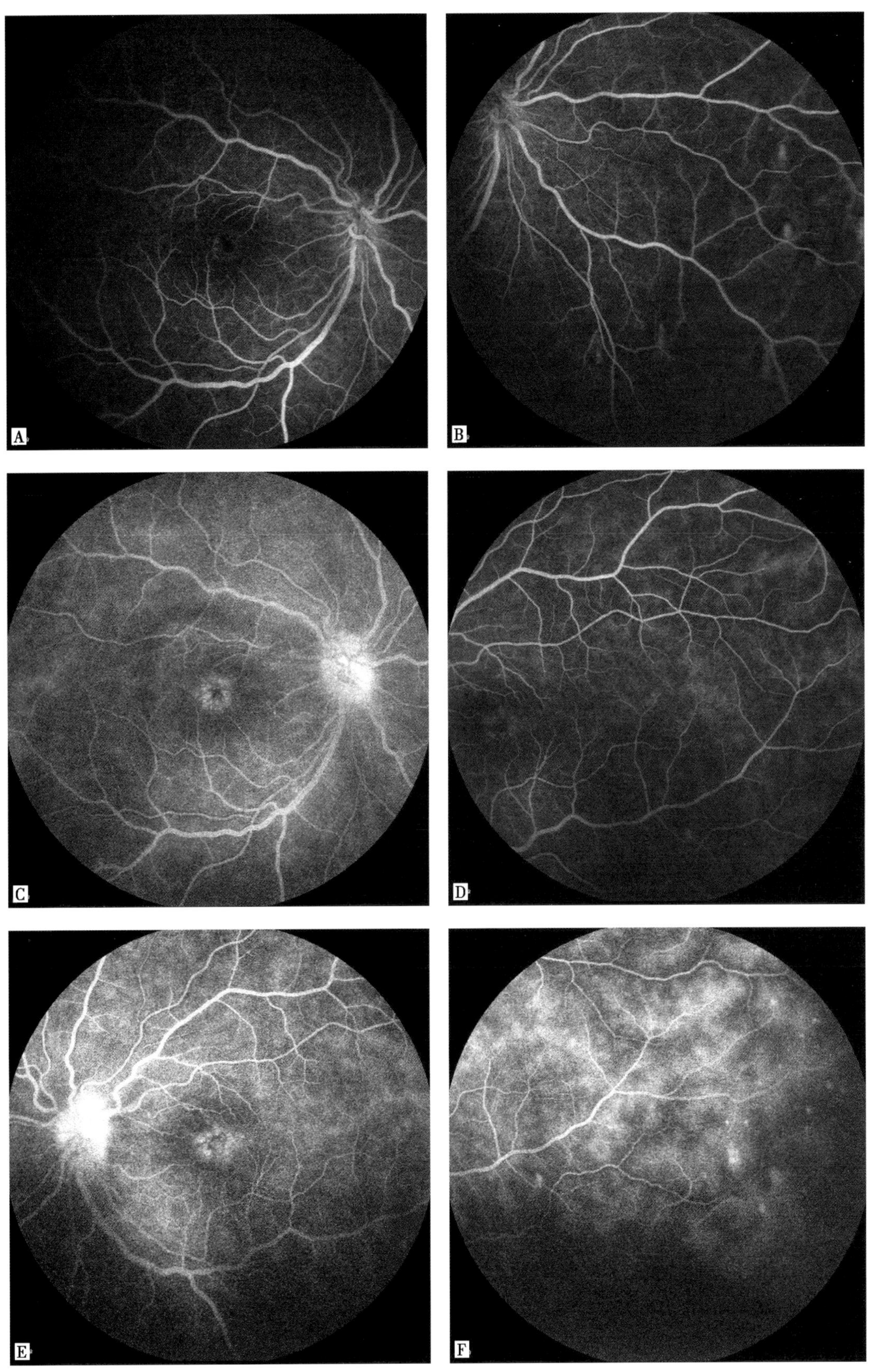
A
B
C
D
E
F

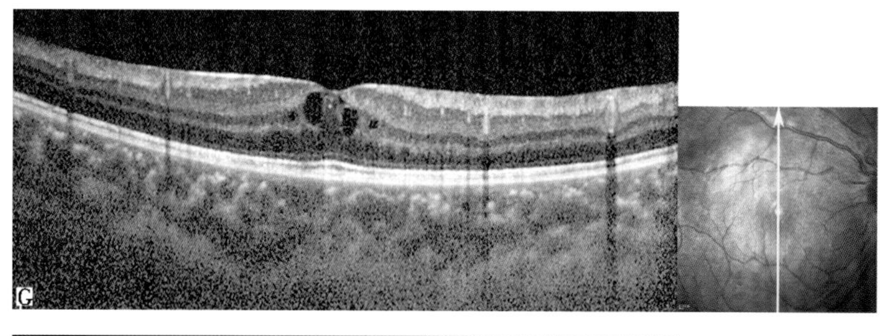

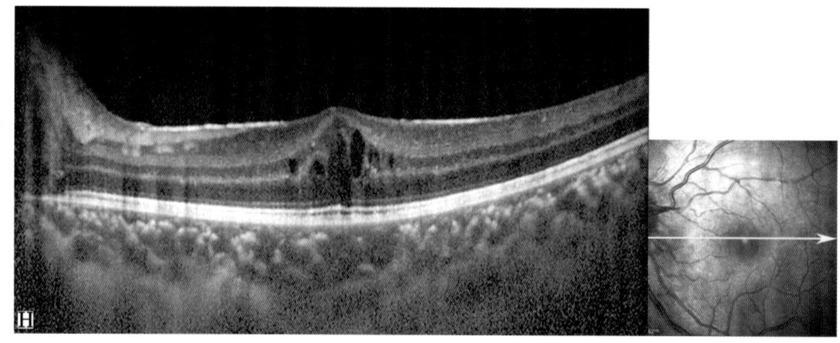

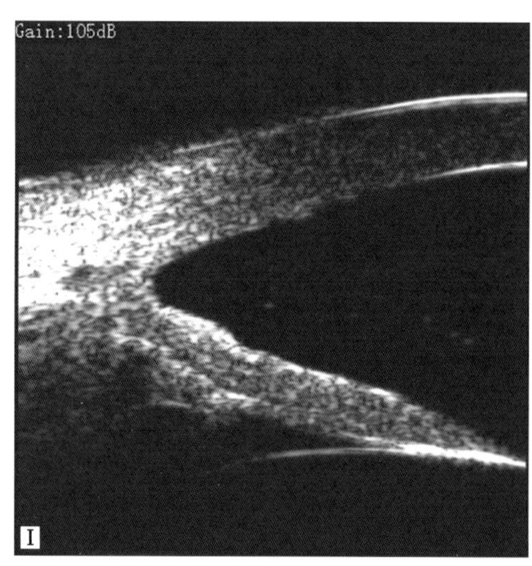

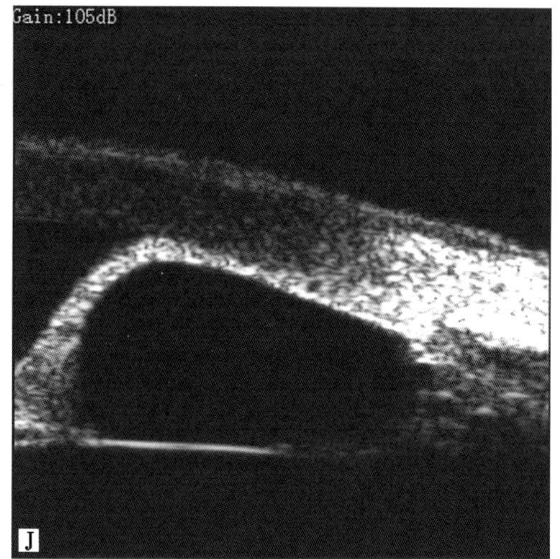

图 2-37-2 双眼特发性视网膜血管炎

患儿女，9 岁，以右眼视力下降半年、左眼视力下降 1 月就诊，平素体健，否认有关节疼痛、口腔溃疡和生殖器溃疡及皮肤病变。免疫学检查显示 ESR、抗 O、RF、ANA、CRP 和 HLA-B27 均为阴性，荧光素密螺旋体抗体吸附试验（RPR）阴性、HIV 阴性、病毒感染相关检查阴性。右眼无充血，角膜 3 点位及瞳孔区可见带状变性，KP（−），前房闪辉（+），细胞（−），虹膜周边前粘连，晶状体后囊下混浊，眼底模糊；左眼无充血，角膜透明，尘状 KP（+），前房闪辉（+），细胞（−），虹膜散在后粘连，晶状体透明，眼底未见异常。A～F. 双眼 FFA 检查，显示视网膜血管渗漏，黄斑区呈花瓣样水肿（A、B 和 C 为右眼，D、E 和 F 为左眼） G、H. 双眼 OCT 检查，提示双眼黄斑囊样水肿（G 为右眼，H 为左眼） I、J. UBM，显示左眼前房点状强回声（I），右眼周边虹膜前粘连（J）

图点评：根据临床表现和 FFA 改变可以将视网膜血管炎分为 3 类：①非阻塞性水肿型视网膜血管炎，典型表现有视网膜静脉和毛细血管渗漏、黄斑囊样水肿和玻璃体炎症细胞和混浊，如本例患者；②阻塞性缺血型视网膜血管炎，典型表现包括视网膜出血、新生血管、血管鞘、血管闭塞，玻璃体反应轻微或缺如，FFA 检查发现周边视网膜出血、毛细血管无灌注等，如图 2-37-1 所示患者；③伴有脉络膜炎的视网膜血管炎，如交感性眼炎。本患儿无系统性疾病，免疫学检查均为阴性，双眼前段均受累，眼底典型地表现为视网膜血管渗漏，黄斑水肿，在未找出明确的系统性疾病或体征时考虑诊断特发性视网膜血管炎。

● 诊断

根据视网膜血管迂曲扩张、视网膜血管鞘、视网膜血管闭塞或视网膜梗死（棉絮斑）、视网膜水肿（呈局限性水肿或弥漫性水肿）、视网膜出血，可伴有玻璃体积血、视网膜新生血管、视网膜毛细血管无灌注、玻璃体混浊和炎症细胞等典型的临床改变确定视网膜血管炎的诊断相对容易。仔细询问全身病史（包括皮肤病变、关节和肌肉病变、中枢神经系统、胃肠道损害、呼吸系统改变、心肌炎、肾脏损害、肝脾及淋巴结）和进行全身检查是确定视网膜血管炎是特发性或伴发性的关键步骤。实验室及影像学检查是视网膜血管炎病因诊断的重要依据。

● 治疗建议

确定为感染性视网膜血管炎的，应根据感染性质给予针对性的抗感染治疗；特发性和自身免疫性视网膜血管炎，应给予糖皮质激素和（或）环孢素、环磷酰胺、苯丁酸氮芥以及其他类型的免疫抑制剂；伴有全身性疾病的视网膜血管炎，应请相关科室会诊，全面考虑全身性疾病和视网膜血管炎的情况，制定合理的治疗方案；视网膜毛细血管无灌注、缺血，治疗炎症的同时可进行激光治疗，以消除无血管区；出现视网膜新生血管时，积极治疗炎症的同时应进行激光治疗或给予抗 VEGF 生物制剂治疗；持久的玻璃体积血、增殖性玻璃体视网膜病变以及部分感染因素引起的血管炎，积极抗炎治疗的情况下可考虑进行玻璃体切除术治疗。

（杨培增　杜利平）

主要参考文献

1. 杨培增. 葡萄膜炎诊断与治疗. 北京：人民卫生出版社，2009：461-465，565-586.
2. Garg SJ. Wills 临床眼科彩色图谱及精要：葡萄膜炎. 第2版. 杨培增，主译. 天津：天津科技翻译出版有限公司，2015：467-502.
3. Sigler EJ，Grosso A. Idiopathic retinal vasculitis，aneurysms，and neuroretinitis syndrome. Retina，2016，36（3）：e16-e17.
4. Shulman S，Kramer M，Amer R，et al. Characteristics and long-term outcome of patients with noninfectious retinal vasculitis. Retina，2015，35（12）：2633-2640.
5. Liew G，Tufail A，Cosatto VF，et al. Retinal vessel caliber changes in vasculitis. Retina，2015，35（4）：803-808.
6. Karampelas M，Sim DA，Chu C，et al. Quantitative analysis of peripheral vasculitis，ischemia，and vascular leakage in uveitis using ultra-widefield fluorescein angiography. Am J Ophthalmol，2015，159（6）：1161-1168 e1161.
7. Ali A，Ku JH，Suhler EB，et al. The course of retinal vasculitis. Br J Ophthalmol，2014，98（6）：785-789.
8. Patricio MS，Portelinha J，Passarinho MP，et al. Tubercular retinal vasculitis. BMJ Case Rep，2013 Jun 3. pii：bcr2013008924.
9. Zorn C，Kook P，Glaser E，et al. Spectral domain OCT in patients with unclear uveitis. Ophthalmologe，2011，108（8）：766-769.

第38章

儿童霜样树枝状视网膜血管炎

Frosted Branch Angiitis in Children

● 概述

霜样树枝状视网膜血管炎（frosted branch angiitis）是一种少见的特殊类型视网膜血管炎症病变，由日本学者 Ito 于 1976 年首次报道。该病有两个发病高峰，分别为 10 岁左右儿童期及 30 岁左右壮年期，亦可见于婴幼儿，目前国内报道最小发病年龄为 8 个月。

发病机制不清，推测可能与免疫复合物介导有关。

● 分型

Kleiner 将该病分为三型：①特发型：儿童多见，多无明显诱因，也可能有感冒等前驱感染，以眼底特征性改变为主，全身检查多无特殊发现，预后好；②继发型：合并明确感染或自身免疫性疾病等病因，并发症多见，难治愈，易复发；③合并白血病或淋巴瘤：可能由于肿瘤浸润所致视网膜血管霜样树枝状改变。

● 临床特征

主要为视力急剧下降，可伴前房炎症及玻璃体炎症。眼底特征性改变为广泛视网膜血管旁白色渗出物附着，似树枝挂霜，多以视网膜中周部病变明显，动静脉均可受累，以静脉为主，严重者可发生血管闭塞，可伴视网膜水肿、出血或渗出。FFA 检查视网膜循环多无明显异常，晚期视网膜血管管壁节段性荧光染色及荧光素渗漏，可伴视盘强荧光（图 2-38-1）。OCT 检查多显示黄斑区水肿。

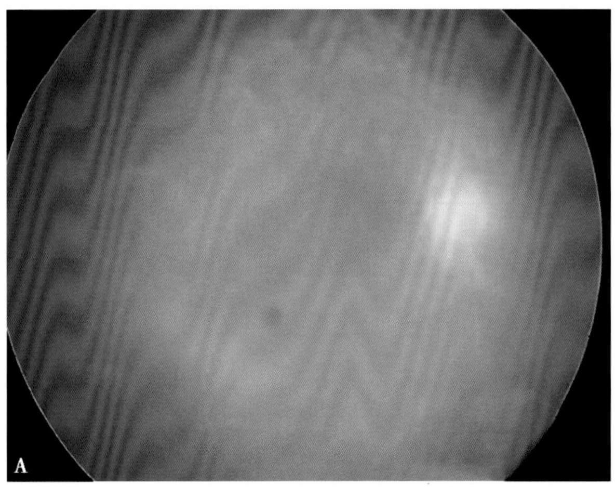

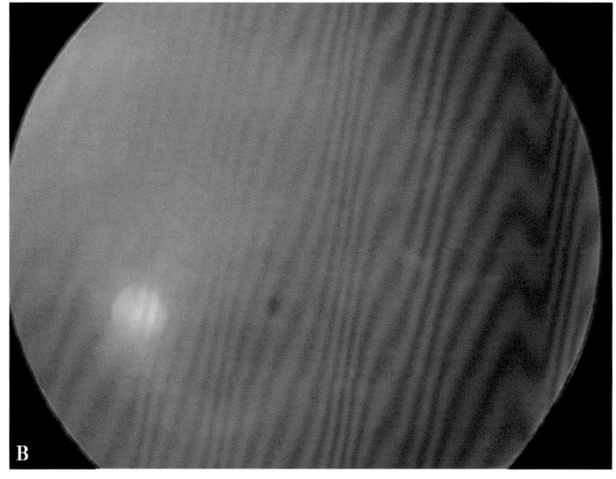

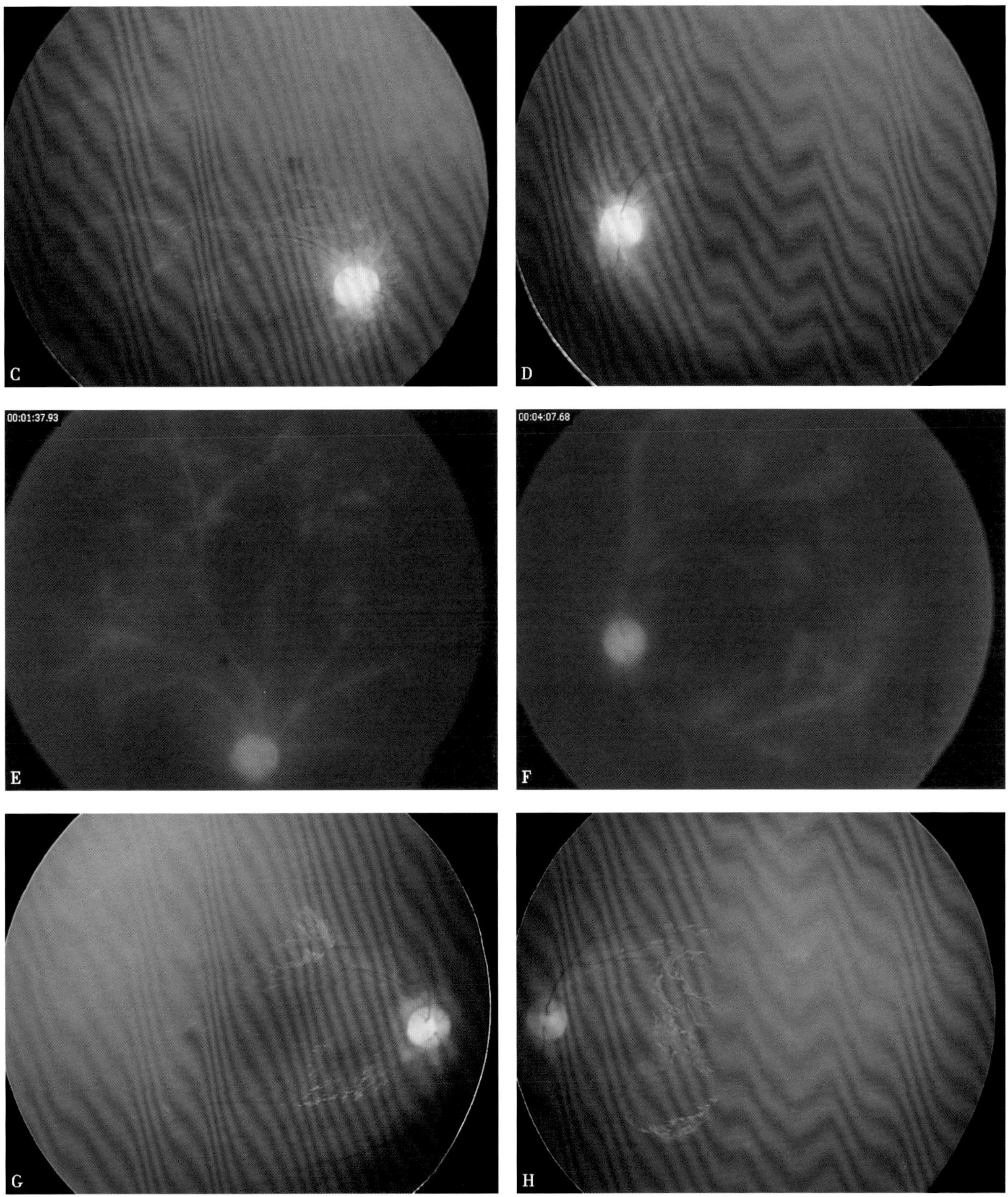
C
D
00:01:37.93
E
00:04:07.68
F
G
H

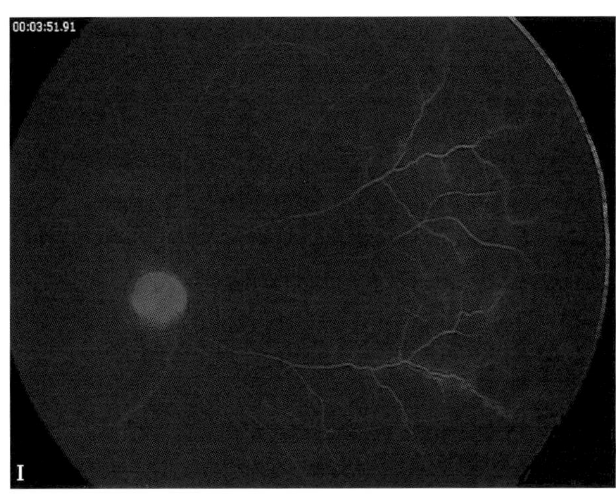

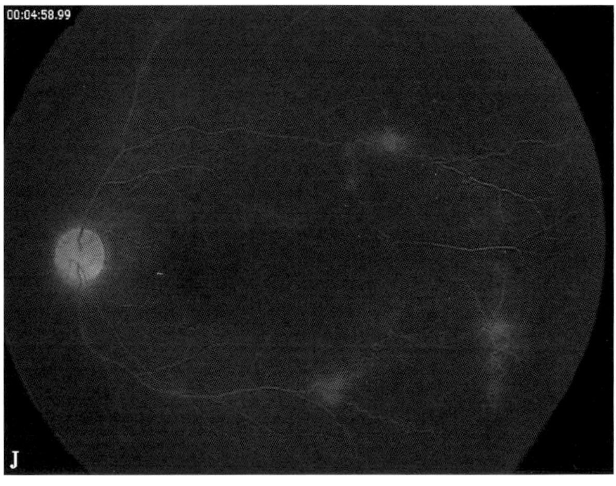

图 2-38-1 **双眼霜样树枝状视网膜血管炎**

患儿男，2 岁，因家长发现患儿视力差 1 周就诊。患儿一周前曾接受乙脑疫苗接种，既往健康状况良好，足月产，否认外伤及其他疾病。A、B. 双眼眼底像，玻璃体混浊，眼底模糊可见中周部视网膜血管旁白色渗出（A 为右眼，B 为左眼） C、D. 激素静脉滴注治疗后 9 天双眼眼底像，玻璃体混浊较治疗前明显减轻，清晰可见视网膜血管壁周围白鞘，呈霜枝样，未见视网膜出血（C 为右眼，D 为左眼） E、F. 激素静脉滴注治疗后 9 天双眼 FFA 检查，示血管壁节段性染色及荧光素渗漏（E 为右眼，F 为左眼） G、H. 治疗后一个半月双眼眼底像，玻璃体混浊消失，视网膜血管霜枝样改变明显好转（G 为右眼，H 为左眼） I、J. 治疗后一个半月双眼 FFA 检查，示视网膜血管壁荧光素染色及渗漏较前明显好转，仅周边部少许静脉管壁局限性荧光素渗漏（I 为右眼鼻侧，J 为左眼）

图点评：本例患儿为接种乙脑疫苗后出现视物下降，眼部检查发现玻璃体混浊，眼底模糊，经激素治疗后数天，玻璃体混浊改善，中周部视网膜血管壁霜样树枝状改变清晰可见，FFA 检查可见视网膜血管壁节段性染色及明显荧光素渗漏，眼底及 FFA 符合霜样树枝状视网膜血管炎特征。治疗后一个半月，玻璃体混浊基本消失，FFA 显示血管壁染色及渗漏情况较前明显改善。

● 治疗建议

儿童特发型霜样树枝状视网膜血管炎对全身糖皮质激素治疗敏感，视功能预后良好，复发较少。对于合并全身病因者，针对病因治疗尤为重要，必要时可加用糖皮质激素或抗病毒治疗，但预后较特发型差。

（易佐慧子 陈长征）

主要参考文献

1. 周慧颖，李东辉，叶俊杰，等. 双眼霜样树枝状视网膜血管炎诊断治疗一例. 中华眼科杂志，2014，50（12）：927-929.
2. 郝磊，卢宁，王莹. 霜样树枝状视网膜血管炎三例. 中华眼科杂志，2010，46（1）：76-79.
3. 金浩丽，杨培增. 霜样树枝状视网膜血管炎. 中华眼底病杂志，1998，14（3）：197-198.
4. Walker S，Iguchi A，Jones NP. Frosted branch angiitis：a review. Eye（Lond），2004，18（5）：527-533.
5. Alexander JL，Miller M. A case of frosted branch angiitis in an immunocompromised child. J AAPOS，2015，19（1）：75-76.
6. Haque MN，Basu S，Padhi TR，et al. Acute idiopathic frosted branch angiitis in an 11-month-old infant treated with intravitreal triamcinolone acetonide. J AAPOS，2012，16（5）：487-488.

第39章

眼弓蛔虫病

Ocular Toxocariasis

● 概述

眼弓蛔虫病（ocular toxocariasis）是由弓蛔虫眼内感染引起的多发于儿童的肉芽肿性眼病。

弓蛔虫的终宿主是猫和狗，猫狗感染后虫卵随粪便排出，2～4周内于温暖潮湿的环境下形成感染性虫卵。虫卵被吞食后，经消化道孵化成为幼虫，通过血循环或淋巴循环侵犯眼后节，异种抗原的刺激诱导免疫反应，在炎症反应的参与下，形成眼内炎样反应、慢性肉芽肿和瘢痕形成。儿童患病往往是由于接触了感染有弓蛔虫的宠物，或在有宠物粪便污染的沙地或草地玩耍，经由粪口途径，吞食虫卵造成。在亚洲有些地区有吃生肉的习俗，如牛羊肉、动物肝脏、淡水鱼，因此在亚洲成人患病率较高。除眼弓蛔虫外，还可引起内脏弓蛔虫病，侵及肺、气管、肝脏等器官组织。还可表现隐匿性弓蛔虫病和弥散性单侧亚急性神经视网膜炎。

● 临床特征

眼弓蛔虫病的主要表现之一为弓蛔虫性视网膜脉络膜病变（toxocara retinochoriopathy），好发于儿童，常单眼发病，因继发性斜视或白瞳症就诊，多有宠物接触史或异食癖。

- 症状和体征：症状多为单眼无痛性视力下降，也可出现眼内炎的相关表现，如眼红、眼痛、畏光等。本病主要体征为后极部脉络膜视网膜内的肉芽肿性团块，可伴有玻璃体炎。炎性团块入侵玻璃体腔时可形成边界清楚的纤维条索伸展至周边部视网膜，可导致继发性视网膜脱离。
- 分类：根据临床表现可分为3类：①周边视网膜肉芽肿：周边视网膜出现局限性白色结节伴纤维增殖膜，形成视网膜牵拉，甚至引起牵拉性视网膜脱离，可以是一个或多个病灶，病灶旁多伴有色素紊乱和RPE萎缩；②后极部肉芽肿：后极部白色或灰白色隆起病灶，表面纤维增殖膜，并伴有周围视网膜牵拉，常被误诊为黄斑前膜；③线虫性眼内炎：睫状充血、前房积脓或全葡萄膜炎（图2-39-1～图2-39-7）。

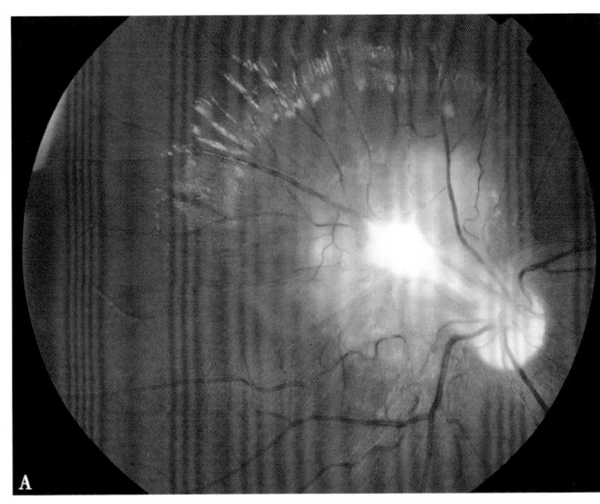

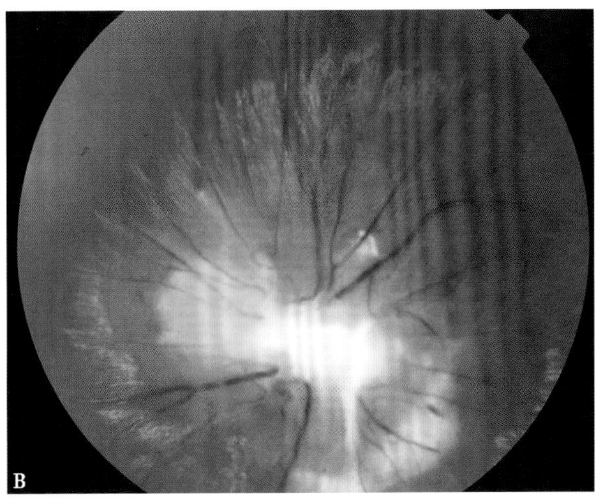

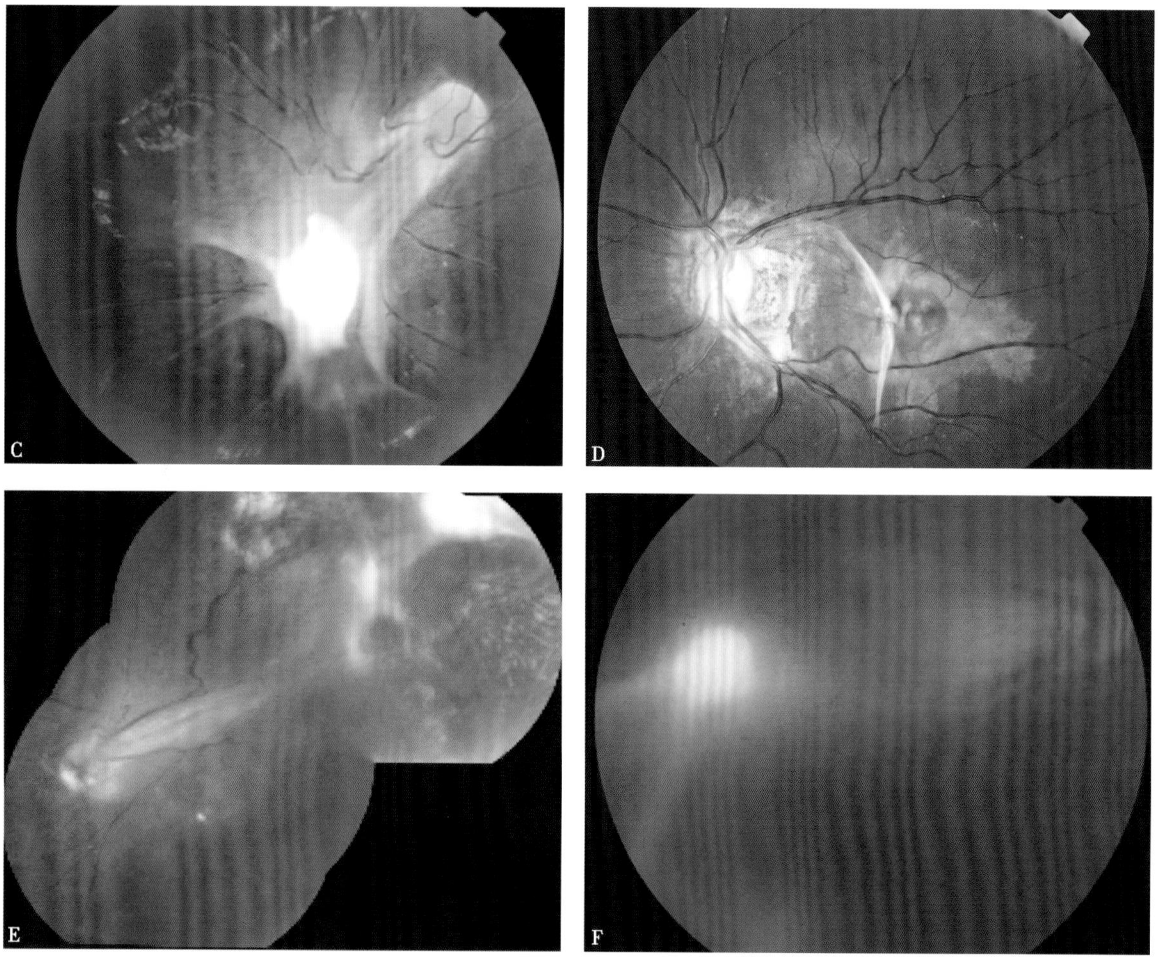

图 2-39-1　**眼弓蛔虫病**

A～F 为 6 名不同患者，均为单眼患病，年龄 8～14 岁，有宠物接触史。外周血清犬弓蛔虫特异性 IgG 均为阳性，其中 A、C 和 D 患者外周血嗜酸细胞百分率升高，分别为 6.5%、10% 和 5.8%。A～C. 右眼眼底像，屈光间质透明，后极部肉芽肿，视盘和黄斑区白色增殖膜病灶，邻近血管因视网膜收缩牵拉失去正常走行　D. 左眼眼底像，示黄斑区视网膜萎缩，色素上皮萎缩和色素异常沉着，中心凹白色病灶自脉络膜向眼内生长突入玻璃体腔，并在视网膜表面形成两条纤维增殖带　E. 左眼眼底像，示颞上方周边肉芽肿病灶伴视网膜表面纤维增殖，周围色素变性改变，视盘血管及视网膜受到牵拉向颞上方移位　F. 右眼眼底像，玻璃体混浊，大量炎性细胞，颞侧周边视网膜肉芽肿，视盘血管及视网膜向颞下方移位

图点评：眼弓蛔虫病多数为单眼患病，常见于儿童，分为后极部肉芽肿、周边视网膜肉芽肿和眼内炎型，有时同一患眼存在两种或两种以上类型表现，有人称之为混合型。而周边的肉芽肿因对视力影响微弱，常常被忽视。由于患儿常无明显眼部不适，就诊时往往对视力已经造成不可逆损害。

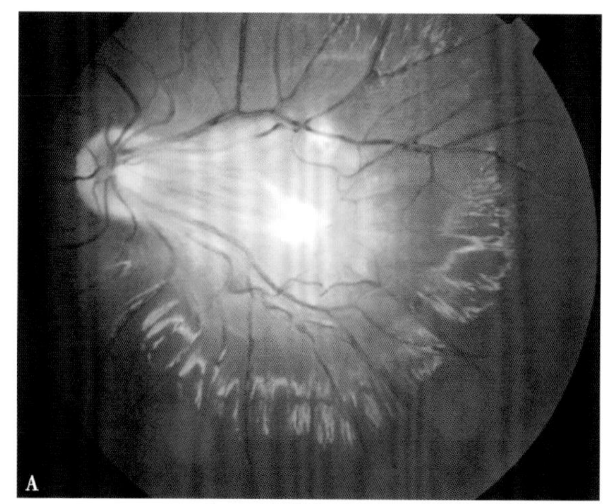

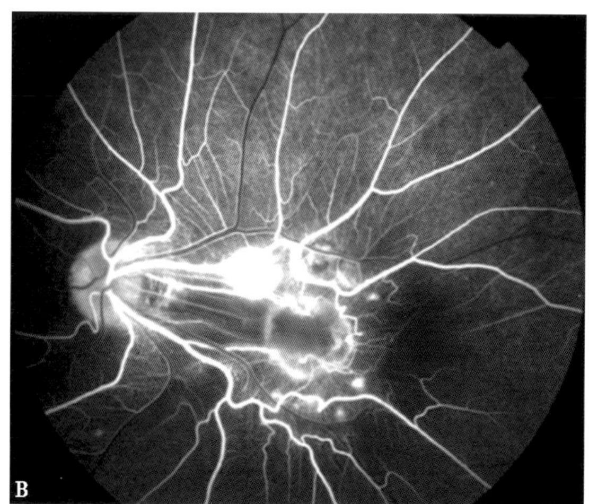

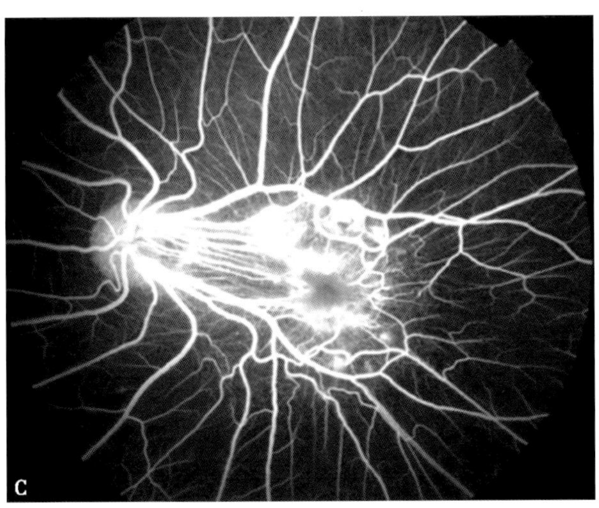
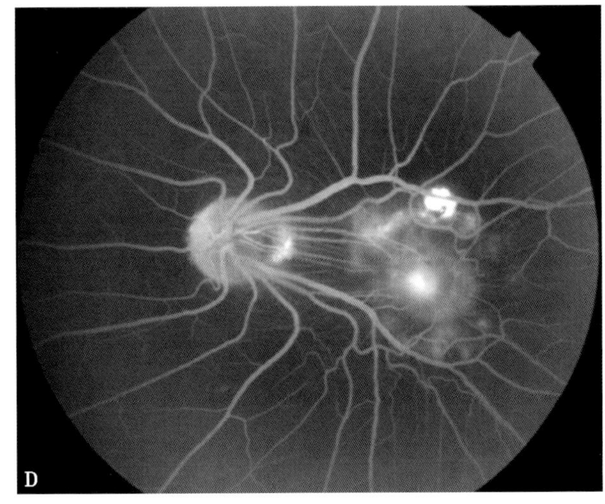

图 2-39-2　**左眼弓蛔虫病**

患儿女，11 岁，偶然发现左眼中心视力丧失 1 个月。外周血嗜酸细胞百分率升高（为 9.1%）；外周血清犬弓蛔虫特异性 IgG 阳性（34U/L，>10 为阳性）。左眼最佳矫正视力 0.02。A. 左眼眼底像，屈光间质透明，后极部视网膜局限隆起，血管迂曲变形，后极部视网膜下多个点状黄色病灶，颞上血管弓有 2 处色素上皮萎缩斑。黄斑区 V 字形白色纤维增殖膜　B. 左眼 FFA 早期像，黄斑区中心环形强荧光，伴周围多个大小不等的来自视网膜下的点片状强荧光。荧光素渗漏，后极部血管明显变形　C. 左眼 FFA 中期像，黄斑区中心环形强荧光，血管完全显影，见后极部血管向中心凹集中，严重变形　D. 左眼 FFA 晚期像，黄斑区中心环形强荧光内一团状强荧光，旁边的荧光大部分减退，仅余血管弓上方为较强的透见荧光

图点评：此例患者符合眼弓蛔虫病的特点，即儿童、单眼、无痛性视力下降，并且有明确的血清学证据支持。较为特殊的 FFA 中显示的早期呈强荧光，造影晚期后极部来自视网膜下的点状强荧光稍有增强，提示疾病并非单纯的黄斑前膜。

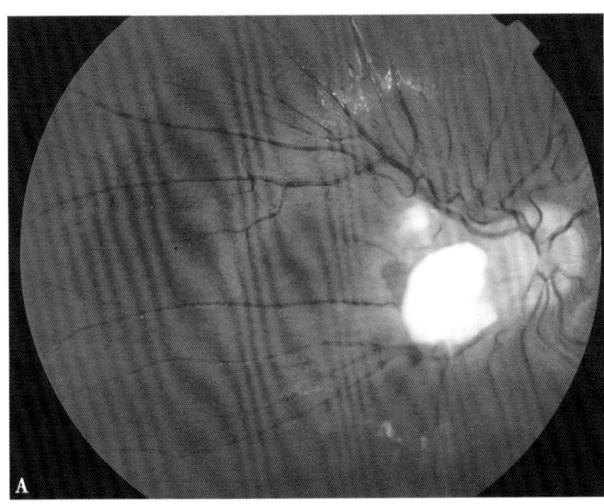
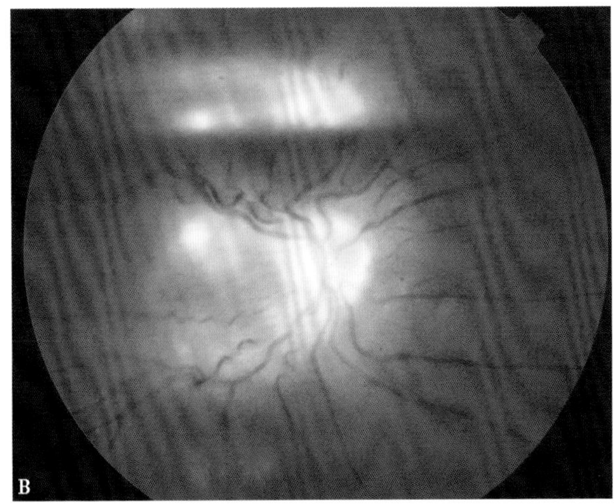

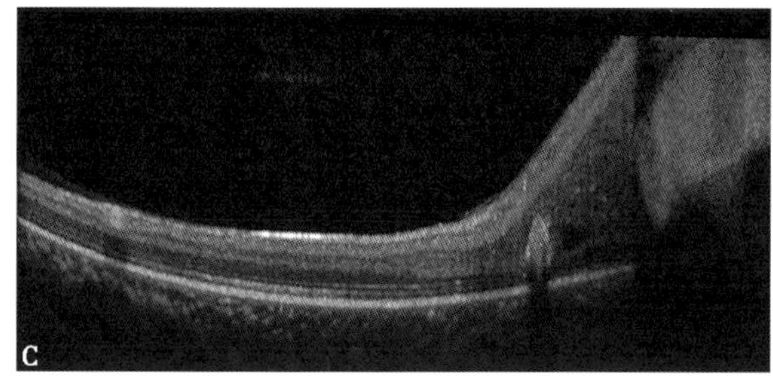
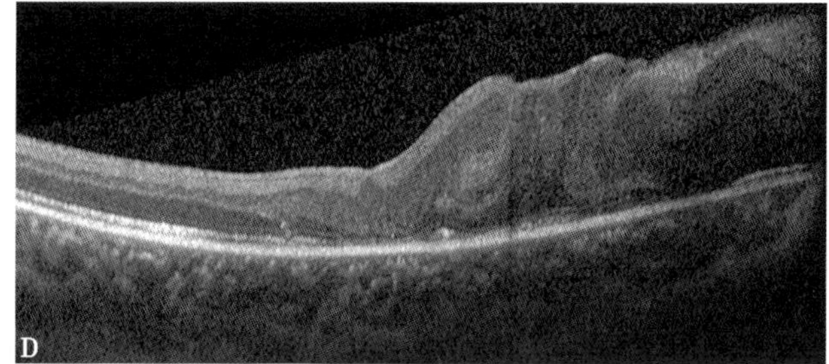

图 2-39-3 **右眼弓蛔虫病**

患儿男，5 岁，因家长偶然发现右眼视力差就诊，有养狗史。外周血嗜酸细胞百分率正常（为 4.5%），外周血清犬弓蛔虫特异性 IgG 阳性（28.0U/L）。首诊视力右眼指数 /30cm。行玻璃体切除手术联合玻璃体腔 C_3F_8 填充。A. 右眼治疗前眼底像，示后极部黄斑区被不规则形白色膜样物覆盖，且对视盘颞侧血管形成明显牵拉，膜样物旁色素沉着，上方血管弓旁可见白色脱色素病灶 B. 右眼术后 14 天眼底像，后极部增殖膜已去除，血管牵拉解除，上方可见气泡 C. 右眼术前 OCT，示白色大片椭圆形强反光团为视网膜表面增殖膜的反折图像 D. 右眼术后 14 天 OCT，可见视网膜表面增殖膜已剥除，但是视网膜高度增厚，其内各层视网膜结构均改变，椭圆体区断续，外核层部分消失

图点评：本例患儿经玻璃体切除手术剥除黄斑区视网膜前增殖膜后，视网膜血管牵拉解除，黄斑区形态明显好转。但是 OCT 仍然可以看出视网膜结构的紊乱，而这些终将限制视力的恢复。

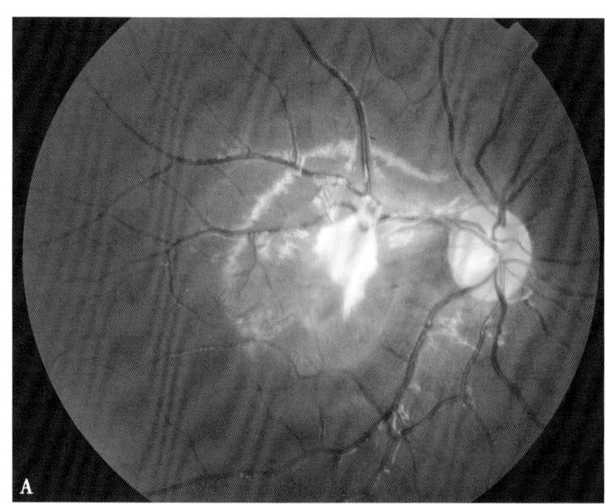
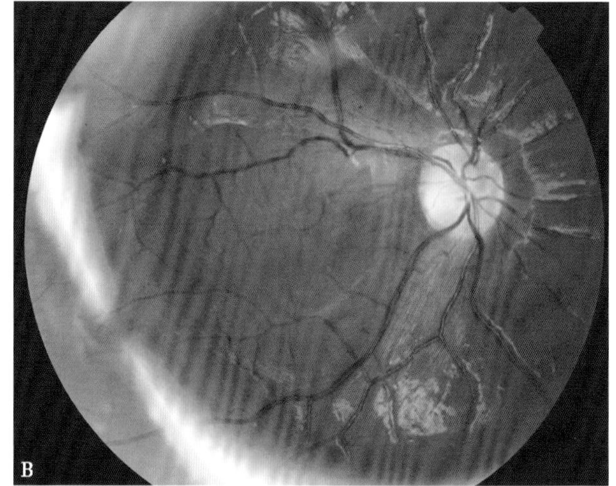
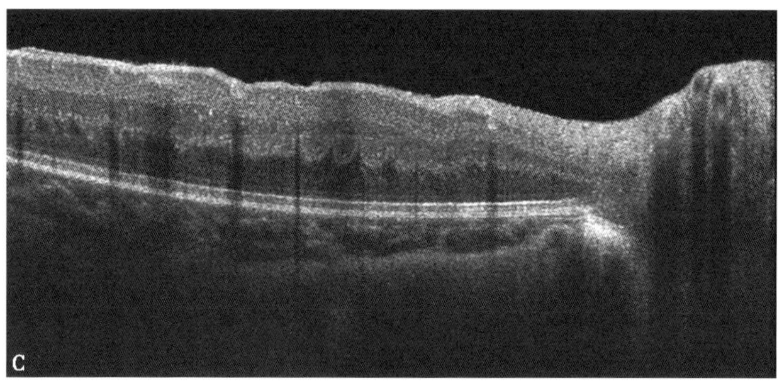

图 2-39-4 **右眼弓蛔虫病**

患儿男，9 岁，因家长发现右眼视力差就诊，有猫狗接触史。外周血嗜酸细胞百分率正常（5%），外周血清犬弓蛔虫特异性 IgG 阳性（42U/L）。首诊视力右眼 0.1。行玻璃体切除手术联合玻璃体腔 C_3F_8 填充，术后 BCVA 为 0.8。A. 治疗前右眼眼底像，示后极部黄斑区视网膜水肿轻度隆起，伴色素紊乱，颞上血管弓纤维增殖膜覆盖，血管形态失常 B. 右眼术后 31 天眼底像，后极部增殖膜已去除，血管牵拉解除，黄斑区视网膜平伏 C. 术后 31 天 OCT，示视网膜表面增殖膜已剥除，视网膜较正常增厚，外丛状层增厚呈指样向外凸起，椭圆体区结构连续

图点评：本例患儿经玻璃体切除手术剥除黄斑区视网膜前增殖膜后，因病变对黄斑区结构影响较小，椭圆体区结构连续，因此术后矫正视力尚佳。

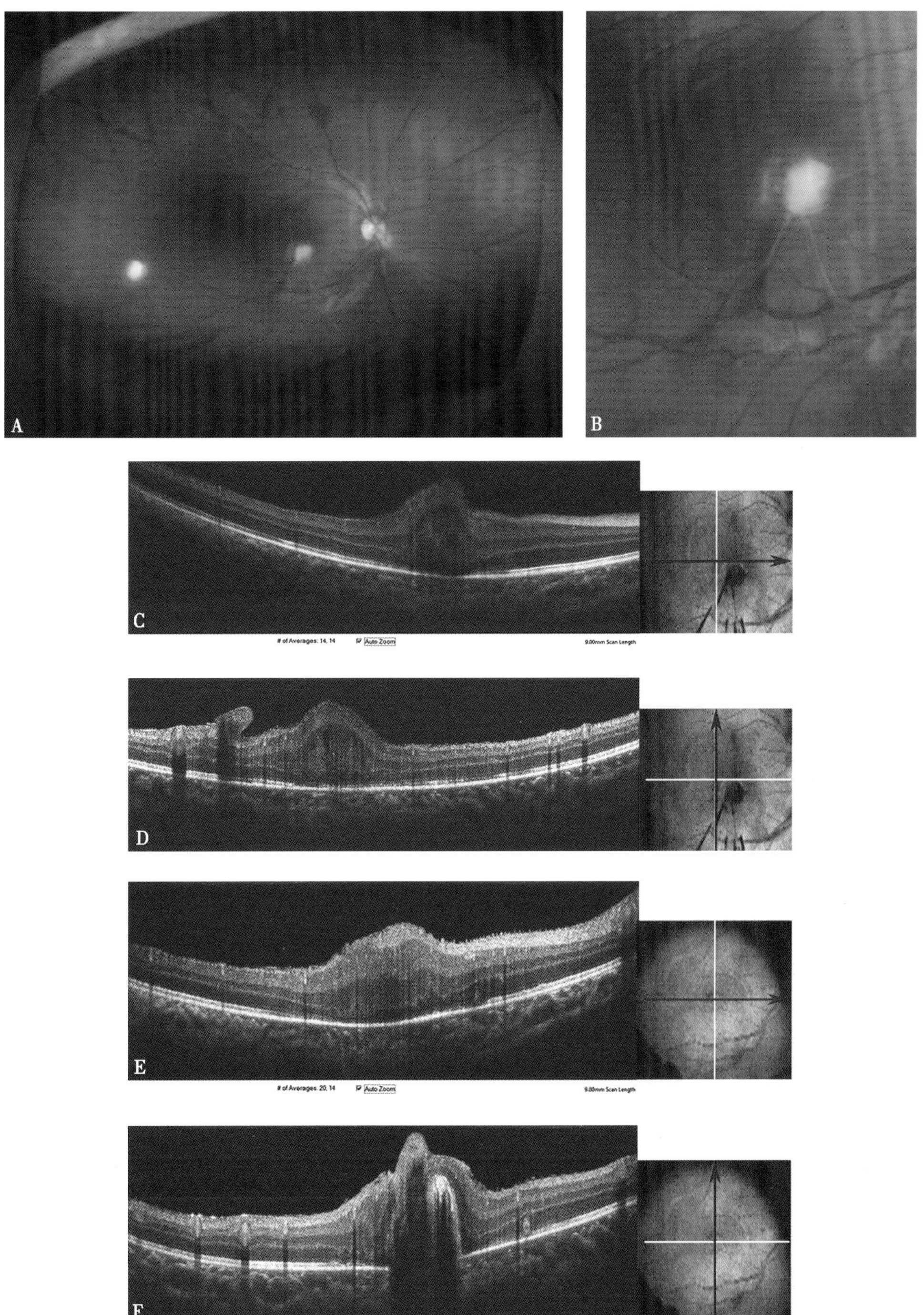

图2-39-5 疑似右眼弓蛔虫性视网膜脉络膜病变

患儿男，4岁，因家长发现患儿右眼斜视半年就诊。既往有家养宠物史。右眼矫正视力0.1，眼压正常。右眼前节正常，玻璃体纱幕样混浊。A. 右眼眼底像，见黄斑区一约1PD大小灰白色病灶伴纤维条索增殖膜形成，伸展至血管弓处视网膜。颞侧中周部见一约1PD大小黄白色团状活动性病灶，上下方部分静脉闭塞　B. 右眼黄斑区局部放大像　C、D. 右眼黄斑OCT检查，显示中心凹区团块样隆起，纤维条索由视网膜表面伸展至玻璃体腔（C和D分别为横向和纵向扫描）。该患儿行玻璃体切除术切除黄斑区纤维条索及增殖膜　E、F. 右眼术后一个月复查OCT，显示中心凹仍增厚隆起，增殖膜消失（E和F分别为横向和纵向扫描）（本病例由武汉大学人民医院眼科苏钰和陈长征医师提供）

图点评：与弓形体视网膜脉络膜病变相比，弓蛔虫性视网膜脉络膜炎主要为肉芽肿性团块，且可形成纤维条索；而先天性弓形体视网膜脉络膜病变多以边界清楚的类圆形萎缩瘢痕伴色素增殖为主，且多形成黄斑缺损。与PHPV相比，弓蛔虫性视网膜脉络膜炎的增殖条索并未延伸至晶状体后方，往往止于周边部视网膜。

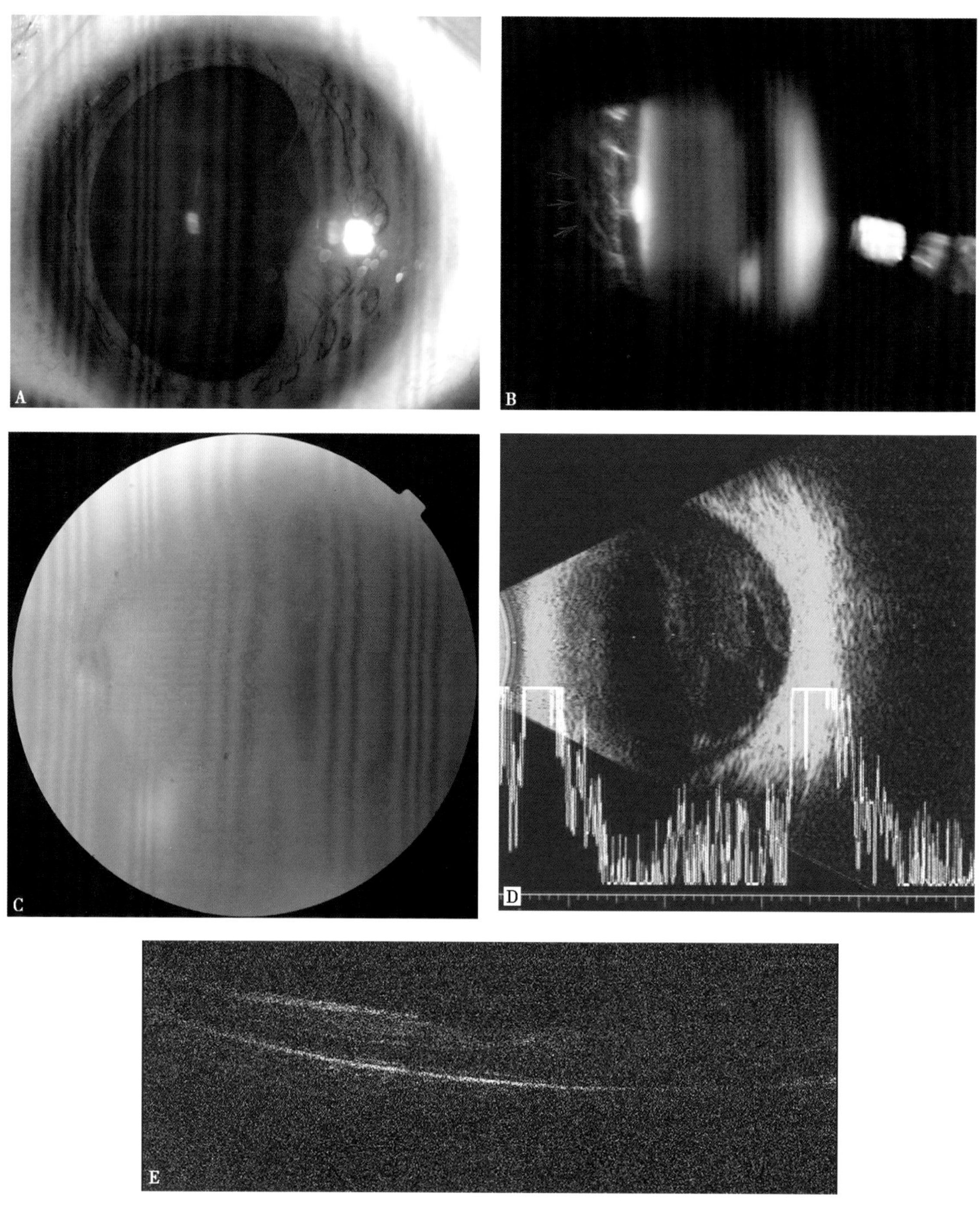

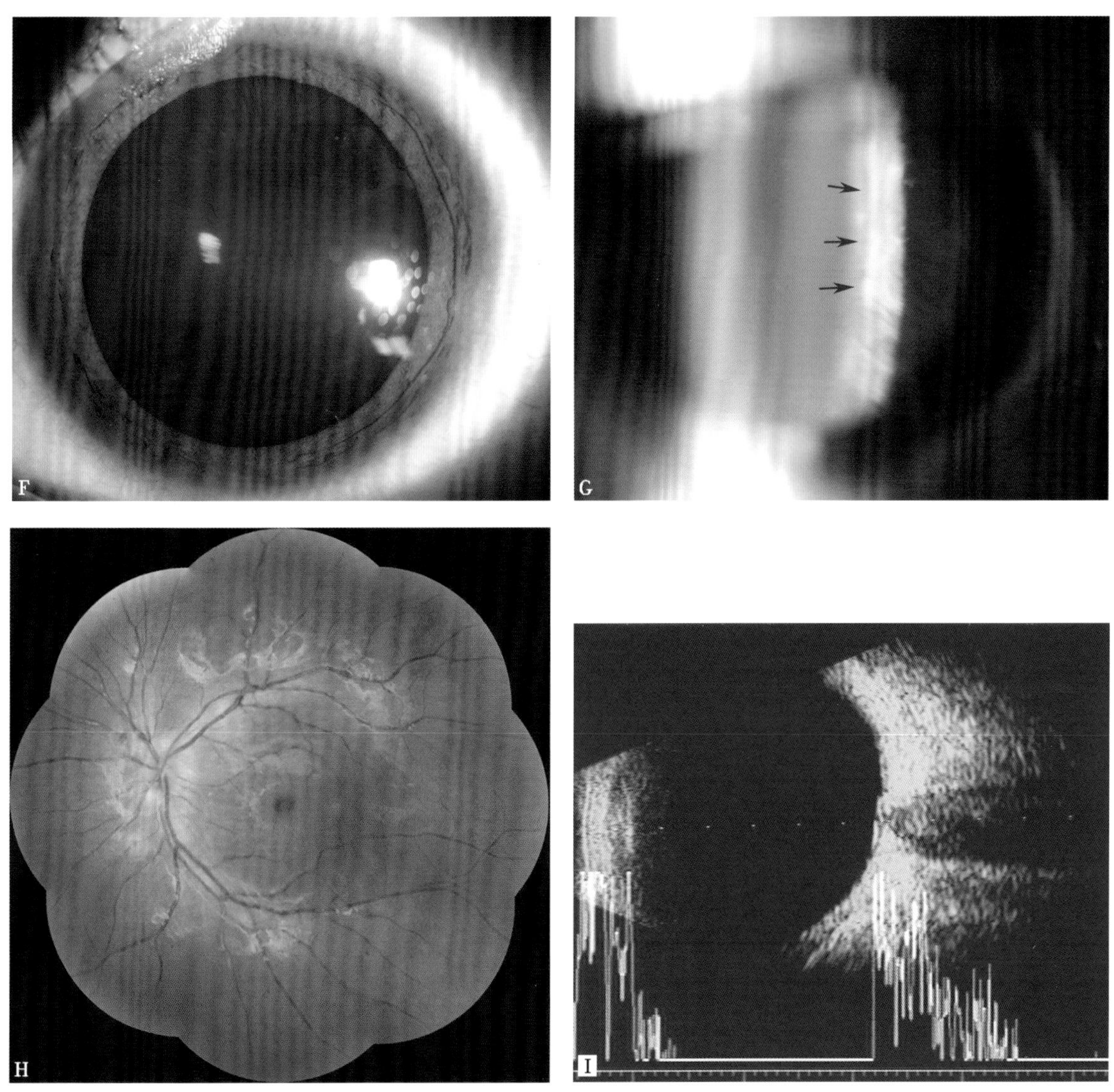

图 2-39-6 **左眼弓蛔虫性眼内炎**

患儿男，9 岁，无明显诱因突然出现左眼视力下降伴眼红，当地医院按“左眼角膜炎”治疗无好转，有猫狗接触史。外周血嗜酸细胞百分率稍低（为 0.049%）。首诊视力左眼指数 / 眼前。行玻璃体切除手术联合玻璃体液送检。眼内液结果：弓蛔虫 IgG28.95U/L（正常范围 <3U/L），弓形体 IgG0.01U/L（正常范围 <20U/L），眼内液检测弓蛔虫抗体阳性，提示眼弓蛔虫病诊断成立。术后给予驱虫联合激素治疗。术后 1 个月复查：左眼视力 0.5，玻璃体炎性混浊消失。A. 左眼治疗前眼前节像，示虹膜部分后粘连，晶状体表面部分虹膜色素沉着 B. 左眼治疗前眼前节像，示晶状体后玻璃体呈薄纱样炎性混浊（红箭） C. 左眼治疗前眼底像，眼底模糊，细节不清 D. 左眼治疗前 A/B 超像，见玻璃体腔内絮状中低回声，球壁粗糙，提示左眼玻璃体炎性混浊 E. 左眼治疗前 OCT 像，屈光间质不清，视网膜厚度大致正常 F. 左眼术后 1 个月眼前节像，示前节安静，瞳孔圆，晶状体透明，前囊膜表面部分色素沉着 G. 左眼术后 1 个月眼前节像，示晶状体周边部后囊膜后可见灰白色增生膜形成（红箭），未见玻璃体细胞 H. 左眼术后 1 个月眼底像，示视网膜平伏，黄斑中心凹光反可见，未见肉芽肿样病灶 I. 左眼术后 1 个月眼部 A/B 超像，示玻璃体炎症消失。术后 3 个月复查时左眼视力 0.6^{+1}，眼部安静，炎症控制（本病例由空军军医大学西京医院窦国睿和王雨生医师提供）

图点评：眼弓蛔虫患者可表现为慢性眼内炎。患儿年龄越小，往往炎症更明显。本例患儿出现眼内炎症反应约 1 个月余，主要表现于前节和玻璃体前中段的炎症，呈现出逐渐加重的病程发展。而前中段的玻璃体炎性混浊作为眼弓蛔虫患儿的阳性体征，需注意与中间葡萄膜炎相鉴别。后者往往发生在年龄较大的群体，且 80% 为双眼发病。此外，晶状体后增生机化膜的存在也是眼弓蛔虫患者较为特异的体征。对于具有中度或重度的玻璃体混浊是否需玻璃体手术需要慎重权衡利弊。由于缺乏肉芽肿样病灶的体征，术中获取玻璃体标本有助于诊断；去除玻璃体内抗原和炎性介质，有利于控制炎症；去除混浊的玻璃体，使视力迅速提高，可减少剥夺性弱视的发生；但儿童玻璃体手术的风险较高，应尽可能减少并发症出现。

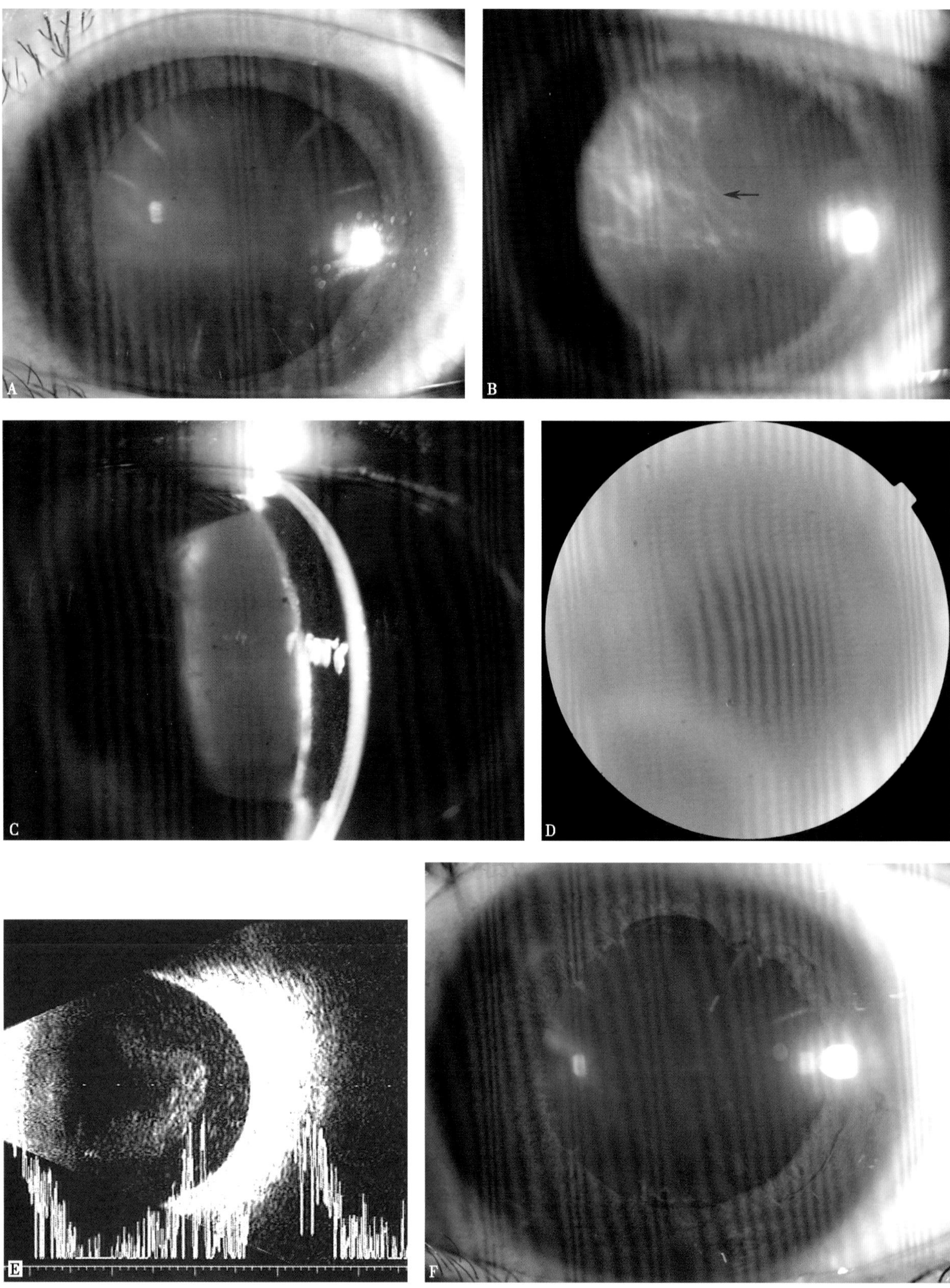

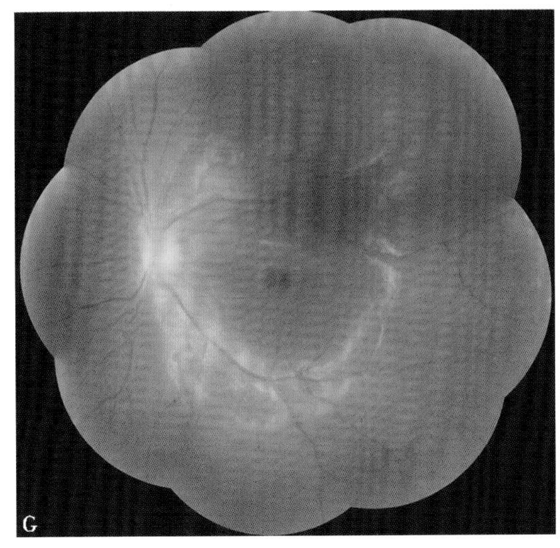

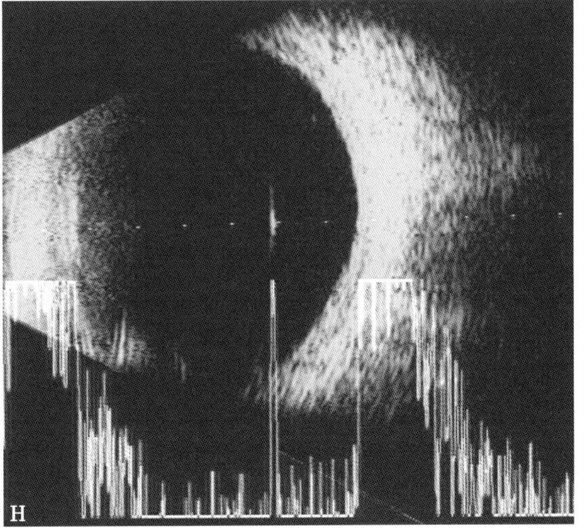

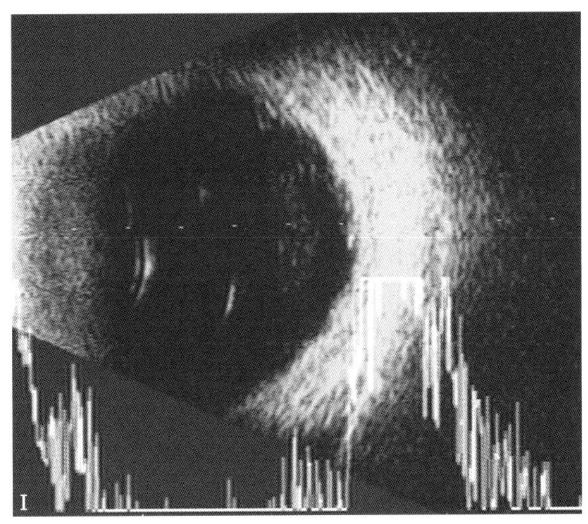

图 2-39-7　**左眼弓蛔虫性眼内炎**

患儿男，7 岁，1 个月前左眼被“皮筋弹伤”后发现左眼视力下降伴眼红，按“左眼葡萄膜炎、左眼继发性青光眼”给予局部抗炎、降眼压治疗后效果不佳。有养狗史。外周血嗜酸细胞百分率稍低（为 0.004%）。首诊视力左眼指数 /30cm。行玻璃体切除手术联合玻璃体液送检。眼内液结果：弓蛔虫 IgG49.28U/L（正常范围 <3U/L），弓形体 IgG0.03U/L（正常范围 <20U/L），提示眼弓蛔虫病诊断明确。术后给予驱虫联合激素治疗。A. 左眼治疗前眼前节像，示左眼虹膜局部后粘连　B. 左眼治疗前眼前节像，示晶状体后机化膜存在（红箭）　C. 左眼治疗前眼前节像，示房水闪辉（+++），细胞（+++）　D. 左眼治疗前眼底像，眼底窥不清，仅见视盘轮廓　E. 左眼治疗前 A/B 超像，示玻璃体炎性混浊。左眼术后第 3 天，视力 0.05　F. 左眼术后第 3 天眼前节像，示虹膜点状后粘连，晶状体透明，前节安静　G. 左眼术后第 3 天眼底像，视网膜平伏　H. 左眼术后第 1 天 A/B 超像，示玻璃体炎症混浊明显减轻。术后 1 个月复查，患儿于 2 周前自行停用激素，矫正视力 0.12　I. 左眼术后 1 个月 A/B 超，示玻璃体炎性混浊，较术后第 1 天明显加重。再次启动激素治疗，患儿术后一个半月随访视力 0.12，眼部炎症稳定，后失访（本病例由空军军医大学西京医院窦国睿和王雨生医师提供）

图点评：本例患儿表现为慢性眼内炎，虽然有外伤史，但眼部病情及病程变化与外伤性眼内炎不符。炎症表现与图 2-39-6 病例相似，集中于眼前段和前中段玻璃体的炎性混浊，晶状体后存在机化膜。在诊断和治疗上与前例相同。然而，本例患儿出院后未能按医嘱用药，仅用 2 周口服激素就自行停药，致术后 1 个月时炎症复发。有研究报道，眼弓蛔虫病眼内炎患者经玻璃体切除术治疗后仍有部分患者存在活动性炎症，手术后需根据病情继续给予全身及局部糖皮质激素治疗，以保证治疗的成功率。此外，在儿童若减用或停用激素后炎症复发，需要重新启用或加大激素剂量。驱虫药虽然对控制炎症及提高视力作用有限，但可能有助于减少炎症复发。

■ 实验室检查：弓蛔虫抗体酶联免疫吸附测定（enzyme linked immunosorbent assay，ELISA）试验敏感性较高，但是不能区分是既往感染还是活动性感染，IgG 可在感染后数年仍为阳性，目前以弓蛔虫排泄分泌（toxocara excretory secretory，TES）-Ag IgE 呈阳性的检查方法最为准确。也可以通过房水 ELISA 检查确诊。还有部分患者（<50%）可表现为外周血、房水和玻璃体液嗜酸细胞增高。取出增殖膜的病理学检查可见大量炎症细胞，特别是嗜酸细胞聚集，甚至在视网膜下可见幼虫虫体。

● 鉴别诊断

对于后极部伴视网膜前膜的肉芽肿尚需与好发于儿童伴发视网膜前膜的其他疾病进行鉴别，如视网膜和视网膜色素上皮联合错构瘤等。对于表现为眼内炎者，详细询问病史和全面的眼科检查尤为重要，需排除眼外伤和其他原因引发葡萄膜炎的可能。血清和眼内液的抗体和嗜酸性细胞检测有助于鉴别诊断。

● 治疗建议

兼顾全身和局部：①驱虫治疗：噻苯达唑 25mg/kg，一日两次，但是有报道指出杀虫剂可以增加虫体死亡所引起的炎症反应，因此受到争议；②激素：全身或局部使用糖皮质激素可降低虫体死亡后引起的炎症反应，因此可以用于缓解肉芽肿的形成和控制长期慢性葡萄膜炎；③睫状肌麻痹；④激光光凝术：文献报道，对于视网膜内活体幼虫可用激光光凝杀死虫体；⑤手术治疗：如果患者出现玻璃体积血、牵拉性视网膜脱离、黄斑前膜、眼内炎和白内障，可行玻璃体切除手术或白内障手术治疗，但是手术中切忌在剥除黄斑前膜或周边牵拉条索时导致医源性视网膜裂孔，特别是对于黄斑区视网膜下肉芽肿或病灶不要进行过度清理；⑥警惕内脏弓蛔虫的存在。

（陆 方 苏 钰 陈长征 窦国睿 王雨生）

主要参考文献

1. 文峰. 眼底病临床诊治精要. 北京：人民军医出版社，2011：188-191.
2. Reynolds JD，Olitsky SE. 小儿视网膜. 王雨生，主译. 西安：第四军医大学出版社，2013：398-401.
3. 黄秋婧，张琦，金海鹰，等. 微创玻璃体切割手术治疗眼弓蛔虫病的疗效观察. 中华眼底病杂志，2015，31（4）：341-343.
4. 刘亚鲁，张琦，赵培泉. 眼弓蛔虫病. 中华眼底病杂志，2014，30（1）：112-114.
5. 李肖春，常青，江睿，等. 40 例眼弓蛔虫病患者首诊临床特征分析. 中华眼底病杂志，2016，32（1）：40-43.
6. Woodhall DM，Fiore AE. Toxocariasis：A review for pediatricians. J Pediatric Infect Dis Soc，2014，3（2）：154-159.
7. Glickman LT，Grieve RB，Lauria SS，et al. Serodiagnosis of ocular toxocariasis：a comparison of two antigens. J Clin Pathol，1985，38（1）：103-107.
8. Shields JA. Ocular toxocariasis. A review. Surv Ophthalmol，1984，28（5）：361-381.
9. Zhou M，Chang Q，Gonzales JA，et al. Clinical characteristics of ocular toxocariasis in eastern China. Graefes Arch Clin Exp Ophthalmol，2012，250（9）：1373-1378.
10. Woodhall D，Starr MC，Montgomery SP，et al. Ocular toxocariasis：epidemiologic，anatomic，and therapeutic variations bases on a survey of ophthalmic subspecialists. Ophthalmology，2012，119（6）：1211-1217.
11. Arevalo JF，Espinoza JV，Arevalo FA. Ocular toxocariasis. J Pediatr Ophthalmol Strabismus，2013，50（2）：76-86.
12. Cortez RT，Ramirez G，Collet L，et al. Ocular parasitic diseases：a review on toxocariasis and diffuse unilateral subacute neuroretinitis. J Pediatr Ophthalmol Strabismus，2011，48（4）：204-212.
13. Ahn SJ，Ryoo NK，Woo SJ. Ocular toxocariasis：clinical features，diagnosis，treatment，and prevention. Asia Pac Allergy，2014，4（3）：134-141.

第40章

儿童黄斑前膜

Macular Epiretinal Membrane in Children

● 概述

黄斑部视网膜前膜简称黄斑前膜（macular epiretinal membrane），是指黄斑区内界膜表面形成的一层纤维细胞膜，多发生于 50 岁以上的人群，在儿童中较为少见。主要表现为视网膜表面反光增强、前膜收缩所致的视网膜皱褶、黄斑区受累血管牵拉变形、血管拱环破坏、黄斑水肿或出血等。

与成人相比，患儿除表现为视力下降、视物变形以外，往往还会出现斜视或弱视。因此对斜视或弱视患儿应详细检查眼底，以防漏诊。

借鉴成人黄斑前膜的分型方法，儿童黄斑前膜也可根据病因分为特发性（图 2-40-1、图 2-40-2）、继发性和医源性等三种类型。特发性黄斑前膜具体病因和机制不明，继发性黄斑前膜多见于眼部外伤、玻璃体炎症和眼底血管性疾病，而医源性黄斑前膜发生于眼部激光或手术治疗后。

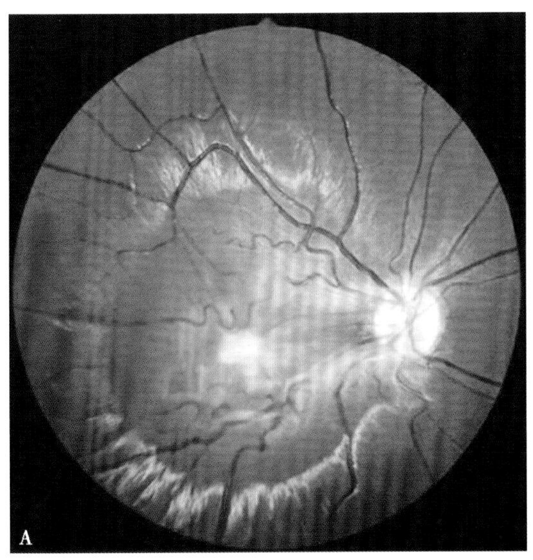

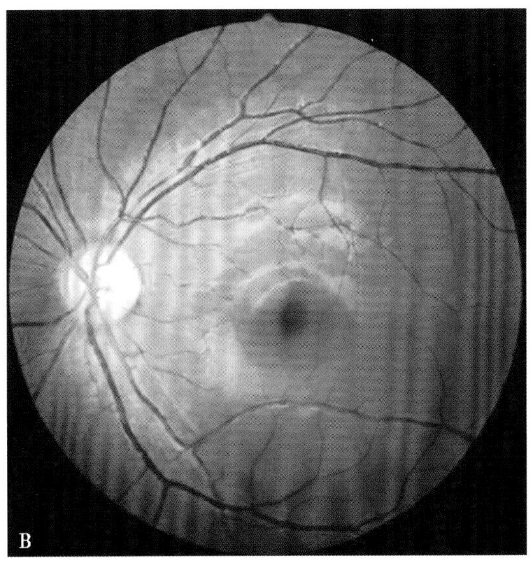

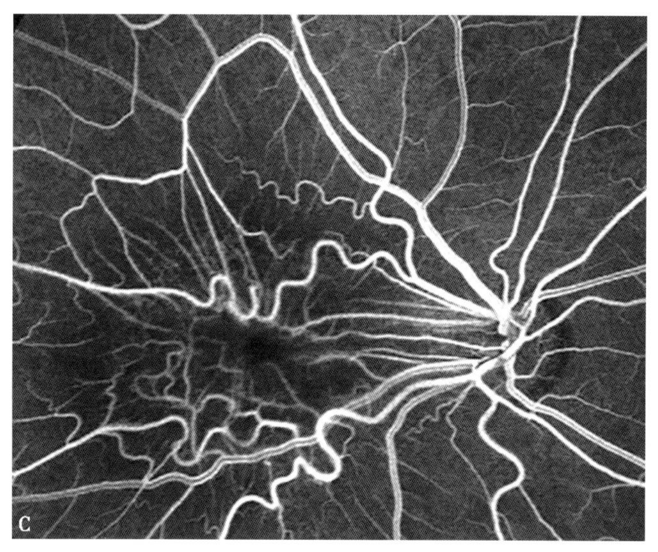

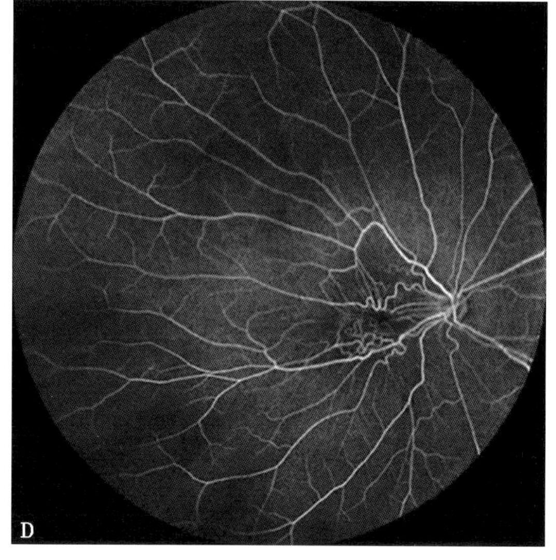

图 2-40-1　**儿童特发性黄斑前膜**

患儿男，7 岁，因发现右眼视力差 4 个月就诊。否认外伤、眼部炎症和全身疾病等病史，否认宠物接触史。最佳矫正视力右眼 0.1，左眼 1.0，双眼前节正常。A. 右眼眼底像，示黄斑区团状黄白色致密增殖膜，牵拉上下血管弓区内的视网膜大血管，致血管扭曲并向中央集中　B. 左眼眼底像，未见明显异常　C、D. 右眼 FFA 检查，示右眼黄斑区各级视网膜血管走行迂曲，部分牵拉变直，黄斑拱环消失(C)，随造影时间延长有轻微染料渗漏。广角 FFA 显示其余各象限视网膜未见明显异常荧光征象(D)

图点评：对于儿童特发性黄斑前膜需详细询问病史，以排除外伤和炎症等诱因。由于患儿自述能力较弱，查体配合差，仅从眼底像不能排除黄斑区致密黄白色前膜深层存在其他局部病变的可能，需仔细检查患儿眼部情况。此患儿无特殊诱因，眼前节正常，FFA 未见其他可能诱发黄斑前膜的征象，且无眼部治疗史，提示患儿可能为特发性黄斑前膜。与成人黄斑前膜相比，此患儿前膜位于视网膜大血管交叉支上，此部位玻璃体视网膜粘连紧密，易产生视网膜内界膜的裂隙，视网膜星形胶质细胞经此移行至视网膜表面并增生，最终形成前膜。

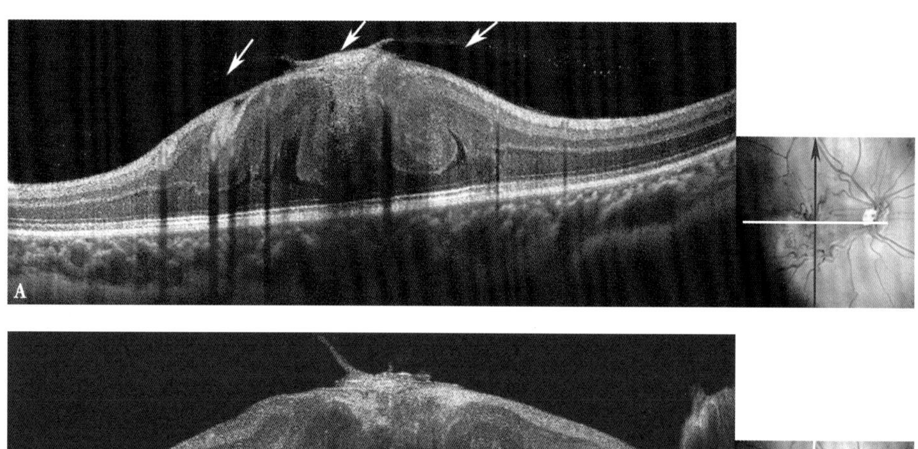

图 2-40-2　**儿童特发性黄斑前膜 OCT 表现**(病例同图 2-40-1)

A、B. 右眼 OCT 检查，显示玻璃体不完全后脱离，玻璃体后皮质与黄斑中心凹紧密相连并牵拉隆起(A 图中白箭)，中心凹消失，视网膜表面可见中高度增强光带，黄斑区视网膜增厚，内层视网膜结构模糊不清，部分拥挤呈团状及皱褶状(B 图中黄箭)(A 为纵向扫描，B 为横向扫描)

图点评：儿童特发性黄斑前膜的发病原因尚无定论，推测为玻璃体后脱离引起的机械牵拉作用刺激玻璃体皮质中残留的玻璃体细胞增生和肌成纤维细胞分化而形成，也有认为是原始玻璃体在视网膜表面残留所致。此患儿OCT可以清晰观察到玻璃体的不完全后脱离以及与中心凹处的牵拉，间接证实儿童特发性黄斑前膜与玻璃体后脱离有关。此患儿眼底前膜较厚，呈灰白色，OCT示黄斑区皱褶或牵拉，为黄斑前纤维增生型（2期）。在已报道的儿童黄斑前膜病例中，纤维增生型较玻璃纸样反光型多见。

● 分期

尚无针对儿童黄斑前膜的分期方法，而成人特发性黄斑前膜则按Gass分期法分期（表2-40-1）。

表2-40-1　**黄斑前膜Gass分期法**（1971年）

分期	名称	眼底表现	视力
0期	玻璃纸样黄斑病变期	黄斑区表面玻璃纸样反光，视网膜不变形	视力一般无明显下降
1期	有皱褶的玻璃纸样黄斑病变期	有皱褶的玻璃纸样反光，小血管模糊，拱环变形变小	视力一般在0.5以上
2期	黄斑前膜期	灰白色前膜形成，拱环明显变形，伴视网膜出血、水肿、渗出等	视力小于0.1

● 治疗建议

有关儿童黄斑前膜报道较少，对其治疗尚无统一标准，主要采用玻璃体切除术和观察保守治疗。对于黄斑前膜致密、视力较差的患儿建议尽早采用手术剥除黄斑前膜（图2-40-3），并积极进行弱视训练，可能有助于患儿的视力发育和提高。

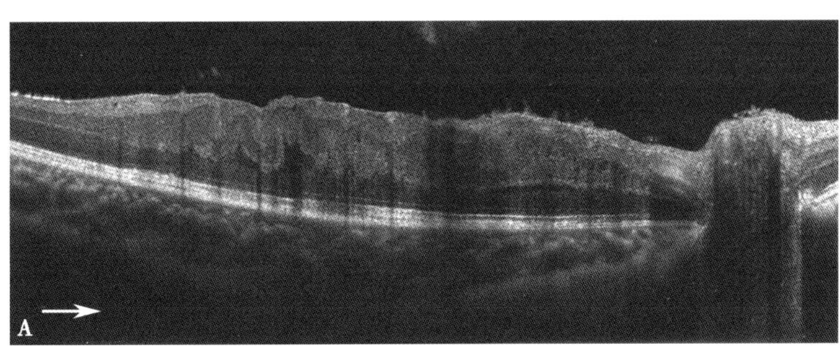

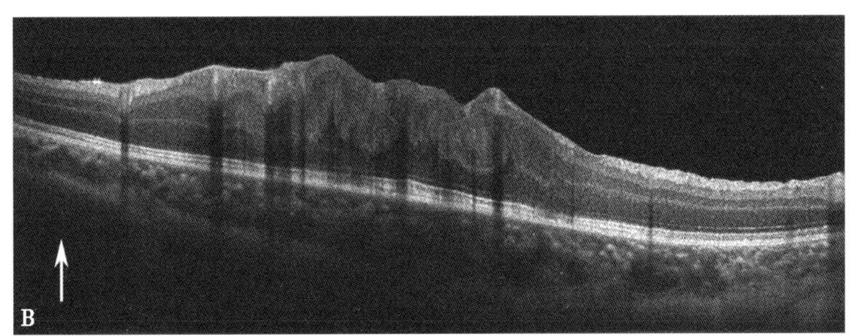

图2-40-3　**儿童特发性黄斑前膜治疗后OCT表现**（病例同图2-40-1）

该患儿接受玻璃体切除术治疗后1个月复查，右眼最佳矫正视力0.12。A、B. 右眼OCT检查，显示玻璃体和视网膜前膜已切除，内层视网膜拥挤皱褶状态缓解，各层结构轮廓较前清晰，但仍轻度增厚（A为横向扫描，B为纵向扫描）

图点评：OCT可以清晰显示玻璃体视网膜交界面形态和视网膜的结构，是术后随访的重要手段之一。各层亚结构的完整性是视功能恢复的解剖学基础。

（苏　钰　陈长征）

主要参考文献

1. 文峰. 眼底病临床诊治精要. 北京：人民军医出版社，2011：30-34.
2. 董方田，戴荣平，霍冬梅，等. 儿童黄斑前膜手术疗效分析. 中华眼科杂志，2005，41(1)：52-54.
3. 田恬，赵培泉. 青少年儿童黄斑前膜与成人黄斑前膜的比较. 中华眼底病杂志，2015，31(5)：512-515.
4. Banach MJ，Hassan TS，Cox MS，et al. Clinical course and surgical treatment of macular epiretinal membranes in young subjects. Ophthalmology，2001，108(1)：23-26.
5. Barr CC，Michels RG. Idiopathic nonvascularized epiretinal membranes in young patients：report of six cases. Ann Ophthalmol，1982，14(4)：335-341.
6. Khaja HA，McCannel CA，Diehl NN，et al. Incidence and clinical characteristics of epiretinal membranes in children. Arch Ophthalmol，2008，126(5)：632-636.
7. Wise GN. Congenital preretinal macular fibrosis. Am J Ophthalmol，1975，79(3)：363-365.

第41章

儿童黄斑脉络膜新生血管

Choroidal Neovascularization in Children

● 概述

儿童脉络膜新生血管（choroidal neovascularization，CNV）是18岁以下患者中由脉络膜毛细血管起源的新生血管长入视网膜下腔，其典型表现为炎症、感染或变性疾病的并发症。发病率低，自然病程较成人好，有半数以上的视网膜下新生血管膜可自发退行。

● 临床特征

与成人相似，多种原因可导致儿童CNV；不同的是，常合并的疾病种类与成人有所不同。常见的儿童CNV有外伤或激光所致Bruch膜破裂并发性CNV（图2-41-1～图2-41-3），近视和Best病等变性疾病合并CNV，先天性或获得性弓形体病和多灶性脉络膜炎等炎性病变所致的CNV（图2-41-4，图2-41-5），以及原因不明的特发性CNV等。

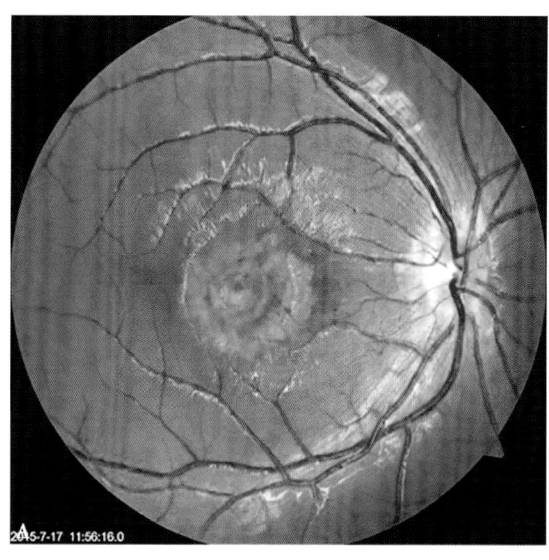

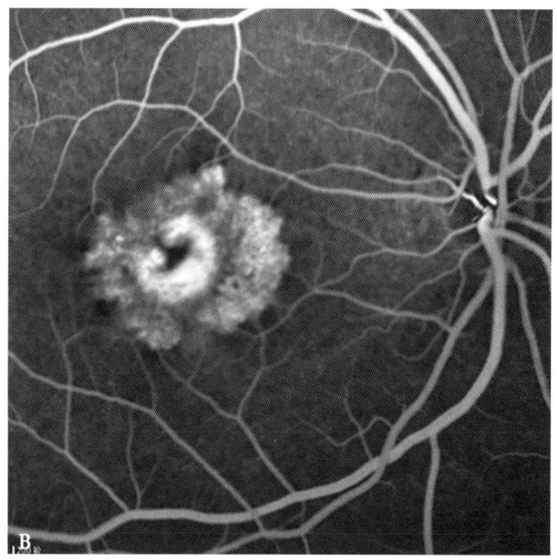

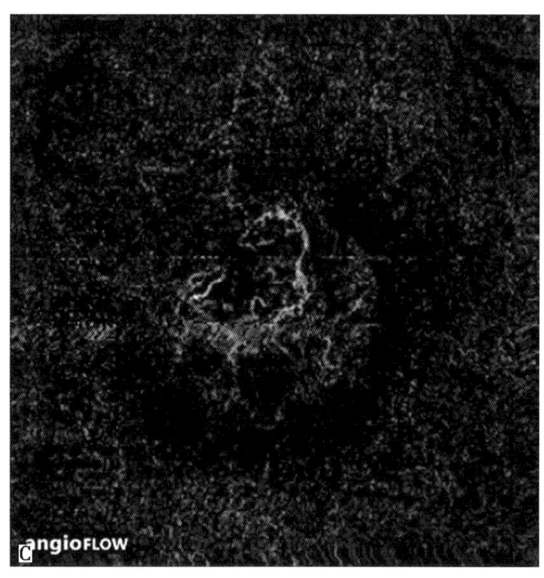

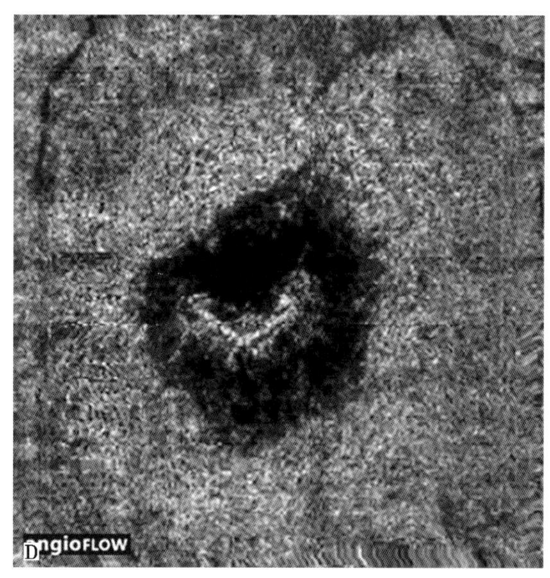

图 2-41-1 **疑似激光笔误伤致右眼 CNV**

患儿男，9 岁，因发现右眼视力差 1 周就诊。曾有误被激光笔照射史，具体不详。否认宠物接触史，否认全身其他病史。右眼最佳矫正视力 0.12，眼压正常。右眼前节正常，晶状体透明。A. 右眼眼底像，见黄斑区一团状黄白色病灶伴小片出血和水肿，周围色素紊乱 B. 右眼 FFA 检查，示黄斑区拱环处有一约 1PD 大小新生血管性团状强荧光，其上片状出血遮蔽荧光，周围环以点簇状色素上皮染色所致强荧光 C、D. 右眼血管成像 OCT（6mm×6mm Angio-OCT）像，显示视网膜外层团状异常新生血管形成（C），对应处脉络膜毛细血管层见团状异常脉络膜新生血管（D）

图点评：该患儿眼底黄白色病灶处出血和水肿并不明显，此时行 FFA 检查可以很好地判断是否有 CNV 的形成和渗漏。血管成像 OCT 则更能清晰地显示异常血管网所在的层次和形态，对于 FFA 显示模糊不便于判断的 CNV 病灶有很好的鉴别作用。

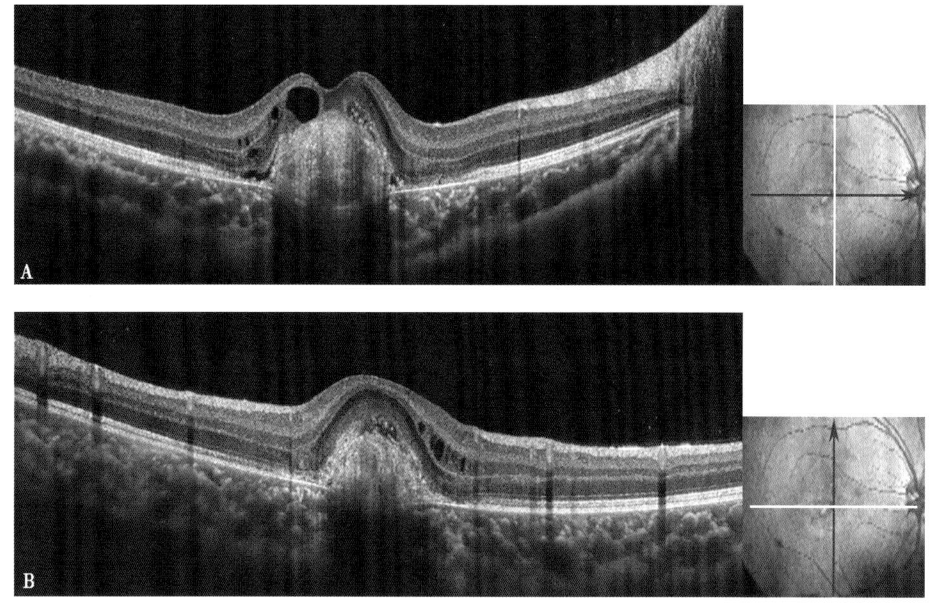

图 2-41-2 **疑似激光笔误伤致右眼 CNV 的 OCT 表现**（病例同图 2-41-1）

A、B. 右眼黄斑 OCT 像，显示中心凹下异常团状高反射物质，突破 Bruch 膜及 RPE 层，周围见视网膜内层水肿呈低信号囊腔（A 为横向扫描，B 为纵向扫描）

图点评：结合 OCT，可更好地判断 CNV 病灶的层次及是否伴水肿和渗漏等改变，有助于明确诊断及治疗随访。

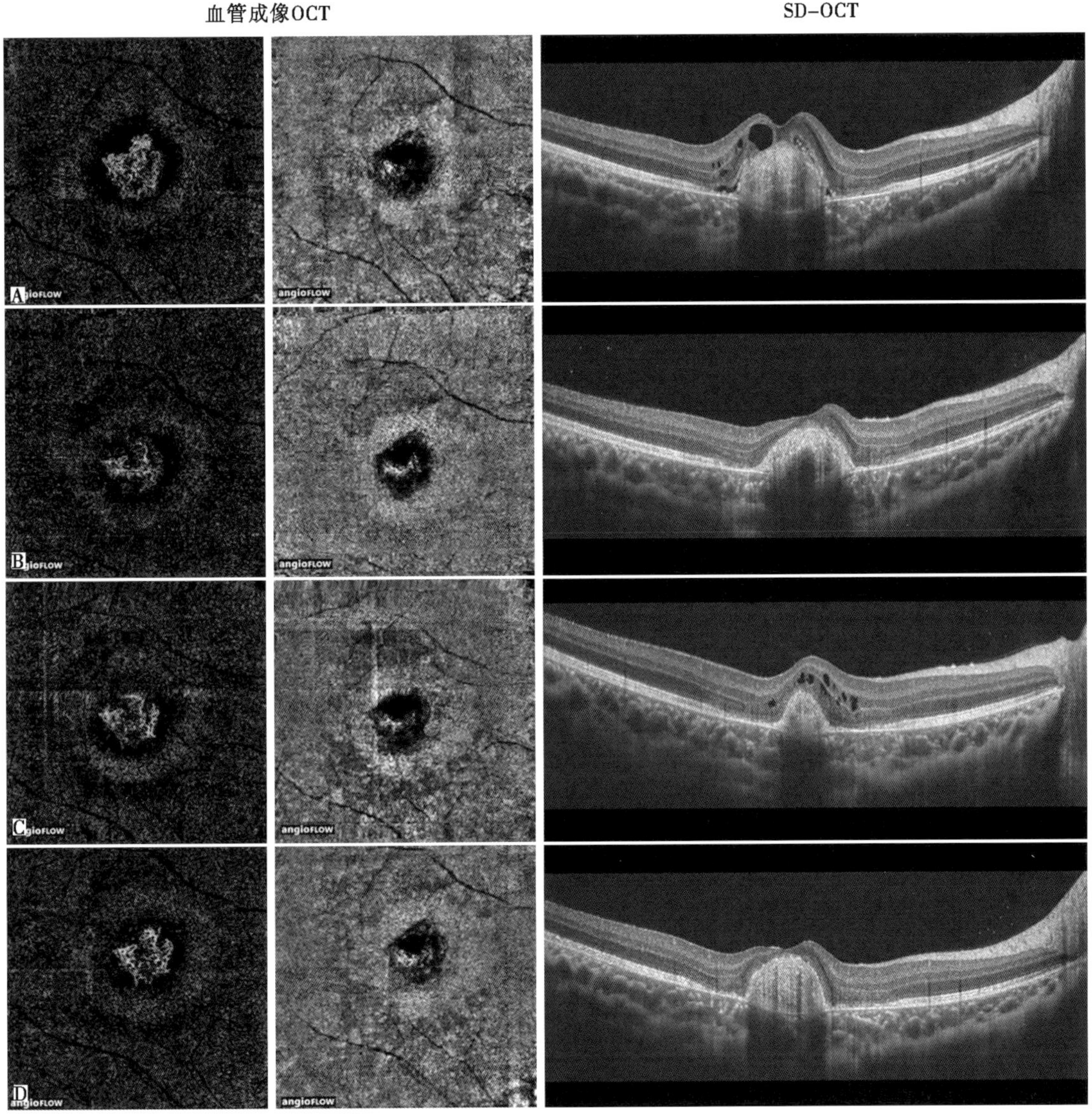

图 2-41-3 疑似激光笔误伤致右眼 CNV 治疗随访中血管成像 OCT 和 SD-OCT 表现（病例同图 2-41-1）

A. 治疗前 B. 该患儿接受右眼玻璃体腔内注射抗 VEGF 药物治疗后 1 周复查，血管成像 OCT 显示视网膜外层团状异常新生血管较前明显减小，OCT 示黄斑水肿吸收 C. 1 个月时复查，血管成像 OCT 上视网膜外层团状异常新生血管再次扩大，OCT 黄斑区水肿出现，再次给予玻璃体腔内注射抗 VEGF 药物治疗 D. 再次治疗 1 周后复查，OCT 示水肿吸收，血管成像 OCT 上视网膜外层团状异常新生血管变化不明显（前两列为血管成像 OCT，第 3 列为 SD-OCT 像）

图点评：血管成像 OCT 是无创检查手段，可敏锐地观察 CNV 病灶的变化，有利于 CNV 治疗的随访，但不能显示病灶的渗漏情况，仍需结合 SD-OCT 变化指导治疗。

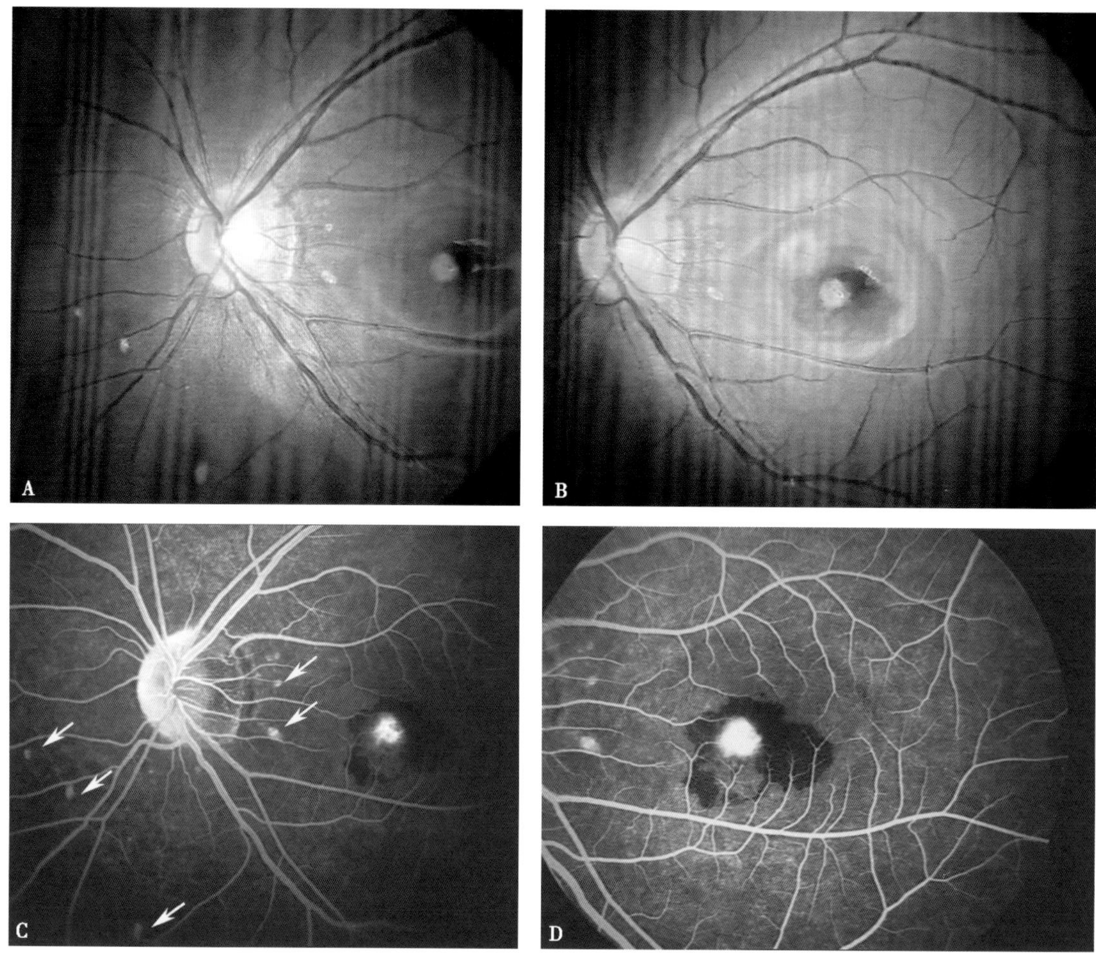

图 2-41-4　左眼点状内层脉络膜病变伴 CNV

患儿女，11 岁，因发现左眼视力下降一周就诊。既往有 −3.00D 近视。左眼视力手动 / 眼前，眼前节正常。A、B. 左眼眼底像，显示黄斑中心小片状出血灶伴水肿，视盘周围及下方见多个黄白色奶油状点状病灶　C、D. 左眼 FFA 检查，显示黄斑拱环处约 1/4PD 大小团状新生血管网呈强荧光，随造影时间延长染料渗漏明显，周围环以出血遮蔽荧光。与彩照中点状病灶对应处见多个点状强荧光（黄箭），晚期部分伴轻微渗漏（本病例为中山大学中山眼科中心张雄泽博士提供）

图点评：点状内层脉络膜病变（punctate inner choroidopathy，PIC）多发生于 20～30 岁的年轻女性，多伴有中高度近视。40%～60% 可继发 CNV。此患儿目前为笔者观察到的最小 PIC 并发 CNV 患者。此时需要注意与病理性近视并发 CNV 和特发性 CNV 相鉴别，后极部 10 个以内的小黄白色奶油样点状病灶为其典型眼底特征。

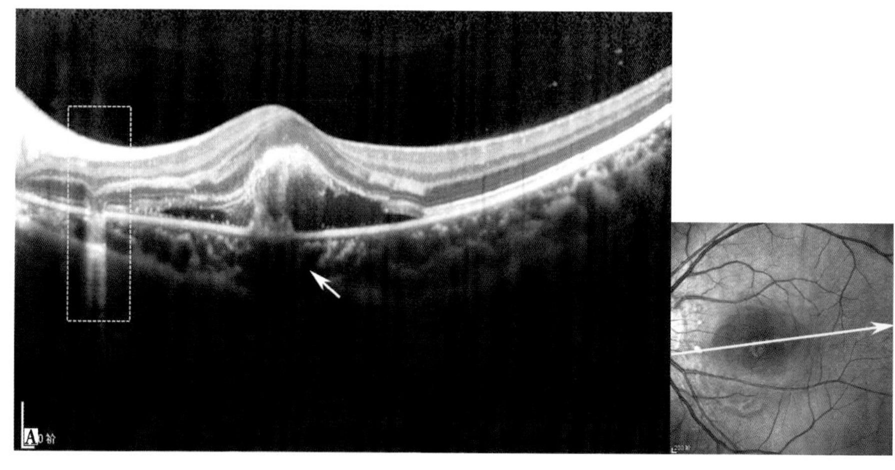

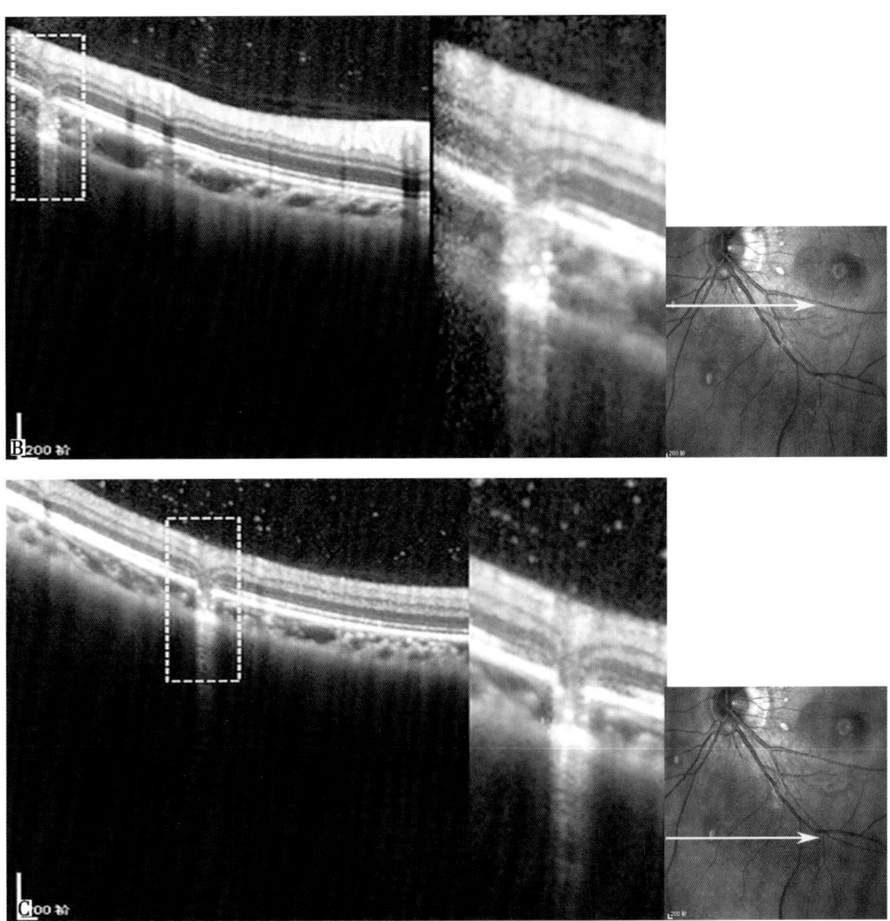

图2-41-5 **左眼点状内层脉络膜病变伴CNV的OCT表现**(病例同图2-41-4)

A. 左眼OCT像，扫描线经点状病灶和CNV，示该患儿黄斑区可见团样高反射信号突破RPE层隆起，伴视网膜下液性暗区，提示CNV形成(白箭)。点状病灶所在处结节逆向退行，病灶所在的光感受器层和内层脉络膜组织丢失；外丛状层和内层视网膜逐渐通过Bruch膜破口疝入脉络膜(黄虚线框内显示) B、C. 左眼OCT组合图，显示不同部位的点状病灶(每组中的3张图分别为扫描方位示意、OCT表现和局部放大图)(本病例为中山大学中山眼科中心张雄泽博士提供)

图点评：PIC的点状病灶OCT特征可分为Ⅰ～Ⅴ期。病灶由脉络膜浸润发展至脉络膜结节，再发展至视网膜脉络膜结节，即逐渐由脉络膜侵犯至外层视网膜，之后结节退行导致外丛状层和内层视网膜向外疝入脉络膜。此时需与病理性近视类圆形的小萎缩灶相鉴别。

● 治疗建议

需针对原发病因进行治疗。不能自行消退的儿童黄斑CNV预后较差，文献报道可采用抗VEGF制剂及光动力疗法进行治疗。

(苏 钰 陈长征)

主要参考文献

1. Reynolds JD，Olitsky SE. 小儿视网膜. 王雨生，主译. 西安：第四军医大学出版社，2013：363-367.
2. 文峰. 眼底病临床诊治精要. 北京：人民军医出版社，2011：175-180.
3. Zhang H，Liu ZL，Sun P，et al. Intravitreal bevacizumab as primary treatment of choroidal neovascularization secondary to punctate inner choroidopathy：results of a 1-year prospective trial. Retina，2012，32(6)：1106-1113.
4. Zhang X，Wen F，Zuo C，et al. Clinical features of punctate inner choroidopathy in Chinese patients. Retina，2011，31(8)：1680-1691.
5. Zhang X，Zuo C，Li M，et al. Spectral-domain optical coherence tomographic findings at each stage of punctate inner choroidopathy. Ophthalmology，2013，120(12)：2678-2683.

第42章

儿童黄斑裂孔

Macular Hole in Children

● 概述

黄斑裂孔（macular hole）是由于各种原因导致的黄斑区视网膜神经上皮层的部分或全层组织缺损，因而从形态可分为板层裂孔和全层裂孔，根据病因可分为特发性和继发性两种类型。全层黄斑裂孔主要眼底表现为黄斑区圆形或椭圆形边缘清晰的暗红色病灶，周围可伴有水肿或浅脱离。

有关儿童黄斑裂孔目前尚无流行病学调查资料。

外伤性黄斑裂孔（traumatic macular hole）多为全层裂孔，因局部组织挫伤性坏死和玻璃体牵拉所致。可在钝挫伤后立即出现，也可在黄斑水肿、脉络膜破裂、视网膜下出血或玻璃体后脱离之后发生。其中少数外伤性黄斑裂孔会引起视网膜脱离。

黄斑裂孔在1869年由Knapp最先报道，与随后Noyes在1871年报道的第二例黄斑裂孔一样，二者均是外伤性黄斑裂孔。但直到1900年Ogilvie才正式提出了“黄斑裂孔”这一名词。黄斑裂孔以中老年人群中的特发性黄斑裂孔较为常见，但外伤性黄斑裂孔也并不少见，尤其在少年儿童中黄斑裂孔主要由外伤所致。在外伤眼中，外伤性黄斑裂孔的发生率约1%～9%。

● 临床特征

外伤性黄斑裂孔患儿会有明显的视力下降，视力多为0.1或更差。眼底检查在黄斑部有一圆形或椭圆形红色区，直径一般在1PD以下。一般外伤性黄斑裂孔比特发性者要大些，并常常同时伴有外伤的其他眼部表现。

OCT对该病有确诊价值（图2-42-1，图2-42-2）。成人特发性黄斑裂孔可根据裂孔大小、层次、有无玻璃体后皮质牵拉和游离盖状态分为Ⅰ～Ⅳ期，尚无针对儿童黄斑裂孔分期方法。

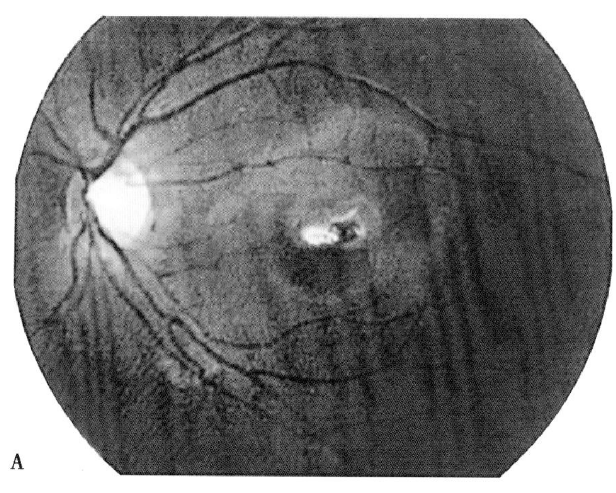

A

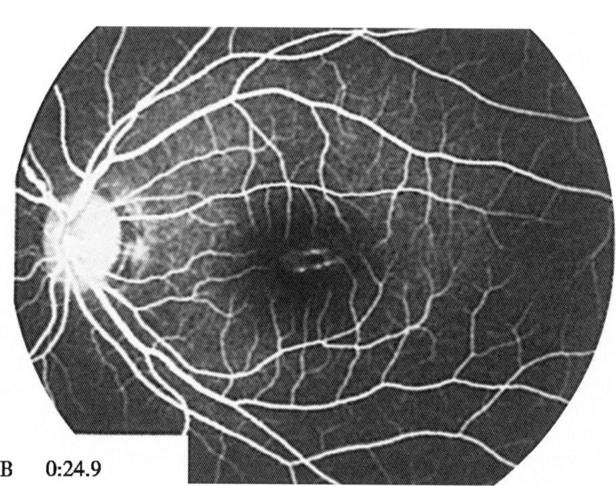

B　0:24.9

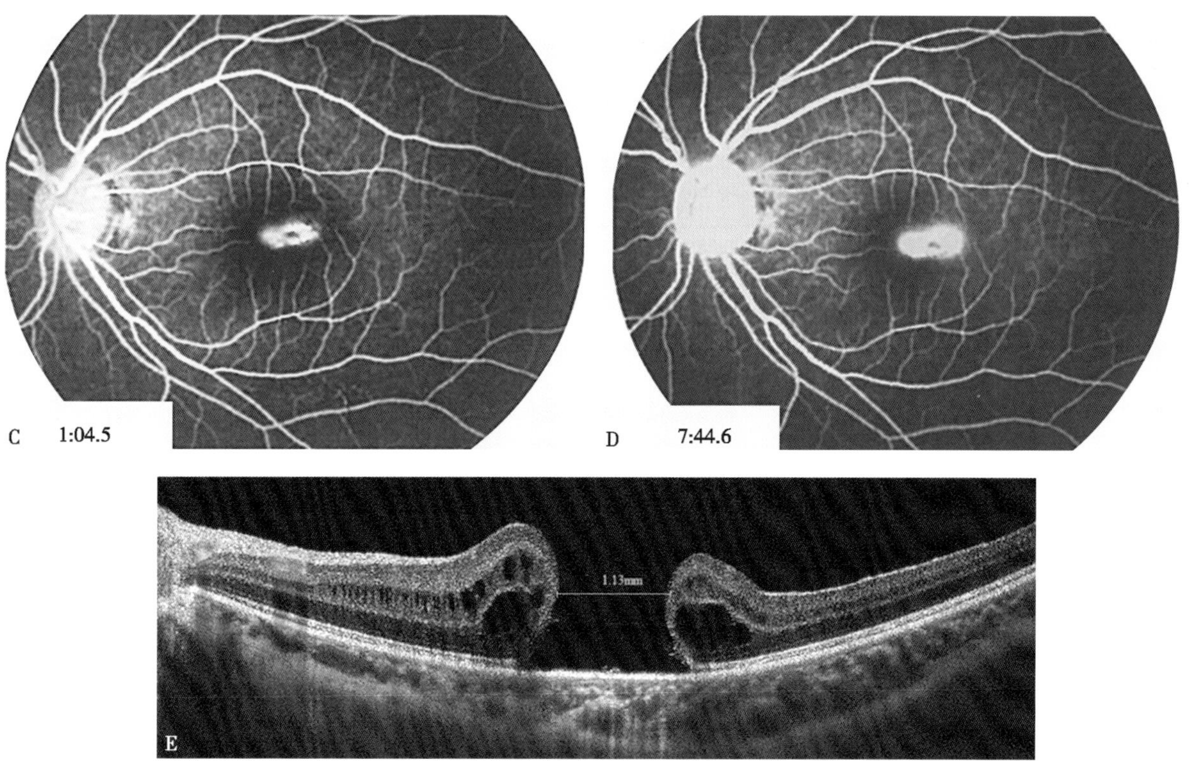

图2-42-1　左眼黄斑裂孔

患儿女，11岁，因左眼视力下降伴眼前黑影2周就诊。一年前曾不慎摔伤，具体不详。左眼矫正视力0.2，眼压正常。左眼前节正常。A. 左眼底像，见黄斑中心约1/4PD大小椭圆形黄白色裂孔，周边伴硬性渗出及水肿　B～D. 左眼FFA检查，早期像显示为色素脱失所致类椭圆形强荧光（B），随造影时间延长，裂孔周围小血管扩张渗漏至片状模糊强荧光（C、D）　E. 左眼黄斑OCT，未见明显玻璃体后脱离，未见游离盖，中心凹下神经上皮全层缺失，层间水肿（该病例由武汉大学人民医院苏钰和陈长征医师提供）

图点评：该患儿虽有外伤史，但眼底黄斑裂孔与是否外伤有关尚难确认。因裂孔周围伴有水肿，因此FFA显示染料渗漏。若黄斑裂孔不伴组织水肿，则根据裂孔底部色素上皮受累程度表现为正常荧光或色素脱失所致的透见荧光。

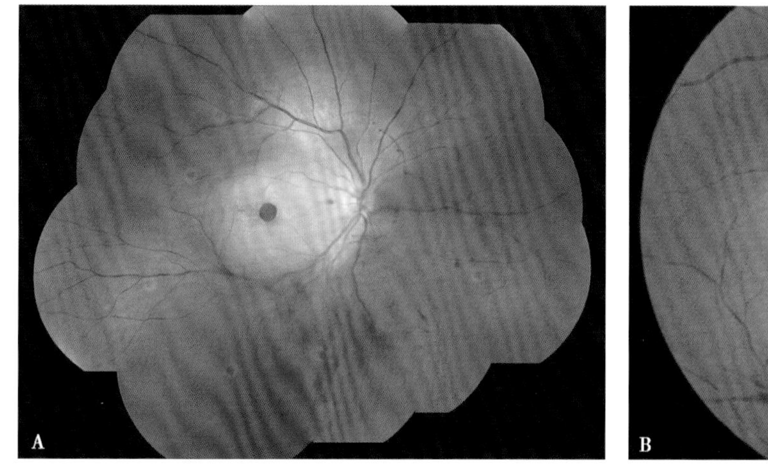

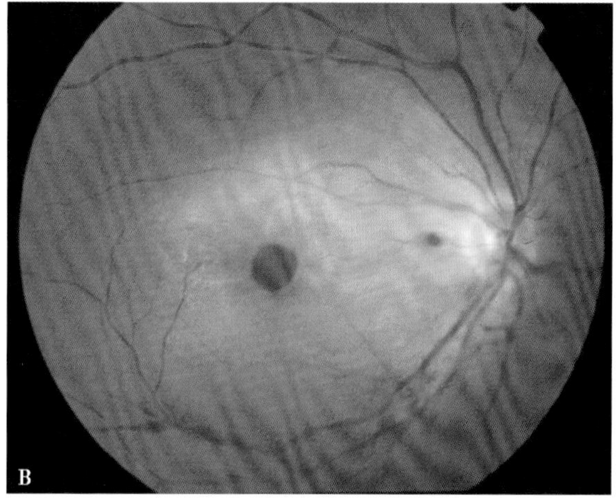

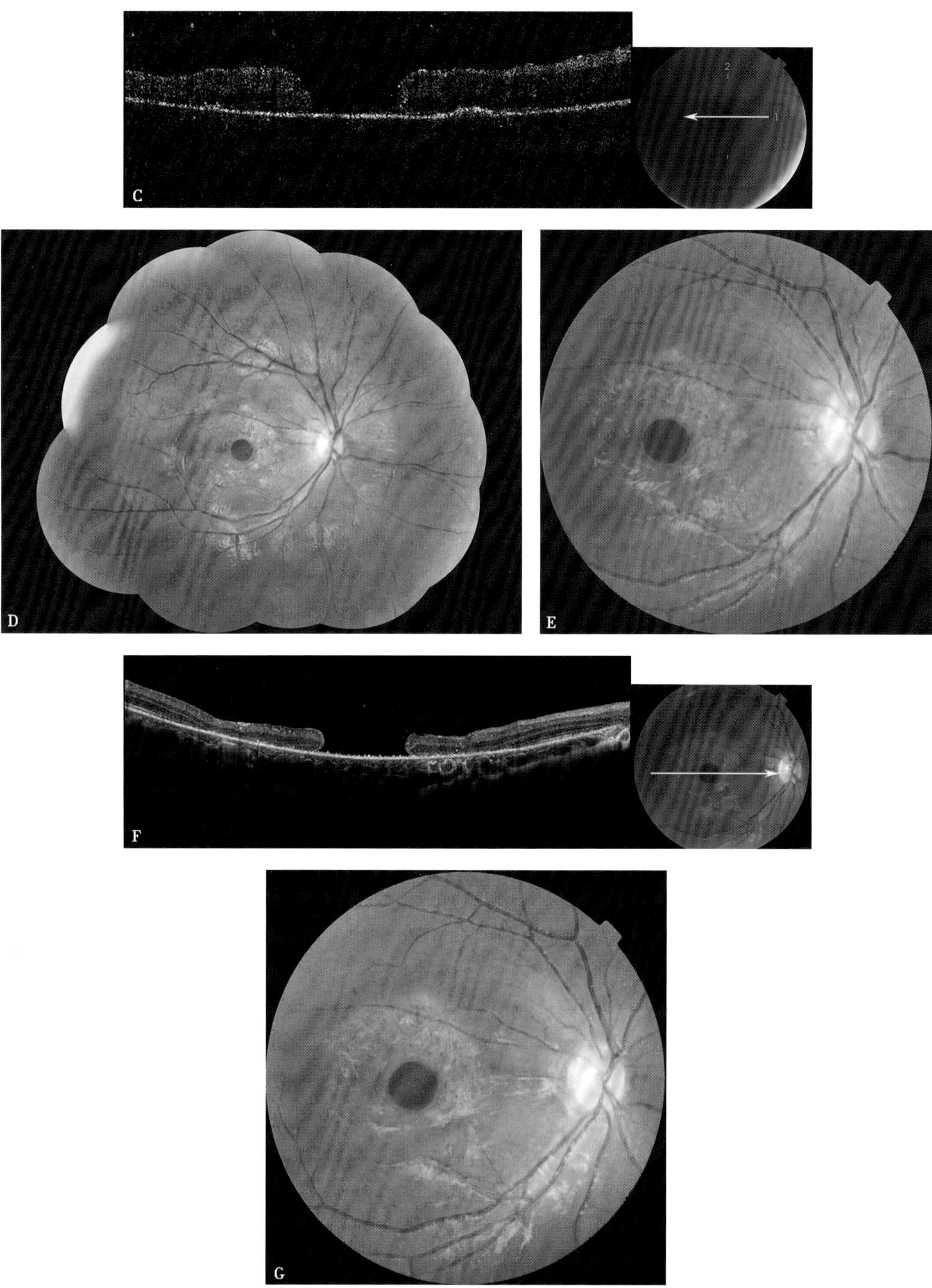

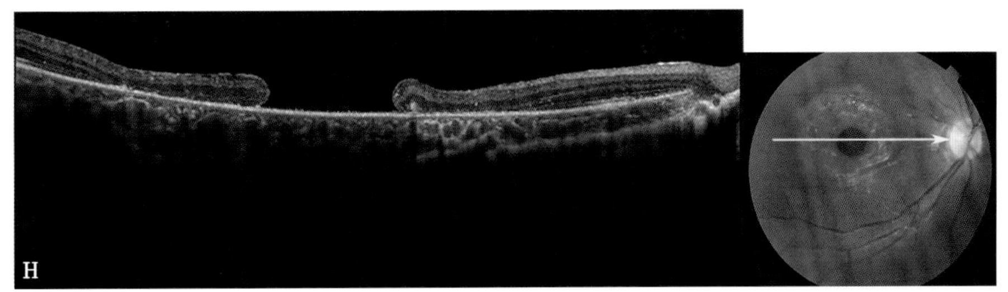

图 2-42-2　右眼外伤性黄斑裂孔伴视网膜挫伤

患儿男，12 岁，右眼花炮炸伤后视物不清 6 天就诊。视力：右眼指数 / 眼前 30cm（矫正不提高），左眼 1.0。A. 右眼眼底像，中下部玻璃体腔少量积血，视网膜平伏，后极部视网膜灰白色水肿，黄斑裂孔可见　B. 右眼底后极部像，视盘边界清，色可，视网膜色灰白色水肿，视网膜血管走行可，视盘颞侧见小片状出血，黄斑中心凹处全层裂孔，约 0.5PD　C. 右眼 OCT 像（经黄斑区水平扫描），屈光介质欠清，视网膜水肿增厚，黄斑中心凹处视网膜神经上皮全层组织缺损。伤后 3 个月患儿复诊，右眼视力 0.05（矫正不提高）　D. 伤后 3 个月右眼底像，玻璃体积血已吸收，视网膜平伏，后极部见边界清晰的色素不均灶，黄斑区更为明显，中心凹处全层裂孔可见　E. 伤后 3 个月右眼底后极部像，视盘边界清晰，色可，视网膜血管走行良好，黄斑区见 0.6PD 大小裂孔，周围视网膜脉络膜萎缩，色素紊乱　F. 伤后 3 个月右眼 OCT 像（经黄斑区水平扫描），黄斑全层裂孔可见，视网膜外层变薄，以孔周更为明显。伤后 8 个月患儿随访，右眼视力稳定于 0.05（矫正不提高）　G. 伤后 8 个月右眼底后极部像，黄斑区视网膜脉络膜萎缩，色素紊乱，中心凹处全层裂孔较前变化不明显　H. 伤后 8 个月右眼 OCT 像（经黄斑区水平扫描），视网膜外层萎缩变薄，RPE 条带连续，中心凹处全层裂孔基本稳定

图点评：钝挫伤所致的黄斑裂孔，可能由外伤时玻璃体的急性牵拉直接引起，也可以由外伤后继发囊样黄斑水肿引起。本例患儿钝挫伤后早期就诊时就发现了黄斑全层裂孔，推测由玻璃体的急性牵拉所致。在长达 8 个月的随访过程中，黄斑裂孔基本保持稳定，未出现视网膜脱离等严重后果，但患儿的中心视力受到明显损害，仅达 0.05。此外，在外伤后的早期，本例患儿右眼后极部视网膜变白、水肿，呈现明显的挫伤性视网膜水肿。在后期随访过程中，损伤区色素紊乱，视网膜外层变薄、光感受器受损，属于“视网膜挫伤”。也有一些挫伤性视网膜水肿，在 3～4 周后水肿消退，视力恢复较好，属于“视网膜震荡”。本例患儿为严重钝挫伤导致的外伤性黄斑裂孔伴视网膜挫伤，二者均严重影响患儿的视功能预后。

● 治疗建议

目前尚无儿童黄斑裂孔的治疗共识。外伤性黄斑裂孔引起视网膜脱离的可能性较小，也有一定比例的患儿可自行闭合。因此，对于外伤性黄斑裂孔可进行一定时间的观察。对于儿童外伤性黄斑裂孔患者随访时间及手术介入时机尚存在一定争议，成人患者一般可观察半年到一年，而在儿童患者为防止严重弱视的发生，手术时间可根据患儿的年龄酌情提前。当然如果在受伤前患眼就有明显的弱视，手术干预的必要性则不大。随访过程中，一旦出现视网膜脱离，应进行玻璃体视网膜手术治疗，行气体或硅油填充，但术后视力多无明显改善。同时，手术治疗前要对儿童患者玻璃体视网膜特性、手术难度及可能的风险有明确的认知和评估。

对于视网膜挫伤，伤后早期可行大剂量糖皮质激素治疗，以减轻视网膜水肿引起的损害。神经营养、血管扩张剂及维生素类药物的疗效尚不确定。

（张自峰　李曼红　苏　钰　陈长征　王雨生）

主要参考文献

1. 李凤鸣，谢立信. 中华眼科学. 第 3 版. 北京：人民卫生出版社，2014：3333-3339.
2. 张承芬. 眼底病学. 第 2 版. 北京：人民卫生出版社，2014：713-715.
3. 赵堪兴，杨培增. 眼科学. 第 8 版. 北京：人民卫生出版社，2013：306-307.
4. 文峰. 眼底病临床诊治精要. 北京：人民军医出版社，2011：46-52.

5. Miller JB，Yonekawa Y，Eliott D，et al. A review of traumatic macular hole：diagnosis and treatment. Int Ophthalmol Clin，2013，53（4）：59-67.
6. Johnson RN，McDonald HR，Lewis H，et al. Traumatic macular hole：observations，pathogenesis，and results of vitrectomy surgery. Ophthalmology，2001，108（5）：853-857.
7. Yamashita T，Uemara A，Uchino E，et al. Spontaneous closure of traumatic macular hole. Am J Ophthalmol，2002，133（2）：230-235.
8. Pascual-Camps I，Barranco-González H，Dolz-Marco R，et al. Spontaneous closure of traumatic macular hole in a pediatric patient. J AAPOS，2017，21（5）：414-416.
9. Liu W，Grzybowski A. Current management of traumatic macular holes. J Ophthalmol，2017，2017：1748135.

第43章

摇晃婴儿综合征

Shaken Baby Syndrome

● 概述

摇晃婴儿综合征（shaken baby syndrome）又称加害性创伤性脑损伤、非意外头部损伤或虐待性头部创伤，是儿童虐待的一种严重形式，死亡率高达30%。目前我国对此病的认识尚待加强。

● 临床特征

患儿多小于1岁，最常见的就诊症状包括反应性下降、低热、嗜睡、易激惹、不进食、呕吐、癫痫、呼吸异常、昏迷和角弓反张等。临床通常表现为脑、眼和骨骼的损伤，典型者具有硬脑膜下出血和视网膜出血。当一名婴幼儿同时出现视网膜出血和硬脑膜下出血，而外伤轻微，就应高度怀疑摇晃婴儿综合征（图2-43-1）。

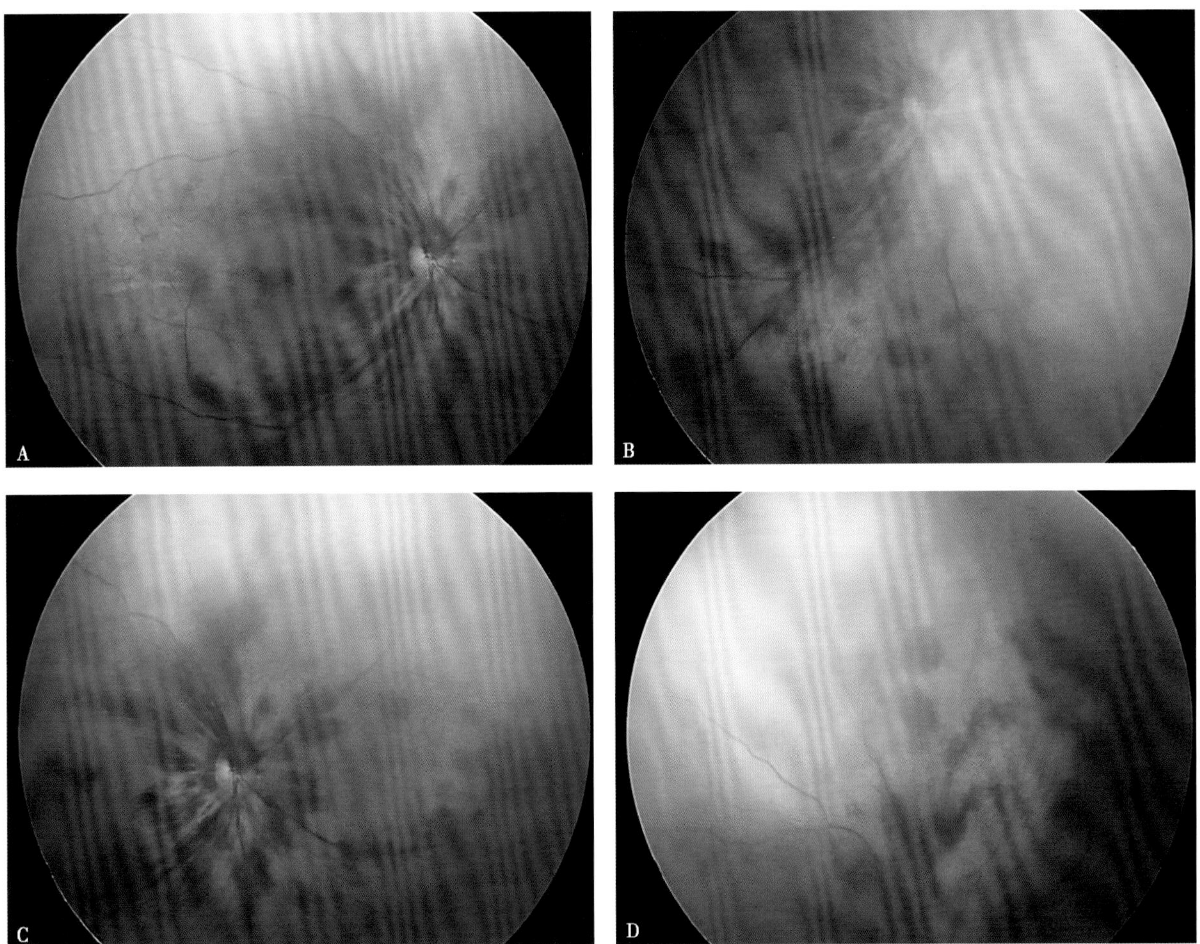

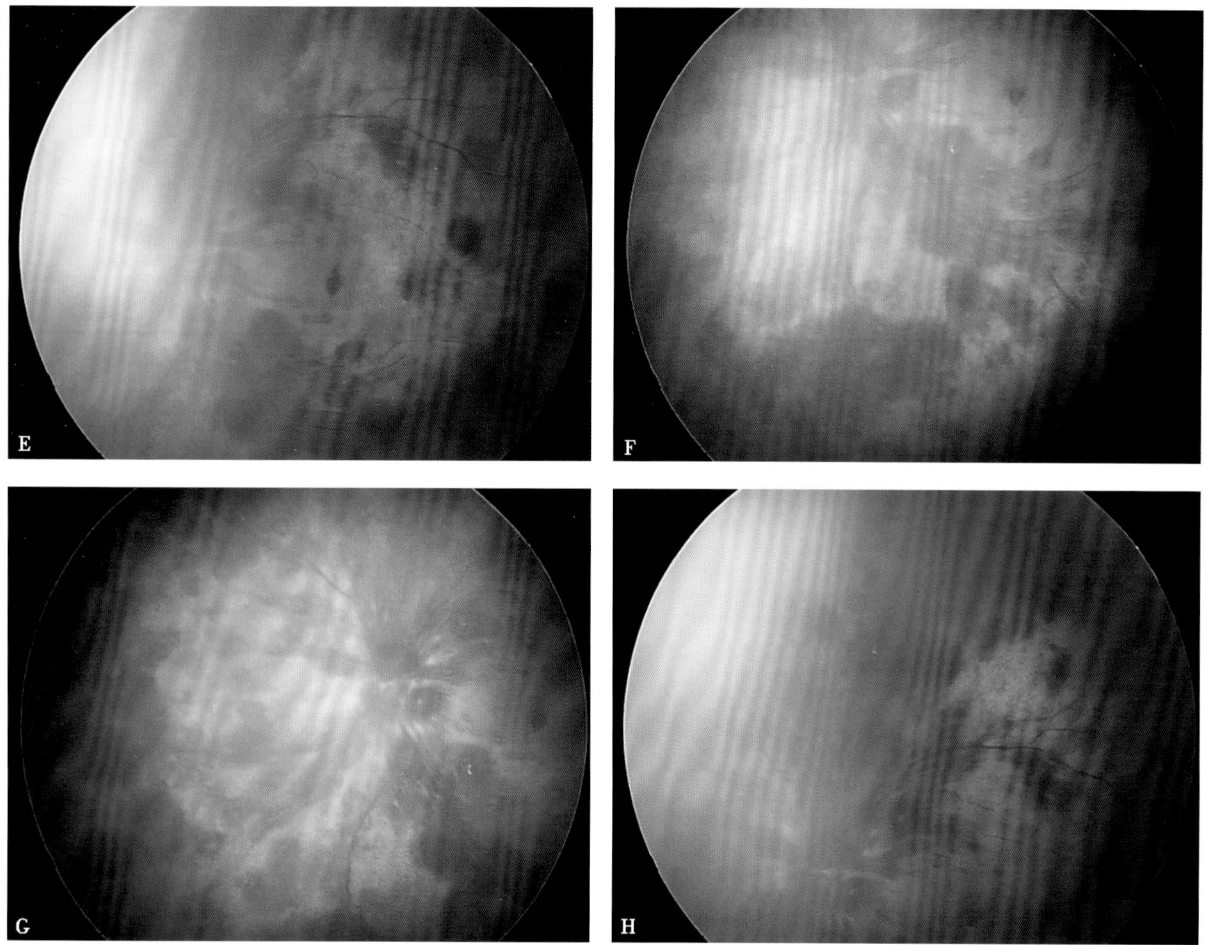

图 2-43-1 **拟诊摇晃婴儿综合征**

患儿男，3 月龄，足月剖宫产（出生孕周 40 周），出生体重 3200g。监护人否认外伤史。头面部和躯体无明显外伤迹象。无全身（如血液系统等）病史。A～H. 双眼眼底像，可见大面积、多种形态的视网膜出血。从病例特点分析，临床拟诊摇晃婴儿综合征（A～D 依次显示右眼眼底后极部、下方、鼻侧和上方，E～H 依次显示左眼后极部、下方、鼻侧和上方）

图点评：在无面部外伤时，严重视网膜出血是摇晃婴儿综合征特有的。高达 85% 的摇晃婴儿综合征患儿会出现视网膜出血。典型的视网膜出血表现为大面积的、累及多层视网膜组织的出血，呈多种形态，最常见的形态是发生于神经纤维层和神经节细胞浅层的火焰状出血，还可见视网膜皱褶、脉络膜破裂和视网膜劈裂等。其中，黄斑皱褶和黄斑出血性劈裂是摇晃婴儿综合征高度特异的表现。视网膜出血最为公认的主要机制为摇晃婴幼儿时的加速 - 减速过程中，玻璃体以振荡形式快速变形和复原，产生对视网膜的牵拉力，对血管造成直接的损伤，导致充血、肿胀和破裂，引起特征性视网膜出血。除头部外伤外，不适当的举抛或旋转婴幼儿等动作同样可造成此类损伤。

● 鉴别诊断

要注意与引起视网膜出血的其他原因鉴别，包括分娩、早产儿视网膜病变、凝血障碍、严重意外伤害、中枢神经感染、心肺复苏、癫痫、溺水、眼和中枢神经系统手术、一些罕见的代谢疾病等，需综合考虑病史、全身情况和辅助检查结果。

在诊断摇晃婴儿综合征时，需特别注意排除分娩相关的视网膜出血，因为分娩是婴儿视网膜出血的最常见原因，超过 30% 的新生儿可见视网膜出血。在推测由分娩引起的视网膜出血时必须考虑出血形态和患儿的年龄。火焰状出血通常在 3 天内吸收，点状和斑片状出血常在出生后 1 周内吸收，但有时会持续 4～6 周，尤其是中心凹内的出血可存在数月，视网膜前和玻璃体内的血液可存在超过 1～2 个月。大部分新生儿的视网膜出血可在出生后 8 天内完全吸收，99% 在 4 周内吸收。而摇晃婴儿综合征的视网膜出血通常会持续数月。在大于 2～3 个月的婴儿眼内发现含铁血黄素，说明视网膜出血是在出生后发生的。对早产儿视网膜出血的鉴别诊断较困难，因为在 1%～2% 的早产儿中，视网膜出血和玻璃体积血是早产儿视网膜病变的并发症，且吸收较慢。另一方面，不成熟的血管可能在受到摇晃后易于发生视网膜出血。

● 治疗建议

对于摇晃婴儿综合征，大部分视网膜内 / 下 / 前出血可在 4 周内自行吸收。屈光介质清晰的小范围视网膜脱离，可围绕裂孔或渗出行激光光凝；不复杂的视网膜脱离可采用巩膜外垫压术；对于不能吸收的玻璃体积血和黄斑前的出血、后部裂孔、视网膜劈裂或其伴发的非裂孔性脱离向黄斑发展，可以考虑玻璃体切除手术及激光或冷冻治疗。

● 预后

视网膜出血的严重程度与神经系统损伤的严重程度密切相关，故可有助于判断预后，约一半的幸存患儿遗留明显残疾。摇晃婴儿综合征的视力预后差异很大，一般来说，视网膜出血不影响视力预后，视力减退主要与黄斑的损伤有关，最终视力低下的主要原因为皮质盲。

（侯慧媛　李曼红　王雨生）

主要参考文献

1. Reynolds JD，Olitsky SE. 小儿视网膜. 王雨生，主译. 西安：第四军医大学出版社，2013：435-460.
2. 侯慧媛，王雨生. 摇晃婴儿综合征. 国际眼科纵览，2013，37（4）：223-229.
3. Blumenthal I. Shaken baby syndrome. Postgrad Med J，2002，78（926）：732-735.
4. Tsao K，Kazlas M，Weiter JJ. Ocular injuries in shaken baby syndrome. Int Ophthalmol Clin，2002，42（3）：145-155.
5. Wygnanski-Jaffe T，Morad Y，Levin AV. Pathology of retinal hemorrhage in abusive head trauma. Forensic Sci Med Pathol，2009，5（4）：291-297.
6. Lancon JA，Haines DE，Parent AD. Anatomy of the shaken baby syndrome. Anat Rec，1998，253（1）：13-18.
7. Vitale A，Vicedomini D，Vega GR，et al. Shaken baby syndrome：pathogenetic mechanism，clinical features and preventive aspects. Minerva Pediatr，2012，64（6）：641-647.
8. Kivlin JD，Simons KB，Lazoritz S，et al. Shaken baby syndrome. Ophthalmology，2000，107（7）：1246-1254.
9. Tang J，Buzney SM，Lashkari K，et al. Shaken baby syndrome：a review and update on ophthalmologic manifestations. Int Ophthalmol Clin，2008，48（2）：237-246.
10. Mayer BW，Burns P. Differential diagnosis of abuse injuries in infants and young children. Nurse Pract，2000，25（10）：15-18，21，25-16 passim；quiz 36-17.
11. Bechtel K，Stoessel K，Leventhal JM，et al. Characteristics that distinguish accidental from abusive injury in hospitalized young children with head trauma. Pediatrics，2004，114（1）：165-168.
12. Hughes LA，May K，Talbot JF，et al. Incidence，distribution，and duration of birth-related retinal hemorrhages：a prospective study. J AAPOS，2006，10（2）：102-106.
13. Fledelius HC. Retinal haemorrhages in premature infants：a pathogenetic alternative diagnosis to child abuse. Acta Ophthalmol Scand，2005，83（4）：424-427.
14. Levin AV. Retinal hemorrhage in abusive head trauma. Pediatrics，2010，126（5）：961-970.
15. Matschke J，Puschel K，Glatzel M. Ocular pathology in shaken baby syndrome and other forms of infantile non-accidental head injury. Int J Legal Med，2009，123（3）：189-197.
16. Vincent AL，Kelly P. Retinal haemorrhages in inflicted traumatic brain injury：the ophthalmologist in court. Clin Exp Ophthalmol，2010，38（5）：521-532.

第44章

Terson 综合征

Terson's Syndrome

● 概述

Terson 综合征（Terson's syndrome）又称蛛网膜下腔出血合并玻璃体积血综合征，是因外伤、颅内血管性病变等造成蛛网膜下腔出血或颅内出血，并引起玻璃体积血的一种眼 - 脑综合征。随着对疾病的认识，Terson 综合征的定义已扩展为各种原因引起的颅内出血致颅内压增高所继发的眼内出血。

蛛网膜下腔出血的成人，约 20%～40% 可发生视网膜出血或视网膜前出血，在儿童可高达 70%。其中单侧眼内出血者约占 13.6%，双侧者占 5.8%，发生玻璃体积血者占 2.2%～5.1%（图 2-44-1～图 2-44-3）。

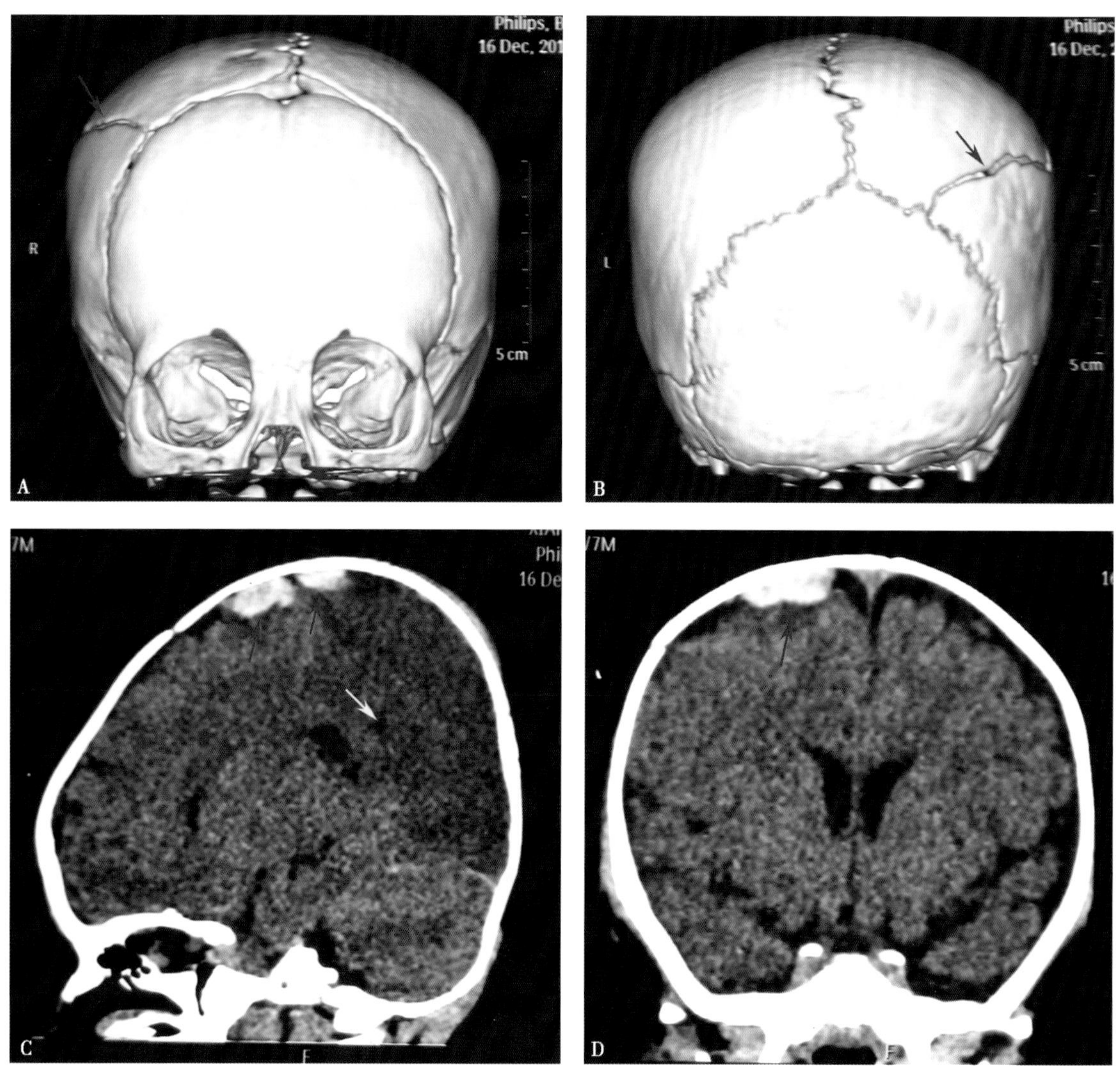

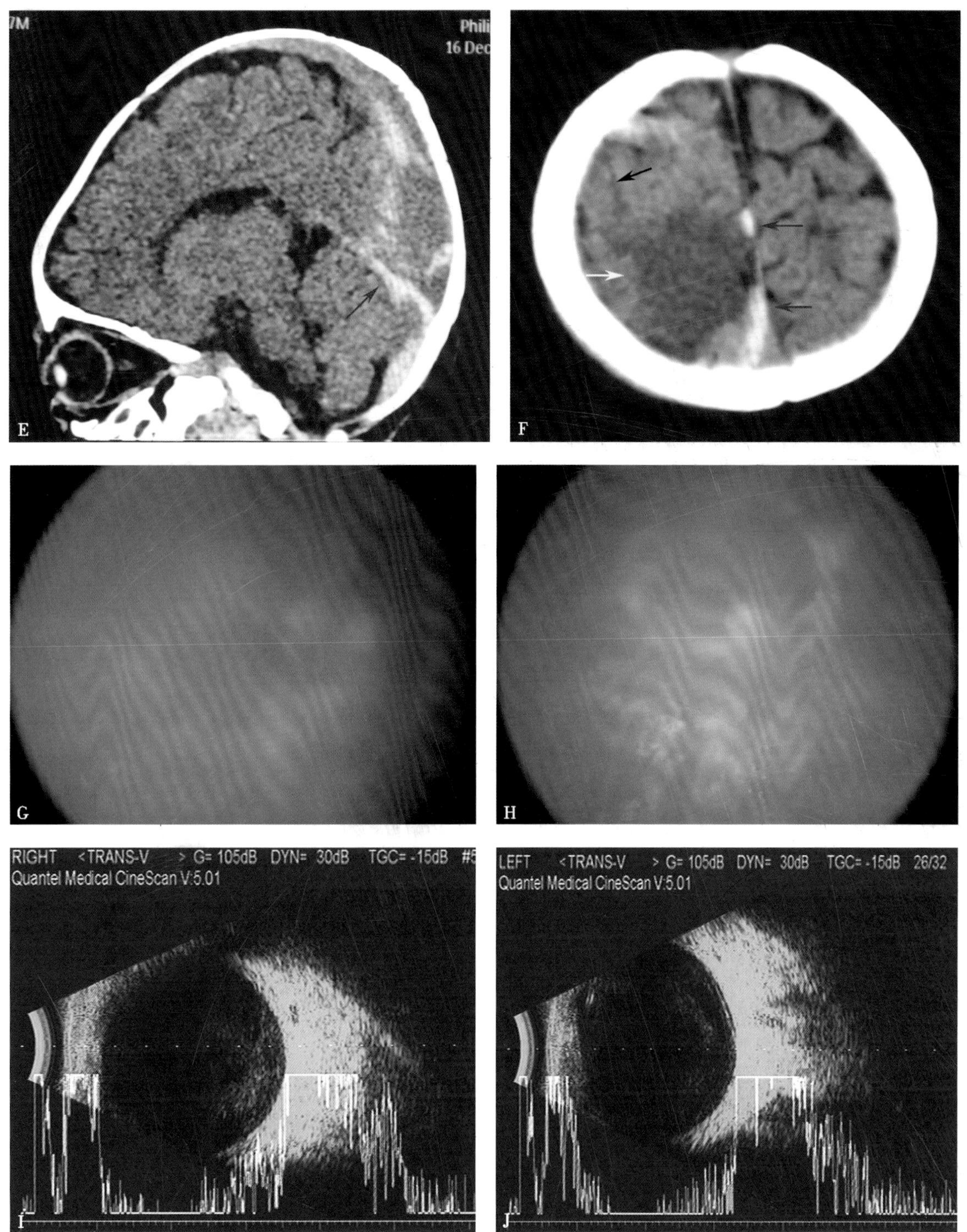

图 2-44-1　Terson 综合征

患儿男，9 月龄，孕 40 周出生，出生体重 3000g，单胎剖宫产，生后生长发育良好。患儿母亲诉 1.5 个月前患儿玩耍时不慎头着地摔倒后，多次呕吐，烦躁不安，急诊于当地医院，头颅 CT 检查提示颅内出血，2 天后转入儿童专科医院进一步诊治。A、B. 伤后 4 天头颅 CT 三维重建 VR 图，显示右侧顶骨线样低密度影，提示右侧顶骨线样骨折（红箭，A 为前后位，B 为后前位） C、D. 头颅 CT，红箭示右侧顶骨颅内板下类梭形血性高密度影，提示硬膜外血肿。右侧顶枕叶脑实质密度减低（C 图中黄箭），提示脑挫伤（C 为矢状位，D 为冠状位） E、F. 头颅 CT，红箭示大脑镰和小脑幕密度增高，提示蛛网膜下腔出血。右侧额顶叶脑沟变浅，脑外间隙变窄（F 图中黑箭），右顶叶大片低密度区（F 图中黄箭），提示脑挫伤（E 为矢状位，F 为水平位）。摔伤后 1.5 个月眼部检查，双眼外眼未见明显异常，双角膜透明，前房常深，瞳孔圆，直径约 4mm，对光反应迟钝，晶状体透明 G、H. 双眼眼底像，示玻璃体呈泥沙样混浊，右眼较左眼重，眼底视盘隐约可见，视网膜平伏，细节欠清（G 为右眼，H 为左眼） I、J. 眼部 A/B 超检查，示双眼玻璃体呈絮状中低回声，密度均匀，考虑双眼玻璃体积血，右眼重于左眼（I 为右眼，J 为左眼）

图点评：Terson 综合征为急性颅内出血及蛛网膜下腔出血合并眼内出血的疾病。1881 年 Litten 首先描述了该现象，1990 年 Terson 详细阐述了蛛网膜下腔出血可能是玻璃积血的原因，随后人们把这种眼－脑综合征称为 Terson 综合征。其发生机制尚有争议。有认为是颅内压增高使得蛛网膜下腔的出血通过筛板进入眼内。但一般认为可能是颅内压突然增高，压力传递到视网膜血管，使视网膜静脉破裂而出血。玻璃体积血可在蛛网膜下腔出血的同时发生，也可在其后出现。眼内出血的程度与颅内出血快慢及是否存在脑水肿相关。对视力影响的程度取决于眼内出血量的多少及位置，如出血位于黄斑区或大量出血进入玻璃体腔，则视力可急剧下降。根据患者颅内出血的病史，视网膜出血或玻璃体积血的体征，排除眼内疾病本身所致出血外，Terson 综合征的诊断并不困难。头颅 CT、MRI 或脑血管造影可对颅内出血情况及变化做出判断，眼部 B 超常表现为特征性的以后极部视盘为中心的放射状混浊，可用来检查玻璃体积血的严重程度，并在积血遮挡眼底观察的情况下排除视网膜脱离及其他眼部外伤表现。本例患儿有明确的头部摔伤病史，头颅 CT 明确了蛛网膜下腔出血的存在，眼底及 B 超检查见双眼大量玻璃体积血，Terson 综合征诊断明确。患儿伤后经积极药物治疗，颅内出血吸收，神经系统症状缓解，但大量玻璃体积血长期未见明显吸收，建议行玻璃体切除手术治疗，但患儿家长拒绝接受手术治疗。

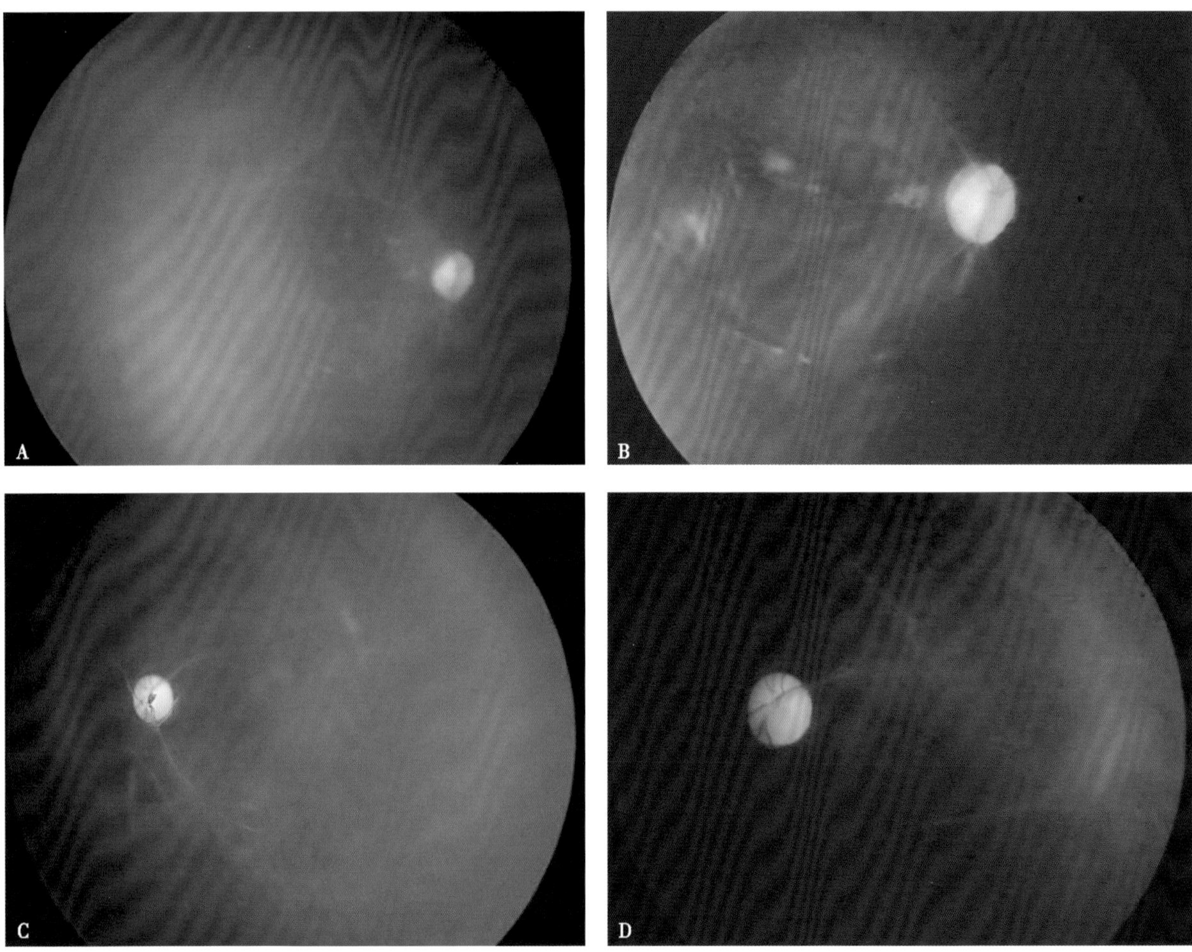

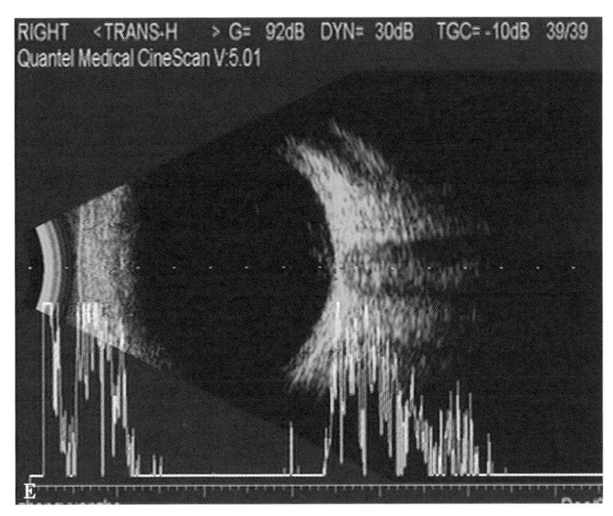

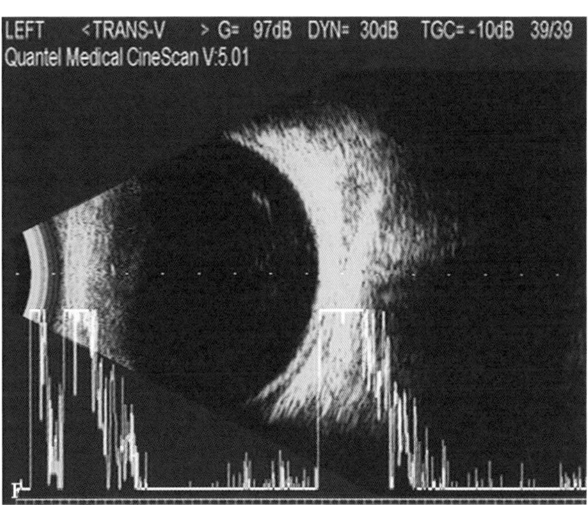

图 2-44-2　Terson 综合征随访观察

图 2-44-1 患儿失访 1 年后再次于眼科就诊。眼部检查双眼前节基本正常，双眼原玻璃体积血已大部分吸收，可见条索状增殖膜。A～D. 双眼眼底像，见视盘边界清楚，色苍白，视网膜平伏，色暗，部分视网膜血管闭锁呈白线状（A 和 B 为右眼，C 和 D 为左眼；B 和 D 分别为 A 和 C 的局部放大像）　E、F. 眼部 A/B 超检查，显示双眼玻璃体陈旧性积血较前明显减少，可见视网膜前条索状牵拉条带（E 为右眼，F 为左眼）

图点评：一般情况下玻璃体积血可缓慢吸收，但通常需数周、数月甚至长达 1 年。对于一些发生于后极部玻璃体的积血，尤其是血性混浊浓密者，应早期进行玻璃体视网膜手术治疗。本例患儿 Terson 综合征致双眼大量浓密的玻璃体积血，病程长，家属拒绝手术治疗后失访。1 年后再次就诊，尽管玻璃积血已大部分吸收，但已经形成机化条索牵拉视网膜，更为严重的是双眼视神经萎缩，视网膜呈严重缺血萎缩状态，严重的视功能损害无法恢复。

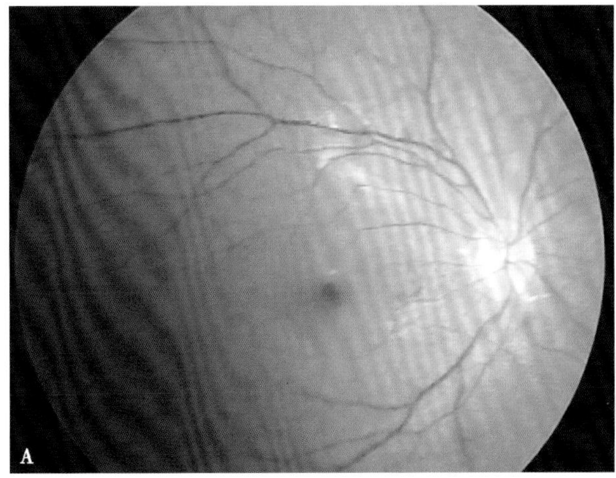

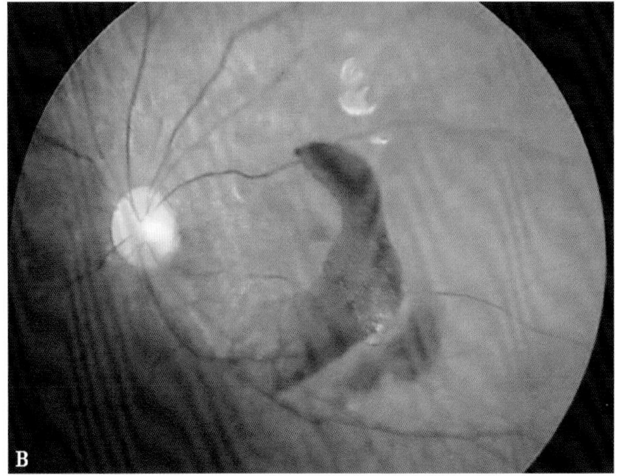

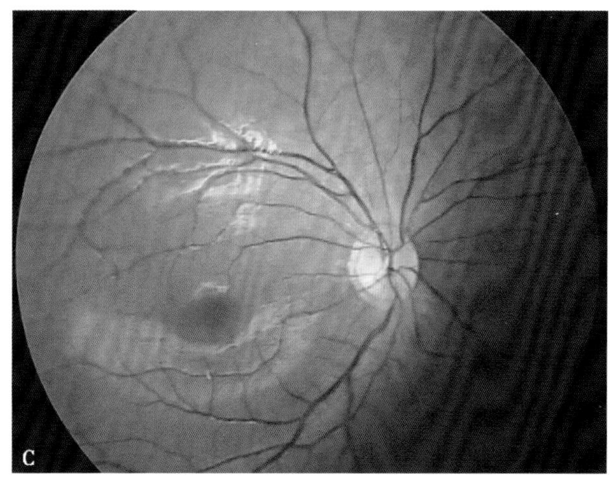

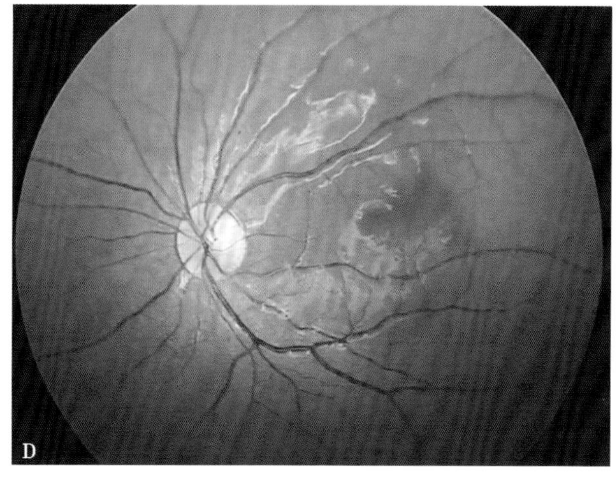

图 2-44-3　拟诊 Terson 综合征

患儿男，1 岁 10 月龄，患儿仰面摔倒后昏迷 1 周，经儿科抢救治疗 1 周后恢复，于伤后 40 天行眼底检查。A. 右眼眼底像，基本正常　B. 左眼眼底像，视网膜平伏，两片视网膜前出血呈弧形包绕黄斑区颞侧　C、D. 患儿随访 1 年后双眼眼底像，见右眼正常（C），左眼视网膜前出血消失，原出血区域未见明显异常（D）

图点评：Terson 综合征眼内出血可表现为大量的玻璃体积血，也可表现为视网膜层间或不突破内界膜进入玻璃体腔的局限性视网膜前出血。颅内出血患者如能存活，视网膜和视网膜前出血一般多能自行吸收，不留明显后遗症，但也有少部分患者可造成永久视力损害。本例患儿结合头着地摔伤后昏迷病史，及左眼视网膜前出血，临床诊断考虑 Terson 综合征。因视网膜前出血量少，且黄斑中心凹未累及，故在全身康复治疗的同时眼部观察随访，1 年后复诊时视网膜前出血吸收，未造成明显视网膜损害。

● 诊断

结合患者颅内出血或颅内压增高病史及眼内出血的体征，Terson 综合征的诊断并不困难。因有相似的眼部和脑部临床表现，Terson 综合征有时需与摇晃婴儿综合征相鉴别，急性的牵引力在后者的眼内出血中起了主要作用，其特征性的出血表现为双眼，并可发生在视网膜各个层次，但视网膜下出血和玻璃体积血少见。

● 治疗建议

一般情况下 Terson 综合征的玻璃体积血可慢慢吸收，但对于发生在后极部的玻璃体积血，尤其是出血浓密者，由于黄斑前膜发生率高，且血液本身对视网膜的毒性作用，适时进行玻璃体视网膜手术会减少 Terson 综合征玻璃体积血的并发症。对病程久、有视网膜皱褶的病例行玻璃体切除并联合视网膜前膜撕除术相当必要。对于出血影响视力严重的儿童 Terson 综合征，考虑到存在弱视形成的问题，应尽早行玻璃体手术治疗。

（李曼红　张自峰　卢毅娜　朱燕妮　王雨生）

主要参考文献

1. 张承芬. 眼底病学. 第 2 版. 北京：人民卫生出版社，2014：462-463.
2. 李凤鸣，谢立信. 中华眼科学. 第 3 版. 北京：人民卫生出版社，2014：3341.
3. 栗改云，张虹. Terson 综合征的病理机制研究进展. 国际眼科纵览，2014，38（4）：259-262.
4. 张国明，高汝龙，张少冲. 玻璃体视网膜手术治疗 Terson 综合征. 中国实用眼科杂志，2000，18（4）：225-226.
5. 王磊峰，朱素芳，罗艳琳，等. Terson 综合征临床诊治. 中国实用眼科杂志，2014，32（6）：764-766.
6. Kuhn F，Morris R，Witherspoon CD，et al. Terson syndrome. Results of vitrectomy and the significance of vitreous hemorrhage in patients with subarachnoid hemorrhage. Ophthalmology，1998，105（3）：472-477.

7. Bäuerle J，Gross NJ，Egger K，et al. Terson's syndrome：diagnostic comparison of ocular sonography and CT. J Neuroimaging，2016，26（2）：247-252.
8. Seif GI，Teichman JC，Reddy K，et al. Incidence，morbidity，and mortality of Terson syndrome in Hamilton，Ontario. Can J Neurol Sci，2014，41（5）：572-576.
9. Czorlich P，Skevas C，Knospe V，et al. Terson syndrome in subarachnoid hemorrhage，intracerebral hemorrhage，and traumatic brain injury. Neurosurg Rev，2015，38（1）：129-136.

第45章

儿童外伤性脉络膜破裂

Traumatic Choroidal Rupture in Children

● 概述

外伤性脉络膜破裂（choroidal rupture）指外伤造成的视网膜色素上皮、玻璃膜和脉络膜毛细血管层复合体等组织的撕裂，而脉络膜大血管层多完整。

本病由 von Graefe 在 1854 年最先报道，是眼外伤中常见的脉络膜损伤，可见于 5%～10% 的眼球钝挫伤，也可发生在少数开放性眼外伤患者。

致伤原因包括运动或玩耍、交通事故、爆炸物等各种因素造成。在婴幼儿中，也有因分娩过程中产钳的使用而造成眼部损伤和脉络膜破裂的报道。

与其他眼外伤一样，脉络膜破裂多见于男性，约占 80%（图 2-45-1～图 2-45-4）。

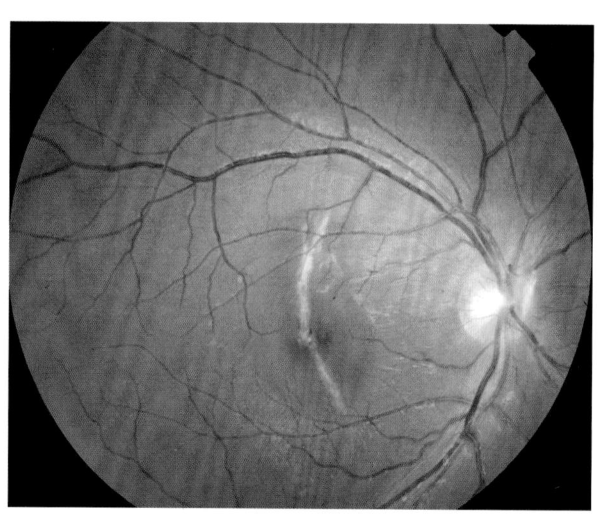

图 2-45-1　**右眼外伤性脉络膜破裂**

患儿男，12 岁，因玩耍时右眼不慎被他人肘部撞伤 1 个月余就诊，矫正视力 0.1。眼底像示右眼底后极部见一黄白色弧形瘢痕灶跨过黄斑中心凹，凹面对向视盘。左眼正常（未展示）

图点评：钝挫伤所致的脉络膜破裂可发生在外力直接作用的部位，而更多见的则是因对冲作用发生在远离外力作用部位的脉络膜破裂。一般认为，外伤时眼球因外力打击瞬间变形，前后径迅速变短，向赤道部扩张，产生以视神经为中心向外放射的剪切力，造成后极部的眼球壁向四外拉伸。因视网膜本身弹性较大，巩膜比较坚韧，二者可耐受这种张力不发生破裂，而弹性和韧性均较差的脉络膜则易于破裂、出血。当然，当损伤力量过大或眼球冲击变形严重时也可导致视网膜连同脉络膜破裂，甚至巩膜破裂。伤后早期，脉络膜破裂灶常被出血掩盖，出血吸收后，显露出半月形黄白色瘢痕。延伸至黄斑中心凹的破裂常严重影响视力。

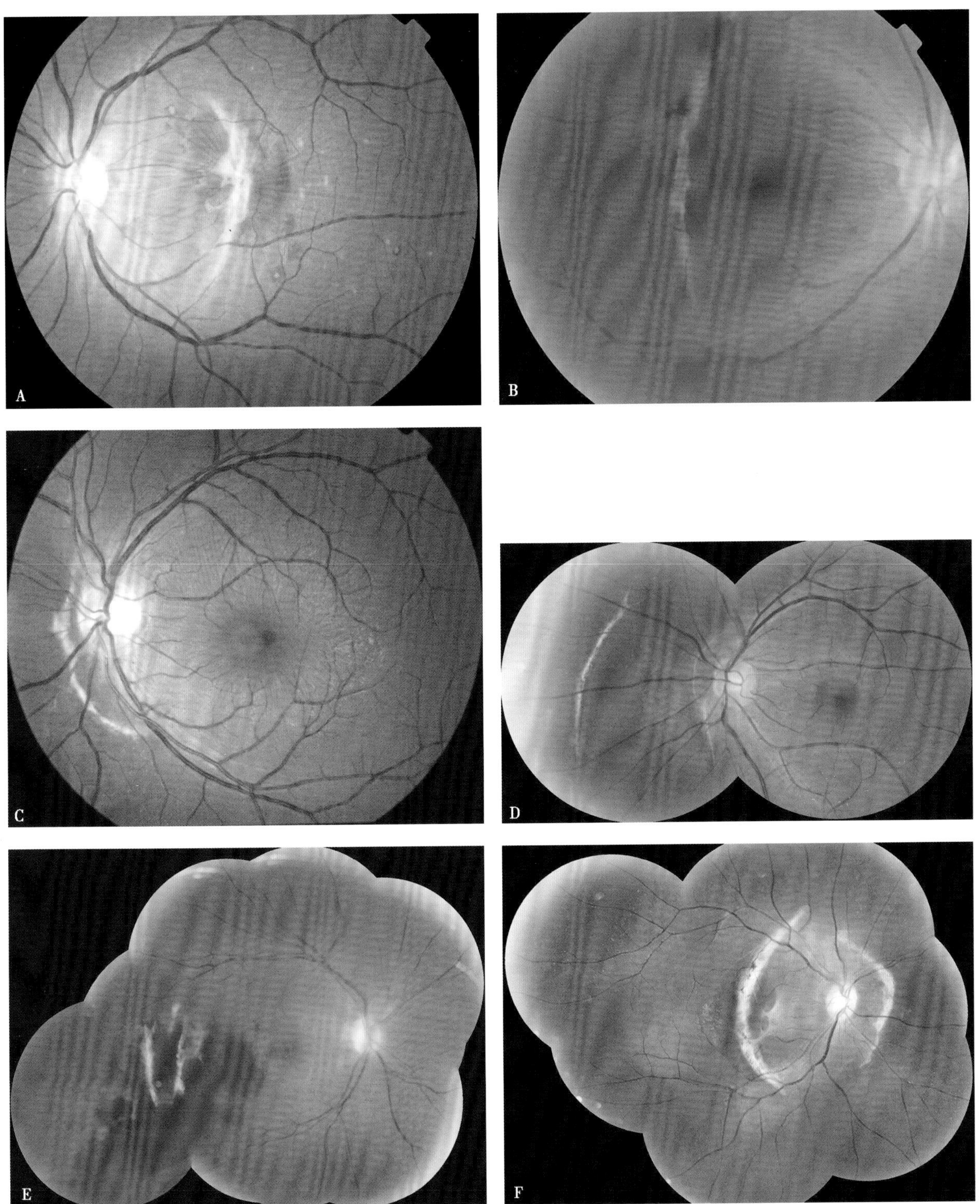

图2-45-2　不同位置和形态的外伤性脉络膜破裂

该病可见于各年龄段，为体现其眼底表现的多样性，这里展示的眼底中部分为成人病例。A. 左眼脉络膜破裂灶，呈黄白色弧形，跨过黄斑中心凹　B. 右眼底脉络膜破裂灶伴片状出血，位于黄斑区颞侧，远离中心凹　C. 左眼近视盘处鼻侧及下方环绕的脉络膜破裂灶　D. 左眼视盘鼻侧多发脉络膜破裂灶，两处破裂灶凹面均朝向视盘，一处近视盘，一处远离视盘　E. 右眼底颞侧远离黄斑区的多发脉络膜破裂灶，各破裂灶平行，周围伴大片出血，部分破裂灶末端分叉　F. 右眼底多发脉络膜破裂灶，一处位于视盘鼻侧，一处位于视盘颞侧跨过黄斑中心凹，两处破裂灶凹面朝向视盘，呈"环抱"外观图点评：外伤性脉络膜破裂可单发，也可多发，位于视盘颞侧的较鼻侧的更为多见。一般破裂灶的中部最宽，向两端逐渐缩窄。因脉络膜破裂所在位置的不同，以及伴随的玻璃体积血、脉络膜出血和其他眼部损伤程度的不同，伤后视力预后会有很大差异，可波动在光感到1.0之间。从脉络膜破裂本身的损伤来看，延伸到黄斑中心凹的破裂对视力影响严重。

由致伤机制分析，眼球钝挫伤时，直接性脉络膜破裂出现在外力作用的位置，破裂灶部位多靠前并与锯齿缘平行，临床较为少见；间接性脉络膜破裂出现在远离击打的部位，位置多靠后，通常以视盘为中心呈新月状外观。由外力性质来看，较为弥散的外力冲击（如拳击）引起的脉络膜破裂多限于视盘附近，为典型的弧线或曲线状，对向视盘；而投射物（如石子）的局限性打击力所引起的脉络膜破裂多不靠近视盘，一般为多个广泛不规则裂伤。

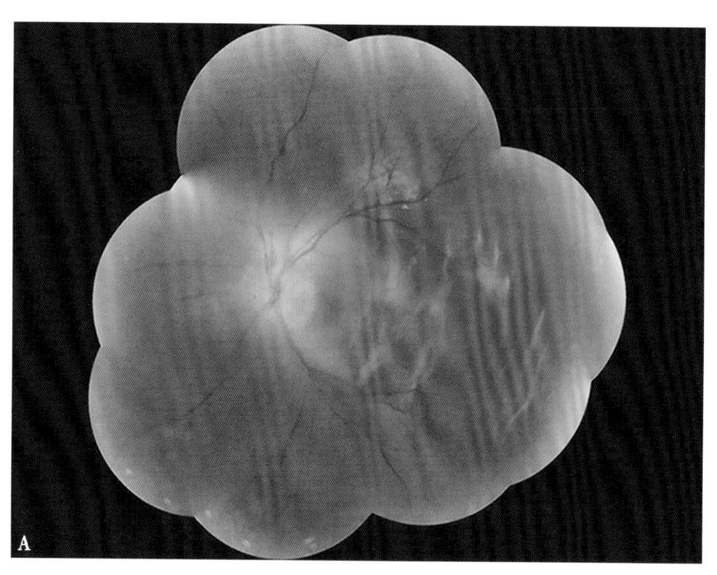

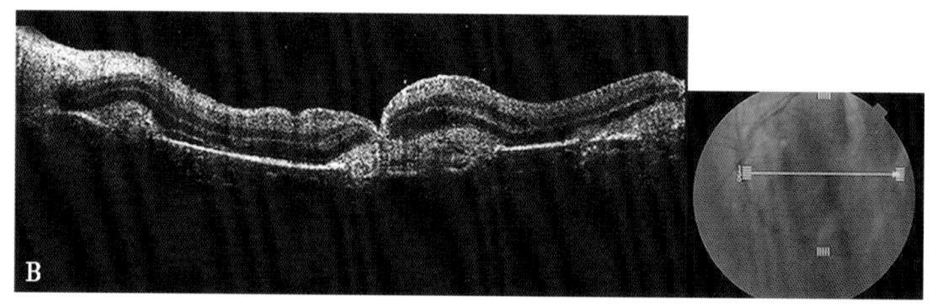

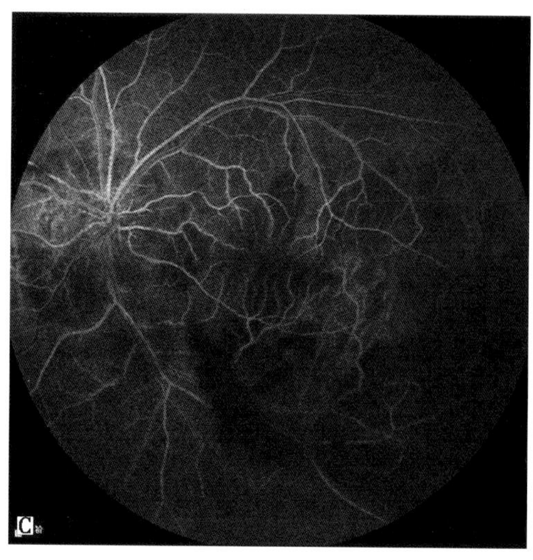

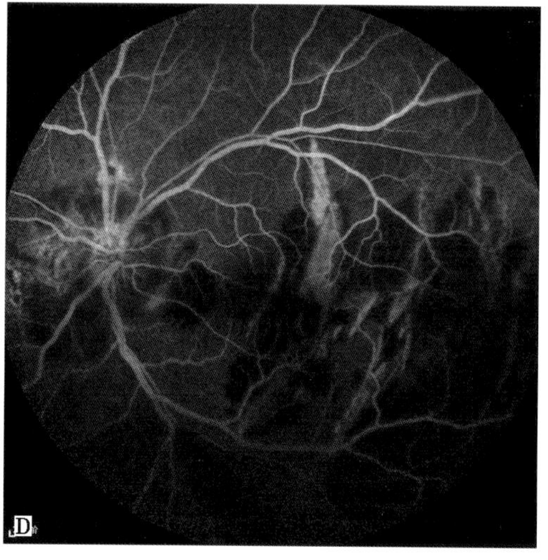

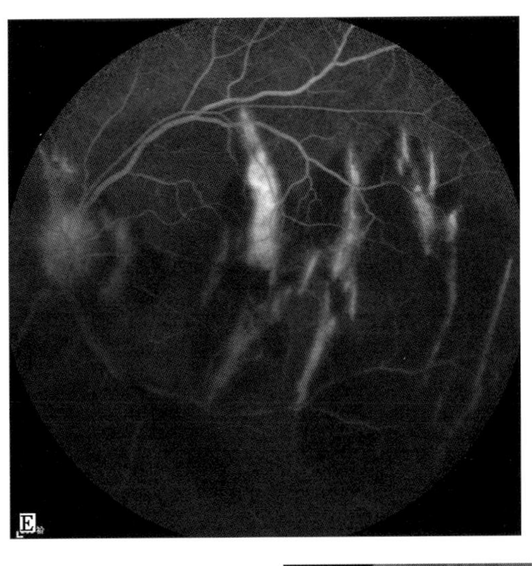

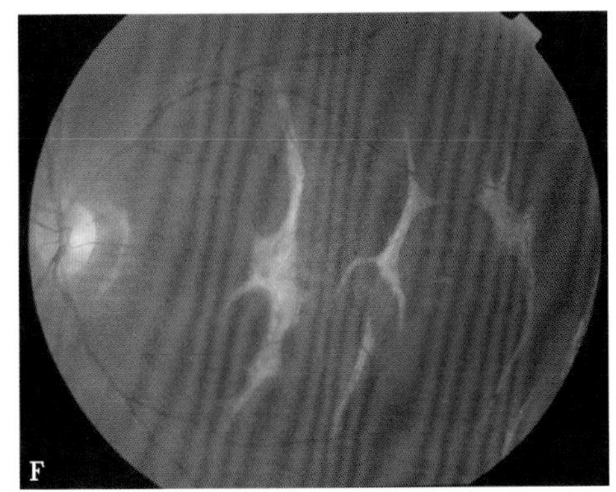

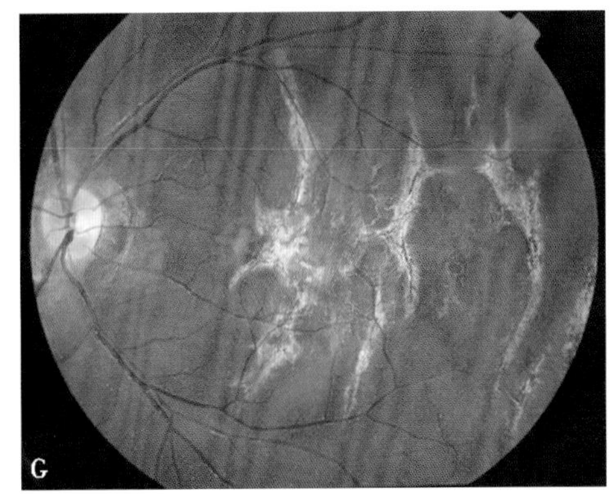

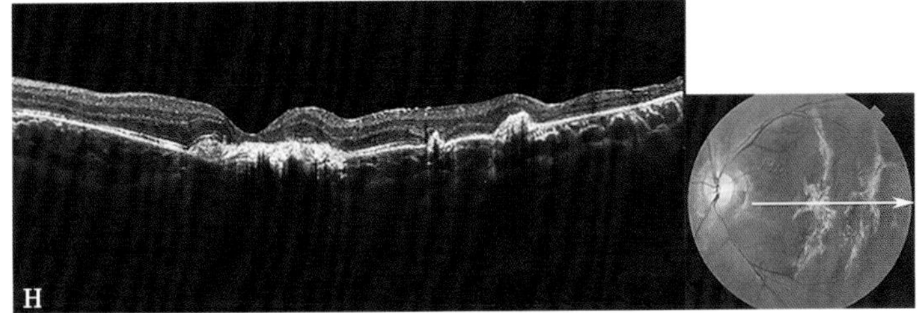

图 2-45-3 **左眼外伤性脉络膜破裂**

患儿男，8 岁，因左眼鞭炮炸伤后视物不清 10 天就诊。视力：右眼 1.0，左眼 0.12^{-1}（矫正 0.12，−0.75DC×145）。A. 左眼眼底像，玻璃体腔血性混浊，下周边部见团状积血，视盘边界清晰，色可，视网膜平伏，后极部颞侧见多发长短不一的黄白色弧形脉络膜破裂灶，各灶之间基本平行走行，部分破裂灶末端分叉呈"Y"形，一较长破裂灶通过黄斑中心凹 B. 左眼底 OCT 像（经黄斑区水平扫描），视盘颞侧、中心凹处及颞侧视网膜下见均质高反射光团，RPE 反射带不连续 C～E. 左眼底 FFA 像，视盘周围及黄斑区可见玻璃体积血及视网膜出血所致的条带状及片状荧光遮蔽灶，脉络膜破裂处见多条强荧光带，晚期荧光素着染（C、D 和 E 分别为造影早、中和晚期） F. 伤后 1 个月复诊左眼底像，视盘界清，颜色尚可，视网膜平伏，原视网膜出血吸收，视盘颞侧及后极部多发脉络膜破裂灶朝向视盘平行分布，边界清晰，呈黄白色外观 G. 伤后 10 个月复诊左眼底像，视盘颞侧及黄斑区多发脉络膜破裂灶已瘢痕化，色素沉积明显 H. 伤后 10 个月左眼底 OCT 像（经黄斑区水平扫描），黄斑区中心凹下及颞侧脉络膜破裂处 RPE 光带中断，修复瘢痕组织呈致密高反射光带，颞侧视网膜外层结构变薄

图点评：组织病理学研究显示，脉络膜破裂早期多伴有出血，随后纤维血管组织增生修复，最终在脉络膜-RPE-Bruch膜受损处形成瘢痕，也会出现视网膜外层甚至内层的变薄和萎缩，在破裂灶的边缘会有RPE增生。本例患儿左眼钝挫伤造成了严重的眼底损伤，后极部出现多发的脉络膜破裂，早期伴有视网膜下出血及玻璃体积血，伤后出血逐渐吸收，脉络膜破裂处形成稳定的瘢痕修复，中心凹处脉络膜破裂及晚期形成的瘢痕严重影响了患儿的视力。

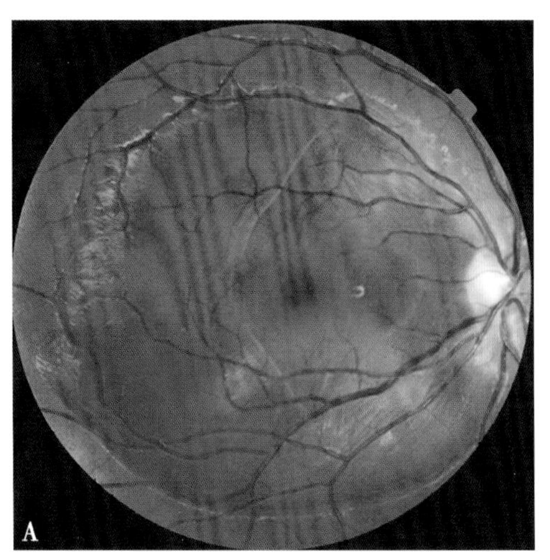

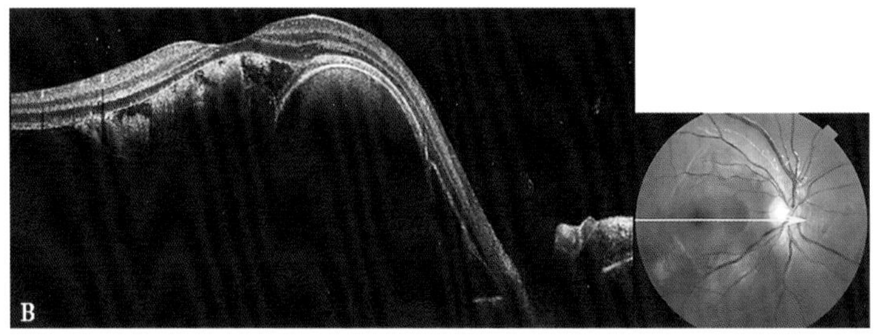

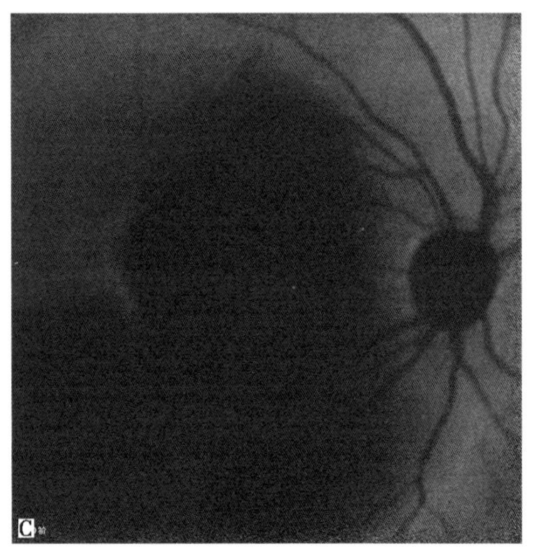

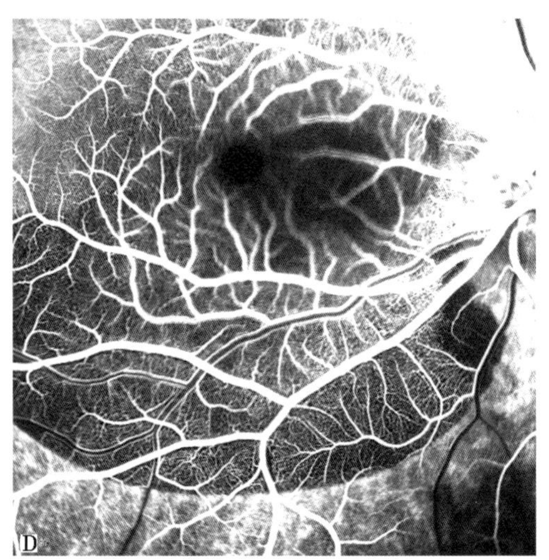

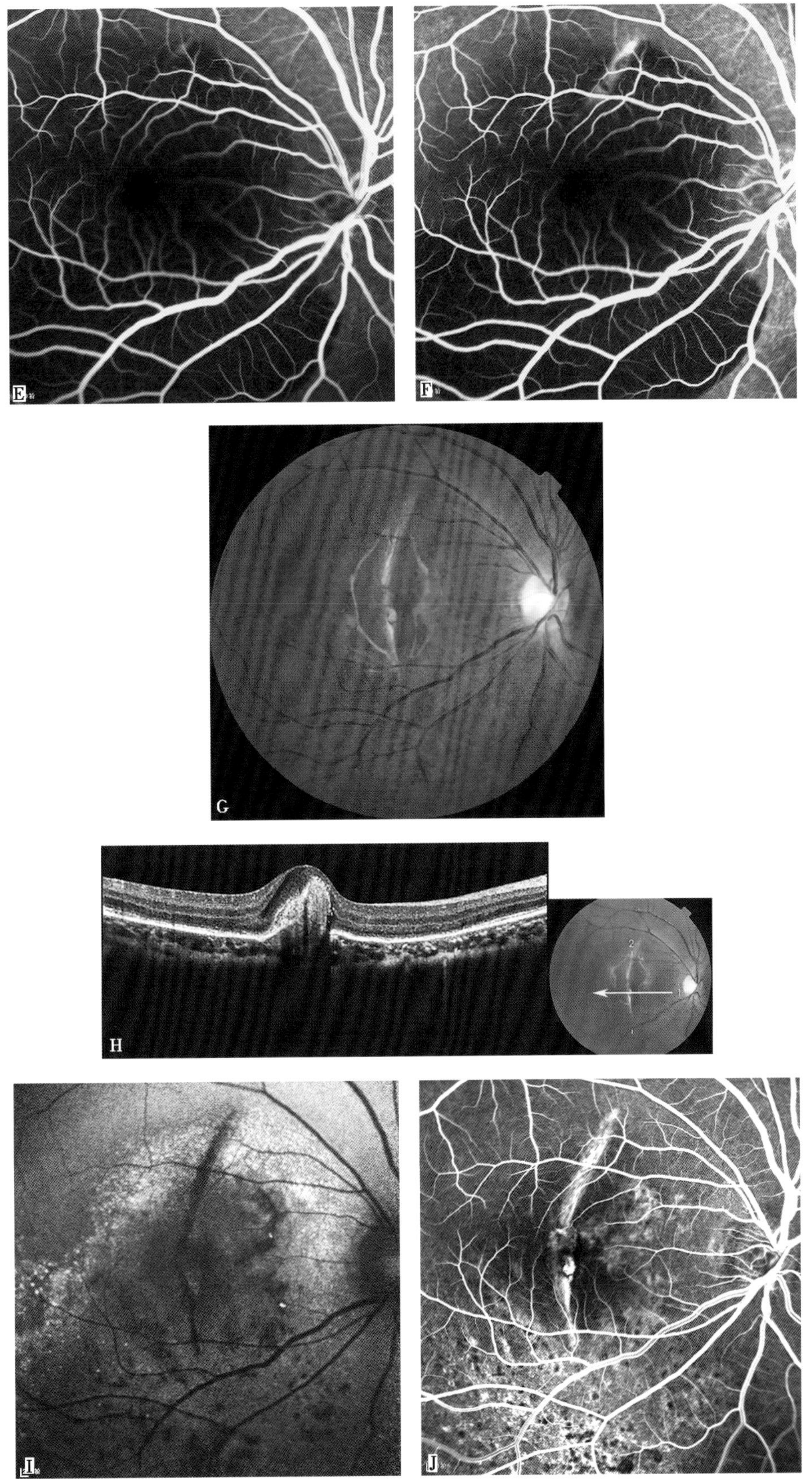

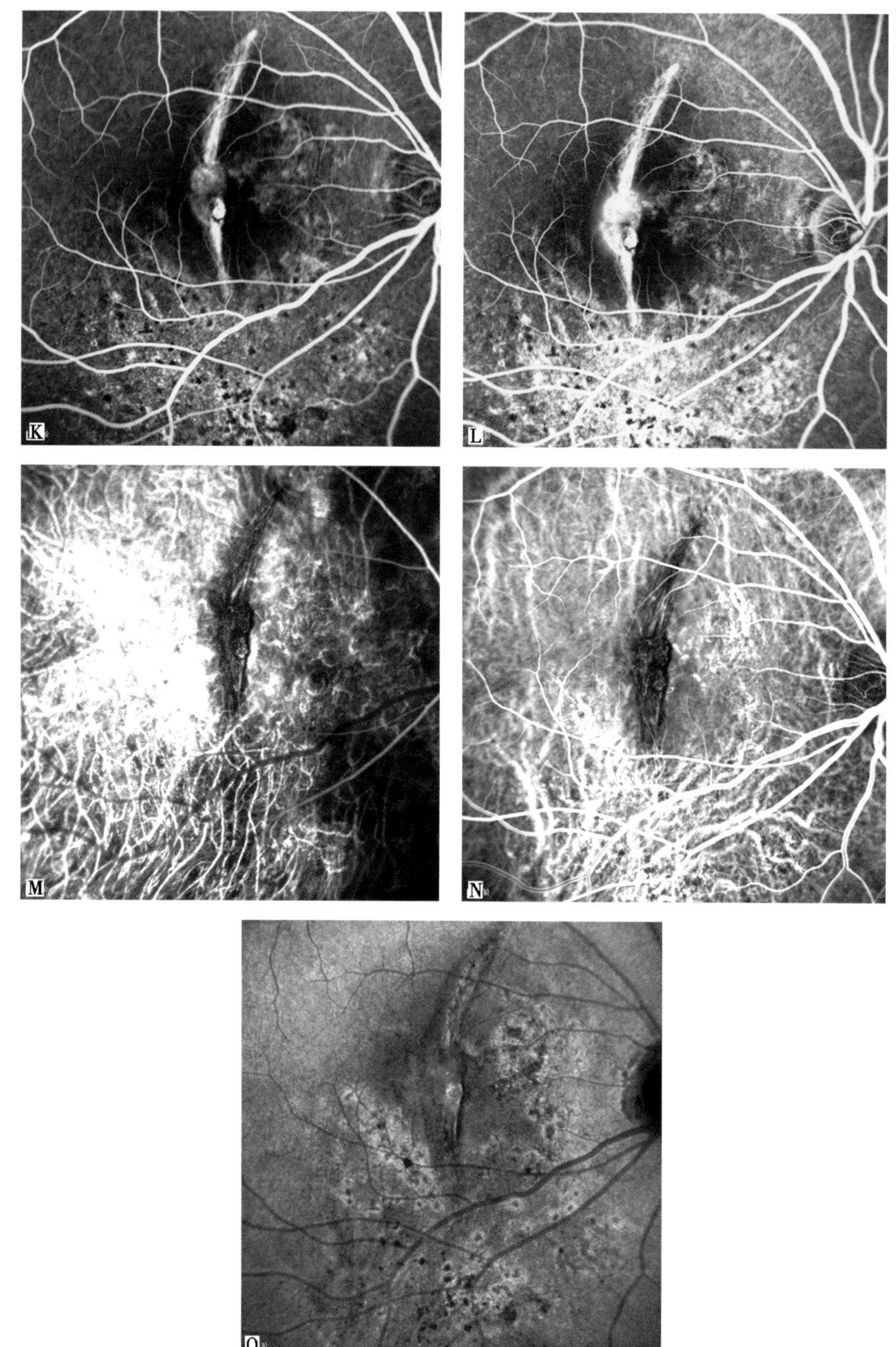

图 2-45-4　**右眼外伤性脉络膜破裂继发脉络膜新生血管**

患儿男，11 岁，因右眼石子砸伤后视物不见 4 天就诊。视力：右眼指数 /30cm，矫正不提高；左眼 0.2 矫正 1.0。A. 右眼眼底像，视盘边界清，颜色可，视网膜平伏，血管走行好，后极部大片视网膜下出血，累及黄斑区，下方出血边界呈弧形下沉　B. 右眼 OCT 像（经黄斑区水平扫描），黄斑区视网膜高度隆起，视网膜下见高反射信号，其下方信号遮蔽　C. 右眼底近红外自发荧光像（near-infrared fundus autofluorescence，NIR-FAF），右眼底后极部出血处见大片状自发荧光减弱区域，在出血灶的颞上边缘处见条带状弱自发荧光的脉络膜破裂灶　D～F. 右眼 FFA 像，右眼底后极部见视网膜下出血所致的近圆形的背景荧光遮蔽区域，晚期黄斑区上方见条带状脉络膜破裂灶呈强荧光，为荧光素着染（D、E 和 F 分别为造影早、中和晚期）。10 个月后患儿复诊，诉右眼视力下降，右眼视力 0.03，矫正 0.1　G. 右眼眼底像，黄斑区色素紊乱，黄白色弧形脉络膜破裂灶跨越黄斑区，凹面朝向视盘，破裂灶中部中心凹处，见团状深色灶　H. 右眼 OCT 像（经黄斑区水平扫描），黄斑中心凹处 RPE 光带中断，团状中高反射信号由脉络膜突过 RPE 断裂处进入神经上皮层下　I. 右眼底短波长自发荧光像（SW-FAF），右眼底后极部见弥散的点片状自发荧光增强及减弱区，弧形的脉络膜破裂处自发荧光减弱，中心凹处见片状自发荧光略增强区域　J～L. 右眼 FFA 像，黄斑区脉络膜破裂灶呈条带状强荧光，造影晚期荧光着染，黄斑中心凹处见团状强荧光，晚期荧光渗漏（J、K 和 L 分别为造影早、中和晚期）　M～O. 右眼 ICGA 像，黄斑区弧形脉络膜破裂处脉络膜充盈缺损，破裂灶中部中心凹处见团状新生血管，晚期荧光着染（M、N 和 O 分别为造影早、中和晚期）

图点评：通常外伤性脉络膜破裂多伴有出血，急性期眼底出血往往掩盖破裂区。FFA、ICGA及眼底自发荧光等检查，对于过小的或早期被出血遮盖的检眼镜下不能识别的脉络膜破裂的检出有很大帮助。脉络膜破裂典型的FFA表现，早期由于脉络膜和脉络膜毛细血管的破坏，破裂区呈现为弱荧光，由于破裂灶边缘正常脉络膜毛细血管的渗漏，造影晚期表现为破裂区的荧光素着染。因受出血和脉络膜毛细血管荧光素渗漏的影响较小，对于脉络膜破裂灶的识别，ICGA较FFA更有优势，通常在ICGA检查的各期，脉络膜破裂部位都自始至终呈现为弱荧光区。眼底自发荧光检查的优势在于简便无创，不但可以提供影像资料，还可以评估RPE的功能状态。脉络膜破裂区由于RPE组织的丢失和视网膜下出血的遮挡而表现为自发荧光减弱，而破裂灶的边缘则相对增强。有时，近红外自发荧光可透过出血显示出脉络膜破裂灶的形态，对于出血掩盖的脉络膜破裂的识别和观察较常规的短波长眼底自发荧光有一定的优势。

CNV是脉络膜破裂较为少见、但对视力影响严重的并发症，发生率在5%以下。脉络膜破裂的部位及长度与CNV的发生有一定的关系。脉络膜破裂继发的CNV按发生部位可分为两型：一型是脉络膜破裂位于颞侧，通过中心凹区域；另一型破裂灶位于视盘的上方或下方，破裂的尖部接近中心凹。这些脉络膜破裂通常很窄，且为不完全性破裂。CNV总是出现在延伸到中心凹附近的破裂灶的尖端，即使在个别较宽的脉络膜破裂，CNV也发生在近中心凹的边缘部位。按发生的时间，脉络膜破裂后继发的CNV也可分为两型：一种多出现在伤后2～4个月，另一种则多发生在伤后1年以上，最长可达37年。新生血管是正常生理状态下损伤修复的重要步骤之一，脉络膜破裂后，早期修复组织中的新生血管多在2周后消退。

本例患儿伤后早期大量的视网膜下出血掩盖了脉络膜破裂，眼底近红外自发荧光和FFA对于脉络膜破裂灶的诊断提供了证据。伤后10个月，患儿再次复诊时，破裂灶的中部黄斑中心凹处出现了CNV，属脉络膜破裂的晚期严重并发症，进一步加重了患儿的视力损伤。

● 治疗建议

通常外伤性脉络膜破裂本身不需要特殊的治疗或处理，多依赖于组织本身的不完全修复，最终留下永久性瘢痕。对于脉络膜破裂的患儿，伤后要密切观察随访，警惕CNV的发生。CNV是脉络膜破裂的严重并发症，但也是可治的并发症。通常CNV多发生在伤后1年内，多继发于较长或累及中心凹的破裂灶。由于脉络膜破裂伤后的CNV有些可随创伤的愈合自行消退，因此，随访过程中若有CNV出现，最好观察一定时间，看能否自发消退。对于最终不能自行消退的CNV，中心凹外的可考虑视网膜激光光凝治疗，中心凹下的PDT治疗可能获得较好的疗效。抗VEGF药物治疗可用于脉络膜破裂继发的各种类型的CNV，并能获得较好且持久的疗效。鉴于这种继发性CNV属于2型CNV，也有人尝试黄斑下手术治疗。

（张自峰　王海燕　李曼红　孙董洁　王雨生）

主要参考文献

1. 李凤鸣，谢立信. 中华眼科学. 第3版. 北京：人民卫生出版社，2014：3336-3338.
2. 张承芬. 眼底病学. 第2版. 北京：人民卫生出版社，2014：714.
3. 王雨生. 脉络膜新生血管性疾病. 北京：人民卫生出版社，2007：541-547.
4. 赵堪兴，杨培增. 眼科学. 第8版. 北京：人民卫生出版社，2013：306.
5. 张鹏，孙董洁，宋晓瑾，等. 伴发视网膜下出血的脉络膜破裂患者短波长眼底自发荧光及近红外眼底自发荧光的特征. 中华眼外伤职业眼病杂志，2015，37(10)：721-724.
6. Wood CM，Richardson J. Indirect choroidal ruptures：aetiological factors，patterns of ocular damage，and final visual outcome. Br J Ophthalmol，1990，74(4)：208-211.
7. Wood CM，Richardson J. Chorioretinal neovascular membranes complicating contusional eye injuries with indirect choroidal ruptures. Br J Ophthalmol，1990，74(2)：93-96.
8. Patel MM，Chee YE，Eliott D. Choroidal rupture：a review. Int Ophthalmol Clin，2013，53(4)：69-78.
9. Tatlpnar S，Ayata A，Unal M，et al. Fundus autofluorescence in choroidal rupture. Retin Cases Brief Rep，2008，2(3)：231-233.

附录
书中常用缩略语表
Abbreviation Table

缩略词	英文全称	中文全称
AP-ROP	aggressive posterior retinopathy of prematurity	急进型后极部早产儿视网膜病变
AVM	arteriovenous malformations	动静脉畸形
CHRRPE	combined hamartoma of the retina and retinal pigment epithelium	视网膜和视网膜色素上皮联合错构瘤
CNV	choroidal neovascularization	脉络膜新生血管
CSNB	congenital stationary night blindness	先天性静止性夜盲
Cryo-ROP	cryotherapy for retinopathy of prematurity study	冷凝治疗早产儿视网膜病变研究
ELISA	enzyme linked immunosorbent assay	酶联免疫吸附测定
EOG	electrooculogram	眼电图
ERG	electroretinogram	视网膜电图
ET-ROP	Early Treatment for Retinopathy of Prematurity Study	早期治疗早产儿视网膜病变研究
FEVR	familial exudative vitreoretinopathy	家族性渗出性玻璃体视网膜病变
FFA	fundus fluorescein angiography	荧光素眼底血管造影术
FVEP	flash visual evoked potential	闪光视觉诱发电位
HLA	human leucocyte antigen	人类白细胞抗原
ICGA	indocyanine green angiography	吲哚青绿血管造影术
JIA	juvenile idiopathic arthritis	幼年特发性关节炎
IP	incontinentia pigmenti	色素失禁症
LCA	Leber congenital amaurosis	Leber 先天性黑矇
MacTel	macular telangiectasia	黄斑毛细血管扩张症
mfERG	multifocal electroretinogram	多焦视网膜电图
MRI	magnetic resonance imaging	磁共振成像
NIR-FAF	near-infrared fundus autofluorescence	近红外眼底自发荧光像
OA	ocular albinism	眼白化病
OCA	oculocutaneous albinism	眼皮肤白化病
OCT	optical coherence tomography	光学相干断层扫描术
PDT	photodynamic therapy	光动力疗法
PFV	persistent fetal vasculature	永存胎儿血管
PHPV	persistent hyperplastic primary vitreous	永存原始玻璃体增生症

续表

缩略词	英文全称	中文全称
PIC	punctate inner choroidopathy	点状内层脉络膜病变
PMA	postmenstrual age	矫正胎龄
PVEP	pattern visual evoked potential	图形视觉诱发电位
RAH	retinal astrocytic hamartoma	视网膜星形细胞错构瘤
RB	retinoblastoma	视网膜母细胞瘤
ROP	retinopathy of prematurity	早产儿视网膜病变
RP	retinitis pigmentosa	视网膜色素变性
RPE	retinal pigment epithelium	视网膜色素上皮层
SD-OCT	spectral domain optical coherence tomography	频域光学相干断层扫描术
SPVEP	sweep pattern visual evoked potential	扫描图形视觉诱发电位
SW-FAF	short-wave fundus autofluorescence	短波长眼底自发荧光
TTT	transpupillary thermotherapy	经瞳孔温热疗法
TVL	tunica vasculosa lentis	晶状体血管膜
UBM	ultrasound biomicroscopy	超声生物显微镜检查
VEGF	vascular endothelial growth factor	血管内皮生长因子
VEP	visual evoked potential	视觉诱发电位
VHP	vasa hyaloidea propria	玻璃体固有血管
VMD	vitelliform macular dystrophy	卵黄样黄斑营养不良

图书在版编目（CIP）数据

图说小儿眼底病 / 王雨生主编. —北京：人民卫生出版社，2018
（图说眼科疾病系列丛书）
ISBN 978-7-117-27408-1

Ⅰ. ①图… Ⅱ. ①王… Ⅲ. ①小儿疾病－眼底疾病－诊疗－图解 Ⅳ. ①R779.7-64

中国版本图书馆 CIP 数据核字（2018）第 210251 号

图说小儿眼底病

主　　编：王雨生
出版发行：人民卫生出版社（中继线 010-59780011）
地　　址：北京市朝阳区潘家园南里 19 号
邮　　编：100021
E - mail：pmph @ pmph.com
购书热线：010-59787592　010-59787584　010-65264830
印　　刷：北京盛通印刷股份有限公司
经　　销：新华书店
开　　本：889 × 1194　1/16　　印张：20
字　　数：605 千字
版　　次：2018 年 11 月第 1 版　2019 年 4 月第 1 版第 2 次印刷
标准书号：ISBN 978-7-117-27408-1
定　　价：228.00 元
打击盗版举报电话：010-59787491　E-mail：WQ @ pmph.com
（凡属印装质量问题请与本社市场营销中心联系退换）

52检